全国医药高职高专护理类专业"十二五"规划教材

儿科护理学

主 编 王晓红 王 萍

中国医药科技出版社

内容提要

　　本书是全国医药高职高专护理类专业"十二五"规划教材之一，依照教育部教育发展规划纲要等相关文件要求，紧密结合护士执业资格考试特点，根据《儿科护理学》教学大纲的基本要求和课程特点编写而成。

　　全书共分为16章，分别介绍了绪论，小儿生命发展保健，住院患儿的护理，儿科常用护理技术，新生儿与患病新生儿的护理，营养性疾病患儿的护理，消化系统疾病患儿的护理，呼吸系统疾病患儿等护理，循环系统疾病患儿的护理，血液系统疾病患儿的护理，泌尿系统疾病患儿的护理，神经系统疾病患儿的护理，结缔组织及免疫系统疾病患儿的护理，遗传代谢内分泌疾病患儿的护理，急性传染病患儿的护理，小儿结构病患儿的护理。

　　本书适合医药卫生高等职业教育、函授及自学高考等相同层次不同办学形式教学使用，也可作为医药行业培训和自学用书。

图书在版编目（CIP）数据

儿科护理学/王晓红，王萍主编 .—北京：中国医药科技出版社，2013.7

全国医药高职高专护理类专业"十二五"规划教材

ISBN 978 – 7 – 5067 – 6137 – 6

Ⅰ.①儿…　　Ⅱ.①王…②王…　　Ⅲ.①儿科学 – 护理学 – 高等职业教育 – 教材

Ⅳ.①R473 – 72

中国版本图书馆 CIP 数据核字（2013）第 085463 号

美术编辑　　陈君杞
版式设计　　郭小平

出版　中国医药科技出版社
地址　北京市海淀区文慧园北路甲 22 号
邮编　100082
电话　发行：010 – 62227427　邮购：010 – 62236938
网址　www. cmstp. com
规格　787mm×1092mm　¹⁄₁₆
印张　22¾
彩插　2
字数　456 千字
版次　2013 年 7 月第 1 版
印次　2013 年 7 月第 1 次印刷
印刷　北京印刷一厂
经销　全国各地新华书店
书号　ISBN 978 – 7 – 5067 – 6137 – 6
定价　45.00 元
本社图书如存在印装质量问题请与本社联系调换

全国医药高职高专护理类专业"十二五"规划教材
建设委员会

编委会 《儿科护理学》

编写说明

当前，我国医药高等职业教育教学已步入了一个新的发展阶段，教育部门高度重视，依托行业主管部门规范指导，各学术团体和高等院校也开展了更加深入的医药高等职业教育教学改革的研究。为贯彻落实《国家中长期教育改革和发展规划纲要（2010～2020年）》和全国医学教育工作会议精神，结合我国"十二五"规划关于医疗卫生改革的战略和政策，适应最新颁布的护士执业资格考试新大纲的要求，推动高质量教材进课堂，2012年9月，在卫生计生委人才交流服务中心的指导下，中国医药科技出版社联合中华预防医学会公共卫生教育学会职教分会，在总结"十一五"期间教材建设经验的基础上，组织泰山护理职业学院、广西卫生职业技术学院、北京卫生职业学院、廊坊卫生职业学院、通辽职业学院、济南护理职业学院等十余所院校，启动了全国医药高职高专护理类专业"十二五"规划教材的编写工作。

《国家中长期教育改革和发展规划纲要（2010～2020年）》提出当前我国职业教育应把提高质量作为重点，到2020年，我国职业教育要形成适应经济发展方式转变和产业结构调整要求、体现终身教育理念、中等和高等职业教育协调发展的现代职业教育体系。作为重要的教学工具，教材建设应符合纲要提出的要求，符合行业对于医药职业教育发展的要求、符合医药职业教育教学实际的要求。根据全国医药行业的现状和对护理高技能型人才的需求，医药高职高专教学公共核心知识体系和课程体系的建立、精品课程与精品教材的建设，成为全国医药高职高专院校护理类专业教学改革和教材建设亟待解决的任务。

在编写过程中我们坚持以人才市场需求为导向，以技能培养为核心，以医药高素质实用技能型人才培养必需知识体系为要素，规范、科学并符合行业发展需要为该套教材的指导思想；坚持"技能素质需求→课程体系→课程内容→知识模块构建"的知识点模块化立体构建体系；坚持以行业需求为导向，以国家相关执业资格考试为参考的编写原则；坚持尊重学生认知特点、理论知识适度、技术应用能力强、知识面宽、综合素质较高的编写特点。

本套教材根据全国医药高职高专院校护理类专业教学基本要求和课程要求进行编写，涵盖了护理类专业教学的所有重点核心课程和若干选修课程，可供护理及其相关专业教学使用。欢迎广大读者特别是各院校师生提出宝贵意见。

全国医药高职高专护理类专业"十二五"
规划教材建设委员会
2013年6月

前言 / *PREFACE*

　　全国医药高职高专护理类专业"十二五"规划教材是以人才市场需求为导向,以技能为核心,以实际应用为特色,以医药高素质实用技能型人才培养必需知识体系为要素,切合新一轮教学改革专业调整方案及新版护士执业资格考试大纲要求,统一、规范、科学并符合护理专业发展需要的一套教材。《儿科护理学》为其中之一。

　　本轮教材认真参照和比较国内各层次护理专业教材和相关资料;以"三基、五性"为基本原则,即基本理论、基本知识、基本技能、思想性、科学性、启发性、先进性、适用性。紧扣教学大纲要求,以"必需、够用、实用"为度的原则,体现儿科护理专业特色,力求理论知识深入浅出,强调结合儿科临床护理实践,体现儿科护理新技术、新进展。

　　本教材按照新教学计划和教学大纲以及最新版护士执业资格考试大纲的要求编写,按系统和疾病共分为16章,不再另设小儿急症章,把儿科急症纳入到相应的章节。为力求教材内容求新求实,编者做了大量的调研工作,其中小儿营养与喂养部分内容,参照2012年发布的《新生儿访视技术规范》、《儿童喂养及营养指导技术规范》中的相关内容。编写体例上,突出以"小儿及其家庭为中心,以护理程序为框架"的理念,用"引导案例"的形式,深入浅出,反映儿科护理特有的思维方式。使学生能够全面系统地领会和掌握儿科护理学的基本理论、基本知识和基本技能,提高临床观察、分析、判断和解决问题的能力。"目标检测"题目形式多样,注意知识的纵向、横向联系,用于学生检测对重点知识掌握的程度,进一步突出重点难点,有助于提高学生运用所学知识和解决实际问题的能力。本教材适合医药高等职业教育及函授和自学考试等相同层次不同办学形式的教学用书,也适用于医药行业培训和自学用书。

　　本教材编写的过程中,参考借鉴了许多相关教材和文献资料,同时得到了各位编者所在单位和中国医药科技出版社的大力支持,在此表示诚挚的感谢。

　　限于编者水平有限,经验不足,加之时间仓促,对书中存在的疏误之处,敬请广大师生提出宝贵意见。

编　者

2013 年 3 月

目录 /CONTENTS

第一章

绪 论

学习目标

知识目标

掌握小儿年龄分期和各期特点。

熟悉儿科护理的特点及儿科护理理念；儿科护士素质要求。

了解儿科护理学的任务和范围、儿科护理学发展及展望。

能力目标

熟练掌握小儿年龄分期及各期特点等基础知识，并能对个体、家庭及社区小儿进行健康指导。

本章是学习儿科护理学的入门和基础。主要阐述了儿科护理学范围和任务、儿科护理学特点、儿科护理理念、小儿年龄分期及各期特点；并对儿科护理学发展和展望做了系统介绍。其中生长发育是小儿最基本的特点，小儿年龄分期和各期特点以及疾病特点无一不与生长发育密切相关。

第一节 儿科护理学的范围和任务

儿科护理学是一门研究小儿生长发育规律及其影响因素、生命发展保健、患病小儿的护理，以促进小儿身心健康的科学。儿科护理学的服务对象是身心处于不断发展中的小儿，因此，他们具有和成人不同的特征及特殊需要。

一、儿科护理学的范围

一切涉及小儿生命发展保健和卫生的问题都属于儿科护理学的范围。其研究的年龄范围是从精、卵细胞结合到青春期结束的小儿。我国卫生部门规定的临床服务对象是从出生到14周岁的小儿。随着医学模式的转变，儿科护理已由单纯的疾病护理发展为以小儿及家庭为中心的身心整体护理；由单纯的对患病儿童的护理扩展为包括所有儿童的生命发展保健、疾病预防和护理及促进儿童身心健康的研究；由单纯的医疗保健机构承担其任务逐渐发展为全社会都来承担小儿疾病的预防、保健和护理工作；并与儿童心理学、教育学、社会学等多门学科有着广泛联系。因此，多学科的协作是儿科护理发展的必然趋势。

二、儿科护理学的任务

儿科护理学的任务是从体格、智能、心理行为和社会各方面来研究和保护儿童，为小儿提供"以小儿及其家庭为中心"的综合性、全方位护理，以增强小儿体质，降低发病率和死亡率，保障和促进小儿身心健康，以达到保障儿童健康成长的目的。

第二节　小儿年龄分期及各期特点

小儿处于不断生长发育的动态变化过程中，各系统组织器官逐渐长大和发育完善，功能也渐趋成熟。根据小儿生长发育不同阶段的特点，将小儿年龄划分为 7 个时期，各期之间既有区别，又有联系。儿科护理工作者应以整体的、动态的观点来考虑小儿的健康问题和采取相应的护理措施。

一、胎儿期

从精卵细胞结合至胎儿出生为胎儿期。

此期在母体子宫内约经过 40 周（280 天）。胎儿完全依赖母体生存，故孕母的健康、营养、情绪及疾病等对胎儿的影响极大，若孕母受不利因素影响如感染、滥用药物、接触放射线、吸烟、酗酒、营养缺乏等，均可引起胎儿宫内发育障碍，甚至导致先天畸形、死胎、早产等。因此，此期护理要点是加强孕期保健和胎儿保健。

二、新生儿期

自胎儿娩出后脐带结扎到满 28 天止为新生儿期。

生后不满 7 天为新生儿早期。按年龄划分，新生儿期应包含在婴儿期内，但由于此期小儿在生长发育等方面有非常明显的特殊性，故将婴儿期中的这一特殊时期单列为新生儿期。新生儿期是小儿脱离母体开始独立生存，体内外环境发生巨大变化，生理功能进行调整以逐渐适应外界环境的阶段。由于其生理调节及适应能力差，易患窒息、感染等疾病，发病率和死亡率均高，约占婴儿死亡的 1/2～2/3，尤以新生儿早期为高。因此，要特别加强新生儿期护理，如保暖、合理喂养、清洁卫生、消毒隔离、预防感染等。

胎龄满 28 周（体重 >1000g）至出生后足 7 天称围生期，此期包括了妊娠晚期、分娩过程和新生儿早期 3 个阶段，是小儿经历巨大变化和生命遭到最大危险的时期，死亡率高。因此要重视优生优育，加强围生期保健。

三、婴儿期

出生后到满 1 周岁为婴儿期。

此期小儿以乳汁为主要食物，又称乳儿期。是小儿出生后生长发育最迅速的时期，也是小儿出生后第一个生长高峰，因此对能量尤其是蛋白质的需要量相对较大，但此期小儿消化吸收功能尚未完善，易发生消化紊乱和营养缺乏。6 个月后由于从胎盘获得的 IgG 抗体逐渐消失，自身免疫功能尚未成熟，易患感染及传染性疾病，需要有计划地接受预防接种。神经系统发育较快，特别是运动功能和感知发育快，条件反射逐渐形成。此期护理要点是加强科学喂养，完成基础免疫，预防感染，并注重培养良好的习惯及早期智力开发。

四、幼儿期

1 周岁后到满 3 周岁为幼儿期。

此期体格发育较前减慢；智力发育加快，特别是语言和社会适应能力增强；开始独立行走后，活动范围渐广，接触周围事物的机会增多，促进了智力发育；语言思维和社会适应能力增强，自主性和独立性不断发展，好奇心强，但对危险事物的识别能力差，特别容易发生意外伤害；乳牙已出齐，饮食已从乳汁过渡到成人饮食，需注意防止营养缺乏和消化紊乱性疾病。此期护理要点是继续完成计划免疫，预防意外伤害和中毒；合理营养，定期体格检查；早期教育，促进语言和智力发育，培养良好习惯和形成健全人格。

五、学龄前期

3 周岁后到 6～7 岁入小学前为学龄前期。

此期小儿体格发育稳步增长，智力发育更趋完善。求知欲强，好奇、好问、模仿能力强，语言和思维能力进一步发展，自理能力增强。个性开始形成，具有较大的可塑性；因活动范围大，接触面广，防范意识差，自身免疫力仍差，仍易发生传染病和意外伤害。开始出现急性肾炎、风湿热等自身免疫性疾病。此期护理要点是促进智力发育，满足求知欲望；养成良好的生活习惯和个性，加强体育锻炼，定期体格检查；预防免疫性疾病和意外伤害；为入学做好准备。

六、学龄期

从入小学起（6～7 岁）至青春期前（12～14 岁）称为学龄期。

此期小儿体格发育稳步增长，除生殖系统外其他器官系统的发育到本期末接近成人水平。智力发育更趋成熟，理解、分析、综合能力逐步增强，是接受科学文化教育的重要时期，也是心理发展的一个重大转折期。免疫功能逐渐发育成熟，感染性疾病的发病率降低，但易出现不良姿势，易患脊柱畸形、近视和龋齿。此期护理重点是保证足够的营养和睡眠，加强体格锻炼；注意劳逸结合，养成良好的生活、学习习惯；注意保护视力和牙齿，端正坐、立、行姿势，防止心理行为方面的问题。

七、青春期（少年期）

女孩从 11、12 岁至 17、18 岁，男孩从 13、14 岁至 19、20 岁为青春期。

此期是从第二性征出现到生殖功能基本发育成熟、身高停止增长的时期。此期特点为生长发育在性激素作用下明显加快，呈现生长发育的第二高峰，第二性征渐趋明显，到本期末各系统发育已成熟，体格生长渐趋停止。与其他年龄期相比，此期患病率和死亡率相对较低；但由于神经内分泌调节功能不稳定，生理成熟而心理尚不成熟，加之接触社会增多，外界环境对其影响越来越大，易出现心理、精神、行为、情绪等方面的问题。此期除了要保证供给足够的营养以满足生长发育加快的需要，加强体格锻炼，注意充分休息外；及时进行生理、心理卫生和性知识教育；此期也是进行法律教育，树立法律意识的重要时期，注意培养正确的人生观、价值观和良好的道德品质，建立健康的生活方式，促进身心健康。

第三节　儿科护理学的特点

儿科护理学的研究和服务对象是小儿。小儿机体的基本特点是处于不断生长发育的动态变化过程中。在解剖、生理、病理、免疫、疾病的诊疗护理、社会心理等方面均与成人不同；且不同性别、不同年龄的小儿之间也存在差异，在护理上有独特之处。因此，学习儿科护理学时，不可简单地将小儿视为成年人的缩影。

一、小儿机体结构与功能特点

（一）解剖特点

从出生到长大成人，小儿在外观上不断变化，各器官的发育遵循一定规律。不同年龄小儿的体重、身高、头围、胸围、上臂围等的正常值各不相同；身体各部分比例也与成人明显不同，新生儿出生时头长占身长的1/4，而成人仅占身长的1/8。熟悉小儿生长发育的正常规律，才能正确进行护理评估，做好保健护理工作。在组织结构上小儿也与成人有较大差别，如小儿骨骼钙化不全，骨的柔韧性大，虽不易骨折，但长期受压易发生变形；皮肤、黏膜薄嫩，易发生损伤和感染等。

（二）生理特点

小儿生长发育快，代谢旺盛，各组织器官功能发育尚未完善。对营养物质（尤其是蛋白质和水）及能量的需要量相对比成人多，但胃肠消化功能尚未成熟，故易患消化紊乱和营养缺乏；婴幼儿代谢旺盛，肾功能较差，更容易发生水和电解质平衡紊乱；肝肾功能不成熟，对药物的代谢能力及体液的调节能力差。此外不同年龄的小儿有不同的生理、生化正常值，如心率、血压、呼吸、周围血常规、体液成分等。熟悉这些特点才能做出正确的判断以便采取适当的护理措施。

（三）免疫特点

小儿非特异性免疫和特异性免疫功能均不成熟。皮肤、黏膜娇嫩易破损致屏障功能差；胃酸杀菌力弱；白细胞的吞噬功能差；淋巴系统发育不成熟等。体液免疫及细胞免疫功能均不健全，但可通过胎盘从母体获得IgG形成被动免疫，故生后6个月内患传染病的机会较少；出生半年后这种获得性抗体逐渐减少至消失，而自身合成IgG的能力一般要到6~7岁时才能达到成人水平，故6个月后感染性疾病的发生率增加。婴儿还可以从母乳获得分泌型IgA（SIgA），在呼吸道和消化道中起抗感染作用，故母乳喂养儿感染的发生率较人工喂养儿低。母体的 IgM 抗体，不能通过胎盘，故新生儿血清中 IgM 水平很低，易发生革兰阴性细菌感染。因此在新生儿护理中应特别注意消毒隔离。

（四）心理特点

小儿身心发育未成熟，缺乏适应及满足需要的能力，依赖性强，合作性差，需特别保护和照顾。同时小儿心理发育过程受家庭、环境影响较大，在护理中应以小儿及其家庭为中心，多给予良性刺激，避免恶性刺激，特别在住院期间要多给予心理关怀和照顾。心理发展的过程是连续不断的，不会因环境改变而停止，因此要与小儿父母、幼教工作者、学校教师等共同合作，根据不同年龄小儿的心理发展特征和心理需求采取相应的护理措施。

二、小儿疾病特点

（一）病理特点

由于小儿发育不成熟，对致病因素的反应与成人不同，因而同一种致病因素小儿与成人或不同年龄的儿童之间出现的病理反应和发病过程会有相当大的差异。如维生素 D 缺乏时，小儿可患佝偻病，而成人则表现为骨软化症；又如肺炎链球菌所致的肺部感染，婴儿常表现为支气管肺炎，而年长儿和成人则为大叶性肺炎。另一方面，同一疾病的临床表现小儿与成人或不同年龄的儿童出现的症状也有较大差异，如上呼吸道感染时，婴幼儿主要表现为高热、食欲减退、恶心、呕吐、腹泻等全身症状，而成人及年长儿则主要为鼻塞、流涕、喷嚏、咽部不适等呼吸道症状。

（二）疾病特点

小儿疾病特点主要有以下三个方面。

（1）小儿疾病种类与成人有很大不同。

例如循环系统疾病，小儿以先天性心脏病为主，而成年人则以冠心病、高血压、心律失常等多见；又如消化系统疾病，小儿以腹泻最常见，而成人则以消化性溃疡居多；再如小儿先天性、遗传性疾病和感染性疾病较成人多。且不同年龄小儿患病特点也有差别，如新生儿疾病常与先天遗传和围生期因素有关，婴幼儿疾病以感染性疾病居多等。

（2）小儿患病后临床表现与成人有很大不同且不同年龄小儿也有差别。

特别是患感染性疾病和急性传染病时，往往起病急、来势凶险、病灶局限能力差、易并发败血症；常伴有呼吸、循环衰竭及水、电解质及酸碱平衡紊乱；小婴儿和体弱儿患严重感染时往往表现各种反应低下并缺乏典型症状与体征。此外，小儿病情发展过程易反复、波动，变化多端，因年龄小而不能准确、完整的表达病情与症状，因此儿科护士护理观察的任务重，要有高度责任心和敏锐的观察力，才能及时发现和处理问题。

（3）不同年龄小儿患病原因存在差异。

以新生儿黄疸为例，生后 1 天内出现的黄疸应首先考虑新生儿溶血病，生后 2~3 天出现的黄疸多为生理性的，1 周后出现黄疸并逐渐加重的则应考虑新生儿肝炎或先天性胆道闭锁；再如小儿惊厥，新生儿多考虑产伤所致颅内出血、缺氧缺血性脑病或先天性异常；6 个月以内的惊厥应考虑有无手足搐搦症或中枢神经系统的感染；6 个月至 3 岁的小儿则以高热惊厥、中枢神经系统感染多见；3 岁以上的无热惊厥则以癫痫多见。

（三）诊疗特点

不同年龄小儿患病有其独特的临床表现。故在诊断时应重视年龄、喂养史、季节、环境等影响因素。年幼儿常不能主动诉说病情，在诊疗过程中应详细向家长询问病史，还需严密观察病情并结合必要的辅助检查，才能早期做出正确的诊断和处理。细致的观察和护理非常重要。

（四）预后特点

小儿患病虽然起病急、来势凶、变化快，但如果诊治及时、有效，护理恰当合理，好转恢复也快。由于小儿各脏器组织修复和再生能力强，较少转为慢性病，一般不留后遗症，预后较好。

（五）预防特点

小儿疾病大多是可以预防的。开展计划免疫和加强传染病管理，已使许多传染病的发病率和病死率明显下降；由于重视儿童保健工作，也使营养性疾病、肺炎、腹泻等常见病、多发病的发病率和病死率明显降低；通过新生儿筛查及早发现先天性、遗传性疾病和视觉、听觉障碍及智力异常，并早期加以干预和矫治，可防止发展为小儿严重伤残。注意科学营养加强体育锻炼，可防止小儿肥胖症，并对成年后出现的高血压、冠心病等起到预防作用。

三、小儿护理特点

（一）评估难度大

1. 健康史资料收集困难

由于婴幼儿不能描述自身的病史及症状；往往由其家长、亲属、或其照顾者代述，所提供的材料是否完整、可靠，与代诉者的观察能力、既往经验、与患儿接触的密切程度有关。较大儿童虽然能陈述病史，但由于他们的空间和时间知觉尚未发育完善，描述欠准确完整；学龄儿可因害怕吃药、打针、怕耽误上学而隐瞒病情或因逃避上学而夸大病情等，都会影响健康史的收集，从而导致健康史的可靠性受到影响。

2. 体格检查时患儿不能主动配合

小儿的生理与心理发育均未成熟，在患病就医、接触陌生环境和医务人员时，心理状态更为特殊，主要表现为恐惧而拒绝接受检查。

3. 标本采集、辅助检查困难

在采集血液标本或做其他辅助检查时，小儿多因害怕不愿意配合。

（二）观察任务重

小儿不能及时准确地表达自己的痛苦，而且病情变化快，如不能及时发现或处理不及时均可导致病情恶化甚至危及生命。因此护理观察任务很重，护士要有高度的责任心和敏锐的观察力。

（三）护理项目多

小儿缺乏自理能力，在护理过程中有大量的生活护理和教育教养内容，如新生儿的配奶、喂奶、换尿布及洗浴等。年长儿由于好奇、好动并缺乏自我保护能力，容易发生意外伤害。因此要加强安全护理，寓教育于护理之中，防止意外事故的发生。

（四）操作要求高

由于小儿解剖特点及认知水平所限，护理操作时多数不能配合，操作难度大。如静脉穿刺、采血标本等，其难度要比成人大得多，这对儿科护士的护理操作技术要求更高。

第四节　儿科护理理念

一、以小儿及其家庭为中心

家庭是小儿生活的中心，儿科医护人员必须支持、鼓励、尊重并提高家庭的功能。关注小儿家庭成员的心理感受和服务需求，与小儿及家庭成员建立伙伴关系；重视不同年龄阶段小儿的特点，获得他们的信任和配合；为小儿家长创造机会和途径，以展示他们照顾小儿的才能，获得对小儿生活照顾的连续性和对家庭生活的把握感；为小儿及家庭提供预防保健、健康指导、疾病护理和家庭支持等服务，让家长将健康信念和健康行为的重点放在疾病预防和健康促进上。

二、实施身心整体护理

护理工作目标不仅要满足小儿的生理需要或维持已有的发育状况，还应包括维护和促进小儿心理行为的发展和精神心理的健康。既要关心小儿机体各系统或器官功能的协调平衡，还应使小儿的生理、心理活动状态与社会环境相适应，并应重视环境带给小儿的影响。

三、减少创伤和疼痛

对于小儿来说，一些有创伤的、致痛的治疗和护理手段令他们感到害怕，因而产生情绪波动。因此，儿科护理工作者在护理过程中应充分认识疾病本身和治疗、护理措施对小儿及家庭带来的影响。安全执行各项护理操作，尽可能提供无创性护理。怎样使儿科诊疗和护理操作不对小儿造成身心伤害？主要考虑下列三个原则。

（1）防止或减少小儿与家庭的分离　尽量允许父母陪床，促进家长与患儿的亲密关系。

（2）防止或减少身体的伤害和疼痛　在治疗操作之前进行耐心解释等心理护理和疼痛控制。

（3）帮助小儿及家庭建立把握感和控制感　允许小儿保留自己的私人空间，提供游戏活动让小儿发泄害怕、攻击性等不良情绪，为小儿提供自己选择的机会。

四、保证患儿的安全

小儿好奇、好动、爱模仿，缺乏安全意识，容易发生意外伤害。应根据不同年龄、个性、疾病等特点进行预测，采取相应的预防措施，做好病房管理如管理好电源，防止触电；设床栏，防止坠床；用热水袋时避免烫伤；测量体温时防止小儿咬碎体温计；加强药物管理，防止误饮误食等。为保证检查、治疗和护理操作的安全，可选用适当的约束法约束小儿。

五、遵守法律和伦理道德规范

儿科工作者要自觉遵守法律和伦理道德规范，当遇到伦理冲突时，可依据的首要原则是对小儿有益且无害。儿科护士应明确自己的责任，首先是维护小儿的利益，其次是维护家庭的利益，要尊重小儿的人格、保障小儿的权利，促进小儿身心两方面的健康成长。

第五节 儿科护士的角色与素质要求

一、儿科护士的角色

儿科护士的服务对象是处于生长发育中的小儿，他们的身心发展是通过与成人交往，经过学习逐渐掌握知识技能和积累社会经验的过程。儿科护士不仅担负保护和促进小儿健康的重任，还肩负着教育小儿的使命。随着儿科护理技术的发展，儿科护士的角色有更大范围的扩展，被赋予多元化的角色。

1. 护理活动的执行者

小儿各系统器官功能尚未成熟，生活自理能力差，儿科护士最重要的角色就是在帮助小儿促进、保持或恢复健康的过程中，为小儿及家庭提供直接的护理照顾，包括营养摄取、预防感染、药物给予、心理支持、健康指导等，以满足小儿身心两方面的需要。

2. 护理计划者

为促进小儿身心健康发展，儿科护士必须运用专业知识和技能，收集小儿生理、心理、社会等方面的资料，进行全面评估，明确小儿的健康状况和家庭在面临疾病和伤害时的心理反应，找出健康问题，并制定全面的、切实可行的护理计划，采取有效的护理措施，减少小儿痛苦，帮助其适应医院、社区及家庭生活。

3. 健康教育者

儿科护士应根据各年龄阶段小儿智力发育水平，以其能够接受的方式，介绍有关健康知识，帮助他们建立自我保健意识，培养良好的生活和卫生习惯，纠正不良行为。同时对家长进行科学育儿知识的宣教，使他们采取健康的态度和行为，达到预防疾病促进健康的目的。

4. 健康协调者

儿科护士需与有关人员和机构进行相互联系和协调，维持一个有效的沟通网络；

如与医生联系讨论有关治疗和护理方案；与营养师联系安排小儿膳食；与小儿家长及老师进行有效的沟通，让家庭、学校共同加入到小儿的护理活动中；使诊断、治疗、护理与有关的儿童保健工作得以互相协调、配合，保证小儿获得最适宜的整体性医疗和护理。

5. 健康咨询者

儿科护士需认真倾听患儿及家长的心理感受，抚摸、拥抱和陪伴小儿，认真解答他们的问题；提供有关的医疗信息，并给予健康指导，以澄清小儿及家长对健康问题的模糊认识，解除疑虑，使他们能够找到满足需要的最适宜的解决方法，以积极有效的方式应对压力。

6. 患儿代言人

儿科护士是患儿及其家庭权益的维护者，在小儿不会表达或表达不清楚自己的要求和意愿时，护士有责任解释并维护小儿的权益不受侵犯或损害。护士还需要评估妨碍小儿健康的问题和事件，提供给有关行政部门作为拟定卫生政策和计划的参考。

7. 护理研究者

儿科护士在护理工作中应积极进行护理研究工作。要具有科研意识，善于在临床护理实践中发现问题，探讨隐藏在小儿症状及表面行为下的真正问题，运用科学方法研究问题、解决问题；通过研究来验证、扩展护理理论和知识，发展护理新技术，指导改进护理工作，提高儿科护理质量。

二、儿科护士的素质要求

1. 思想道德素质

（1）热爱护理专业，有高度的责任感和同情心，爱护小儿，具有为小儿健康服务的奉献精神。

（2）有正直诚实的品德、较高的慎独修养、高尚的道德情操，以理解、友善、平等的心态为小儿及其家庭提供帮助。

（3）有正视现实面向未来的目光，追求崇高的理想，恪尽职守，救死扶伤，廉洁奉公，实行人道主义。

（4）要有敬业、爱业、乐业、创业的工作态度，善于发现工作中的新问题，并积极主动地探索解决方法。

2. 科学文化素质

（1）具备一定的文化素养和自然科学、社会科学、人文科学等多学科知识。

（2）掌握一门外语及现代科学发展的新理论、新技术。

（3）掌握计算机应用技术。

3. 专业素质

（1）具有合理的知识结构及比较系统的专业理论知识和较强的实践技能，操作准确、技术精湛，动作轻柔、敏捷。

（2）具有敏锐的观察力和综合分析、判断能力，具有整体护理观念，能用护理程序解决患儿的健康问题。

（3）有开展护理教育和护理科研的能力，勇于创新进取。

4. 身体、心理素质

（1）具有健康的心理，乐观开朗，情绪稳定，有宽容豁达的胸怀和良好的言行举止，有健康的身体。

（2）具有较强的适应能力，良好的忍耐力及自我控制能力，善于应变，灵活敏捷。

（3）具有强烈的进取心，不断汲取新知识学习新技能，丰富和完善自己。

（4）有与小儿良好的沟通并成为好朋友的能力，与小儿家长建立良好人际关系的能力，同仁之间相互尊重，团结协作。

第六节　我国儿科护理学发展和展望

一、儿科学的萌芽期（远古至南北朝）

我国儿科学已有几千年历史，《山海经》中所载巫方是传说中我国最早的儿科医生。史书中明确记载的儿科医生则始见于《史记·扁鹊仓公列传》："扁鹊……入咸阳，闻秦人爱小儿，即为小儿医"。

二、儿科学的形成期（隋、唐朝至宋朝）

唐代孙思邈的《备急千金要方》首列"少小婴孺方"2卷，将儿科病分为9门，论其理法方药。唐朝时期在太医署内设少小科，与内、外、五官科并列。宋代钱乙的《小儿药证直诀》、刘昉的《幼幼新书》和陈文中的《小儿病源方论》均为著名的儿科专著。这些儿科专著比较系统的解释了小儿的发育过程，提出小儿喂养和清洁等方面的护理原则。

三、儿科学的发展期（元、明、清朝至新中国成立）

元代曾世荣编著《活幼口议》、《活幼心书》。明代名医万全著儿科专著《幼科发挥》、《育婴秘诀》、《片玉心书》对儿科疾病的诊治有了进一步发展；薛铠、薛己父子精于儿科，善采众长，所著《保婴撮要》在儿科疾病的预防方面成就突出。薛凯提出用烧灼脐带法预防新生儿破伤风；张琰的《种痘新书》中记载人痘接种预防天花，较西欧真纳发明牛痘早100年。

清代的《幼科铁镜》、《幼儿集成》等均为祖国儿科学的瑰宝。

欧美的儿科学于19世纪末20世纪初才成为独立的学科。19世纪下半叶西方医学传入中国，1926年协和医院从内科分设了儿科，1937年我国成立了中华儿科学会；1943年，我国现代儿科的奠基人诸福棠教授主编的《实用儿科学》首版问世，成为我国第一部大型儿科医学参考书，标志着我国现代儿科学的建立。1943年由中华医学会开办第一届儿科研习班，促进了近代儿科学临床知识技能的普及，儿科专业队伍逐渐壮大，儿科学开始有了较明显地发展。

四、现代儿科护理学的发展及展望

新中国成立以后，国家对小儿健康十分重视，历届宪法都特别提出保护母亲和儿童的条款。全国城乡各地建立和完善了儿科医疗机构，并且按照预防为主的方针建立各级专业儿童保健机构，从推广新法接生、提倡优生优育、实行计划免疫、建立直至形成和发展儿科监护中心等专科护理，儿科护理在临床医学中占有越来越重要的地位。随着儿科护理水平的扩展和提高，小儿传染病的发病率大幅度下降，小儿常见病、多发病的发病率、病死率亦迅速下降，小儿体质普遍提高。我国除已于1960年消灭了天花外，其他传染病的发生率也大幅度降低；肺炎、腹泻、佝偻病、贫血4种常见病也明显降低。2001年国务院颁发了《中国儿童发展纲要（2001～2020年）》，即10年纲要，提出了改善儿童卫生保健服务，提高儿童健康水平的更明确的要求。

为适应不断发展的儿科护理学的要求，儿科护士队伍建设也受到极大重视。

我国于1983年恢复护理本科教育，1992年开始又发展了护理研究生教育，30余年来培养了大批儿科护理骨干人才，使得儿科护理队伍不断向高层次、高素质方向发展。随着医学科学的迅猛发展，新理论、新知识、新技术的不断涌现，对儿科护士的继续教育也日益受到重视。儿科护理学也逐渐发展成为具有独特功能的专门学科，其研究内容、范围、任务涉及影响到小儿健康的生物、心理、社会等各个方面，儿科护士成为儿童保健的主要力量。

儿科临床的治疗和护理也由传统的普通儿科治疗和护理趋于专业化，除新生儿科、儿童保健科外，系统疾病的专业化划分也将是儿科临床的发展方向。近年来随着生活水平的提高，儿科疾病谱将会发生变化，感染性疾病仍然是小儿健康的主要威胁，已被控制的结核病近年在全球范围回升，艾滋病在世界范围内的广泛传播，将会对小儿健康构成新的威胁；小儿精神卫生将成为人们越来越重视的社会问题；意外伤害的预防、环境污染对小儿健康的危害、儿科疾病的基因诊断和治疗等将会越来越受到关注。届时对儿科护理的新需求越来越多，对儿科医护工作者的专业化要求的程度也会越来越高。母婴护理、科学育子日益受到人们的重视，从儿科护理催生出来的一些新兴岗位如"育婴师"、"婴儿抚触师"等；儿科护士应自觉适应儿科护理学的发展，不断学习先进的儿科科学技术和最新护理手段，坚持继续学习、终生学习，不断提高护理理论和护理技术，为保障儿童健康，提高中华民族的整体素质作出更大贡献。

目标检测

一、填空题

1. 小儿年龄分期包括胎儿期、（　　）、（　　）、（　　）、（　　）、（　　）、（　　）7个时期。

2. 新生儿期是指从（　　）到满（　　）天。

3. 婴儿期的最突出特点是（　　）。

二、选择题

1. 儿科就诊的年龄为（　　）

A.0~12 周岁　　　　　B.0~13 周岁　　　　　C.0~14 周岁

D.0~15 周岁　　　　　E.0~16 周岁

2.6 个月小儿属于哪一年龄期（　　）

A. 新生儿期　　　　　B. 婴儿期　　　　　C. 幼儿期

D. 学龄前期　　　　　E. 学龄期

3. 小儿最易发生意外伤害的年龄期是（　　）

A. 新生儿期　　　　　B. 婴儿期　　　　　C. 幼儿期

D. 学龄前期　　　　　E. 学龄期

4. 青春期生长发育最大的特点是（　　）

A. 体格生长再次增快　　　　　B. 神经系统发育成熟

C. 内分泌调节稳定　　　　　D. 生殖系统迅速发育并渐趋成熟

E. 智能发育迅速

5. 儿科护理特点不包括（　　）

A. 年龄越小生长发育越快　　　　　B. 小儿易患支气管肺炎

C. 小儿免疫功能不成熟　　　　　D. 小儿易患营养缺乏性疾病

E. 小儿易患骨软化症

6. 儿科护理理念包括（　　）

A. 以小儿及家庭为中心　　B. 实施身心整体护理　　C. 减少创伤和疼痛

D. 保证患儿的安全　　E. 以上都包括

7. 在儿科护理工作中如遇到伦理冲突时，护士首先要维护（　　）

A. 自己的利益　　　　　B. 患儿的利益　　　　　C. 患儿家庭的利益

D. 医院的利益　　　　　E. 医生的利益

8. 新生儿期的生理特点是（　　）

A. 发病率高　　　　　B. 死亡率高　　　　　C. 易患窒息缺氧性疾病

D. 适应能力差　　　　　E 免疫功能不完善

9. 生长发育最快的是下列哪个年龄期（　　）

A. 新生儿期　　　　　B. 婴儿期　　　　　C. 幼儿期

D. 学龄前期　　　　　E. 学龄期

10. 一小儿，体重 17kg，身高 100cm，乳牙已出齐，喜欢听妈妈讲故事，会穿脱简单衣服，爱模仿超人奥特曼，最可能的年龄是（　　）

A.1 岁　　　　　B.3 岁　　　　　C.4 岁

D.7 岁　　　　　E.9 岁

三、简答题

1. 试举出 3 例说明小儿与成人的不同之处。

2. 小儿年龄分期如何划分？各期有哪些特点？

3. 儿科护理的特点有哪些？

（王晓红）

小儿生命发展保健

本章主要阐述了生长发育、儿童保健、儿童营养和喂养三部分，是儿科基础理论的重要内容。生长发育是小儿最基本的特点，生长发育规律、体格生长常用指标、儿童计划免疫、小儿营养和喂养等是护士执业资格考试常考的内容。

第一节　生长发育

生长发育是小儿不同于成人的重要特点。生长是指小儿各器官、系统的长大和形态变化，可用相应的测量值表示其在量的变化；发育则是指细胞组织和器官的分化完善与功能成熟，为质的改变。生长和发育二者紧密相关，不可分开，生长是发育的物质基础，而发育成熟状况又反应在生长的量的变化中。生长发育过程受诸多因素影响，监测和促进小儿生长发育是儿科工作者的重要任务。

一、小儿生长发育的规律及影响因素

（一）小儿生长发育的规律

小儿生长发育在速度上和在各器官系统的发育顺序上，都遵循一定的规律。掌握这些规律有助于儿科护士对小儿生长发育状况进行正确的评价与指导，及时发现异常及时干预。

1. 生长发育的连续性和阶段性

生长发育是一个连续不断的过程，它贯穿于整个小儿时期，但不同年龄时期的生长发育速度不同，呈现阶段性。如体重和身长在生后第一年增长最快，为出生后的第一个高峰；第二年以后逐渐减慢，到青春期再次加快，出现第二个高峰。

2. 各系统发育的不平衡性

小儿机体各系统的发育在不同年龄阶段是不同的，有各自的生长特点。如神经系统发育较早；生殖系统发育较晚；淋巴系统先快速发育达高峰，以后逐渐下降至成人水平；皮下脂肪在年幼时较发达，肌肉组织到学龄期发育才加速等（图2-1）。

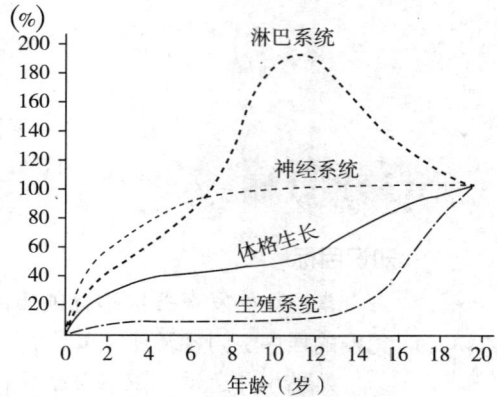

图2-1 不同系统的发育与年龄的关系

3. 生长发育的顺序规律

小儿生长发育遵循一定的顺序规律。①由上到下：如先会抬头，后会抬胸，然后会坐、会站、会走；②由近到远：先会控制肩、臂的活动，然后会控制手的活动；③由粗到细：先会用手掌抓握物体，然后才会用手指取物；④由简单到复杂：如先会画直线，再会画圆、画人；⑤由低级到高级：如先会靠感官感知事物，以后发展到记忆、思维、分析、判断等。

4. 生长发育的个体差异

小儿生长发育虽然遵循一定的规律，但由于受机体内、外因素的影响，存在较大的个体差异，其各自的生长轨迹不同，长成的最终个体也不尽相同。体格上的个体差异一般随年龄增长越来越明显，青春期差异更大。因此，小儿生长发育有一定的正常范围，评价小儿生长发育时要充分考虑各种因素的影响，不要绝对化。

（二）影响生长发育的因素

遗传因素和环境因素是影响小儿生长发育的两个最重要的因素。遗传决定小儿生长发育的潜力，而这种潜力又受诸多外界因素的作用和影响，二者相互作用决定个体小儿的生长发育水平。

1. 遗传因素

小儿生长发育的特征受父母遗传因素的影响。种族及家族的遗传信息影响着小儿体格生长的特征，如皮肤及毛发的颜色、身材高矮、相貌特征等，同时也影响着小儿性格、气质、能力等。

2. 性别

性别对生长发育的影响也显而易见，一般女孩平均身高、体重低于同龄男孩。女孩青春期开始比男孩约提早两年，此时其身高、体重可超过男孩，但青春期末男孩体格生长最终超过女孩。此外，女孩的言语、运动发育较男孩略早；女孩骨骼较轻，骨盆较宽，肩距较窄，皮下脂肪丰满，肌肉不如男孩发达。因此评价生长发育时应注意性别差异。

3. 孕母状况

母亲在妊娠期间的生活环境、营养、情绪、健康状况等各种因素的影响。如妊娠早期感染风疹病毒、带状疱疹病毒、巨细胞病毒等，易致胎儿先天性畸形；接触放射线及药物等均可影响胎儿的发育。孕期严重营养不良及贫血可引起早产和胎儿发育迟缓。

4. 营养

由于小儿生长发育具有阶段性，年龄越小受营养的影响越大。如宫内营养不良，胎儿体格生长落后，严重时还会影响脑的发育；若生后营养不良，特别是生后头两年严重营养不良，可影响体重、身高及智能的发育，并且可造成机体免疫、内分泌及神经调节等功能低下。反之，若小儿长期热量摄入过多会导致肥胖也将影响生长发育甚至影响小儿的心理健康。当各种营养素供给比例恰当，加上适宜的生活环境，小儿生长潜力可得到最好的发挥。

5. 疾病

疾病对小儿生长发育的影响非常明显。急性疾病常使小儿体重下降，而慢性疾病可使体重和身高的发育都落后；先天性疾病明显影响体格和精神神经的发育；内分泌疾病常引起骨骼和神经系统发育迟缓等。2岁以内的小儿，疾病痊愈后，如营养充足喂养合理，会出现"追赶性生长"现象，其体重、身高等短期内加快增长以弥补患病期间造成的损失。

6. 生活环境

生活环境对小儿健康的影响已越来越受到人们的重视，特别是家庭资源、家庭文化、家庭类型及社会环境等，对小儿的早期发育起着重要作用。良好的居住环境、健康的生活方式、科学的护理、正确的教养、适当的锻炼和良好的医疗卫生保健等条件可使小儿达到最佳状态的生长；家庭的文化及父母的教育理念对孩子的习惯养成和性格特征等有重大的影响。和谐的家庭氛围、父母的关爱以及良好的学校及社会环境对小儿身心各方面的发育都有着积极的影响。

二、小儿体格发育的指标及测量方法

（一）体重

体重是身体器官、系统及体液总的重量。它是反映小儿体格生长和营养状况的重要指标，也是临床计算给药量和补液量的重要依据。

小儿体重增长不是等速的，前半年增长最快，平均每月增加700g，后半年平均每月增加300～400g；正常新生儿出生时的平均体重约为3kg，生后第一个月可增加1～1.5kg，生后3个月的婴儿体重约为出生时的2倍（6kg），12个月时约为出生时的3倍（9kg），即第1年内婴儿体重在前3个月的增长约等于后9个月的增长。2周岁时体重约为出生时的4倍（12kg）。临床上计算用药量及补液量时应以小儿的实际体重为依据，当无条件测量实际体重时，为便于操作，不同年龄小儿的体重可按以下公式估算：

1～6个月：体重（kg）＝出生体重（kg）＋月龄×0.7（kg）

7～12个月：体重（kg）＝6（kg）＋月龄×0.25（kg）

2～12岁：体重（kg）＝年龄（岁）×2＋8（kg）

进入青春期后，由于激素的作用，体格生长加快，体重增长迅速呈现生长发育的第二高峰，故不能再按以上公式推算。女孩12～14岁接近成人体重，男孩14～16岁接近成人体重。个体之间差异范围为±10%。

同年龄、同性别正常小儿的体重存在个体差异，一般说的平均值只能作为参考，进行评价时应以小儿个体体重的增长变化为依据，不要以"公式"计算来评价，也不宜以人群均数当作绝对的"标准"看待。通常以均数加减2个标准差的范围作为正常参考范围。临床上也可用均值上下波动10%为正常范围的方法进行评价。若体重超过均值＋2个标准差或超过均值的20%即为肥胖，反之，若体重低于均值－2个标准差以上或低于均值15%为营养不良。

（二）身高（长）

身长是指从头顶到足底的全身长度。包括头部、脊柱及下肢三部分的总和。身长是反映骨骼发育的重要指标。测量时3岁以下婴幼儿采用仰卧位称为身长；3岁以上小儿采用立位测量称为身高。

身高（长）的增长规律与体重相似，年龄越小增长越快。正常新生儿出生时平均身长约为50cm；生后前3个月增长约11～12cm，与后9个月的增长量相当，即第一年长25cm，1周岁时达75cm；第二年增长速度减慢，大约长10cm，到2周岁时身长约85cm。2岁以后至青春期前身长稳步增长，平均每年长5～7.5cm。至青春期出现第二个身高增长加速期。

2～12岁小儿身高可按下列公式估算：

身高（cm）＝年龄×7＋70

或选用公式：

2～6岁：身高（cm）＝年龄×7＋75

7～10岁：身高（cm）＝年龄×6＋80

进入青春期后，身高增长速度加快，故不能再用上述公式推算。

由于头部、脊柱和下肢三部分的发育速度不同，因此不同年龄小儿身体各部分的比例是不同的（图2－2）。生后第一年头部生长最快，脊柱次之，而学龄期儿童下肢生长较快。因此临床上应分别测量上部量和下部量，以检查其比例关系。上部量是指从头顶至耻骨联合上缘的距离；下部量是指从耻骨联合上缘至足底的距离。新生儿上部量大于下部量，身长的中点在脐上；2岁时中点在脐下；6岁时中点移至脐与耻骨联合上缘之间；12岁时上、下部量相等，中点在耻骨联合上缘。

身高（长）的增长受遗传、内分泌、营养、运动及疾病等多种因素的影响。短期的疾病与营养波动一般不会影响身高的增长。若出现明显的身高异常（低于均值30%以上）则多半由于甲状腺功能减退、生长激素缺乏或长期营养不良、严重佝偻病等所致。

（三）坐高（顶臀长）

坐高是指头顶至坐骨结节的长度。它反映颅骨与脊柱的发育。小儿坐高生长规律

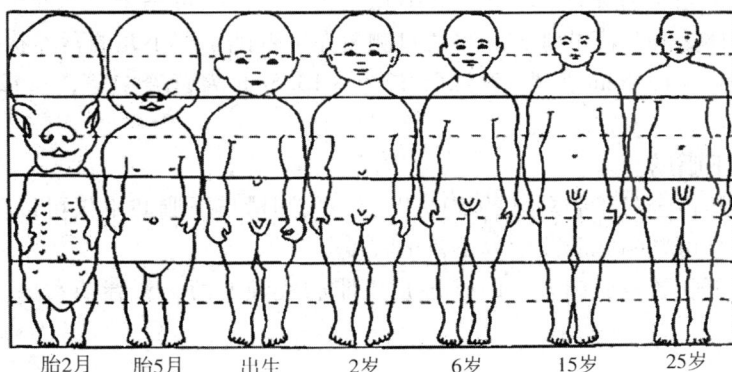

胎2月　胎5月　出生　2岁　6岁　15岁　25岁

图2-2　各年龄期身长比例

与上部量相同。随着下肢增长速度逐渐加快，坐高占身高的百分比则逐渐下降。据我国1995年9市、地区儿童坐高与身高的统计结果显示，坐高占身高的百分比出生时约为67%，6个月时为64%，1岁时为62%，2岁时为60%，6岁时为55%，14岁时为53%。这显示了上下身比例的变化，比坐高绝对值更有意义。任何影响下肢生长的疾病如甲状腺功能减退、软骨营养不良等均可使坐高与身高的比例停滞在幼年状态。

（四）头围

自眉弓上缘至枕后结节绕头部一周的长度为头围。它反映颅骨与脑的发育。正常新生儿出生时头围平均为34cm，生后头一年前3个月约长6cm，后9个月约长6cm，故1岁时为46cm，第二年以后生长速度减慢，2岁时约48cm，5岁时约50cm，15岁左右接近成人约54～58cm。

2岁以下小儿测量头围有重要的临床意义。头围过大或过小均为异常。过大提示可能有佝偻病或脑积水；过小则提示脑发育不良，此可为临床诊断某些疾病提供重要的参考。

（五）胸围

经乳头及肩胛下角绕胸廓一周的长度为胸围。它反映胸廓、肺、肌肉、皮下脂肪的发育。出生时略小于头围约为32cm，1岁时与头围相等约46cm，1岁以后胸围的生长速度超过头围，1岁以后至青春期前胸围超过头围的厘米数约等于小儿的年龄减1。

胸围的大小与小儿的营养及胸廓的发育密切相关。如肥胖者由于胸部皮下脂肪厚，胸围超过头围的时间可提前；而营养不良、佝偻病等胸围超过头围的时间可滞后到1岁半以后。

（六）腹围

腹围指平脐水平绕腹部一周的长度。小婴儿以剑突与脐之间的中点为宜。2岁前腹围约等于胸围，2岁后腹围较胸围略小。

腹围异常增大多提示腹水及消化道先天畸形如先天性巨结肠等。

（七）上臂围

上臂围是指在肩峰与尺骨鹰嘴连线的中点水平绕上臂一周的长度。它代表上臂骨骼、肌肉及皮下脂肪的发育。5 岁以下小儿变化不大，故可用来反映小儿的营养状况。在无条件测量体重和身高的地方，可通过测量左上臂围了解小儿的营养状况。

评价标准：>13.5cm 为营养良好，12.5～13.5cm 为营养中等，<12.5cm 为营养不良。

（八）皮下脂肪

因皮下脂肪占全身脂肪总量的 50% 以上，故测量皮下脂肪不仅可以反映全身脂肪量的多少，而且可判断肥胖或营养不良的程度。

婴儿期皮下脂肪较肌肉多，1～7 岁皮下脂肪逐渐变薄，青春期女孩多于男孩（约 2 倍）。

三、体格发育的评价

为充分了解小儿各年龄期生长发育的规律及特点，正确评价其生长发育状况，给予适当的指导和干预，以促进小儿的健康成长。通常要对小儿体格发育进行评价。

（一）体格生长评价常用方法

1. 均值离差法

根据不同年龄、性别，固定分组，通过大量人群的横断面调查算出均值（$\bar{X}$）和标准差（SD），$\bar{X} \pm 1SD$ 包含 68.3% 的受检总体，$\bar{X} \pm 2SD$ 包含 95.4% 的受检总体，$\bar{X} \pm 3SD$ 包含 99.7% 的受检总体。通常以 $\bar{X} \pm 2SD$（包含 95% 的总体）为正常范围。评价时用小儿体格生长指标的实测值与均值比较，根据实测值在均值上下所处的位置，来确定和评价小儿发育状况。

2. 中位数百分位法

将一组变量值按大小顺序排列，求出某个百分位的数值，然后将百分位数列表。以第 50 百分位 P_{50} 为中位数，其余百分位数为离散距，常用 P_3、P_{10}、P_{25}、P_{50}、P_{75}、P_{90}、P_{97}。当测量值呈非正态分布时，百分位数法能更准确反映所测数值的分布情况。当大量数据呈正态分布时，P_{50} 相当于均值离差法的均数 $\bar{X}$，P_3 相当于 $\bar{X} - 2SD$，P_{97} 相当于 $\bar{X} + 2SD$。通常以 $P_3 \sim P_{97}$（包含总体的 94%）为正常范围。可直接用百分位进行评价。

3. 生长发育图（生长曲线）法

将同性别、各年龄组小儿的某项体格发育指标（如身长、体重等）和各百分位数值或离差法的均数和标准差画成曲线，制成生长发育图，将定期连续测量的数据每月或每年点于图上作比较，可了解该小儿目前所处的发育水平，比较前后数据，可看出其生长轨迹的走向趋势，及时发现偏离，及时干预。

（二）体格生长评价的内容

体格生长发育评价包括发育水平、生长速度、匀称程度 3 个方面。

1. 发育水平

将小儿某年龄时的某一项体格生长指标测量值（纵向比较）如体重、身高（长）、头围、胸围等参照同年龄人群进行比较（横向比较），即可得到该小儿该项体格生长指标在此年龄的生长水平，通常以等级表示，但不能预示其生长趋势。

2. 生长速度

定期连续测量小儿某项体格生长指标（纵向观察）如体重、身高（长）即可得到该项指标的生长速度。生长发育图法就可反映小儿的个体生长曲线，这种动态的纵向观察，可观察到小儿自己的"生长轨迹"，预示其生长趋势，参照同年龄人群进行比较，可以及时发现生长偏离。因此，生长速度的评价比发育水平更能真实反映小儿生长情况。

3. 匀称程度

评估小儿体格发育各项指标间的关系，能了解小儿体型。如坐高/身高（长）的比值与同龄参照人群值比较可反映小儿下肢发育情况，评价身材是否匀称；以身高（长）所得的体重与参照人群值比较可反映体型。

四、与体格发育有关的其他系统的发育

（一）骨骼的发育

1. 颅骨的发育

颅骨随脑的发育而增长，可通过头围、囟门及颅骨缝闭合情况来衡量颅骨的发育。头围已如前述，颅骨缝约于生后 3~4 个月闭合，其临床意义不大。

囟门包括前囟及后囟，后囟为顶骨与枕骨边缘形成的三角形间隙，出生时即已很小或已闭合，最迟约于生后 6~8 周闭合。前囟为额骨与顶骨边缘形成的菱形间隙，有重要的临床意义（图 2-3）。测量时取其对边中点连线的长度，小儿出生时约 1.5~2.0cm，以后随颅骨发育略增大，至 6 个月后逐渐骨化而变小，1~1.5 岁时闭合。若前囟早闭或过小见于小头畸形；前囟迟闭或过大见于佝偻病、脑积水等；前囟紧张饱满常提示颅内压增高，见于颅内出血、脑膜炎、脑积水、脑肿瘤等；而前囟凹陷则见于脱水或极度消瘦者。

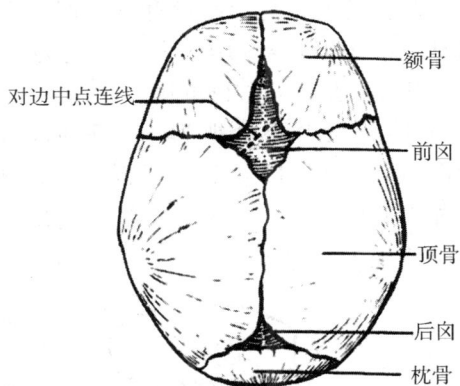

图 2-3 小儿囟门

2. 脊柱的发育

脊柱的增长反映脊椎骨的发育。出生后第 1 年脊柱增长快于四肢，1 岁以后随小儿站立、行走则落后于四肢生长。脊柱生理弯曲是随小儿动作发育逐渐形成的。新生儿时脊柱仅有轻微后凸，3 个月左右抬头时出现颈椎前凸，为第 1 个弯曲；6 个月会坐时出现胸椎后凸，为脊柱第 2 个弯曲；1 岁能行走时出现腰椎前凸，为脊柱第 3 个弯曲。至 6~7 岁时这些弯曲由韧带固定。脊柱生理弯曲的形成与直立姿势有关，是人类的特征之一，有加强脊柱弹性的作用，有利于身体平衡。小儿坐、立、行姿势不正确或骨骼病变均可引起脊柱发育异常甚至造成脊柱畸形。

3. 长骨的发育

长骨的生长和成熟与体格生长密切相关。长骨的生长主要依靠其干骺端软骨骨化及骨膜下成骨的方式使之增长、增粗。干骺端骨骺融合，则标志长骨生长停止。小儿随着年龄的增长，长骨干骺端的软骨次级骨化中心按一定的顺序和骨解剖部位有规律地出现。骨化中心出现的多少可反映长骨的生长成熟程度。通过 X 线摄片检查不同年龄小儿长骨骨骺端骨化中心出现的时间、数目、形态，并将其标准化，即为骨龄。新生儿期已出现股骨远端及胫骨近端的骨化中心，小儿出生时腕部无骨化中心，出生后随年龄生长腕部骨化中心依次出现：头状骨、钩骨（3 个月左右）；下桡骨骺（约 1 岁）；三角骨（2～2.5 岁）；月骨（约 3 岁）；大、小多角骨（3.5～5 岁）；舟骨（5～6 岁）；下尺骨骺（6～7 岁）；豆状骨（9～10 岁）。腕部 10 个骨化中心，到 10 岁时出齐。1～9 岁小儿腕部骨化中心的数目可用其年龄加 1 估算。

判断长骨的生长状况，婴儿早期可摄膝部 X 线片，儿童可摄腕部 X 线片。若骨生长明显延迟者应加摄膝部 X 线片。测定骨龄有助于协助诊断某些疾病，如生长激素缺乏症、甲状腺功能减低症等骨龄明显落后；而中枢性性早熟、先天性肾上腺皮质增生症时骨龄则常超前。

（二）牙齿的发育

牙齿的发育与骨骼发育有密切关系。人的一生有两副牙齿，即乳牙与恒牙。小儿乳牙一般于生后 4～10 个月（平均为 6 个月）开始萌出，约 2～2.5 岁出齐，共 20 颗。2 岁以内小儿乳牙数目可用月龄减 4～6 估算。小儿乳牙萌出时间有较大的个体差异，12 个月尚未出牙可视为出牙延迟。乳牙萌出顺序一般下颌先于上颌、自前向后（图 2－4）。6～12 岁乳牙开始按萌出的顺序逐个脱落被恒牙取代，恒牙 28～32 颗，6 岁左右开始出第 1 磨牙，12 岁左右出第 2 磨牙，18 岁以后出第 3 磨牙（智齿），但也有人终生不出此牙。

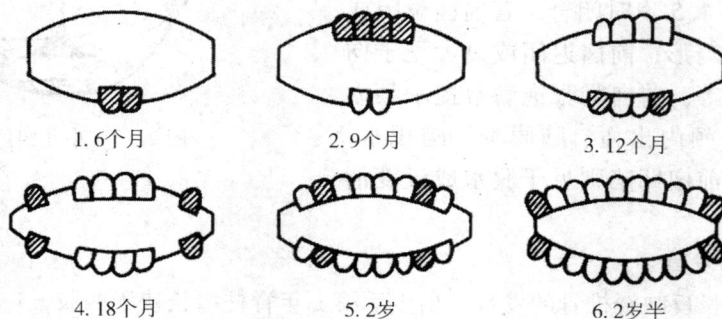

1. 6个月　　　　　　2. 9个月　　　　　　3. 12个月

4. 18个月　　　　　　5. 2岁　　　　　　6. 2岁半

图 2－4　小儿乳牙萌出顺序

出牙为正常的生理现象，但有个别小儿可出现低热、流涎、烦躁、睡眠不安等。牙的生长与蛋白质、钙、磷、氟、维生素 C、D 等营养素以及甲状腺功能有密切关系，严重的营养不良、佝偻病、甲状腺功能减退症、21－三体综合征等患儿可有出牙延迟、出牙顺序颠倒、牙质差等。咀嚼食物有利于牙齿生长，小儿按时添加辅食对牙齿生长非常重要。

(三) 生殖系统发育

小儿生殖系统发育较晚，受下丘脑－垂体－性腺轴的调节，生殖系统迟至青春期前才开始发育。女孩 17～21 岁，男孩 18～24 岁，体格生长停止，生殖系统发育完全成熟。青春期开始和持续时间受多种因素的影响，个体差异较大。若女孩在 8 岁以前，男孩在 10 岁以前出现第二性征，为性早熟，即青春期提前出现；女孩 14 岁以后，男孩 16 岁以后无第二性征出现，为性发育延迟。

五、神经心理发育及评价

小儿神经心理发育主要反映为日常的行为、动作，故此期也称为行为发育期。在小儿成长过程中神经心理发育与体格发育同样重要。小儿神经心理发育的基础是神经系统的发育，尤其是脑的发育。遗传因素及环境因素对神经心理发育有重要影响。

(一) 神经系统的发育

1. 脑

胎儿时期神经系统发育最早，尤其是脑的发育最为迅速。小儿出生时脑重已达成人脑重的 25%（约 370g）；7 岁时脑重接近成人。出生时脑的外观已与成人相似，有主要的沟回，但较浅。出生时神经细胞数目已与成人相同，以后不再增加，出生后脑重量的增加主要由于神经细胞体积增大和树突增多、加长，以及神经髓鞘的形成和发育。神经纤维髓鞘化大约在 4 岁左右完成，故婴儿时期刺激易引起泛化，不易形成明显的兴奋灶，小儿易疲劳而进入睡眠状态。生长发育时期的脑组织耗氧量较大，在基础代谢状态下，小儿脑耗氧占总耗氧量的 50%，而成人仅为 20%。小儿初生时脑的活动主要由皮质下神经系统调节，以后转为由大脑皮层中枢调节，对皮质下中枢的抑制作用也渐明显。小儿大脑富含蛋白质，而脂类较少。长期蛋白质营养缺乏可引起脑的生长发育落后。

2. 脊髓

脊髓的发育在出生时相对较成熟，脊髓的成长与运动功能的发育相平行。在胎儿时期脊髓末端位于第 2 腰椎下缘间，出生时脊髓下端约在 3、4 腰椎下缘，故小儿做腰椎穿刺时应选择在第 4、5 腰椎之间进针。

3. 神经反射

小儿出生时即具有一些原始反射，如觅食、吸吮、拥抱、握持等，这些原始反射约于生后 3～4 个月时消失；若不能引出这些先天反射或这些反射持续不消退，表明神经系统异常。2 岁以下小儿由于大脑皮层发育不完善，巴氏征阳性可为生理现象。

小儿出生后 2 周左右即可形成第 1 个条件反射，即抱起喂奶时出现吸吮动作；2 个月开始逐渐形成与视觉、听觉、嗅觉、味觉及触觉等相关的条件反射；3～4 个月时开始出现兴奋和抑制性条件反射；2～3 岁时皮质抑制功能发育完善，到 7～14 岁时皮质抑制调节功能达到一定强度。

(二) 感知觉的发育

小儿出生即有感觉，感觉是小儿探索世界、认识自我的最初过程，是以后各种心理活动产生和发展的基础。

1. 视感知的发育

新生儿已有视觉感应能力，但此时不能根据物体远近及时调节晶状体的凸度，故只能看清眼前 15～20cm 左右的距离，以后视觉发展迅速，1 个月时可凝视光源；2 个月起可协调注视物体；3～4 个月头眼协调较好，可追寻活动的物体或人所在的方位水平移动 180°；4～5 个月开始认识母亲或奶瓶；5～7 个月时目光可随上下移动的物体垂直方向转动，出现手眼协调动作，开始认识母亲和熟悉的物品，喜爱红色等鲜艳明亮的颜色；8～9 个月开始能看到小物体；18 个月时已能区别各种形状，喜爱看图画；2 岁时能区别横线与垂线；5 岁时能区别各种颜色；6 岁时视深度充分发育。

2. 听感知的发育

听觉的发育对语言的发展有重要的意义。新生儿出生时中耳内有羊水，听力较差，3～7 日时听觉已很好，声音可引起呼吸节律改变；3～4 个月时可有定向反应，听到悦耳声音会微笑；6 个月时能区别父母的声音；唤其名字有应答反应；7～9 个月能确定声源，可区别语气及言语的意义；1 岁时能听懂自己名字；2 岁时能区别不同声音，听懂简单的吩咐；3 岁后可精确区别不同声音；4 岁时听觉发育完善。

3. 嗅觉发育

出生时嗅觉发育相对完善，对母乳香味已有反应，新生儿对不同气味的刺激可出现不同的表情。3～4 个月可区别好闻和难闻的气味。

4. 味觉发育

新生儿味觉已相当灵敏，能辨别不同的味道，不同味道的刺激可有不同的表情，对甜味很喜好；4～5 个月的婴儿对食物的微小改变已相当敏感，故此时应适当添加各类辅助食品，以适应多种不同味道的食物，防止以后出现偏食。

5. 皮肤感觉发育

皮肤感觉包括触觉、痛觉、温度觉等。新生儿触觉很灵敏，其较敏感的部位是眼、口周、手掌及足底等。新生儿温度觉灵敏，尤其对冷特别敏感。如遇冷则啼哭；出生时痛觉已存在，但较迟钝，疼痛出现易泛化，2 个月后逐渐完善。

6. 知觉发育

知觉是大脑将直接作用于感觉器官的刺激转化为整体经验的过程，是多种感觉统合的结果。小儿的知觉是在其感觉经验不断丰富的基础上形成和发展起来的。在 6 个月以前主要是通过感觉认识事物，6 个月后随着动作发育及手眼协调，通过视、触、嗅、咬、敲等，对物体的形状、大小、质地及颜色等产生初步的综合性知觉（物体知觉）。1 岁以后小儿知觉开始在语言的调节下发展。空间知觉在婴儿期已初步发展，到 3 岁左右能辨别上下，4 岁能辨别前后，5 岁能辨别左右。时间知觉发展较晚，一般 4～5 岁左右才有早上、晚上、白天、明天等时间概念，5～6 岁时能区别前天、后天，6～8 岁时能较好地区别上学、休息等与自己学习、生活密切相关的时间概念。

（三）运动功能的发育

小儿运动功能的发育与神经系统的成熟程度密切相关，同时锻炼可促进动作发育，小儿动作发育遵循一定的规律，可分为大运动和细运动两大类。

1. 大运动的发育

（1）抬头　因为小儿颈后肌发育先于颈前肌，所以新生儿俯卧位时能抬头 1～2 秒；3 个月时抬头较稳；4 个月时抬头很稳并能自主转动。

（2）翻身　4 个月开始有翻身动作，大约 5 个月时能从仰卧位翻至俯卧位，6 个月时能从俯卧位翻至仰卧位。

（3）坐　3 个月扶坐时腰仍呈弧形，5 个月时倚坐腰能伸直；6 个月时双手向前撑住独坐；8 个月能坐稳并能左右转身。

（4）匍匐、爬　2 个月俯卧时能交替踢腿；3～4 个月时可用手撑起上身数分钟；7 个月时会打滚并能用双手支撑胸腹在原地转动身体；8～9 个月时会爬。

（5）站、走、跳　11 个月时可独立站立片刻；15 个月可独立走稳；24 个月能双足并跳；30 个月时会单足跳。

大运动的发育主要是身体平衡功能的发育，遵循由上至下的规律，可简单归纳为"二抬四翻六会坐，七滚八爬周会走，两岁会跑跳"。

2. 细运动的发育

细运动是指手指的精细运动。新生儿两手握拳状，2 个月时握拳姿势渐松开；婴儿 3～4 个月时握持反射消失，可自行玩手，开始有意识地用双手取物；6～7 个月时能用单手抓物，并独自摇摆或玩弄小物体，出现换手及捏、敲等探索性动作；9～10 个月时可用拇、示指取物；12～15 个月时学会用匙乱涂画；18 个月时能叠 2～3 块方积木；2 岁时可叠 6～7 块方积木、会翻书；3 岁时会脱衣服，在成人帮助下能穿衣服，会画直线及圆圈。4 岁基本能自己穿、脱简单的衣服；5 岁时能学习写字。

（四）言语的发育

言语是指小儿根据所掌握的语言知识表达思想要求的过程，它是在小儿的成长及生活实践中逐渐形成和发展起来的。它包括听、看等感觉和理解过程，以及说、写等表达过程。小儿言语的发展除受语言中枢控制外，还需要有正常的听觉和发音器官，同时，周围人群经常不断地与小儿进行语言交流可有效地促进语言的发展。

小儿言语发展的关键时期是 0～4 岁，此期应有目的地对小儿进行言语训练，提供适于小儿言语发展的环境。如让小儿多听、多看，家长反复对小儿说。言语发展要经过准备（发音）、理解和表达 3 个阶段。

1. 言语准备阶段（0～1 岁）

在这一阶段里，小儿出现了咿呀学语和非言语性的发音，如 1～2 个月婴儿能发喉音，2 个月发"啊"、"伊"、"唔"等元音，6 个月时出现辅音，7～8 个月能发"ba ba"、"ma ma"等语音，但此时的发音没有词语的真正意义。8～9 个月时喜欢模仿成人的口唇动作练习发音；10 个月时会有意识地叫"爸爸"、"妈妈"。

2. 理解语言阶段（1～1.5 岁）

婴儿在发音过程中逐渐理解语言。此期婴儿通过视觉、触觉、体位觉等与听觉的联系，逐步理解一些日常用品如奶瓶、小床、电灯等的名称。9 个月左右的婴儿能听懂简单的词义，可按成人的言语吩咐去做相应的动作，如"再见"、"谢谢"等。并逐渐把对词语的理解和表达联系起来。

3. 表达语言阶段（1.5～4 岁）

从能说出第 1 个有特定意义的词开始，就意味着他真正开始用语言与他人交往。首先会说单字，然后可组成句子；先学会用名词，然后才会用代名词、动词、形容词、介词等；从讲简单句发展为讲复杂句。2 岁时能说出自己身体的各部分，如手、脚等，3～4 岁时能说出自己的姓名、性别、年龄，认识并说出常见物品名、会唱歌。5～6 岁能讲完整的句子。护士应能够通过评估儿童语言发展的状况，以确定可能存在的发育异常或迟缓。小儿运动、言语、智能发育过程见表 2 - 1。

表 2 - 1　小儿运动、言语及社会行为发展过程

年龄	运动	语言	社会行为
新生儿	无规律、不协调、紧握拳	能哭叫	铃声使全身活动减少
2 个月	直立和俯卧位时能抬头	发出和谐的喉音	能微笑，有面部表情，眼随物动
3 个月	仰卧位变成侧卧位，用手摸东西	咿呀发音	头可随看到的物体或听到声音转动180°，注意自己的手
4 个月	扶着髋部时能坐，在俯卧位时能用两手支撑抬起胸部，手能持握玩具	笑出声	抓面前物体，自己玩手，见食物表示喜悦
5 个月	扶腋下能站得直，两手各握一玩具	能喃喃发出单调音节	伸手取物，能辨别人声，望镜中人笑
6 个月	能独坐一会，用手摇玩具	能发单音	认生，自拉衣服，自握足玩
7 个月	会翻身，自己独坐很久，将玩具从一只手换到另一手	能发"爸爸"等复音，但无意识	能听懂自己的名字，自握饼干吃
8 个月	会爬，会自己坐起来，躺下去，能扶栏杆站起来，会拍手	能重复大人所发简单音节	能注意观察大人的行动，开始认识物体，双手会传递玩具
9 个月	试独站，能从抽屉中取出玩具	能懂几个较复杂的词句，如"再见"	看见熟人会伸手要抱，或与人合作游戏
10～11个月	能独站片刻，扶椅或推车能走几步，拇、示指能对指拿东西	开始用单词，一个单词表示很多意义	能模仿成人的动作，招手"再见"，抱奶瓶自食
12 个月	独走，弯腰拾东西，会将圆圈套在木棍上	能叫出物品的名字，指出自己的手、眼	对人和事物有喜憎之分，穿衣能合作，自己用杯喝水
15 个月	走得好，能蹲着玩，能叠一块方木	能说出几个词和自己的名字	能表示同意或不同意
18 个月	能爬台阶，有目标的扔皮球	能认识和指出身体各个部分	会表示大小便，懂命令，会自己进食
2 岁	能双脚跳，手的动作更准确，能用勺子吃饭	会说2～3个字构成的句子	能完成简单的动作，能表达喜、怒、怕
3 岁	能跑，会骑三轮车，会洗手、脸，脱、穿简单的衣服	能说短歌谣，数几个数	能认识画上的东西，认识男女，自称"我"，表现有自尊心和同情心，怕羞

续表

年龄	运动	语言	社会行为
4岁	会爬梯子，会穿鞋	能唱歌	能画人像，初步思考问题，记忆力强，好发问
5岁	能单腿跳，能系鞋带	开始识字	能分辨颜色，数10个数，知物品用途和性能
6～7岁	参加简单劳动，如扫地、擦桌子、剪纸等	能讲故事，开始写字	能数几十个数，可简单加减，喜独立自主，形成性格

六、小儿生长发育中存在的问题

大多数小儿在良好的环境下按遗传所赋予的潜力，遵循一定的规律或轨道进行正常的生长发育，但由于各种内外因素的影响，有些小儿在发育过程中可出现偏离现象，因此必须进行监测，及早发现问题，及时干预。

（一）体格生长偏离

1. 低体重

小儿体重低于同年龄、同性别小儿体重的均值减2个标准差（或第3百分位以下）。常见原因为喂养不当、摄入过少、挑食偏食、神经心理压抑等所致的能量及蛋白质摄入不足，以及急、慢性疾病所致的消化吸收障碍和代谢消耗增加。其干预原则为补充营养物质，积极治疗原发病，去除有关心理因素，培养良好的饮食习惯等。

2. 超重

小儿体重超出同年龄、同性别正常儿童体重的均数加2个标准差（或第97百分位）。常见原因为营养物质摄入过多，活动过少。干预原则应减少产热食物的摄入及增加运动量以促进机体对热量的消耗。

3. 身材矮小

小儿身高低于同龄正常儿童身高的均数减2个标准差（或第3百分位）。其原因多较复杂，如受父母身材矮小的影响（遗传）、宫内及出生后营养不良以及某些内分泌疾病或遗传性疾病，如生长激素缺乏症、甲状腺功能减退症、21－三体综合征、黏多糖病等。在小儿纵向生长发育监测中应随访身高，尽早发现矮身材，找出原因及早进行干预。

4. 身材超高

小儿身高（长）高于同龄小儿身高（长）均值2个标准差（或第97百分位以上）。见于正常家族性高身材、真性性早熟、某些内分泌疾病（如垂体性肢端肥大症、马凡综合征）。

（二）心理行为异常

1. 屏气发作

为呼吸运动暂停的一种异常行为，多见于6～18个月的婴幼儿。常在发怒、恐惧、悲伤、剧痛及剧烈喊叫等情绪骤变时出现。发作时常有过度换气，使呼吸中枢受抑制，哭喊时屏气，脑血管扩张，脑缺氧可有昏厥、意识丧失、口唇发绀、躯干及四肢挺直、甚至四肢制动，持续 0.5～1min 后呼吸恢复，症状缓解，唇指返红，全身肌肉松弛而入睡。婴幼儿性格多暴躁、任性、好发脾气，对此类小儿应改善家庭教养方法，避免粗暴打骂，尽量不给孩子哭闹、发脾气的机会。以减少发作次数。

2. 吮拇指癖、咬指甲癖

3～4 个月的婴儿生理上有吸吮要求，常自吮手指尤其是拇指，这种行为多在安静、寂寞、饥饿、身体疲乏和入睡前出现，一般随年龄增长而消失。但有时小儿因心理需要没有得到满足而精神紧张、恐惧焦急，或未获得父母充分的爱，而又缺少玩具等视、听觉刺激，便吮指或咬指甲自娱，逐渐形成习惯。长期吮手指可影响牙齿牙龈及下颌发育，致下颌前突，牙齿排列不齐，影响美观及咀嚼。对这类小儿要多加关心和爱护，消除其抑郁孤独心理，当其吮拇指或咬指甲时应随时提醒并将其注意力转移到其他事物上，应鼓励小儿建立改正坏习惯的信心，切勿打骂讽刺或在手指上涂苦药等。大多数小儿入学后受同学的影响会自然放弃此不良习惯。

3. 儿童擦腿综合征

此为小儿通过摩擦引起兴奋的一种行为障碍。发作时小儿两腿伸直交叉夹紧，手握拳或抓住东西使劲，多在入睡前、睡醒后或在独自玩耍时发生，大多因外阴局部受刺激引起后渐成为习惯，持续反复发生。应注意会阴部清洁卫生，除每日清洗外，婴幼儿白天玩耍时也应使用尿布或纸尿裤，尽早穿封裆裤以保护会阴部避免感染。在发作时应想办法分散其注意力，睡前安排适当活动使之疲劳而易于入睡，睡醒后立即穿衣起床以减少发作机会；鼓励小儿参加各种游戏及活动，使其生活轻松愉快。该动作多随年龄增长而逐渐自行缓解。

4. 遗尿症

正常小儿自 2～3 岁起能够控制排尿，如 5 岁后仍发生不随意排尿即为遗尿症，大多发生在夜间熟睡时。遗尿症有原发性和继发性两大类。原发性遗尿症多因控制排尿的能力差所致而无器质性病变，多有阳性家族史。当健康欠佳、劳累过度、兴奋紧张等情绪波动可使症状加重，有时症状自动减轻或消失，又可复发。部分患儿持续遗尿至青春期或成人，往往造成严重心理负担，影响正常生活和学习。继发性遗尿症大多由于全身性疾病或泌尿系统疾病所致，原发病治愈后症状即可消失。

对原发性遗尿的患儿应指导家长合理安排生活和坚持排尿训练，帮助小儿建立信心，如午后适当控制饮水量，逐渐延长排尿间隔时间，晚饭后避免兴奋活动，睡前排尿，睡熟后按时叫醒小儿排尿，必要时可给予针灸及中药偏方治疗。

5. 攻击性行为

有些小儿在游戏时会表现出攻击行为，他们屡次无缘无故的抓、咬、踢或打伤别人。出现攻击性行为的原因较复杂，可受成人行为的影响，如生长在不和睦家庭和有家庭暴力家庭的孩子，会学习家长打架和骂人的行为；或者遭受挫折时受到责骂、惩罚、讥讽等；好嫉妒的小儿也可能通过伤害别人如兄弟姐妹、小伙伴等以此来获得父母或老师的关注。对有攻击性行为的小儿，不应采取体罚方式，可以在及时制止其攻击性行为后带他到安静的地方反省，学会控制自己；要理解并尊重孩子，不要孤立他，而应帮助其使用适当的社会能够接受的方式发泄情绪，并帮助他们获得团体的认同。

6. 破坏性行为

小儿因好奇心、取乐欲、显示自己的能力或精力旺盛无处宣泄而无意中破坏东西，有的小儿则由于无法控制自己的情绪如愤怒、嫉妒或无助的情绪而有意采取破坏东西的行为。对此类孩子应仔细分析原因，给予正确的引导和行为矫治，避免斥责和体罚。

7. 学习障碍

学习障碍是指在获得和运用听、说、读、写、计算、推理等特殊技能上有明显困难，并表现出相应的多种障碍综合征。临床上通常把由于各种原因如智力低下、多动、情绪和行为问题、特殊发育障碍所引起的学业失败统称为学习困难。学龄期发生学习障碍较多，小学 2～3 年级是发病高峰，男孩多于女孩。可表现为学习能力的偏异，如操作能力障碍、语言能力障碍；协调运动障碍如眼手协调差，影响如绘画等精细运动技能的获得；听觉分辨能力差，分不清近似音，影响听、说和理解；理解和语言表达能力差，听与阅读困难，不能正确诵读，交流困难；知觉转换障碍，如听到"狗"时不能立即想到和写出"狗"；视觉-空间知觉障碍，辨别形状能力差，分不清"6"和"9"，"b"和"d"等，影响阅读能力。学习障碍的小儿智力不一定低下，但由于其认知特性导致他们不能适应学校学习和日常生活，因此相当一部分学习障碍的小儿常有逃课和拒绝上学。对学习障碍的小儿应仔细了解情况，分析其原因，针对小儿具体的心理障碍，进行重点矫治，加强教育训练，同时必须取得家长的理解和密切配合。

七、儿童发展理论

几个世纪以来，生物学家、社会学家及心理学家从不同的角度研究了人的生长发育，并由此产生了许多理论。这些理论对于帮助人们了解人在各个生长发育时期的心理行为特点有重要的意义。

（一）皮亚杰认知发展理论

瑞士心理学家皮亚杰，基于对小儿行为的长期观察，提出了小儿认知发展理论。皮亚杰认为小儿的智力起源于他们的动作和行为，智力的发展就是小儿与不断变化的、不断要求做出新反应的外部环境相互作用的结果。他把小儿认知发展过程分为 4 个阶段，每个阶段都是对前一个阶段的完善，并为后一个阶段打下基础。各阶段的发展与年龄有关，但每个人又由于其他因素影响而各不相同。

1. 感觉运动期（0～2 岁）

此期小儿通过与周围事物的感觉运动性接触如吸吮、咬、抓握、触摸、敲打等动作来认知世界，主要特征是是形成自主协调运动，能区分自我及周围的环境，开始出现心理表征，能将事物具体化，对空间有一定概念，并具有简单的思考能力。

2. 前运思期（2～7 岁）

随着语言的发展，此期小儿日益频繁的使用语言符号、象征性游戏表达外界事物。思维特点是以自我为中心、单维、不可逆，即从自己的角度考虑和看待问题，不理解他人的观点，只注意事物的一个方面，不具备逻辑思维能力。

3. 具体运思期（7～11岁）

此期相当于学龄期，小儿不再以自我为中心，能比较客观的看问题，能理解事物的转化，即用一个法则解决相同类型的问题，能进行可逆性思维，并可凭借具体形象的支持进行逻辑推理活动。

4. 形式运思期（11、12岁至15、16岁）

此阶段相当于青少年期，思维能力开始接近于成人水平，不仅能考虑具体的事物，也能考虑抽象的情景，并具有综合性的思维能力、逻辑推理能力及决策能力。主要能够摆脱具体事物的约束，将事物的内容与形式区分开来，逐渐学会了分析、综合、归纳、整理、分类、比较等思维方法。

（二）艾瑞克森的心理社会发展理论

艾瑞克森是美籍丹麦裔心理学家，他将弗洛伊德的理论扩展至社会方面，形成了心理社会发展理论。强调社会环境对人的影响，认为生命的历程就是不断达到心理社会平衡的过程，他将人的一生分为8个心理阶段（前5个阶段与小儿心理社会发展有关）。艾瑞克森的儿童发展的分期如下。

1. 信任－不信任期（婴儿期）

主要的心理社会发展问题：信任对不信任。此期是发展健全人格最初也是最重要的因素，同时还是小儿对外界和他人产生信任感的开始。此期小儿的各种需要得到满足时，婴儿的感受是愉快和良好的，其对父母的基本信任就得以建立和巩固，学习爱与被爱。如果此期经常感受到的是痛苦、危险和缺乏爱抚，就会产生不信任感，婴儿会把对外界的恐惧和怀疑情绪带入以后的发展阶段。

2. 自主－羞愧期（幼儿期）

主要的心理社会发展问题：自主对羞怯或怀疑。此期小儿开始学会控制大小便，并通过爬、走、跳等动作来扩大对外部世界的探索。开始觉察到独立与依赖之间的差别，认识自己的行为会影响周围的环境和人，形成独立自主感，爱用"不"表示自主性。如果父母不允许他们去行动，或对他们缺乏耐心，甚至嘲笑、否定和斥责，会使儿童产生羞愧和疑虑，怀疑自己的能力，停止探索周围事物的各种尝试和努力。

3. 主动－内疚期（学龄前期）

主要心理社会发展问题：主动对内疚或罪恶感。此期小儿有足够的语言和运动能力，他们的好奇心强，愿意去探索未知事物。如果对他们的好奇心和探究给予积极的鼓励和正确的引导，倾听他们的感受，就有助于小儿主动性的发展，对以后的创造性行为的发展有积极作用。反之，就会使儿童产生内疚感、缺乏自信、态度消极，怕出错而限制自己的活动，甚至产生罪恶感。

4. 勤奋－自卑期（学龄期）

主要心理社会发展问题：勤奋对自卑。此期是小儿成长过程中的决定性阶段。小儿迫切的学习文化知识和各种技能，学会遵守社会规则，责任感逐渐增强，做事追求完美。若在孩子完成学习任务或活动后及时给予表扬和奖励，会增加其勤奋感，学会与他人竞争、合作、创造和自我发展。反之，如果孩子的努力被父母忽视，被认为是理所应当甚至认为其活动是胡闹而受到嘲笑和伤害，他们就会产生自卑感。

5. 自我认同－角色紊乱期（青春期）

主要的心理发展问题是角色认同和角色混淆。此期思维发育日渐成熟，在性激素的作用下，身体迅速而显著的发生变化。青少年开始关注自我，探究自我，注重自身仪表及对异性产生好奇心，还为将来在社会中自己所处的地位而担忧。极为关注别人对自己的评价，他们既想适应社会角色，又想扮演自己喜欢的新潮形象，往往把喜欢的文体明星作为偶像。他们对追求个人价值与社会价值的统一感到困惑，易将友情与爱情混淆。如果无法解决上述冲突，则会导致角色混乱，没有自控力，缺乏安全感。

第二节 小儿营养与喂养

营养是指人体获得和利用食物维持生命活动的整个过程。食物中经过消化吸收和代谢能够维持生命活动的物质称为营养素。营养素作为人类食物的组成部分在促进小儿生长发育和保护机体健康上起着重要的作用，是儿童健康成长的物质基础。营养素分为宏量营养素（蛋白质、脂肪、碳水化合物）、微量营养素〔矿物质（包括常量元素和微量元素），维生素〕；其他膳食成分（膳食纤维、水）。其中蛋白质、脂肪、碳水化合物经过氧化分解释放出一定的能量供人体需要，故称为三大产能营养素。

一、能量及营养素的需要

小儿新陈代谢旺盛，生长发育迅速，能量及营养素的需要相对较多，合理均衡的营养是促进小儿健康成长的基本保障。

（一）能量的需要

人体能量由食物中的蛋白质、脂肪和碳水化合物三大产能营养素提供。正常小儿能量需要包括以下 5 个方面。

1. 基础代谢

机体在安静状态下为维持生命各器官进行最基本的生理活动所需要的最低能量。小儿此项所需的能量比成人多，且年龄越小所需越多。婴幼儿时期基础代谢需要的能量占总能量的50%～60%，以后随年龄增长而逐渐减少，12 岁时需要量接近成人。

2. 生长发育

生长发育所需的能量是小儿时期特有的需要，它与小儿的生长速度成正比。婴儿期体格发育速度最快，此项需要量相对较多。尤其是 6 个月以内的婴儿，生长发育所需能量约占总能量的25%～30%。以后由于生长发育速度减慢，此项需要量减少，至青春期又增加。

3. 食物的特殊动力作用

食物在体内消化、吸收、代谢等过程中所消耗的能量，称为食物的特殊动力作用（或称食物的热力作用）。食物种类不同消耗的能量也各不相同，婴儿期约占总能量的7%～8%，年长儿约占5%。

4. 活动所需

不同的小儿活动所需的能量差异很大，初生婴儿睡眠多，活动较少，能量消耗少。随着年龄增长，活动量逐渐增加，能量的需要量也增加，但小儿活动所需能量与其活动的类型、强度及持续时间有关，喜爱活动的小儿比同龄安静小儿多3~4倍。此项约占总能量的15%~25%。

5. 排泄损失

正常情况下，未被完全消化吸收的食物排出体外损失的能量，一般不超过总能量的10%。

上述5项能量需要的总和即为小儿总的能量需要。一般婴儿每日所需总能量约460kJ/kg（110kcal/kg），以后每增加3岁减去42kJ/kg（10kcal/kg），至15岁左右接近成人约250kJ/kg（60kcal/kg）。

（二）营养素的需要

机体所需营养素包括蛋白质、脂肪、碳水化合物（俗称三大产能营养素），三大产能营养素的产能量分别是：1g蛋白质产能16.8kJ（4kcal）；1g脂肪产能37.8kJ（9kcal）；1g碳水化合物产能16.8kJ（4kcal）。一般情况下，婴儿每日所需总能量中，约50%~60%来自碳水化合物，35%~50%来自脂肪，10%~15%来自蛋白质。此外，维生素、矿物质、水和膳食纤维对机体的生长发育、物质代谢也有重要作用。

1. 蛋白质

蛋白质是构筑人体细胞、组织的基本成分，具有保证机体正常生长发育、修复组织、供给能量、维持体液平衡等多种生理功能。小儿生长发育迅速，蛋白质的需要量相对较多。母乳喂养儿每日约需2g/kg，牛乳喂养儿因牛乳中蛋白质分子大，不能完全吸收利用，故需要量略多，约为3.5g/kg。1岁以后因生长速度减慢，需要量逐渐减少，至青春期又增加。蛋白质主要来源于乳类、鱼、瘦肉、蛋类及豆类食物。

2. 脂类

为脂肪、胆固醇和磷脂的总称。食物中的脂肪占脂类的95%，具有提供能量、防止散热和维持体温、保护脏器等作用，磷脂对小儿大脑的发育尤为重要。婴幼儿每日约需脂肪4~6g/kg，儿童约3g/kg。脂肪主要来源于乳类、肉类、鱼、蛋黄及各种植物油等。

3. 碳水化合物

是人体能量的主要来源。婴儿每日约需碳水化合物10~12g/kg，儿童为8~10g/kg。蛋白质、脂肪及碳水化合物三大产能营养素供给的恰当比例为1:3:6，若供给比例不当，会对机体代谢产生多种影响。

4. 维生素

维生素是维持人体正常代谢和生理功能所必需的一类有机物质，在小儿机体代谢生长发育中起着重要作用。维生素按其溶解性不同分为脂溶性（A、D、E、K）与水溶性（B族和C族）两大类。它们多数在体内不能合成或合成不足，必须由食物供给。维生素的来源和需要量见表2-2。

表 2 - 2　维生素的来源及需要量

种类	每日需要量	来源
A	2000 ~ 4500IU	肝、牛乳、鱼肝油、番茄、胡萝卜、黄色水果及蔬菜
D	400 ~ 800IU	紫外线照射皮肤合成、鱼肝油、动物肝、蛋黄
K	1 ~ 2mg	肝、蛋、豆类、种子、绿叶菜、肠内细菌合成
B_1	0.5 ~ 1.5mg	米糠、麦麸、豆类、花生、酵母；肠内细菌合成
B_2	1 ~ 2mg	肝、鱼、蛋、乳类、蔬菜、酵母
B_6	1 ~ 2mg	各种食物、肠内细菌合成
叶酸	0.1 ~ 0.2mg	绿叶蔬菜、肝、肾、酵母
B_{12}	1μg	肝、肾、肉、蛋、鱼等动物性食物
C	30 ~ 50mg	各种新鲜水果和蔬菜

5. 矿物质

人体内的矿物质在维持机体酸碱平衡及渗透压方面起重要作用。按其含量及每日需要量可分为两大类，即常量元素和微量元素。常量元素每日需要量在 100mg 以上，如钾、钠、钙、镁、磷、氯等；微量元素每日需要量甚少，需通过食物摄入，如铁、铜、锌、碘等。矿物质的来源及需要量见表 2 - 3。

表 2 - 3　主要矿物质的来源及需要量

种类	每日需要量	来源
钾	1 ~ 2g	果汁（香蕉、橘子）、紫菜、肉类、乳类
钠、氯	0.5 ~ 3g	食盐、新鲜食物、蛋类
钙	约1g	乳类、豆类、绿叶蔬菜
磷	约1.5g	乳类、肉类、豆类、谷类
镁	200 ~ 300mg	谷类、豆类、坚果、肉类、乳类
铁	5 ~ 15mg	肝、蛋黄、动物血、豆类、肉类、绿叶蔬菜
锌	5 ~ 15mg	鱼、蛋、肉、全谷、豆类、酵母、麦胚
铜	1 ~ 3mg	肝、肉、鱼、全谷、豆类
碘	40 ~ 100μg	海带、紫菜、海鱼

6. 水

水是机体的重要组成部分，体内所有的新陈代谢和体温调节都离不开水的参与。小儿代谢旺盛，需水量相对较多，且年龄越小需水量相对越多。婴儿每日需水量约 150ml/kg，以后每增加 3 岁减掉 25ml/kg，因牛乳中含蛋白质及矿物质较多，故人工喂养儿较母乳喂养儿需水量多。水的主要来源为食物和饮水。

7. 膳食纤维

膳食纤维包括纤维素、半纤维素、木质素、果胶等，因其在肠道不被吸收，并可吸附大量水分，增加肠腔内容物容积，从而起到软化粪便，防止便秘的作用。此外，其在大肠被细菌分解，产生短链脂肪酸，降解胆固醇，改善肝脏代谢。小儿适宜的摄入量为每日 20~30g，一般从谷类、新鲜蔬菜和水果中获得。

二、婴儿喂养

婴儿生长发育快，需要的营养多，消化道负担重；但消化系统功能尚未发育成熟，易发生消化功能紊乱，因此合理的喂养非常重要。常用的婴儿喂养方式有 3 种，即母乳喂养、混合喂养及人工喂养。

（一）母乳喂养

母乳是婴儿最理想的天然营养品。母乳喂养是最理想的喂养方法。应积极指导母亲采用母乳喂哺婴儿。

1. 母乳的成分特点

见表 2-4。

表 2-4　母乳与牛乳成分比较（每100ml）

成分	水（g）	蛋白质（g）	脂肪（g）	乳糖（g）	钙（mg）	磷（mg）	能量（kJ）
母乳	88	1.2	3.8	6.8	30	15	280
牛乳	88	3.5	3.7	4.6	117	92	277

一般健康母亲的乳汁分泌量可满足 4~6 个月婴儿的生长需要。母乳成分在产后不同时期及每次哺乳开始和结束都有不同的变化。按产后不同时期乳汁成分的变化可将母乳分为初乳、过渡乳、成熟乳及晚乳。

（1）初乳　产后 5 天内分泌的乳汁称初乳。其量少每日约 15~50ml，质稠、色微黄，含蛋白质多脂肪少，其中含有丰富的免疫活性物质，尤其是分泌型 IgA（SIgA）。此外还含有牛磺酸、矿物质及维生素 A 等，特别有利于新生儿的生长发育及提高抗感染能力。

（2）过渡乳　产后 6~10 天分泌的乳汁称过渡乳。其总量多，含脂肪多而蛋白质和矿物质逐渐减少。

（3）成熟乳　产后 11 天~9 个月分泌的乳汁称成熟乳。其量随乳儿生长而不断增加，质地较稳定。

（4）晚乳　产后 10 个月以后分泌的乳汁称晚乳。其各种营养成分和数量均较前减少。

每次哺乳过程中，乳汁的成分随时间的推移可发生一些变化，在每次哺乳开始时乳汁中蛋白质含量高而脂肪含量低，以后脂肪含量逐渐增加，而蛋白质含量逐渐减少，喂哺结束前脂肪含量最高。

2. 母乳喂养的优点

（1）母乳营养丰富，有利于婴儿生长发育　这是由母乳的成分特点决定的。母乳中三大产能营养素比例适宜（蛋白质、脂肪、碳水化合物之比为1:3:6）宜于消化吸收。①蛋白质：母乳含较多的乳清蛋白和球蛋白，在胃内遇酸形成的凝块小，而酪蛋白含量少，有利于婴儿消化吸收。含较多的必需氨基酸，如由半胱氨酸转化的牛磺酸，能促进婴儿神经系统和视网膜的发育。②脂肪：母乳中脂肪颗粒小，多为不饱和脂肪酸，并含有解脂酶，易于脂肪的消化吸收。③糖类：乳糖中约90%为乙型乳糖，可促进双歧杆菌和乳酸杆菌的生长，抑制大肠埃希菌繁殖，减少婴儿腹泻的发生。④矿物质：矿物质含量低，减轻了婴儿肾脏的负担。母乳中铁吸收率远高于牛乳，可达50%，是牛乳的5倍（牛乳仅为10%），故母乳喂养儿较少发生缺铁性贫血。此外，母乳中的钙、磷比例为2:1，比较适宜，易被吸收，故母乳喂养的婴儿较少发生佝偻病。

（2）母乳可增强婴儿免疫力 母乳中含有丰富的免疫活性物质，具有增强婴儿免疫力的作用。如初乳中含较多的SIgA，对呼吸道、消化道黏膜有保护作用。母乳中的乳铁蛋白对铁有着强大的螯合能力，能夺走大肠埃希菌和白色念珠菌赖以生长的铁，从而抑制其生长。此外母乳中含有巨噬细胞、淋巴细胞、中性粒细胞等免疫活性物质及溶菌酶；所含双歧因子能促进双歧杆菌的生长，抑制大肠埃希菌、痢疾杆菌的生长，母乳中的干扰素具有杀菌、抗病毒、抗炎、调理细胞因子的作用。因此母乳喂养儿的抗病能力较强。

（3）母乳可促进婴儿大脑及智力的发育 母乳中所含的优质蛋白质、必需氨基酸和乳糖以及生长调节因子，对细胞增殖、发育有重要的作用。牛磺酸、磷脂、上皮生长因子、神经生长因子等激素样蛋白，能够促进神经系统的发育。

（4）建立母婴情感链接，促进婴儿心理发育 母亲通过哺乳过程可与婴儿进行心理沟通，母亲与婴儿直接接触，通过抚摸、拥抱、引逗、话语以及目光的对视等，达到母亲与婴儿的相互熟悉与了解，增进母婴感情，使婴儿获得最大的安全、舒适及愉快感，从而有利于母婴感情的建立，促进婴儿心理及智能的发育。

（5）经济、方便 母乳量随小儿生长而逐渐增加，温度及泌乳速度适宜，母亲直接喂哺减少污染机会，省时、省力、经济。

（6）有益于母亲健康 通过婴儿吸吮乳头刺激宫缩，促进产后子宫复原，减少产后出血。此外，母亲哺乳可推迟月经复潮，有利于计划生育。哺乳还可减少母亲乳腺癌和卵巢癌的发生。

3. 母乳喂养的护理

（1）纯母乳喂养 婴儿6月龄内应纯母乳喂养，无需给婴儿添加水、果汁等液体和固体食物，以免减少婴儿的母乳摄入，进而影响母亲乳汁分泌。从6月龄起，在合理添加其他食物的基础上，继续母乳喂养至1.5～2岁。

建立良好的母乳喂养方法是成功母乳喂养的保证。①产前准备：母亲孕期体重适当增加（12～14kg），储存脂肪以供哺乳能量的消耗。母亲孕期增重维持在正常范围内可减少妊娠糖尿病、高血压、剖宫产、低出生体重儿、巨大儿和出生缺陷及围生期死亡的危险。②尽早开奶：生后2周是建立母乳喂养的关键时期。产后1h内应帮助新生儿尽早实现第一次吸吮，对成功建立母乳喂养十分重要。③促进乳汁分泌：按需哺乳，3月龄内婴儿应频繁吸吮，每日不少于8次，可使母亲乳头得到足够的刺激，促进乳汁分泌。④乳房排空：吸吮产生的"射乳反射"可使婴儿短时间内获得大量乳汁；每次哺乳时应强调喂空一侧乳房，再喂另一侧，下次哺乳则从未喂空的一侧乳房开始。⑤乳房按摩：哺乳前热敷乳房，从外侧边缘向乳晕方向轻拍或按摩乳房，有促进乳房血液循环、乳房感觉神经的传导和泌乳作用。⑥乳母生活安排：

乳母身心愉快、充足睡眠、合理营养（需额外增加能量 500kcal/d），可促进泌乳。

（2）正确的喂哺技巧　①哺乳前准备：等待哺乳的婴儿应是清醒状态、有饥饿感，并已更换干净的尿布。哺乳前让婴儿用鼻推压或舔母亲的乳房，哺乳时婴儿的气味、身体的接触都可刺激乳母的射乳反射。②哺乳方法：每次哺乳前，母亲应洗净双手。正确的喂哺姿势有斜抱式、卧式、抱球式。无论用何种姿势，都应该让婴儿的头和身体呈一条直线，婴儿身体贴近母亲，婴儿头和颈部得到支撑，婴儿贴近乳房、鼻子对着乳头。正确的含接姿势是婴儿的下颌贴在乳房上，嘴张得很大，将乳头及大部分乳晕含在嘴中，婴儿下唇向外翻，嘴上方的乳晕比下方多。婴儿慢而深地吸吮，能听到吞咽声，表明含接乳房姿势正确，吸吮有效。哺乳过程注意母婴互动交流。③哺乳次数：3 月龄内婴儿应按需哺乳。4 ~ 6 月龄逐渐定时喂养，每 3 ~ 4h 一次，每日约 6 次，可逐渐减少夜间哺乳，帮助婴儿形成夜间连续睡眠能力。但有个体差异，需区别对待。

（3）常见的母乳喂养问题

1）乳量不足　正常乳母产后 6 个月内每天泌乳量随婴儿月龄增长逐渐增加，成熟乳量平均可达每日 700 ~ 1000ml。婴儿母乳摄入不足可出现下列表现。①体重增长不足，生长曲线平缓甚至下降，尤其新生儿期体重增长低于 600g；②尿量每天少于 6 次；③吸吮时不能闻及吞咽声；④每次哺乳后常哭闹不能安静入睡，或睡眠时间小于 1h（新生儿除外）。

若确因乳量不足影响婴儿生长，应劝告母亲不要轻易放弃母乳喂养，可在每次哺乳后用配方奶补充母乳不足。

2）乳头内陷或皲裂　乳头内陷需要产前或产后做简单的乳头护理，每日用清水（忌用肥皂或乙醇之类）擦洗、挤、捏乳头，母亲亦可用乳头矫正器矫正乳头内陷。母亲应学会"乳房喂养"而不是"乳头喂养"，大部分婴儿仍可从扁平或内陷乳头吸吮乳汁。每次哺乳后可挤出少许乳汁均匀地涂在乳头上，乳汁中丰富的蛋白质和抑菌物质对乳头表皮有保护作用，可防止乳头皲裂及感染。

3）溢奶　①发生原因：小婴儿胃容量较小，呈水平位置，且具有贲门括约肌松弛、幽门括约肌发育较好等消化道的解剖生理特点，该特点使 6 月龄内的小婴儿常常出现溢奶。喂养方法不当导致吞入气体过多或过度喂养亦可发生溢奶。②缓解方法：喂奶后宜将婴儿头靠在母亲肩上竖直抱起，轻拍背部，可帮助排出吞入空气而预防溢奶。婴儿睡眠时宜右侧卧位，可预防睡眠时溢奶而致窒息。若经指导后婴儿溢奶症状无改善，或体重增长不良，应及时就诊。

4）母亲外出时的母乳喂养　母亲外出或上班后，应鼓励母亲坚持母乳喂养。每天哺乳不少于 3 次，外出或上班时挤出母乳，以保持母乳的分泌量。

（4）母乳保存方法　母亲外出或母乳过多时，可将母乳挤出存放至干净的容器或特备的"乳袋"中，妥善保存在冰箱或冰包中，不同温度下母乳储存时间可参考表 2 - 5，母乳食用前用温水加热至 40℃ 左右即可喂哺。

表 2 - 5 母乳储存方法

储存条件	最长储存时间
室温（25℃）	4h
冰箱冷藏室（4℃）	48h
冰箱冷冻室（-20℃）	3 个月

（5）不宜母乳喂养的情况 母亲正接受化疗或放射治疗、患活动期肺结核且未经有效治疗、患乙型肝炎且新生儿出生时未接种乙肝疫苗及乙肝免疫球蛋白、HIV 感染、乳房上有疱疹、吸毒等情况下，不宜母乳喂养。母亲患其他传染性疾病或服用药物时，应咨询医生，根据情况决定是否可以哺乳。

（二）混合喂养

母乳与配方奶或其他乳类同时喂养婴儿为部分母乳喂养，其中母乳与配方奶同时喂养的方法有下列两种。

1. 补授法

6 月龄内婴儿母乳不足时，仍应维持必要的吸吮次数，以刺激母乳分泌。每次哺喂时，先喂母乳，后用配方奶补充母乳不足。补授的乳量根据婴儿食欲及母乳分泌量而定，即"缺多少补多少"。

2. 代授法

一般用于 6 月龄以后无法坚持母乳喂养的情况，可逐渐减少母乳喂养的次数，用配方奶替代母乳。

（三）人工喂养

因各种原因 6 个月以内婴儿完全用动物乳或其他代乳品喂养者称人工喂养。人工喂养有很多缺憾，如乳品调制、乳具消毒等。现在随乳制品的广泛深加工，有些婴儿配方乳品的成分及能量已较接近母乳，选用时应注意代乳品的营养成分与母乳越接近越好。

1. 鲜牛乳

牛乳是最常用的代乳品，但与人乳相比有一定的缺点和不足。牛乳含较多的酪蛋白，在胃内形成的凝块较大，不易消化；所含饱和脂肪酸多，脂肪球大，且缺乏脂肪酶，故很难消化吸收；乳糖含量较少，且以甲型乳糖为主，易致大肠埃希菌生长；矿物质含量较多，可中和胃酸，降低胃液酸度，不利于消化，并可增加肾脏负担；牛乳缺乏免疫活性物质，婴儿易患感染性疾病。故应用牛乳时需要调配，纠正其缺点。

（1）鲜牛乳配制 ①稀释：即加水或米汤，可使酪蛋白和矿物质浓度降低，减轻婴儿消化道、肾脏负担。简便配制：生后不满 2 周者可采用 2 : 1（2 份牛奶 1 份水）的比例稀释，以后可过渡到 3 : 1 或 4 : 1 的比例，满月后可给全奶。②灭菌：煮沸 3 ~ 4min 可达到灭菌目的，同时又使蛋白质乳凝块变小，有利于消化。③加糖：是指每100ml 鲜牛乳加糖 5 ~ 8g，既增加能量又可调整各种营养素的比例有利于吸收，使之更适合婴儿的需要。

（2）乳量计算　人工喂养的婴儿必须满足热量和水的需求，并且满足各种营养素的需要。一般以每日所需总能量和总液量计算。婴儿每日需能量 460 kJ/kg，每日需水量为 150ml/kg。100ml 鲜牛乳产生能量约 277kJ（67kcal），加 8% 的糖牛乳可供能 376～418kJ。一般婴儿全日牛乳哺乳量以不超过 800ml 为宜，能量不足时可增补辅助食品。

例如，体重 6kg 婴儿，每日所需 8% 的糖牛乳的配制方法如下：

每日需总能量为 $460 \times 6 = 2760$kJ

100ml 8% 的糖牛乳所得能量 $= (276 + 8 \times 16.7) = 409.76$kJ

每日需牛乳总量 $= (2760 \times 100) \div 409.76 \approx 670$ml

每日除牛乳外需补水量 $= (150 \times 6 - 670)$ml $= 230$ml

以上奶量及水量均分次喂哺。

2. 配方奶喂养

（1）喂养次数　因新生婴儿胃容量较小，生后 3 个月内可不定时喂养。3 个月后婴儿可建立自己的进食规律，此时应开始定时喂养，每 3～4h 一次，约 6 次/日。允许每次奶量有波动，避免采取不当方法刻板要求婴儿摄入固定的奶量。

（2）喂养方法　在婴儿清醒状态下，采用正确的姿势喂哺，并注意母婴互动交流。应特别注意选用适宜的奶嘴，奶液温度应适当，奶瓶应清洁，喂哺时奶瓶的位置与婴儿下颌成 45°，同时奶液宜即冲即食，不宜用微波炉热奶，以避免奶液受热不均或过烫。

（3）奶粉调配　应严格按照产品说明的方法进行奶粉调配，避免过稀或过浓，或额外加糖。一般全脂配方乳粉按容量计算，比例为 1∶4，按重量计算比例为 1∶8，将其调配成鲜牛乳的浓度。

3. 治疗性配方奶选择

（1）水解蛋白配方　对确诊为牛乳蛋白过敏的婴儿，应坚持母乳喂养，可持续母乳喂养至 2 岁，但母亲要限制奶制品的摄入。如不能进行母乳喂养而牛乳蛋白过敏的婴儿应首选氨基酸配方或深度水解蛋白配方奶，不建议选择部分水解蛋白配方奶、大豆配方奶。

（2）无乳糖配方　对有乳糖不耐受的婴儿应使用无乳糖配方奶（以蔗糖、葡萄糖聚合体、麦芽糖糊精、玉米糖浆为碳水化合物来源的配方奶）。

（3）低苯丙氨酸配方　确诊苯丙酮尿症的婴儿应使用低苯丙氨酸配方奶。

（四）早产/低出生体重儿出院后喂养

出生体重 <2000g、出生后病情危重或并发症多、完全肠外营养大于 4 周或体重增长缓慢的早产/低出生体重儿，出院后需到有诊治条件的医疗保健机构定期随访，在专科医生的指导下进行强化母乳、早产儿配方奶或早产儿出院后配方奶喂养。

出生体重 ≥ 2000g，且无以上高危因素的早产/低出生体重儿，出院后仍首选纯母乳喂养，仅在母乳不足或无母乳时考虑应用婴儿配方奶。乳母的饮食和营养均衡对早产/低出生体重儿尤为重要。

早产/低出生体重儿引入其他食物的年龄有个体差异，与其发育成熟水平有关。胎龄小的早产/低出生体重儿引入时间相对较晚，一般不宜早于校正月龄4月龄，不迟于校正月龄6月龄。

（五）食物转换（辅食的添加）

随着生长发育，消化能力逐渐提高，6个月以后的小儿，单靠母乳喂养已不能满足生长发育的需要，即使人工喂养儿也因胃容量有限，不能单靠加牛乳满足营养需要。婴儿需要由纯乳类的液体食物向固体食物逐渐转换，这个过程称为食物转换（旧称辅食添加）。当每日摄入奶量达1000ml或每次达200ml以上时，即应添加辅助食品，辅食添加的目的主要是满足小儿生长发育所需的营养物质，同时也为断乳做准备。儿童营养需求包括营养素、营养行为和营养环境3个方面，婴幼儿喂养过程的液体食物喂养阶段、泥糊状食物引入阶段和固体食物进食阶段中，不仅要考虑营养素摄入，也应考虑喂养或进食行为，以及饮食环境，使婴幼儿在获得充足和均衡的营养素摄入的同时，养成良好的饮食习惯。

1. 食物转换的原则

添加辅助食品应遵循由少到多，由稀到稠，由细到粗，由一种到多种循序渐进的原则。

2. 食物转换的顺序

添加辅助食品应遵循以上原则，并注意观察小儿的消化情况。按下列顺序添加。见表2-6。

表2-6 婴儿食物转换方法

种类	4~6月龄	7~9月龄	10~12月龄
食物性状	泥状食物	末状食物	碎状、丁块状、指状食物
餐次	尝试，逐渐增加至1餐	4~5次奶，1~2餐其他食物	2~3次奶，2~3餐其他食物
乳类	纯母乳、部分母乳或配方奶；定时（3~4h）哺乳，5~6次/d，奶量800~1000 ml/d；逐渐减少夜间哺乳	母乳、部分母乳或配方奶；4~5次/d，奶量800 ml/d左右	部分母乳或配方奶；约2~3次/d，奶量600~800ml/d
谷类	选择强化铁的米粉，用水或奶调配；开始少量（1勺）尝试，逐渐增加到每天1餐	强化铁的米粉、稠粥或面条，每日约30~50g	软饭或面食，每日约50~75g
蔬菜水果类	开始尝试蔬菜泥（瓜类、根茎类、豆荚类）1~2勺，然后尝试水果泥1~2勺，每日2次。	每日碎菜25~50g，水果20~30g	每日碎菜50~100g，水果50g
肉类	尝试添加	开始添加肉泥、肝泥、动物血等动物性食品	添加动物肝脏、动物血、鱼虾、鸡鸭肉、红肉（猪肉、牛肉、羊肉等），每日25~50g
蛋类	暂不添加	开始添加蛋黄，每日自1/4个逐渐增加至1个	1个鸡蛋

续表

种类	4~6月龄	7~9月龄	10~12月龄
喂养技术	用勺喂食	可坐在一高椅子上与成人共进餐，开始学习用手自我喂食。可让婴儿手拿"条状"或"指状"食物，学习咀嚼	学习自己用勺进食；用杯子喝奶；每日和成人同桌进餐1~2次

（1）月龄　建议开始引入非乳类泥糊状食物的月龄为6月龄，不早于4月龄。此时婴儿每次摄入奶量稳定，约180ml/次，生长发育良好，提示婴儿已具备接受其他食物的消化能力。

（2）种类　①第一阶段食物：应首先选择能满足生长需要、易于吸收、不易产生过敏的谷类食物，最好为强化铁的米粉，米粉可用奶液调配；其次引入的食物是根茎类蔬菜、水果，主要目的是训练婴儿的味觉。食物应用勺喂养，帮助训练吞咽功能。②第二阶段食物：7~9月龄逐渐引入婴儿第二阶段食物，包括肉类、蛋类、鱼类等动物性食物和豆制品。引入的食物应以当地食物为基础，注意食物的质地、营养密度、卫生和制作方法的多样性。③方法：婴儿食物转换期是对其他食物逐渐习惯的过程，引入的食物应由少到多，首先喂给婴儿少量强化铁的米粉，由1~2勺到数勺，直至一餐；引入食物应由一种到多种，婴儿接受一种新食物一般需尝试8~10次，约3~5日，至婴儿习惯该种口味后再换另一种，以刺激味觉的发育。单一食物逐次引入的方法可帮助及时了解婴儿是否出现食物过敏及确定过敏源。④进食技能训练：食物转换有助于婴儿神经心理发育，引入的过程应注意食物的质地和培养儿童的进食技能，如用勺、杯进食可促进口腔动作协调，学习吞咽；从泥糊状食物过渡到碎末状食物可帮助学习咀嚼，并可增加食物的能量密度；用手抓食物，既可增加婴儿进食的兴趣，又有利于促进手眼协调和培养儿童独立进食能力。在食物转换过程中，婴儿进食的食物质地和种类逐渐接近成人食物，进食技能亦逐渐成熟。

注意事项：可在进食后再饮奶，自然形成一餐代替一顿奶，引入的食物不应影响总奶量；食物清淡，无盐，少糖、油；不食用蜂蜜水或糖水，尽量不喝果汁。

（六）幼儿及学龄前儿童饮食指导

1. 食物品种和进食量

（1）幼儿进食品种及量　每天应摄入350~500ml乳类，不能继续母乳喂养的2岁以内幼儿建议选择配方奶。注意膳食品种多样化，提倡自然食品、均衡膳食，每天应摄入1个鸡蛋、50g动物性食物、100~150g谷物、150~200g蔬菜、150~200g水果、20~25g植物油。幼儿应进食体积适宜、质地稍软、少盐易消化的家常食物，避免给幼儿吃油炸食品，少吃快餐，少喝甜饮料，包括乳酸饮料。

（2）学龄前儿童进食品种及量　每天应摄入300~400ml牛奶及奶制品、180~260g谷类、120~140g肉蛋类动物性食物、25g豆类及豆制品、200~250g蔬菜、150~300g水果、25~30g植物油。

（3）饮食安排　每天的进食可安排3餐主食、2~3次乳类与营养点心，餐间控制零食。家长负责为儿童提供安全、营养、易于消化和美味的健康食物，允许儿童决定进食量，规律进餐，让儿童体验饥饿和饱足感。

2. 饮食行为

（1）进食方式　12月龄的幼儿应该开始练习自己用餐具进食，培养幼儿的独立能力和正确反应能力。1～2岁幼儿应分餐进食，鼓励自己进食，2岁后的儿童应独立进食。

（2）进食行为　应定时、定点、定量进餐，每次进餐时间为20～30min。进食过程中应避免边吃边玩、边看电视，不要追逐喂养，不使用奶瓶喝奶。家长的饮食行为对幼儿有较大影响，避免强迫喂养和过度喂养，预防儿童拒食、偏食和过食。家长少提供高脂、高糖食物、快餐食品、碳酸饮料及含糖饮料。

（3）食物烹调方式　食物宜单独加工，烹制以蒸、煮、炖、炒为主，注意食物的色、香、味。可让儿童参与食物制作过程，提高儿童对食物的兴趣。

（4）适量饮水　根据季节和儿童活动量决定饮水量，以白开水为好，以不影响幼儿奶类摄入和日常饮食为度。

3. 饮食环境

家人围坐就餐是儿童学习自主进食的最佳方式，应为儿童提供轻松、愉悦的良好进餐环境和气氛，避免嘈杂的进餐环境。避免进餐时恐吓、训斥和打骂儿童。

（七）食品安全

1. 食物选择

避免给3岁以下儿童提供容易引起窒息和伤害的食物，如小圆形糖果和水果、坚果、果冻、爆米花、口香糖，以及带骨刺的鱼和肉等。

2. 饮食卫生

婴幼儿食物的制备与保存过程需保证食物、餐具、水的清洁和卫生。在准备食物和喂食前儿童和看护人均应洗手，给儿童提供新鲜的食物，避免食物被污染。禽畜肉类、水产品等动物性食物应保证煮熟，以杀灭有害细菌。剩余食物再食时宜加热避免污染，加热固体食物应彻底、液体食物应煮沸。

3. 食物储存

食物制作后应立即食用，避免食物放置的时间过长，尤其是在室温下。剩余食物应放入冰箱保存，加盖封藏，以减缓细菌的繁殖速度。

第三节　儿童保健和疾病预防

儿童保健和疾病预防是研究小儿生长发育规律及其影响因素，采取有效措施预防小儿疾病、促进儿童健康的一门学科。它属于预防医学的范围。目前我国已建立了较为完整的妇幼卫生保健以及疾病防控机构，完善了各种工作制度和预防保健制度。各级儿童保健机构通过对不同年龄阶段的小儿及其家庭进行预防保健指导、计划免疫和健康监测，达到了增强小儿体质、促进小儿身心健康及降低发病率和死亡率的目的。

一、不同年龄期小儿的保健特点

（一）胎儿期保健

胎儿的发育与孕母的身心健康、营养状况、生活环境密切相关。孕妇若遭受理化因素刺激、病毒感染或缺乏营养，可影响胎儿生长发育，甚至导致死胎、流产、早产或先天性畸形等。故胎儿期的保健重点应通过对孕母的孕期保健达到保护胎儿健康成长的目的。

1. 产前保健

（1）预防先天畸形，预防孕期感染　尤以妊娠前 3 个月最重要，有遗传性疾病家族史者婚前进行遗传咨询；禁止近亲结婚；患有严重疾病的孕母应在医生指导下进行治疗，定期产前检查，必要时终止妊娠；注意孕期用药、禁烟酒、避免接触放射线等。

（2）保证充足营养　胎儿生长发育所需的营养物质完全依赖孕母供给，若孕母营养缺乏，易导致胎儿营养不良，尤其在妊娠后期 3 个月需强调预防先天性佝偻病及缺铁性贫血，因此孕期营养既要保证孕母与胎儿的需要，又要准备孕母产后哺乳，储备新生儿的营养需要。注意饮食搭配，保证各种营养素的均衡摄入，并且要多晒太阳。

（3）保证孕母良好的生活环境　孕母要保持心情愉快、生活规律、充分休息。避免发生妊娠期并发症，如高血压、糖尿病，防流产、早产的发生。

2. 产时保健

预防胎膜早破、羊水污染、宫内窒息、胎粪吸入、脐带脱垂、难产等。

（二）新生儿期保健

新生儿期保健应与围生期护理紧密衔接，建立孕期和新生儿期家庭访视制度。我国 2012 年 4 月发布的关于新生儿访视技术规范主要内容如下。

1. 目的

定期对新生儿进行健康检查，宣传科学育儿知识，指导家长做好新生儿喂养、护理和疾病预防，并早期发现异常和疾病，及时处理和转诊。降低新生儿患病率和死亡率，促进新生儿健康成长。

2. 服务对象

辖区内居住的新生儿。

3. 内容与方法

（1）访视次数

1）正常足月新生儿　访视次数不少于 2 次。①首次访视：在出院后 7 日之内进行。如发现问题应酌情增加访视次数，必要时转诊。②满月访视：在出生后 28～30 日进行。新生儿满 28 天后，结合接种乙肝疫苗第二针，在乡镇卫生院、社区卫生服务中心进行随访。

2）高危新生儿　根据具体情况酌情增加访视次数，首次访视应在得到高危新生儿出院（或家庭分娩）报告后 3 日内进行。

（2）访视内容

1）问诊　①孕期及出生情况：母亲妊娠期患病及药物使用情况，孕周、分娩方式，是否双（多）胎，有无窒息、产伤和畸形，出生体重、身长，是否已做新生儿听力筛查和新生儿遗传代谢性疾病筛查等。②一般情况：睡眠、有无呕吐、惊厥，大小便次数、性状及预防接种情况。③喂养情况：喂养方式、吃奶次数、奶量及其他存在问题。

2）测量体重 ①测量前准备：每次测量体重前需校正体重计零点。新生儿需排空大小便，脱去外衣、袜子、尿布，仅穿单衣裤，冬季注意保持室内温暖。②测量方法：称重时新生儿取卧位，新生儿不能接触其他物体。记录时需除去衣服重量。体重记录以千克（kg）为单位，至小数点后2位。

3）测量体温 ①测量前准备：在测量体温之前，体温表水银柱在35℃以下。②测量方法：用腋表测量，保持5min后读数。

（3）体格检查 ①一般状况：精神状态，面色，吸吮，哭声。②皮肤黏膜：有无黄染、紫绀或苍白（口唇、指趾甲床）、皮疹、出血点、糜烂、脓疱、硬肿、水肿。③头颈部：前囟大小及张力，颅缝，有无血肿，头颈部有无包块。④眼、耳、鼻：外观有无异常，结膜有无充血和分泌物，巩膜有无黄染，检查光刺激反应；外耳有无畸形，外耳道是否有异常分泌物，外耳廓是否有湿疹；鼻外观有无畸形，呼吸是否通畅，有无鼻翼扇动。⑤口腔：有无唇腭裂，口腔黏膜有无异常。⑥胸部：外观有无畸形，有无呼吸困难和胸廓凹陷，计数1min呼吸次数和心率；心脏听诊有无杂音，肺部呼吸音是否对称、有无异常。⑦腹部：腹部有无膨隆、包块，肝脾有无肿大。重点观察脐带是否脱落、脐部有无红肿、渗出。⑧外生殖器及肛门：有无畸形，检查男孩睾丸位置、大小，有无阴囊水肿、包块。⑨脊柱四肢：有无畸形，臀部、腹股沟和双下肢皮纹是否对称，双下肢是否等长等粗。⑩神经系统：四肢活动度、对称性、肌张力和原始反射。

（4）指导 ①居住环境：新生儿卧室应安静清洁，空气流通，阳光充足。室内温度在22~26℃为宜，湿度适宜。②母乳喂养：观察和评估母乳喂养的体位、新生儿含接姿势和吸吮情况等，鼓励纯母乳喂养。对吸吮力弱的早产儿，可将母亲的乳汁挤在杯中，用滴管喂养；喂养前母亲可洗手后将手指放入新生儿口中，刺激和促进吸吮反射的建立，以便主动吸吮乳头。③护理：衣着宽松，质地柔软，保持皮肤清洁。脐带未脱落前，每天用75%的乙醇擦拭脐部一次，保持脐部干燥清洁。若有头部血肿、口炎或鹅口疮、皮肤皱褶处潮红或糜烂，给予针对性指导。对生理性黄疸、生理性体重下降、"马牙"、"螳螂嘴"、乳房肿胀、假月经等现象无需特殊处理。早产儿应注意保暖，在换尿布时注意先将尿布加温，必要时可放入成人怀中，直接贴紧成人皮肤保暖。④疾病预防：注意并保持家庭卫生，接触新生儿前要洗手，减少探视，家人患有呼吸道感染时要戴口罩，以避免交叉感染。生后数天开始补充维生素D，足月儿每日口服400IU，早产儿每日口服800IU。对未接种卡介苗和第1剂乙肝疫苗的新生儿，提醒家长尽快补种。未接受新生儿疾病筛查的新生儿，告知家长到具备筛查条件的医疗保健机构补筛。有吸氧治疗史的早产儿，在生后4~6周或矫正胎龄32周转诊到开展早产儿视网膜病变（ROP）筛查的指定医院开始进行眼底病变筛查。⑤伤害预防：注意喂养姿势、喂养后的体位，预防乳汁吸入和窒息。保暖时避免烫伤，预防意外伤害的发生。

⑥促进母婴交流：母亲及家人多与新生儿说话、微笑和皮肤接触，促进新生儿感知觉发展。

（三）婴儿期保健

生后第 1 年生长发育最迅速。对能量和蛋白质的需要量相对较多，而消化系统功能尚未完善，易患消化功能紊乱及营养缺乏性疾病。随着月龄的增加，至生后 6 个月母体获得的免疫性抗体逐渐消失，自身免疫功能尚未成熟，故易患肺炎等感染性疾病。此期保健重点是提倡母乳喂养，合理添加辅食，指导断奶；定期做健康检查和体格测量，预防疾病和意外；完成基础计划免疫；促进生长发育。

1. 合理喂养

4～6 个月以内宜适用母乳喂养，6 个月以后指导家长及时添加辅食，使其适应多种食物，减少今后挑食、偏食的发生；家长应及时观察婴儿粪便的变化，及时判断辅食添加是否得当。根据具体情况指导断奶。自添加辅食起就应训练婴儿用勺进食；7～8 个月后学习用杯子喝水，以促进咀嚼、吞咽及口腔协调动作的发育；9～10 个月的婴儿开始有主动进食的要求，可先训练自己抓取食物的能力，尽量让婴儿学习自己主动进食，促进手眼协调动作，有益于手部肌肉发育，也利于小儿的独立性、自主性的发展。

2. 日常护理

（1）清洁卫生　每日早晚应给小儿部分擦洗，条件适宜者每日沐浴。沐浴时可观察婴儿的健康状况，更多地抚触婴儿，并与之交流。浴后要特别注意皮肤皱褶处，如颈、腋、腹股沟等处，并敷爽身粉。外耳道部位以细软的毛巾揩净；鼻孔分泌物用棉签蘸水揩除干净，勿将棉签插入鼻孔内。在哺乳或喂食后可喂少量温开水清洁口腔。

（2）衣着　婴儿衣着应简单、宽松，以利穿脱和四肢活动，不宜用钮扣，适宜用带子，以免误吸或误食，造成意外伤害。婴儿宜使用棉质尿布，不宜使用塑料布或橡皮单，以防发生尿布皮炎。注意按季节增减衣服和被褥，冬季不宜穿得过多、过厚，以免影响四肢活动，以婴儿两足温暖为宜。

（3）睡眠　充足的睡眠是保证婴儿健康的先决条件之一。如睡眠不足婴儿会烦躁、易怒、食欲减退、体重下降，且不能熟睡，造成恶性循环。婴儿所需睡眠时间个体差异较大，一般随年龄增长，睡眠时间逐渐减少，两次睡眠之间的间隔时间延长。为保证睡眠必须在出生时就培养良好的睡眠习惯。睡眠时注意保持环境安静祥和，以保证小儿足够的睡眠时间和睡眠质量。睡前应避免过度兴奋，保持身体洁净、干爽和舒适。最好是侧卧位，但要注意两侧经常替换，以免面部或头部变形。习惯养成后不要轻易破坏。

（4）活动　家长应每日带小儿进行户外活动，呼吸新鲜空气和晒太阳，以增强体质预防佝偻病的发生。开始每天 3～5min，以后逐渐延长，炎热的夏季以上午 10 时前和下午 3 时后为佳。

3. 早期训练

（1）大小便训练　3 个月后把尿，6 个月以后训练坐盆，每次 3～5min。小便训练可从 6 个月开始。先训练白天不用尿布，然后是夜间按时叫醒坐盆小便，最后晚上也不用尿布。在此期间婴儿应穿易脱的裤子，以利于排便习惯的培养。

（2）视、听能力训练 对3个月小儿可在其头的上方悬吊色彩鲜艳的、能发声及转动的玩具，引逗其注意；每天定时放悦耳的音乐；经常给小儿说话、唱歌。6个月后的婴儿应注意培养其较长时间的注意力，引导其观察周围事物，促其逐渐熟悉和认识常见的事物；以询问的方式让其看、指、找，从而使其视觉、听觉与心理活动紧密联系起来。

（3）动作的发展 家长要为婴儿提供运动的空间和机会。2个月时，婴儿可开始练习空腹俯卧，并逐渐延长俯卧的时间，培养俯卧抬头，扩大婴儿视野。3～6个月婴儿喜欢注视和玩自己的小手，能够抓握玩具，应练习婴儿的抓握能力；训练翻身。7～9个月，能用滚动的、色彩鲜艳的软球引逗婴儿爬行，同时训练站立、坐下和迈步，增强婴儿的活动能力和扩大其活动范围。10～12个月婴儿会玩"躲猫猫"的游戏，鼓励婴儿学走路。

（4）语言发育的培养 语言的发育是一个连续的有序过程。最先练习发音，然后是感受语言或理解语言，最后才是应用语言表达。婴儿期家长要利用一切机会和婴儿说话或引逗婴儿咿呀学语，利用每天接触的人和物，把语言同人和物以及动作联系起来。可以培养5～6个月婴儿对简单的语言做出动作反应，如用眼睛寻找妈妈或物品，用动作回答简单的要求，以发展语言的能力。9个月开始注意培养婴儿有意识地模仿发音，如"爸爸"、"妈妈"等。

4. 防止意外

此期常见的意外事故有异物吸入、窒息、中毒、跌伤、烫伤、触电、溺水等。应向家长特别强调意外事故的预防。

5. 预防疾病和促进健康

必须切实按照计划免疫程序，完成预防接种的基础免疫，预防急性传染病的发生。同时定期为婴儿做健康检查和体格测量，进行生长发育监测，以便及时发现问题，及时纠正；预防佝偻病、贫血、腹泻等疾病的发生。防止意外事故发生，婴儿期常见的健康问题还包括营养物如牛乳的过敏、湿疹、尿布皮炎和脂溢性皮炎等。应根据情况给予健康指导。

（四）幼儿期保健

此期生长发育较前减慢，小儿牙齿逐渐出齐，神经心理发育迅速，行走和语言能力较强，自主性和独立性不断发展，与外界环境接触机会增多，但因免疫功能仍不健全，且对危险事物的识别能力不足，故感染性疾病发病率及意外伤害发生率仍较高。

1. 合理喂养

生长发育仍较快，应供给足够的能量和优质蛋白，2～2.5岁以前，乳牙尚未出齐，咀嚼和胃肠消化能力较弱，食物应细、软、烂，食物种类和制作方法要经常变换，做到色、香、味俱全，以增进幼儿食欲。由于幼儿期生长发育速度较前减慢，需要量相对减少，以及外界环境的吸引，18个月左右可能出现生理性厌食，幼儿明显表现对食物缺乏兴趣和偏食，家长要掌握合理的喂养方法和技巧，如鼓励小儿自己进食，为其提供小块、方便用手拿取的食物；有效的办法是先放少量食物，吃完后再添加，保持愉快轻松的进食环境，不强迫进食，不惩罚小儿，以免影响食欲。幼儿还喜欢将食物分开，先吃完一种再吃另一种，喜欢用固定的碗、杯和汤匙等。培养就餐礼仪，吃东西时不讲话、不偏食、不挑食等，不要将喜欢的食物放在自己面前等。

2. 日常护理

（1）衣着　衣服应宽松、保暖、轻便，颜色应鲜艳，鼓励自己穿脱。培养孩子自理能力，3 岁左右的幼儿要学习穿脱衣服、整理自己的衣物。成人要为他们创造自理条件，既要促进孩子的独立性，也要保证安全和卫生。

（2）睡眠　幼儿睡眠时间随年龄的增长而减少。一般每晚可睡 10 ~ 12h，白天小睡 1 ~ 2 次。睡前常需人陪伴或带一个喜欢的玩具使其有安全感。睡前不要使其兴奋（讲紧张的故事、做激烈的游戏）。

（3）口腔保健　幼儿不能自理时家长可用软布或软毛牙刷轻轻清洁牙齿表面。3 岁后可刷牙，早晚各一次，并养成饭后漱口习惯，少食酸、甜食物预防龋齿的发生。家长还应带幼儿定期进行口腔检查。

3. 早期教育

（1）大小便训练　18 到 24 个月时，幼儿开始能够自主控制肛门和尿道括约肌，认知的发展此时也使他们能够表达便意，理解应该在何时何地排便，为大小便训练做好了生理和心理的准备。训练排便时应注意多赞赏、鼓励，训练失败时不要责备幼儿。在环境突然变化时，幼儿已经形成的排便习惯会改变，但当幼儿情绪平稳后，排便习惯会恢复。

（2）动作发展　应用玩具可促进动作的发展，根据不同年龄选择合适的玩具。12 ~ 15 个月的幼儿走路会使其感到愉快，可以让他们扔和捡拾球状玩具；18 个月大的幼儿喜欢能推拉的玩具。因此，1 ~ 2 岁幼儿要选择发展走路、跳、投掷、扔、推、攀爬等发展肌肉活动的玩具，如球类、积木、滑梯、汽车等玩具。2 岁后的幼儿开始模仿成人活动，喜欢玩水、堆沙、捏橡皮泥、奔跑、蹦跳等较为剧烈的活动，并喜欢随意涂画，故 2 岁后应选择能装拆的玩具如骑三轮车、爬小梯子、积木、娃娃、动物模型玩具等，在发展幼儿的动作的同时发展其注意、想象、思维等能力，鼓励幼儿独立活动以发展其动作的协调性。

（3）语言的发育　此期小儿有强烈的好奇心、求知欲和表现欲，喜欢问问题、唱歌谣、讲故事、看图画书或看动画片。成人应满足其欲望、经常与其说话、讲故事、做游戏、唱儿歌等促进幼儿语言发育，并可以借助动画片、娃娃画报、看图说话等扩大词汇量，纠正发音等。

（4）卫生习惯的培养　培养良好的生活、卫生习惯，养成饭前便后洗手、不喝生水、不吃未清洗净的水果，自己进食等。培养不随地吐痰和大小便、不乱扔瓜果纸屑等好习惯。小儿模仿力极强，成人要树立榜样。

（5）品德教育　要让幼儿学习与他人分享、互助友爱、尊敬长辈、礼貌用语等。成人对幼儿的教育态度和要求要一致，要平等对待每个幼儿，以免引起幼儿心理紊乱和造成幼儿缺乏信心或顽固任性。当幼儿破坏了家长或老师一再强调的某些纪律或规则时，需给予适当的惩罚，使其认识到遵循规则的必要性。

4. 预防疾病和意外

继续加强预防接种和防病工作，定期做健康检查。预防龋齿、视力、听力异常，进行生长发育的监测。注意水源、电源、热源、门窗、阳台、床等安全防护，预防发生意外如异物吸入、烫伤、跌摔伤、中毒、电击等。

5. 常见的心理行为问题

小儿常见的心理行为问题包括执拗、发脾气和破坏性行为。家长要注意小儿品德教育，从培养行为习惯入手，教育其尊敬长辈，诚实守信，团结友爱，礼让他人。家长可通过讲故事、做游戏等为孩子树立学习的榜样。

（五）学龄前期保健

此期特点活动范围扩大，智力发展快，自理能力增强，机体抵抗力逐渐增强，但仍易患小儿传染病。保健重点是继续进行生长发育监测。加强早期教育，培养独立生活能力和良好的道德品质，加强体格锻炼，防治传染病，防止发生意外。

1. 合理营养

食品的选择接近成人，食物制作要多样化，粗、细、荤、素搭配，学龄前儿童喜欢参与食物的制作和餐桌的布置，家长可利用此机会加强教育和培养。

2. 日常护理

鼓励小儿自己进食、洗脸、刷牙等。从日常游戏和活动中不断得到较多的锻炼。多进行户外三浴锻炼（日光浴、空气浴、水浴）。保证充足的睡眠时间，每日 11～12h。

3. 预防疾病和意外

每年进行 1～2 次健康检查和体格测量。筛查与矫正近视、龋齿、缺铁性贫血、寄生虫等疾病，继续监测生长发育，预防接种可在此期加强。对学龄前儿童注意加强安全教育，避免车祸、刀切或烫伤等。

4. 早期教育

此期对饮食、活动、穿衣都有自我的见解。培养独立生活能力和学习能力。培养多方面的兴趣，如乐器、绘画、唱歌、跳舞等。

5. 防治常见的心理行为问题

学龄前儿童常见的心理行为问题有吸吮拇指和抠脚趾、遗尿、手淫、攻击性或破坏性行为等，家长应针对原因采取有效措施。

（六）学龄期保健

此期生活基本自理，认知和心理社会发展非常迅速，同伴、学校和社会环境对其影响较大，机体抵抗力增强，急性传染病下降。保健重点是加强体格锻炼，培养良好的生活习惯和卫生习惯，加强学校卫生指导，促进德、智、体全面发展。

1. 合理营养

营养充分而均衡，以满足体格生长、心理和智力发展、学习、体力活动等需要。可让其参与准备食物，进行营养卫生宣教，纠正偏食、挑食、吃零食、暴饮暴食等不良习惯。

2. 体格锻炼

学龄儿童应每天进行户外活动和体格锻炼。如体操、跑步、球类活动、游泳等均能促进小儿体力、耐力的发展，促进生长发育。要让小儿进行力所能及的劳动，即可增强体质，也可养成学生爱劳动的习惯和思想，促进其全面发展。

3. 培养良好的习惯

培养良好的习惯和性情，加强素质教育，通过体育锻炼培养小儿毅力和奋斗精神，通过兴趣培养高尚的情操。养成良好的进食习惯，限制含糖量高的零食；注意牙齿清洁，进食后漱口，早晚刷牙。培养正确的坐姿及用眼卫生，每天保证 9~10h 睡眠活动；每天户外活动、体格锻炼，开展丰富多彩的体育活动（做操、跑步、游戏等）。有计划有目的的帮助小儿抵制社会上各种不良风气。

4. 预防疾病和意外

继续预防接种、健康体检，预防传染性疾病，培养正确的坐、立、行和读书、写字的姿势，讲卫生预防肠道寄生虫病。防意外伤害如车祸、溺水等。

5. 防治常见的心理行为问题

学龄期儿童比较常见的问题是对学校不适应，表现为焦虑、恐惧或拒绝上学。原因可能是多方面的，如不愿和父母分离，不喜欢学校的环境；害怕老师；与同伴关系紧张；害怕考试等。家长一定要查明原因，采取相应措施。家长要主动和学校配合，帮助小儿适应学校生活。

（七）青春期保健

青春期是由儿童过渡到成年的时期。生长发育达第二高峰期，认知、心理社会行为日趋成熟，生殖系统发育，性器官成熟，但神经内分泌调节尚不稳定，社会压力、考学竞争、学习困难、家庭变故等，使部分孩子成为"问题孩子"。保健重点是保证充足的营养，形成健康的生活方式，加强青春期生理和心理卫生教育，培养良好的品德。

1. 合理营养

保证各种营养素的供给。尽量避免不良的饮食习惯如吃流行快餐，不吃早餐，女孩过分节食等，以防对机体发育造成不良影响。

2. 加强教育

养成良好的个人卫生习惯，保证充足的睡眠及适当的体格锻炼。少女月经初潮应加强经期的卫生指导，加强青春期生理、心理和性知识教育以及道德法制教育，告诉他（她）们应承担的责任，养成不吸烟、不酗酒、不吸毒、不滥用药物、不沉溺于网络的健康生活方式，要对自己的健康和未来负责。

3. 进行性教育

性教育是青春期健康教育的一个重要内容，应向青少年进行正确的性知识教育，以去除他们对性的困惑。提倡正常的男女学生之间的交往，自觉抵制黄色书刊、录像等不良影响。对青少年的自慰行为如手淫等应给与正确的引导，避免夸大其对健康的危害，减少恐惧、苦恼和追悔的心理冲突和压力。

4. 预防疾病和意外

青少年应重点防治结核病、风湿病、沙眼、龋齿、屈光不正、厌食、贫血、肥胖脊柱侧弯等疾病，定期健康查体等，早发现、早治疗。意外伤害和事故是青少年常见的问题，包括运动创伤、车祸、溺水、打架斗殴等所致的伤害。应加强安全教育。

5. 防治常见的心理行为问题

青少年常见的心理行为问题为多种原因所致的离家出走、自杀及对自我形象不满等。家庭及社会应给予足够的重视，并采取积极措施解决此类问题。

二、小儿计划免疫

计划免疫即指有计划、有目的地将生物制品接种到人体中，以提高易感者的特异免疫力，从而达到预防、控制、消灭相应传染病的目的。

（一）获得性免疫方式及制剂

1. 主动免疫

给易感者接种特异性抗原，以刺激机体产生特异性免疫抗体，从而产生对某种疾病的主动免疫能力。其特点是接种后要经过一定期限才能产生抗体，但持续时间久，一般为 1 ~ 5 年。在完成基础免疫后，还要适时地安排加强免疫，以巩固免疫效果。

主动免疫常用制剂包括三类。

（1）菌苗 包括死菌苗（霍乱、百日咳、伤寒）；活菌苗（卡介苗、鼠疫、布氏杆菌菌苗）。死菌苗的特点是稳定、安全、不繁殖；但有效期短，接种量大，需多次重复接种。而活菌苗接种到人体后，可生长繁殖，产生免疫力持久，效果好，故接种量小，次数少。

（2）疫苗 用病毒或立克次体接种于动物、鸡胚或组织中培养，经处理形成。包括灭活疫苗（乙型脑炎和狂犬病疫苗）、减毒活疫苗（脊髓灰质炎和麻疹疫苗）等。其特点是一般怕热、怕光，有的怕冻，保存及运输条件直接影响疫苗的质量，最适宜的保存条件为 2 ~ 10℃ 的干燥、避光处。

（3）类毒素 用细菌所产生的外毒素加入甲醛，使其变成无毒性而仍有免疫性的制剂。如破伤风、白喉类毒素等。

2. 被动免疫

指未接受主动免疫的易感者，在接触传染病后，可给予相应的抗体，使之立即获得免疫力，称之为被动免疫。被动免疫制剂统称免疫血清，包括抗毒素、抗菌血清和抗病毒血清以及丙种球蛋白等。此类制剂来自于动物血清，对于人体为异体蛋白，注射后易引起过敏或血清病反应，特别是重复使用时更应慎重。被动免疫的特点是抗体在体内存留的时间短暂，一般约 3 周，故只能作为暂时的预防和治疗。

（二）儿童计划免疫程序

计划免疫程序是指接种疫苗的先后顺序及要求。我国卫生部门规定：小儿在 1 岁内必须完成卡介苗、脊髓灰质炎疫苗、百白破混合制剂、麻疹及乙肝疫苗等"五苗"的基础免疫（现将流行性乙型脑炎和 A 群流行性脑脊髓膜炎疫苗也列入计划免疫）。此外，还可根据当地疾病的流行情况、家长的意愿及小儿体质情况选择性地接种一些其他种类的疫苗，如流感疫苗、腮腺炎疫苗、风疹疫苗、甲型肝炎疫苗、肺炎疫苗等。我国卫生部门规定的儿童计划免疫程序见表 2－7。

表 2 - 7　儿童计划免疫程序

年龄	疫苗种类和接种方法				
	卡介苗 （皮内注射）	乙肝疫苗 （肌内注射）	脊髓灰质炎三价混合 减毒活疫苗（口服）	百白破混合制剂 （肌内注射）	麻疹减毒活疫苗 （皮下注射）
出生时		初种第一次			
出生1~3天	初种				
1月龄		初种第二次			
2月龄			初种第一次		
3月龄			初种第二次	初种第一次	
4月龄			初种第三次	初种第二次	
5月龄				初种第三次	
6月龄		初种第三次			
8月龄					初种
1.5~2岁				复种	
4岁			复种		
7岁	复种			复种	复种
12岁	复种	复种			

（三）预防接种的注意事项

1. 接种前的准备

室内光线明亮、空气清新、温度适宜。接种及急救药品摆放有序，注射器及针头做到一人一针；检查生物制品的标签，包括名称、批号、生产单位、有效期；包装是否完好，药液有无异常；核对小儿年龄、姓名等，做好记录。

2. 严格掌握禁忌证

（1）一般禁忌证　急性传染病，包括有急性传染病接触史而未过检疫期者；严重的慢性病如风湿热、心脏病、高血压、肝肾疾病等；正在接受免疫抑制剂治疗期间，如放射治疗、糖皮质激素、抗代谢药物和细胞毒药物治疗等；活动性肺结核、化脓性皮肤病、过敏者如哮喘、荨麻疹、严重的湿疹等。

（2）特殊禁忌证　发热或1周内每日腹泻4次以上的小儿禁服脊髓灰质炎糖丸；近1个月内注射过丙种球蛋白者不能接种活疫苗；各种制品的特殊禁忌证应严格按照使用说明执行。

3. 严格查对制度和无菌操作原则

接种前生物制品要严格按照规定方法稀释、溶解。准确抽取所需剂量。抽吸后如有剩余药液，需用无菌干纱布覆盖瓶口，在空气中放置不得超过2h。接种时用2%碘酊及75%乙醇或0.5%的碘附消毒局部皮肤，待干后注射；若接种活疫苗只用75%乙醇消毒，以免影响接种效果。接种后的剩余药液废弃，活菌苗应烧毁。

4. 严格执行免疫程序

掌握疫苗接种的剂量、次数、间隔时间和不同疫苗的联合免疫方案。及时记录及预约，交代接种后的注意事项及处理原则。

（四）几种主要生物制品的特点

1. 麻疹减毒活疫苗

为橘红色透明液体或干燥制剂。耐热性差，抽吸后放置时间不可超过 0.5h。颜色变黄、混浊或有絮状物则不能使用。

2. 脊髓灰质炎减毒活疫苗糖丸

自 1960 年以来，我国脊髓灰质炎易感儿童大规模服用后，其发病率显著降低，目前几近消灭。脊髓灰质炎病毒有 Ⅰ、Ⅱ、Ⅲ 型，故活疫苗也有 3 个型，1986 年我国根据 WHO 规定服用 Ⅰ、Ⅱ、Ⅲ 型混合疫苗糖丸。活疫苗需冷藏（0℃ 以下）保存，服用时应用凉开水送服，以防疫苗失活，影响免疫效果。

3. 百白破混合制剂

属多联多价疫苗，主要供婴幼儿预防百日咳、白喉及破伤风的基础免疫之用。学龄儿童的加强免疫使用白破二联类毒素或其单价制品。破伤风类毒素及白喉类毒素为吸附剂，使其吸收慢，刺激时间长，免疫效果好。用前摇匀。

4. 卡介苗

为无毒牛型结核菌悬液，不加防腐剂的活疫苗。用于预防结核病。小儿出生 24h 后即可接种，2 个月以上小儿及成人接种前应做结核菌素试验，阴性反应者可接种。

5. 乙型肝炎疫苗

为预防乙型肝炎病毒感染的一种主动免疫生物制品，接种程序按"0、1、6"顺序皮下注射。即第一针在新生儿出生 24h 内注射，第二、三针分别在小儿 1 足月和 6 足月时注射。乙肝疫苗还可用于阻断母婴传播，HBV 阴性者接种。

（五）预防接种的反应及处理

1. 一般反应

包括局部反应和全身反应。

（1）局部反应　接种后数小时至 24h 左右，注射局部会出现红、肿、热、痛，有时伴有局部淋巴结肿大。红肿直径 <2.5cm 为弱反应，2.6～5cm 为中等反应，>5cm 为强反应。局部反应持续 2～3 天不等，接种活疫苗后局部反应出现晚、持续时间长。

（2）全身反应　于接种后 24h 内出现体温升高，多为低热或中度发热，持续 1～2 天；接种活疫苗需经过一定潜伏期（5～7 天）才有体温上升。体温在 37.5℃ 左右为弱反应，37.5～38.5℃ 为中等反应，38.6℃ 以上为强反应。此外还可伴有头晕、恶心、呕吐、腹痛、腹泻等。

大多数小儿的局部和（或）全身反应较轻，无需特殊处理，只要适当休息，多饮水即可。若局部反应较重，可用清洁毛巾热敷；若局部红肿继续扩大，高热不退，应到医院诊治。

2. 异常反应

常见的异常反应包括下列几种。

（1）过敏性休克　于注射后数秒或数分钟发生，也可出现于注射后 0.5～2h 内出现休克表现。如烦躁不安、面色苍白、口周青紫、四肢湿冷、呼吸困难、脉搏细速、恶心、呕吐、惊厥、大小便失禁甚至昏迷，如不及时抢救，可在短期内死亡。此时应使患儿平卧，头稍低，注意保暖，吸氧，并立即皮下或静脉注射 1：1000 肾上腺素 0.5～1ml，必要时可重复注射，待病情稍稳定后，立即转入医院救治。

（2）晕针　个别小儿常因空腹、疲劳、室内闷热、紧张等原因所致，在接种时或接种后几分钟内，出现头晕、心慌、面色苍白、出冷汗，手足冰凉、心跳加快等症状，重者意识丧失呼吸减慢。此时应立即使患儿平卧，头稍低，饮少量热开水或糖水，若几分钟后不恢复，可针刺人中穴，或皮下注射 1：1000 肾上腺素，每次 0.01～0.03ml/kg。

（3）过敏性皮疹　以荨麻疹为最多见，一般于接种后几小时至几天内出现，经服用抗组胺药物后即可痊愈。

（4）全身感染　有严重原发性免疫缺陷或继发性免疫功能受损者，接种活疫苗后可扩散为全身感染，应严格掌握禁忌证，一旦出现应积极抗感染及对症处理。

目标检测

一、填空题

1. 2 周岁小儿的平均体重约为出生体重的（　　　）。

2. 正常小儿前囟闭合的年龄是（　　　），出牙的年龄是（　　　）。

3. 2 岁以内小儿乳牙总数可按下列公式推算（　　　）。

4. 小儿生长发育的一般规律包括（　　　）、（　　　）、（　　　）、（　　　）。

二、选择题

1. 按运动功能的发育规律，小儿会坐的年龄一般为（　　　）
   A. 3～4 个月　　　　　　　B. 6～7 个月　　　　　　　C. 8～9 个月
   D. 9～10 个月　　　　　　 E. 10～12 个月

2. 6 个月小儿每天每千克体重对热量及水的需要量是（　　　）
   A. 377kJ（90kcal）、100ml　　　　　　B. 418kJ（100kcal）、110ml
   C. 439kJ（105kcal）、120ml　　　　　 D. 460kJ（110kcal）、150ml
   E. 502kJ（120kcal）、160ml

3. 小儿头围与胸围大致相等的年龄为（　　　）
   A. 1 岁　　　　B. 2 岁　　　　C. 3 岁　　　　D. 4 岁　　　　E. 5

4. 小儿开始认识母亲和奶瓶的月龄是（　　　）
   A. 2～3 个月　　　　　　　B. 3～4 个月　　　　　　　C. 4～5 个月
   D. 5～6 个月　　　　　　　E. 6～7 个月

5. 反映体格发育最重要的指标是（　　　）
   A. 身高　　　　B. 体重　　　　C. 头围　　　　D. 胸围　　　　E. 牙齿

6. 反映骨骼发育的重要指标是（　　　）
   A. 身高　　　　B. 体重　　　　C. 头围　　　　D. 胸围　　　　E. 牙齿

7. 出生体重为 3kg 的小儿，10 个月时的标准体重应为（　　　）
   A. 6kg　　　　B. 7kg　　　　C. 8kg　　　　D. 8.5　　　　E. 9kg

8. 正常婴儿体重 7.2kg，能独坐，会用手摇玩具，认识生人和熟人，其最可能的年龄是（　　　）

A.4 个月　　　　B.5 个月　　　　C.6 个月　　　　D.7 个月　　　　E.8 个月

9.8 个月小儿,足月出生,人工喂养,健康查体结果如下:体重 8kg,身长 60cm,乳牙 2 颗,会发"妈妈……爸爸"等唇音,会爬。请评估该小儿发育状况(　　　)

A. 正常　　　　　　　　B. 发育落后　　　　　　　　C. 体重偏低

D. 身长偏低　　　　　　E. 语言发育落后

三、简答题

1. 小儿生长发育的一般规律有哪些?

2. 为何大力提倡母乳喂养?

3. 分别计算出 3 个月、9 个月、3 岁、5 岁小儿的体重、身高、乳牙、头围的平均值。

四、案例分析

一健康小儿,体重 6kg,身长 65cm,前囟 2.0cm×2.0cm,能发喉音并可笑出声,头眼协调好,对声音有定向反应,头可直立,不会坐,不会爬,不认生人。

(1) 该小儿的月龄可能是多大?

(2) 若人工喂养该小儿每日应给多少牛奶?

(3) 按计划免疫要求,该小儿目前应完成哪些预防接种?

(王晓红)

实训一　小儿体格测量

【目的】

(1) 掌握小儿体重、身高(长)、坐高、头围、胸围、腹围及上臂围的测量方法。

(2) 学会通过测量各种指标来评估小儿的发育水平及营养状况。

【准备】

包括用物准备、教师及学生准备。

1. 用物准备

模拟婴儿、婴儿及儿童体重计,身长量板、身高及坐高测量计、皮尺、记录表格等。

2. 学生准备

衣帽穿戴整齐,复习相关的理论知识,态度和蔼、认真操作每一个环节。有条件者可去附近幼儿园或儿保门诊实地参加幼儿体检。

【方法与过程】

(1) 教师讲解并示教各项操作。

(2) 分组进行各项操作,每组 4～6 人,分工进行操作和记录。

(3) 学生对测量结果进行汇报。

各指标的测量方法及注意事项如下。

1. 体重

测量体重应在空腹及排尽尿便后进行,或于进食 2h 后进行,每次测量应在同一时间，用同一磅秤，便于对比。计算体重时应尽量准确地减去衣物重量，不合作或不能站立的小儿可由护理人员或家长抱着一起称重，然后再减去成人体重及小儿衣物的重量，即为小儿体重。体重测量方法有立式、坐式及卧式。如实训图 1 – 1。

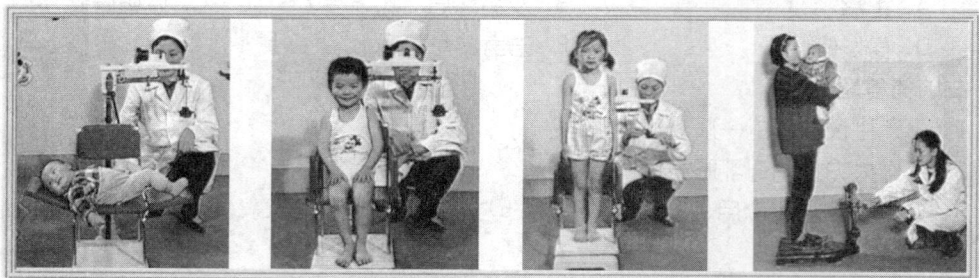

实训图 1 – 1　体重测量

2. 身高（长）

测量身高时，婴幼儿脱去鞋帽，仰卧于测量板，头顶贴测量板的顶端，测量者一手按住婴幼儿双膝使双下肢伸直，一手推动滑板贴至足底，读出身长厘米数，如实训图1 – 2。小儿立位测量时，脱去鞋帽，站在立位测量器或有身高测量杆的磅秤上，取立正姿势，枕骨粗隆、两肩胛下角、臀部及足跟四点应同时紧贴测量杆，头部保持正位，双眼平视，眼眶下缘与耳孔上缘在同一水平线上。测量者移动身高测量杆的头顶板与小儿头顶接触，头顶板必须与测量杆垂直，读出身高厘米数，如实训图 1 –3。

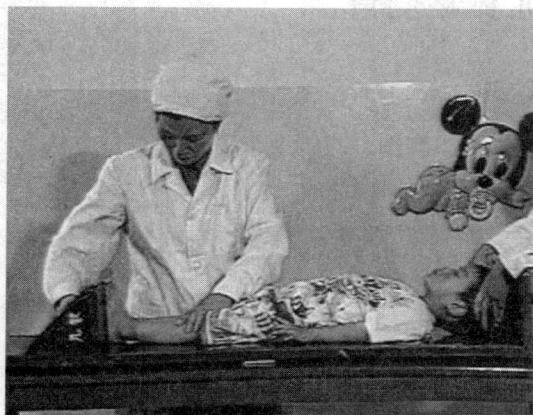

实训图 1 – 2　身长测量

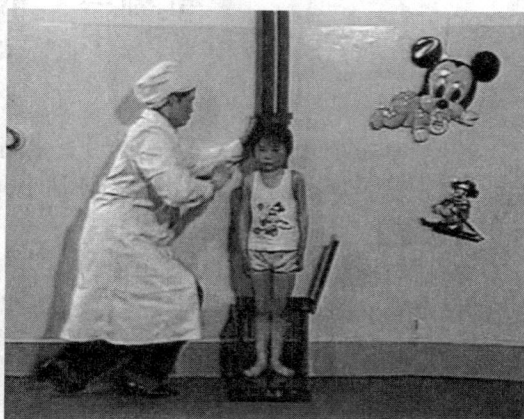

实训图 1 – 3　身高测量

3. 坐高（顶臀长）

即头顶至坐骨结节的长度。

主要反映颅骨与脊柱的发育。测量时 3 岁以下小儿取仰卧位，脱去帽子，头顶紧贴测量板的顶端，测量者提起小儿双下肢，移动滑板使之紧贴小儿臀部，读出量板的厘米数（实训图 1 – 4）。若为 3 岁以上小儿，可坐在坐高计的凳子上，身体先前倾使骶部紧靠量板，再挺身坐直，大腿靠拢紧贴凳面，与躯干成直角，向下移动头顶板与头顶接触，读出测得的厘米数，如实训图 1 – 5。

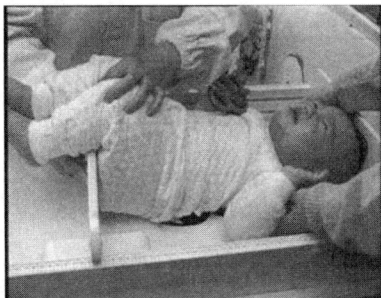

实训图 1 – 4　顶臀长测量

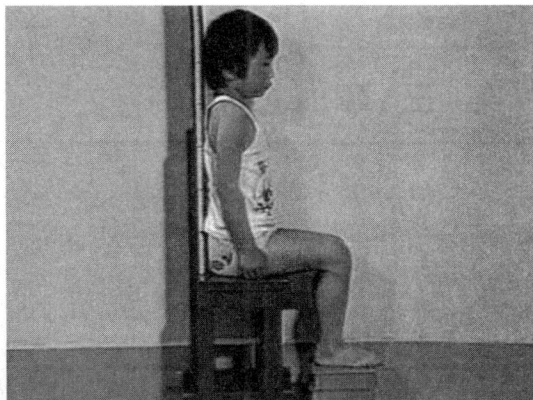

实训图 1 – 5　坐高测量

4. 头围

自眉弓上缘经枕后结节绕头部一周的距离，测量时软尺应紧贴头皮，将软尺 0 点固定于头部一侧眉弓上缘，经枕后结节最高点及另一侧眉弓上缘回到 0 点，读出所测得数字。

5. 胸围

是平乳头下缘及肩胛下角绕胸廓一周的距离。胸围主要反应胸廓及胸肌的发育，测量时小儿两手自然下垂，将软尺 0 点固定于一侧乳头下缘，若乳腺已发育的女孩，固定于胸骨中线第 4 肋间，将软尺紧贴皮肤经两侧肩胛下角回到 0 点，取平静吸气、呼气的平均值。

6. 腹围

是指平脐水平绕腹部一周的距离。小婴儿以剑突与脐之间的中点来测量。测量时要求小儿取卧位，测量者立于小儿的右侧，将软尺的 0 点固定于脐，经同一水平线绕腹部一周后回到 0 点，读出其厘米数。

7. 上臂围

先在肩峰与尺骨鹰嘴连线找出上臂中点，然后在此中点水平绕上臂一周。它反映上臂骨骼、肌肉及皮下脂肪的发育水平，主要反映小儿的营养状况。

8. 皮下脂肪

皮下脂肪占全身脂肪的一半以上，测量皮下脂肪可反映全身脂肪的多少，还可判断肥胖或营养不良的程度。测量皮下脂肪可用小卡尺进行。常用的测试部位包括上臂三角肌下缘、腹部脐旁、乳头线上及背部肩胛下角处。测量时测量者先用拇、示指相距 3cm 处捏起测量部位的皮褶，将皮褶两端和底部钳住，测量其厚度，重复两次取平均值即可。如实训图 1 – 6。

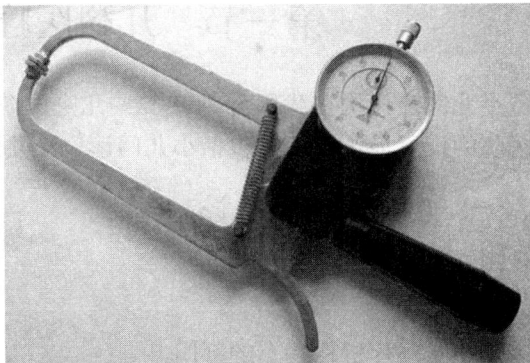

实训图 1 – 6　皮下脂肪测量器

【小结与作业】

老师对各小组的测量结果进行汇总，总结并布置作业。

第三章

住院患儿的护理

知识目标

掌握儿科健康评估特点。

熟悉与小儿沟通的方法与技巧、住院患儿及家庭的心理护理、小儿用药护理。

了解儿科医疗机构组织特点。

能力目标

能正确运用所学知识对住院患儿进行体格检查。

采用有效的方法对小儿进行良好的沟通。

小儿正处于不断生长发育阶段，患病和住院不仅给小儿的身体带来痛苦，而且极易造成其身心创伤，影响小儿今后的人格发展。为了减轻住院给患儿及家庭带来的压力，护士应了解住院对患儿及家庭的影响，为患儿及其家庭提供帮助，给予患儿全面的身心护理。

第一节　儿科医疗机构组织特点

小儿医疗机构在我国分为三类：儿童医院、妇幼保健院及综合医院中的儿科。儿童医院的设置最为全面，包括小儿门诊、小儿急诊及小儿病房三部分。

一、小儿门诊、急诊

（一）门诊设置

1. 预诊处

是小儿医疗机构特有的部门。

（1）目的　早期检出传染病患儿，及时隔离，避免交叉感染；协助患儿家长选择就诊科别，节省就诊时间；对危重患儿还可直接护送急诊室，争取抢救机会。

（2）设置　预诊室应设在儿科门诊的入口处。室内备有检查台、手电筒、压舌板及洗手设备等。应设两个出口，一个通向门诊候诊室，另一个通向传染病隔离室。

（3）预诊检查 主要为简单扼要的问诊、望诊及体检，在较短的时间内根据患儿关键的病史、症状及体征，迅速作出判断，区分病情的轻重缓急。对传染病患儿，安排进入特定的隔离诊室诊治，避免发生交叉感染。当遇有急需抢救的危重患儿时，预诊护士要立即护送至抢救地点。因此，预诊工作要求动作迅速，处理果断，人员要求责任心强，经验丰富，决断能力强。

2. 传染病隔离室

室内除应备有诊查桌、椅、检查床及必要的检查用具外，必须备隔离衣及针对不同传染病的消毒设施和洗手设备。隔离患儿的挂号、交费、取药等均应在指定的区域内进行。隔离室最好分为互不相通的几间，分别诊治不同的传染病。当患儿出院后，室内须经消毒处理后方可诊治另一病种患儿。

3. 挂号处

小儿经过预诊，方可挂号就诊。

4. 测体温处

室内设候诊椅，发热患儿在就诊前需到该处测试体温。对体温39℃以上者，应酌情给予退热处理，并安排优先就诊，以防发生高热惊厥。

5. 候诊室

候诊室要宽敞、明亮、空气流通，有足够的候诊椅，以便容纳就诊的患儿及家长。并设1~2张床供患儿换尿布、包裹之用。同时应备有饮水设备及消毒水杯。还可利用视屏、宣传栏等开展育儿知识、卫生知识的健康教育工作。

6. 诊查室

应设多个诊查室，以减少就诊患儿之间的相互干扰。室内应设诊查桌、椅、检查床、诊查用具及洗手设备等。

7. 化验室

应设在诊查室附近，便于患儿就近化验检查。

8. 治疗室

应备有常用治疗所需的设备、器械和药品，可根据情况进行各种注射、穿刺、灌肠等治疗。

9. 药房及收费处

可设在门诊出口处。

门诊各室的布置应符合小儿的心理特点。如墙上可张贴一些小儿喜欢的图画，室内放玩具，减轻或消除患儿的紧张情绪。

（二）急诊设置

小儿急诊是抢救患儿生命的第一线，各科的危急患儿都必须经过急诊部的初步诊治，待病情初步平稳后，才能转入病房。因此小儿急诊应设抢救室、诊查室、观察室、隔离观察室、治疗室及小手术室等。急诊部的各室应必备抢救器械、用具及药物等。

1. 抢救室

内设病床2~3张，配有人工呼吸机、心电监护仪、气管插管和气管切开用具、供氧设备、吸引装置、雾化吸入器、洗胃用具等必要的设备，以及各种穿刺包、切开包、导尿包等用具。室内备有抢救车，车内备有常用急救药品、物品（注射器、手电筒、压舌板、开口器、简易呼吸器等）、记录本及笔。为便于小婴儿的抢救，可备有远红外线辐射式抢救台。

2. 观察室

设有病床及常规抢救设备，还可备供氧和吸引装置、婴儿暖箱等，如有条件可装备监护仪器，并应按病房要求备有各种医疗文件。

3. 治疗室

应设有治疗床、药品柜、注射用具，各种治疗、穿刺用物及各种导管等各种治疗设备和护理用物。

4. 小手术室

除一般手术室的基本设备外，应准备清创缝合小手术、大面积烧伤的初步处理、骨折固定等器械用具及抢救药品。

二、小儿病房

（一）病房的设置

1. 病室

设有大、小两种病室，大病室容纳 4~6 张床；小病室为 1~2 张床，每张床占地至少 $2m^2$，床间距、床与窗台距离均为 1m，床头设有呼叫器，病床两侧应有可上下拉动的床栏，窗外设有护栏。病室墙壁可粉刷柔和的颜色并装饰小儿喜欢的卡通图案，减少患儿的恐惧感和陌生感。每间病室均应设有洗手池及照明装置，以便进行手卫生及照明。小儿病房最适宜的床位数是 30~40 张。病室间采用玻璃隔断，以便医护人员观察患儿病情变化。

2. 重症监护室

收治病情危重、需要观察及抢救者，室内各种抢救设备齐全，重症监护室与医护人员办公室之间由玻璃隔断，方便观察患儿。待患儿病情平稳后可转入一般病室。

3. 护士站及医生办公室

设在病房中间，靠近重症监护室，以便观察和抢救。

4. 治疗室

分为内、外两小间，中间有门可通，一间用于各种注射及输液的准备工作，另一间则可进行各种穿刺。室内备有各种治疗所需的设备、器械和药品等。

5. 配膳（奶）室

最好设在病房门口外间，室内配备配膳桌、微波炉、冰箱、配乳用具、消毒设备、分发膳食的小车等。将营养部门备好的患儿食品在配膳室分发，如为营养部门集中配奶，另备有加热奶的用具。

6. 游戏室

可设在病房的一端，供住院患儿游戏、活动时使用。室内宜宽敞，阳光充足，地面采用木地板等防滑材料，布局应体现儿童特征。摆有桌椅，可清洁的玩具及图书，备有电视机、收录机等。

7. 厕所与浴室

各种设置要适合患儿年龄特点，注意安全。浴室要宽敞，便于护士协助小儿沐浴。厕所可有门，但不加锁，以防意外发生。

8. 杂物室

室内有便壶、便盆、污衣袋、污水池、大水池（浸泡各种需消毒用品）、分类垃圾桶或垃圾通道等。

此外，病房内还应设有新生儿室、母婴同室、值班室、库房、仪器室、观察室等。

（二）护理管理

1. 环境管理

病房环境要适合儿童的生理、心理特点，病室的窗帘及被服色彩明快，墙壁张贴或悬挂卡通画，使病房气氛欢快。要保持室内空气流通和清洁，采用湿式清洁法。新生儿病室的温度应保持在 22～24℃，婴幼儿病室的温度应在 20～22℃，室内相对湿度应在 55%～65%；儿童病室温度应在 18～20℃，室内相对湿度应在 50%～60%。另外，新生儿与未成熟儿的病室一定要有充足照明，便于观察；儿童病室夜间灯光应暗，以免影响睡眠。

2. 安全管理

小儿病房安全管理的范围广泛，内容繁杂。病室内的设施、设备及日常的治疗、护理操作均应利于儿童的安全，防止跌伤、烫伤等意外伤害；病房中的消防装置、照明器材应有固定位置，专人管理，安全出口要保持通畅。

3. 生活管理

根据患儿的病情、年龄及生活习惯，合理地安排饮食与休息时间，满足其生长发育的要求。餐具由医院供给，做到每次用餐后进行消毒。医院应为患儿提供浅色、柔软、式样简单的衣裤，应常换洗，保持整洁。

4. 预防交叉感染

应严格执行清洁、消毒、隔离、陪伴和探视制度。病室定时通风，按时进行空气与地面的消毒；医护人员注意个人卫生，护理患儿前后均应洗手，有感冒者不宜护理新生儿；不同病种的患儿尽量分室护理；对特殊患儿实施保护性隔离，同时做好家属及探视人员的管理工作。

5. 传染病管理

病房中发现传染病患儿，应立即报告疫情，将患儿转入传染病科或传染病院，对曾与其接触的易感儿进行检疫，采取相应的被动免疫措施，对患儿的污物及曾住的病室及时进行消毒和处理。

第二节 儿科健康评估特点

评估是护理程序的基础，小儿健康评估是通过谈话、体格检查、家庭评估等方法获取资料，对小儿身心状态进行评估。掌握小儿心身特点，运用多方面知识，以获得全面、正确的主客观资料，为制订护理方案打下良好的基础。

一、健康史的采集

健康史的资料是通过与患儿及其家长的交谈获得，其信息应包括小儿目前和过去的健康状态以及相关的心理－社会环境。

（一）内容

1. 一般情况

包括患儿的姓名（乳名）、性别、年龄（采用实足年龄，新生儿记录天数，婴儿记录月数，1 岁以上记录几岁几个月）、出生日期、民族、入院日期，父母的姓名、年龄、职业、文化程度、家庭住址、联系电话等。

2. 主诉

用病史提供者的语言概括主要症状、体征及其持续的时间。如"持续发热 3 天"。

3. 现病史

是对此次患病情况的详细描述。包括发病时间、主要症状、伴随症状、病情发展及严重程度，以及接受过何种处理等。

4. 个人史

包括出生史、喂养史、生长发育史。询问时根据不同年龄及不同健康问题各有侧重。

（1）出生史　母亲孕期情况，第几胎第几产，出生时体重、身长，是否足月，生产方式，出生时有无窒息、产伤、Apgar 评分等。

（2）喂养史　母乳喂养、混合喂养还是人工喂养，以何种乳品为主、冲调浓度，喂哺次数及量，添加辅食及断乳情况，近期进食及大小便情况等。年长儿应了解有无挑食、偏食等不良习惯。

（3）生长发育史　了解小儿体格生长指标如体重、身高、头围增长情况、前囟闭合的时间；会抬头、坐、爬、走的月龄；语言的发展；出牙情况；个性特点；学龄儿还应询问在校学习情况及行为表现等。

5. 既往史

包括以往疾病史和预防接种史。

（1）既往健康史　曾患过何种疾病，既往住院史，患病时间及治疗结果。尤其应了解传染病的患病情况。

（2）预防接种史　包括所有的免疫接种记录；何时接种过何种疫苗，接种次数，接种年龄，接种后有无反应。

（3）过敏史　有无对药物、食物、花粉过敏史或接触性皮肤过敏史等。

6. 家族史

家族是否有遗传性、过敏性疾病或传染病患者；应了解父母是否近亲结婚；同胞的健康情况等。

7. 日常活动

主要活动环境，卫生习惯，睡眠、休息、排泄习惯，是否有特殊行为问题，如吮拇指、咬指甲、手淫等。

8. 心理 - 社会状况

了解患儿性格特征；患儿及其家庭对住院的反应；是否了解住院的原因，对医院环境能否适应，对医疗护理能否配合，对医护人员是否信任；了解患儿父母的年龄、职业、文化程度、健康状况；父母与患儿的互动方式；家庭经济状况、居住环境等。

（二）注意事项

（1）收集健康史最常用的方法是交谈、观察。在交谈前，护理人员应明确谈话的目的，安排适当的时间、地点。

（2）交谈中精神集中，认真听、重点问，态度和蔼亲切、语言通俗易懂，以取得家长和孩子的信任，获得准确的、完整的资料，但避免使用暗示性语言来引导家长或孩子做出主观期望的回答。

（3）对年长儿可让其补充叙述病情，以取得直接的感受，但要注意分辨真伪。

（4）病情危急时，应简明扼要，边抢救边询问主要病史，以免耽误救治，详细的询问在病情稳定后进行。

二、体格检查

护理体格检查的目的是通过对患儿身体进行全面检查，对患儿在身心、社会方面的功能进行评估，为制定护理计划提供依据。与成人不同的是，应注意小儿生长发育情况，并取得患儿及其家长的合作。

（一）体格检查的内容

1. 一般状况

观察小儿营养发育状况、精神状态、面部表情、对外界刺激的反应、皮肤颜色、体位、行走姿势和语言能力等。

2. 一般测量

包括体温、呼吸、脉搏、血压、体重、身高、头围、胸围等。

（1）**体温**　口温测量只适用于能配合的年长儿，37.5℃以下为正常；小婴儿可测腋温，将体温计置于腋窝处夹紧上臂至少5min，36～37℃为正常；肛温最准确，但对小儿刺激大，将肛温计涂润滑剂后缓慢推入肛门约3～4cm，至少测3min，36.5～37.5℃为正常；用半导体体温计在颈动脉处试表半分钟即可显示体温，但太灵敏，波动太大。

（2）**呼吸、脉搏测量**　应在小儿安静时测量。年幼儿以腹式呼吸为主，故可按小腹起伏计数。呼吸过快不易看清者可用听诊器听呼吸音计数，还可用少量棉花纤维粘贴近鼻孔边缘，观察棉花纤维扇动计数。除呼吸频率外，还应注意呼吸节律及深浅。年幼儿腕部脉搏不易扣及，可计数颈动脉或股动脉搏动，也可通过听诊心脏测得。各年龄小儿呼吸、脉搏正常值见表3-1。

表3-1 小儿呼吸、脉搏范围（次/分）

年龄	呼吸	脉搏	呼吸：脉搏
新生儿	40~45	120~140	1:3
1岁以下	30~40	110~130	1:3~1:4
2~3岁	25~30	100~120	1:3~1:4
4~7岁	20~25	80~100	1:4
8~14岁	18~20	70~90	1:4

（3）血压测量 不同年龄小儿所用血压计袖带宽度不一样，应为上臂长度的2/3，过宽者测出血压较实际为低，太窄则测得值过高。年幼儿血压不易测准确。新生儿及小婴儿可用简易潮红法或多普勒超声诊断仪测定。不同年龄血压正常平均值可用公式推算：收缩压（mmHg）=80+（年龄×2），舒张压为收缩压的2/3。

3. 皮肤和皮下组织

在自然光线下观察皮肤颜色，注意有无苍白、黄疸、潮红、紫绀、皮疹、淤点、脱屑、色素沉着等；毛发有无异常；触摸皮肤温度、弹性、皮下组织及脂肪厚度，有无脱水、水肿等。

4. 淋巴结

检查枕后、耳后、耳前、颌下、颈部、腋窝、腹股沟等部位的浅淋巴结，同时注意淋巴结的大小、数目、质地、活动度、有无粘连及压痛等。

5. 头部

（1）头颅 观察大小、形状，前囟大小及紧张度、有无隆起或凹陷；小婴儿检查有无颅骨软化和枕秃；新生儿有无产瘤和血肿等。

（2）面部 观察有无特殊面容，眼距大小，双耳大小、形状、鼻梁高低等。

（3）眼、耳、鼻 检查眼裂是否对称，有无眼睑红肿、下垂、闭合不全，眼球突出、斜视、结膜充血、眼分泌物、角膜混浊、巩膜黄染，检查瞳孔大小、对光反应等。检查双耳有无畸形及分泌物、局部红肿、提耳时疼痛等。观察鼻形，注意有无鼻翼扇动、鼻分泌物性状、鼻通气情况等。

（4）口腔 观察嘴唇有无苍白、紫绀、干燥、口角糜烂、疱疹，牙龈、颊黏膜、硬腭有无充血、溃疡、黏膜斑、鹅口疮，牙齿数目、有无龋齿，舌苔颜色、薄厚、有无杨梅舌，扁桃体是否肿胀、有无分泌物等。

6. 颈部

是否软，有无斜颈、短颈等畸形，活动情况；甲状腺有无肿大，气管位置是否居中，颈静脉充盈、搏动等。

7. 胸部

（1）胸廓 观察胸廓的形态有无异常，触诊检查有无畸形，两侧是否对称，有无呼吸运动异常、心前区有无隆起等。有无肋间隙的增宽或变窄等。

（2）肺 视诊注意呼吸频率和节律有无异常、有无呼吸困难、"三凹征"等表现；触诊语颤有无改变；叩诊有无异常浊音、鼓音或实音；听诊呼吸音是否正常，有无啰音。听诊时，小儿常不配合，可趁啼哭后出现深吸气时进行。

（3）心　视诊心前区有无隆起，心尖搏动位置和范围；触诊有无震颤；叩诊心界大小；听诊心率、节律、心音强度，有无杂音。

8. 腹部

视诊大小及形状，腹壁有无静脉曲张，能否见到蠕动波或肠型，新生儿注意脐部有无出血、分泌物、炎症；触诊肝脏、脾脏、腹壁紧张度，有无压痛或肿块；叩诊有无移动性浊音；听诊肠鸣音是否正常。

9. 脊柱和四肢

脊柱有无侧弯、强直、压痛，活动有无障碍；四肢有无畸形，如"O"型或"X"型腿等佝偻病体征，有无杵状指、多指（趾）畸形等。

10. 会阴、肛门及外生殖器

观察有无畸形、肛裂，男孩有无隐睾、腹股沟疝、包皮过长、阴囊鞘膜积液，女孩阴道有无分泌物等。

11. 神经系统检查

（1）一般检查　包括神志、精神状态、面部表情、前囟饱满度、反应灵敏度、动作语言发育、有无异常行为、肢体动作能力等；

（2）神经反射　新生儿的吸吮反射、拥抱反射、握持反射等是否存在，新生儿和小婴儿腹壁反射、提睾反射较弱或不能引出，2岁以下婴幼儿巴氏征可呈阳性。

（3）脑膜刺激征　一般重点检查颈部阻力、肌张力、凯尔尼格征及布鲁津斯基征等。

（二）注意事项

1. 体格检查用品齐全、适用

房间阳光充足，温度适中，安静；检查者的手要保持清洁、温暖；态度和蔼、动作轻柔，面带微笑呼唤患儿的乳名或小名，用手轻轻抚摸患儿，用听诊器或玩具哄逗患儿以消除恐惧感，同时观察患儿的精神状态和对外界的反应及智力等。

2. 按照年龄及检查部位给患儿采取相应的体位

为增加患儿的安全感，婴幼儿可坐或躺在家长的怀里检查，检查者应顺应患儿的体位。

3. 根据年龄特点耐受程度，对体检顺序进行适当调整

如检查小婴儿时，先听诊胸部和心脏，最后检查咽部；幼儿可先检查四肢后再检查其他部位。对急诊及抢救病例，边检查边抢救，重点检查生命体征及疾病有关的部位，待病情稳定后再进行全面的检查。

三、家庭评估

家庭评估包括家庭结构评估和家庭功能评估，是小儿健康评估的重要组成部分，因为小儿与其家庭成员的关系是影响其身心健康的重要因素。

1. 家庭结构评估

家庭结构是指家庭的组成。评估范围包括家庭组成、家庭及社区环境、家庭成员的职业及教育状况、文化及宗教特色等。

2. 家庭功能评估

家庭功能涉及的是家庭成员之间彼此的影响力以及相互关系的质量，它是决定家庭健康的重要因素。其评估内容包括家庭成员的关系及角色、家庭中的权威及决策方式、家庭中的沟通交流、家庭中的情感表露及个性化表露、卫生保健功能等。

在家庭评估过程中，护理人员要应用沟通技巧，获得家长的信任，关系到隐私的问题要注意保护。根据健康史采集、体格检查及家庭评估的结果进行综合分析，确定患儿的主要健康问题，提出适当的护理问题，制定切实可行的护理计划。随着患儿情况的变化，随时进行评估和修正，执行和评价，不断提高护理质量，更好的为患儿服务。

第三节　与小儿沟通的方法与技巧

沟通是人与人之间信息传递的过程，它是人类与生俱来的本能，是构成人际关系的基础。按照沟通的方式不同分为语言沟通及非语言沟通，前者是使用语言、文字或符号进行的沟通，后者是一种不使用语言，而在沟通中借助动作、手势、眼神、表情等来帮助表达思想、感情、兴趣、观点、目标及用意的方式。沟通是儿科护理中的重要技能，通过沟通不仅使护理人员完成有效的护理评估，而且可以帮助建立良好的护患关系。众多因素影响沟通过程，因而需要儿科护理人员掌握一定的沟通技巧，注意小儿的年龄特征和发育特点，同时还应注意与小儿家长的交流。

一、小儿沟通的特点

1. 语言表达能力差

不同年龄阶段的小儿，语言表达能力不同。年龄越小，词汇量越少，表达能力越差。婴儿只能用不同音调、响度的哭声来表达自己的需要。幼儿吐字不清楚、用词不准确，不仅自己表达不清，也使对方难以理解。3岁以上小儿，可通过语言并借助肢体动作，形容、叙述某些事情，但容易夸大事实，掺杂个人想象，缺乏条理性、准确性。

2. 缺乏认识、分析问题的能力

随年龄的增长，小儿对事物的认识逐渐从直觉活动思维和具体形象思维过渡到抽象逻辑思维。在这转变过程中，常因经验不足、知识能力有限而在理解、认识、判断、分析等环节出现偏差，对自己及周围事物缺少正确的认识和估计，容易影响沟通的进展与效果。

3. 模仿能力强，具有很强的可塑性

学龄前小儿智能发育日趋完善，思维能力进一步发展，他们注意模仿成人的一言一行，设法了解和认识周围环境。学龄儿接触范围扩大，开始意识到进入社会，在追求成功的努力中，注意追随模仿优秀的同龄人和老师。在不同的环境里，小儿模仿的内容不同，只要成人在沟通时有目的性地引导，就能获得事半功倍的效果。

二、与小儿沟通的途径

（一）语言沟通

与小儿的语言沟通多指面对面的口头沟通。通过口头沟通，护士能将有关医院环境、作息时间、治疗护理等情况向患儿及家长进行详细解释，患儿也可将自己的生理需求、情绪感受及时向护士倾诉。但由于患儿的语言表达能力有限，可不同程度地影响沟通效果，因此在语言沟通时，应注意以下几方面问题。

1. 使用通俗易懂的词语

应选择合适的、患儿能理解的词语进行沟通，与小儿交谈中，应用小儿常用的、熟悉的词句，并多采用肯定的谈话方式，避免使用不易理解的医学术语和医院常用的省略语，这样更容易使小儿接受，并能主动配合。

2. 掌握适当的语速

在运用语言沟通时必须掌握适当的语速，从患儿的表情中寻求一些可以支持"混淆"或"不理解"的暗示，或者直接询问患儿，以确定语速的有效性。

3. 选择合适的语调和声调

说话者的语调可以影响信息的含义，从而影响沟通的效果。小儿对成人交谈的内容有时不能完全理解，他们更注意谈话的语调、语气等，如他们从母亲说话声调的高低、快慢感受到其情绪的变化。

4. 保证语言的清晰和简洁

有效的沟通应该是简单的、简短的和重点突出的。保证语言清晰的方法包括：①交谈时适当的放慢语速；②清晰的发音；③举例说明，使某种解释更容易理解。

5. 选择合适的时间和相关的话题

通常最佳的交流时间是当患儿表示出有兴趣与护士交流的时候。此外，护士应注意选择与患儿关系密切的话题，一定要注意遵循实用、切题的原则。

（二）非语言沟通

非语言沟通是伴随着语言沟通而存在的一些非语言的表达方式和情况，在组成沟通的成分中，非语言性沟通占60%～70%。通常情况下，对于小儿，非语言沟通方式比语言性沟通方式更有效。

非语言沟通可以有多种表现形式，常见的有仪表和身体的外观、身体的姿势和步态、面部表情、目光接触、手势及触摸。

1. 仪表和身体的外观

患儿会根据护士的态度、解说等对护士形成第一印象。护士的仪表同样会影响患儿对护士的印象，因此护士应注意自己的着装和修饰，力求带来美感。

2. 身体的姿势和步态

一个人坐、站和移动是一种可见的自我表达方式。身体的姿势和步态可以反应一个人的情绪状态、身体健康情况、自我概念等。护士可以通过观察患儿的身体姿势和步态收集有用的信息。

3. 面部表情

是身体语言中最丰富的表达，常可表现出人内心真正的情感。患儿常会仔细观察护士的面部表情来获得信息。因此，护士要用真诚的微笑面对患儿。

4. 目光接触

是最传神的非语言表现。在面对患儿时，护士应坐在患儿的对面，并保持眼睛和患儿的眼睛在同一水平，这样可以表示出对患儿的尊重。

5. 手势

可以用来强调、加强或澄清语言信息。有时，手势和其他非语言行为结合起来使用可以替代语言信息。特别是对于年幼的小儿，手势常可以作为护患沟通的桥梁。

6. 触摸

当患儿忧伤害怕时，触摸可以让他们感受到特别的温暖和关怀。对于哭闹的患儿，触摸是一种有效的帮助患儿恢复平静的手段。

（三）游戏

小儿生活中重要的不可缺少的活动是游戏，因此，游戏是与小儿沟通的有效途径。根据不同年龄与心理发展阶段，安排适当的、小儿感兴趣的游戏可很快缩短护士与患儿间的距离，促进相互了解。护士在与患儿做治疗性游戏的同时，可鼓励、帮助、教育患儿，使之消除不良情绪。

（四）绘画

小儿图画可有各种含义，多与个人熟悉的、体验到的事情有关。通过绘画，患儿可表达愿望，宣泄感情。护士可通过绘画与患儿进行交流，了解和发现存在的问题。

在与患儿的沟通中，各种类型的沟通方式都可能用到，并且在同一时间内，也可能同时用几种沟通方式。护士应根据所处的情景，选择适当的沟通方式和技巧与患儿沟通，以提高沟通的有效性，提高护理质量。

三、与患儿沟通的技巧

与小儿沟通的最根本原则是尊重，护士在与小儿交往过程中应一直坚持这一原则，并促使家长遵守。同时，应根据患儿的年龄、心理特点等来组织沟通的内容，并采用相应的沟通技巧。

（一）语言沟通技巧

1. 主动介绍

初次接触患儿及其家长时的自我介绍对进一步沟通具有重要意义。护士主动介绍自己，亲切询问患儿的乳名、年龄、学校或幼儿园名称等患儿熟悉的生活，可缩短彼此间的距离。同时应鼓励患儿做自我介绍或提出疑问，避免将所有问题只向家长询问，而形成替代沟通的局面，挫伤患儿主动合作的积极性。

2. 耐心倾听和交谈

沟通中护士应注意倾听，并与患儿交谈，特别是学龄期小儿和青少年。小儿是"独特的群体"，他们有自己思想，护士应该关注他们的观点，鼓励他们进一步交谈，不要轻易打断他们的谈话或过早的做出判断，了解小儿的主要意思和真实内容。

3. 真诚理解

小儿的情绪变化快，有时喜怒无常，应容许小儿在受伤时哭泣、在受挫时表达愤怒。对患儿某些幼稚、夸大的想象、分析，应采取诚恳态度，表示接受与理解，不敷衍了事，更不能以此作为讥讽、取笑患儿的话题，而失去患儿的信任。适当的触摸、温和的表情、简单的问候，可使患儿减轻伤痛，并逐渐接受即使是不愉快的事实。

4. 保护隐私

与患儿沟通需要保护其隐私，即使年龄小，也有其个人世界，面对外部世界，他们需要宁静的自我空间进行幻想。

5. 注意声音效果

护士应掌握谈话时声音的技巧，注意语气、声调、音量、语速，以促进沟通的顺利进行。如，谈话中稍加停顿，给患儿理顺思路的时间；稍慢的速度，适当的音量，亲切的语气能引起患儿的注意与反应。

6. 循序渐进

患儿惧怕人际关系的突然变化，他们需要一个过程逐渐熟悉环境和其中的人。陌生人如果直接接近婴幼儿并交谈，常会使他们感到恐惧，可通过游戏介导与他们逐渐熟悉。

患儿年龄小、体格小，但仍要平等对待。谈话时应与其保持同一水平，并保持目光接触，这样可促进交流。

（二）非语言沟通技巧

在非语言沟通中，无论采用何种方式，亲切和蔼的情感表达都是必不可少的。它有助于患儿消除紧张情绪，增加交流的主动性。患儿对非语言性交流高度敏感，因此护士要保持良好的情绪，除特殊需要外，一般不戴口罩，使患儿经常能见到护士的微笑，以便更好地与小儿沟通，减少小儿的陌生和不安。对婴幼儿来说，抚摸、怀抱等可向小儿传递"爱"的信息，使小儿感到护士的和蔼可亲，使他们感到安全。这样不仅使小儿情绪上得到满足，还有利于心理方面的发展。

（三）抽象式沟通

1. 游戏

根据不同年龄与心理发展阶段，安排适当的、小儿感兴趣的游戏。对于婴幼儿可做"藏猫猫"游戏，对好奇心很强的学前儿童，可与之做具有探索性的纸牌魔术等游戏，引起患儿探索的兴趣，加快沟通的过程。

2. 绘画

护士通过对画面内容、布局等分析了解小儿对自己和他人的想法。可通过一些线索展开评估，如图中个体形象的大小可反映小儿心目中重要的、有力的、权威的人或事；画面出现的次序可反映小儿对人和事按其重要程度排列的次序；小儿在图中自己及其他成员所在的位置，表示患儿认为自己所处的地位；绘画时涂擦、重叠与患儿矛盾、焦虑的心理有关。

绘画可帮助小儿表达感觉，反映复杂的心理状态，但这些线索并不是完全正确或一成不变的，须结合小儿的背景资料进行全面细致的分析。

四、与患儿家长沟通的技巧

小儿患病，家长常常表现为焦虑、恐惧等紧张情绪，这些情绪可直接影响到小儿。因此与家长的沟通，一方面可促进与患儿的交流，另一方面可使家长放松其紧张、焦虑的情绪，使小儿接受治疗与护理。

通过与家长的沟通可获得有关小儿的大部分信息，相关的健康指导也需要家长直接实施，或协助实施。在与家长沟通中，护士可采用适当的沉默、倾听、观察，并配合接受、尊重、移情等方法，充分理解家长。

1. 鼓励交谈

对家长的不安情绪，与家长的谈话最好以询问普遍性问题开始，如"孩子现在怎么样?"使家长能在轻松的气氛下谈各方面的内容，护士会获得较多有用的信息，避免在谈话开始时使用如"是不是"、"有没有"的闭合性问题，这样不利于家长表露情感及提供小儿的有关信息。

2. 集中主题

在与家长的沟通中既要使其自由表达，又要注意集中主题，可采用提出开放性的问题，随后对主题给予一定的限制，以避免谈话的偏离。

3. 倾听

倾听是有效沟通的重要技巧，在与家长交谈中，注意语言和非语言沟通的各个方面，理解对方，使其感觉护士是真正用心在听，从而建立良好的信任。

4. 移情

移情是感受他人内心所想，尽量以对方的眼光看待整个世界。移情不等同于同情，后者只是主观地想象他人所想，而移情则是非常有益的支持技巧。

5. 避免阻碍沟通

许多阻碍沟通的因素影响了帮助性关系的建立，可能原因是谈话的偏见或信息的超负荷，从而增加焦虑情绪，降低注意力。因此，护士在沟通中应注意信息适量，随时澄清谈话。

第四节　住院患儿及家庭成员的心理护理

患儿住院时，由于年龄、疾病、病情和住院时间的不同，因而对住院有不同的心理反应。家长对患儿疾病所持的态度也影响其心理稳定。因此在对患儿实施整体护理中，应认真做好小儿及其家庭的心理护理。

一、住院小儿的心理护理

患病和住院对小儿的生理和心理均造成很大的影响。在住院期间除病痛之外，陌生的环境和人、有限的活动空间与时间、服药注射等一系列的治疗，都会使儿童产生恐惧和焦虑，直接影响患儿的治疗效果。护士应根据不同的心理反应进行相应的心理护理，使患儿身心得到全面的照顾。现将住院患儿的心理护理，按年龄分期分述如下。

（一）婴儿期

6个月以内的婴儿，如生理需要获得满足，住院后一般比较平静，较少哭闹。6个月以后的婴儿一般能辨认熟人和陌生人，对母亲或抚育者的依恋性越来越强，住院的反应强烈，主要是以哭闹表现与亲人分离的痛苦，避开和拒绝陌生人，寻找父母、拒绝和护士合作等。

此期患儿的护理要点是：尽量减少患儿与父母的分离，多与其接触，通过轻拍、抚摸、搂抱、按摩等耐心、细致地护理，满足婴儿的"皮肤饥饿感"的需求。向家长了解并在护理中尽量保持患儿住院前的生活习惯，唤其乳名，可把患儿喜爱的玩具或物品放在床旁，使其对护士逐渐产生好感，从而建立和发展信任感。

（二）幼儿期

幼儿对母亲的依恋变得十分强烈，可认为住院是对自己的惩罚而产生疑虑，对陌生环境缺乏安全感，并且害怕被父母抛弃，由此产生分离性焦虑。语言表达能力及理解能力有限，在表达需要、与他人交往时出现困难，感到苦恼，同时对医院环境、生活等各方面均不熟悉，担心自身安全受到威胁，使患儿拒绝接触医护人员。具体表现分为反抗、失望、否认3个阶段。

此期患儿的护理要点是鼓励父母陪伴及照顾患儿。尽量固定护士对患儿进行连续的、全面的护理。用患儿能够理解的语言介绍医院的环境、作息时间，运用语言与非语言沟通技巧，与患儿交流，了解患儿的需求，尽可能保持患儿住院前的生活习惯，尤其是睡眠、进食等。允许患儿留下心爱的玩具、物品等。鼓励和发展幼儿自主性、独立性、好奇心、求知欲，减少疾病和痛苦给幼儿带来的心理影响。

（三）学龄前期

此期患儿由于对陌生环境的不习惯，对疾病与住院的不理解，产生焦虑、恐惧心理。迫切希望得到父母的照顾和安慰，但因智能发展更趋完善，思维能力进一步发展；故表现较温和，如悄悄哭泣难以入睡，能把情感和注意力更多地转移到游戏等活动中。

此期患儿的护理要点是：护理人员要尽可能相对固定，主动关心、爱护和尊重患儿，并设法使患儿尽快熟悉周围的环境和有关人员，减轻陌生感，根据患儿病情组织适当的活动，如游戏、绘画、讲故事等，帮助患儿克服焦虑、恐惧心理。通过活动，以患儿容易理解的语言，讲解其所患的疾病和治疗的必要性，使其清楚疾病和治疗不会对自己的身体构成威胁。在病情允许时，让患儿参加一些力所能及的工作，鼓励他们参与自我照顾，以帮助树立自信心。

（四）学龄期

学龄期小儿因住院而与学校及同学分离，会感到孤独，并担心学业落后；因缺乏疾病的知识，忧虑自己会变成残疾或死亡，因怕羞对体格检查不能很好地配合，也有的患儿担心因自己住院给家庭造成严重的经济负担而感到内疚。此阶段的患儿自尊心较强、独立性增加，常表现比较隐匿，可能会为掩盖内心的恐慌努力做出若无其事的样子。

此期患儿的护理要点是帮助患儿与同学保持联系，交流学校及学习情况。只要病情允许，鼓励患儿尽快恢复学习；帮助患儿认识疾病和治疗的有关知识，鼓励自我护理和个人卫生工作，固定人员、全面、连续地护理，增强信任感和安全感。进行体格检查及各项操作时，采取必要的措施以维护患儿的自尊；提供适合儿童活动、读书、绘画、交流、游戏等的环境，使其情绪稳定地接受治疗。

（五）青春期

青春期少年的个性基本形成，住院后常不愿受医护人员过多的干涉，心理适应能力加强但情绪易波动，也易出现日常生活被打乱的问题。

此期患儿的护理要点是在执行治疗护理措施时，提供给患儿部分选择权，通过强调患儿的个人能力，以消除其不合作或消极行为；运用沟通技巧建立良好的护患关系，增加患儿的安全感，为患儿提供充分表达其情绪反应的机会；根据病情，与患儿及其家长共同制定时间表，安排好其每日的生活，对于长期住院的患儿，可在日历上标注特殊事件的日期和时间，特别是治疗方面的变化。

二、住院小儿家庭成员的心理护理

小儿患病和住院打破了家庭的正常生活，家庭成员会产生焦虑、恐惧情绪，尤其是当结果还不确定或病情比较严重时。病程长、预后不良、缺乏经济或社会的支持等原因，都增加了家庭适应的难度。医护人员如果以热情、客观、理解、关心的态度与患儿家庭成员传递各种信息，他们就会不同程度地减轻紧张、焦虑的心理，有利于医护工作的进行，更好地促进患儿的康复。

为患儿父母提供情感支持，具体包括经常陪伴并与之沟通，接受父母语言和非语言信息。提供机会让患儿父母表达内疚、悲伤、愤怒等情感，帮助其明确产生这些感觉的原因，并为他们提供发泄的机会；护士可通过指导父母如何照顾患儿、照顾家庭等来减轻父母的责任；可通过陪伴患儿，让其与父母有独处时间；或安排其他家庭成员探视，与家庭其他成员讨论满足患儿父母的需要，使患儿父母得到休息；可通过组织家长共同讨论孩子住院后的顾虑、感受和体会，为家长提供支持。

对患儿兄弟姐妹提供适当的心理支持，能使他们很好地应对因患儿住院而带来的家庭改变。非传染性疾病允许兄弟姐妹或伙伴探视，并参与对患儿的护理；鼓励兄弟姐妹或伙伴和父母共同参与患儿的活动，如家庭聚餐或集体游戏等；通过集体讨论兄弟姐妹的感受来评估他们的适应能力，并制定相应护理措施等。

对患儿家庭提供健康知识及信息支持。让家庭成员清楚地了解自己的身体、了解事情将会怎样、他们应该怎么做。护士还可通过回答家长的问题，使其了解患儿的状况。提供信息时，要注意因人而异，选择适当的时间和方法。

第五节　小儿用药护理

药物治疗是小儿综合治疗的重要组成部分，合理、正确地用药在治疗中常常起到关键作用。但由于小儿具有许多和成人不相同的解剖生理特点，因此，药物治疗应注意年龄差异和生理特点，合理用药。

一、小儿用药特点

1. 肝肾功能及某些酶发育不完善，对药物的代谢及解毒功能较差

小儿肝酶系统发育不成熟，解毒功能不足，使药物的半衰期延长，同时，肾脏的排泄功能较差，药物及其分解产物在体内滞留时间延长，加大了药物的血药浓度及毒性作用。如氯霉素在体内可与肝内葡萄糖醛酸结合后排出，但新生儿和未成熟儿肝脏葡萄糖醛酸含量少，使体内呈游离态的氯霉素较多而导致氯霉素中毒，产生"灰婴综合征"。

2. 小儿血脑屏障不完善，药物容易通过血脑屏障到达神经中枢

药物进入小儿体内后，与血浆蛋白结合较少，游离药物浓度较高，通过血脑屏障容易引起中枢神经系统症状，因此使用中枢神经系统药物应慎重。如小儿对吗啡类药物（可待因）特别敏感，易产生呼吸中枢抑制。用山梗菜碱可引起婴儿运动性烦躁、不安及一时性呼吸暂停等。

3. 年龄不同，对药物反应不同，药物的毒副作用有所差别

小儿不同年龄阶段，对药物的反应不一样。3 个月以内的婴儿慎用退热药，因可以使小婴儿出现虚脱；8 岁以内的小儿，特别是小婴儿服用四环素容易引起黄斑牙（四环素牙），还有些外用药如萘甲唑啉（滴鼻净）用于治疗婴儿鼻炎，可引起昏迷、呼吸暂停。

4. 胎儿、乳儿可受母亲用药的影响

孕妇用药时，药物通过胎盘屏障，进入胎儿体内循环。药物对胎儿的影响取决于孕母所用药物的性质、剂量、疗程，并与胎龄有关。在妊娠最初 3 个月内使用抗癌药、降血糖药、抗癫痫药等可导致胎儿发育畸形或死胎。一般来说，乳母用药后，乳汁中药物浓度不太高，但也有某些药物在乳汁中浓度相当高，可引起乳儿发生毒性反应，如苯巴比妥、地西泮、阿托品需慎用，放射性药物、抗癌药、抗甲状腺激素药物等，哺乳期应禁用。

5. 小儿易发生电解质紊乱

小儿体液占体重的比例较大，对水、电解质的调节功能较差，对影响水、盐代谢和酸碱代谢的药物特别敏感，比成人容易中毒。因此小儿应用利尿剂后极易发生低钠或低钾血症。

二、小儿药物的选择及护理

选择药物要依据小儿的年龄、病种和病情，同时要考虑小儿对药物的特殊反应和药物的远期影响。

1. 抗生素的应用及护理

在使用中要严格掌握用药指征，通常应用一种抗生素为宜，过量使用易造成肠道菌群失调，引起真菌或耐药菌感染。在应用抗生素时还要注意药物的毒副作用，如患儿应用链霉素、卡那霉素、庆大霉素等时，注意有无听神经、肾脏损害，且此类药剂量不要过大，疗程不宜太长。

2. 镇静药的应用及护理

小儿出现高热、烦躁不安、惊厥等情况时，使用镇静药可以使患儿得到休息，以利病情恢复。常用的药物有苯巴比妥、地西泮、水合氯醛等，使用中应特别注意观察呼吸情况，以免患儿发生呼吸抑制。

3. 镇咳、化痰、平喘药的应用及护理

小儿呼吸道较窄，发生炎症时黏膜肿胀，分泌物较多。因此，在呼吸道感染时一般不用镇咳药，而应用祛痰药或雾化吸入法稀释分泌物，使之易于咳出。哮喘患儿应用平喘药时应注意观察有无精神兴奋、惊厥等。

4. 泻药和止泻药的应用及护理

小儿便秘应先调整饮食，可吃些蜂蜜、水果、蔬菜等，在十分必要的时候才使用缓泻剂。小儿腹泻时也应该先调整饮食，补充液体，一般不主张使用止泻药，因为使用止泻药后虽然腹泻可以得到缓解，但是可以加重肠道毒素吸收甚至发生全身中毒现象。

5. 退热药的应用及护理

小儿疾病中，多有发热表现，通常使用对乙酰氨基酚和布洛芬退热。应用时剂量不可过大，用药时间不可过长，但可反复使用。用药后注意观察患儿的体温和出汗情况，及时补充液体。

6. 肾上腺皮质激素的应用及护理

严格掌握使用指征，在诊断未明确时避免滥用，以免掩盖病情。不可随意减量或停药，防止出现反弹现象。过敏性疾病、重症感染性疾病可短期使用；血液病、肾病综合征、自身免疫性疾病等可采用长疗程。较长期使用可影响蛋白质、脂肪、糖代谢，抑制骨骼生长，降低机体免疫力。此外，患水痘时用药可使病情加重，应禁止使用。

三、小儿药物剂量的计算

小儿用药剂量较成人更应计算准确，可按下列方法计算。

1. 按体重计算

是最基本的计算方法，在临床应用最为广泛，计算公式为：

每日（次）剂量 = 每日（次）每千克体重所需药量 × 患儿体重（kg）。

患儿体重以实际测得值为准，年长儿按体重计算如超过成人以成人量为限。

2. 按体表面积计算

由于许多生理过程（如心搏出量、基础代谢）与体表面积关系密切，按体表面积计算药物剂量较其他方法更为准确，计算公式为：

每日（次）剂量 = 每日（次）每平方米体表面积所需药量 × 患儿体表面积（m²）。

小儿体表面积可按下列公式计算，也可按"小儿体表面积图或表"求得。

体重 <30kg：小儿的体表面积（m²）= 体重（kg）× 0.035 + 0.1；

体重 >30kg：小儿的体表面积（m²）= [体重（kg）- 30] × 0.02 + 1.05。

3. 按年龄计算

适用于剂量幅度大，不需精确计算的药物，简单易行，如营养类药物。

4. 按成人剂量折算

此法只限于某些未提供儿童剂量的药物，所得剂量一般偏小，故不常用，计算公式为：

儿童剂量 = 成人剂量 × 儿童体重（kg）/50。

四、小儿给药的方法

根据小儿年龄、疾病和病情选择给药途径、药物剂型及用药次数，以保证药效和尽量减少对病儿的不良反应。

1. 口服法

是临床普遍使用的给药方法，对患儿身心的不良影响小，只要条件许可，尽量采用口服给药。年幼儿用糖浆、水剂、颗粒剂；年长儿可用片剂或药丸。婴幼儿也可将药片捣碎后加糖水吞服。

2. 注射法

多用于急、重症及不宜口服药物的患儿。注射给药见效快，但易造成患儿恐惧。常采用肌内注射、静脉推注及静脉滴注法。肌内注射一般选择臀部外上方，对不合作、哭闹挣扎的婴幼儿，可采取进针、注药及拔针均快的"三快"注射技术，以缩短时间，防止发生意外。肌内注射次数过多可造成臀肌痉挛，影响下肢功能，故非病情必需不宜采用。静脉推注多用于抢救，推注时速度要慢，密切观察，勿使药液外渗；静脉滴注适用于给药、补充水分及营养、供给能量等，根据患儿年龄、病情调控滴速，保持静脉通道的通畅。

3. 外用法

剂型较多，如水剂、粉剂、膏剂及混悬剂等，其中以软膏为多。根据不同的用药部位，对患儿进行适当的手约束，以免因其抓、摸使药物误入眼、口而发生意外。

4. 滴耳法

采用滴耳法给药时应将小儿头部转向健侧后进行，将 3 岁以下患儿的耳廓向下向后拉，将 3 岁以上患儿的耳廓向上向后拉。滴耳液的温度应为 37℃。药物滴于外耳道而自行流入耳膜，滴药后小儿应保持躺向健侧 10～15min。

5. 滴鼻法

滴鼻法给药应在进食前 20min 进行，每瓶药只能用于一个患儿。滴入时，患儿仰卧，肩下垫一大枕头，滴药后保持此姿势 5min，防止药液向鼻孔外流失。

6. 其他

雾化吸入较常用，但需有人在旁照顾。灌肠给药采用不多，可用缓释栓剂。含剂、漱剂在小儿时期使用不便，年长儿可用。

目标检测

一、填空题

1. 小儿医疗机构分为三类：（　　　）、（　　　）、（　　　）。

2．新生儿病室温度应保持在（   ），婴幼儿病室温度应在（   ），儿童病室温度应保持在（   ）。

3．小儿腋温（   ）为正常，肛温（   ）为正常。

4．与小儿沟通最基本的原则是（   ）。

5．小儿发热，通常使用（   ）和（   ）退热。

二、选择题

1．儿科病房床间距为（   ）

    A.1m   B.1.5m   C.2m   D.2.5m   E.3m

2．小儿药物剂量最基本的计算方法是（   ）

    A．按体表面积计算   B．按体重计算   C．按疾病种类计算

    D．按年龄计算   E．按成人剂量计算

3．儿科病房管理特点以下哪项正确（   ）

    A．环境管理   B．预防交叉感染   C．安全管理

    D．生活管理   E．以上均正确

4．新生儿正常呼吸频率（   ）

    A.30～40次／分   B.25～30次／分   C.20～25次／分

    D.40～45次／分   E.18～20次／分

5．小儿临床最普遍的给药方法是（   ）

    A．口服法   B．注射法   C．外用法

    D．滴耳法   E．滴鼻法

三、简答题

1．简述儿科病房的设置与管理。

2．小儿用药剂量如何计算？

四、案例分析

    患儿，男性，17个月，因咳嗽3天、气促2天就诊，门诊医生听诊双肺呼吸音粗，有痰鸣音及中小湿啰音，以"支气管肺炎"收入院。入院后患儿哭闹，踢打室内物品，寻找父母，拒绝护理人员的照顾，作为一名合格的护理人员对此年龄期患儿的心理反应如何实施护理措施，使患儿情绪稳定并配合治疗护理？

（苏艳霞）

儿科常用护理技术

学习目标

知识目标

掌握一般测量法、臀红护理法、约束法、婴儿抚触法、小儿头皮静脉输液、光照疗法。

熟悉儿童床使用法、婴儿沐浴法、颈外静脉穿刺术、股静脉穿刺术。

了解更换尿布法、保温箱的使用、辐射保温床的使用。

能力目标

熟练掌握一般测量法、约束法、婴儿抚触法的操作步骤。

学会保温箱的使用、辐射保温床的使用。

本章主要学习小儿一般测量法、臀红护理法、约束法、婴儿抚触法、小儿头皮静脉输液、光照疗法等操作。

第一节　一般护理法

一、一般测量法

（一）体重测量法

【目的】

正确测量体重，评价小儿体格发育和营养状况，为观察病情变化、临床输液、给药、乳量计算等提供依据。

【准备】

1. 护士准备

按护士素质要求做好准备，服装、鞋帽整洁，剪指甲、洗手、戴口罩。

2. 物品准备

（1）磅秤　①盘式杠杆秤：婴儿使用，载重 10～15kg。②坐式杠杆秤：幼儿使用，载重 20～30kg。③站式杠杆秤：3～7 岁小儿使用，载重 50kg；7 岁以上小儿使用，载重 100kg。

（2）尿布、衣服或毛毯、清洁布、记录本。

3. 环境准备

室内整洁，光线充足，温、湿度适宜。

【操作步骤】

1. 婴儿体重测量法

（1）测量体重前，先校正盘式杠杆秤。

（2）把清洁布铺在婴儿盘式杠杆秤的秤盘上（图 4-1）调节指针到零点。

（3）脱去婴儿衣服及尿布，将婴儿轻放于秤盘上，观察重量，准确读数至 10g。

若天气寒冷、体温偏低或病重婴儿，先称出婴儿衣服、尿布、毛毯的重量，然后给婴儿穿上称过的衣服、包好毛毯再测量重量，减去衣物重量即得婴儿体重。

（4）记录测量结果。

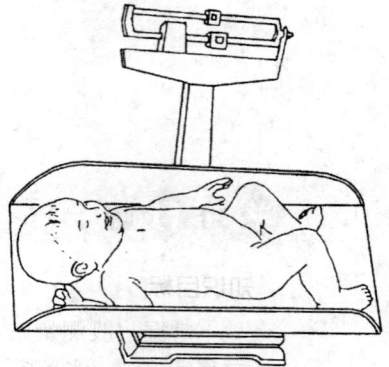

图 4-1 盘式杠杆秤测量体重

2. 儿童体重测量法

（1）测量体重前，先校正坐式杠杆秤或站式杠杆秤。

（2）小儿脱鞋，只穿内衣裤。可用坐式或站式杠杆秤测量，待小儿坐稳或站稳后，观察重量并记录。1～3 岁坐位测量（图 4-2），准确读数至 50g；3 岁以上站立于站板中央（图 4-3），两手自然下垂测量，准确读数不超过 100g。

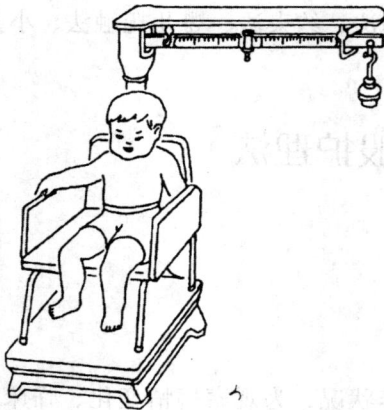

图 4-2 坐式杠杆秤测量体重

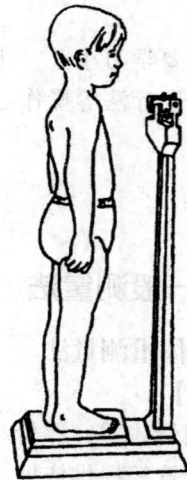

图 4-3 站式杠杆秤测量体重

【注意事项】

（1）特殊疾病（如肾病综合征）的患儿，测量体重应在晨起空腹排尿后或进食后 2h 为佳，每次测量应在同一磅秤、同一时间进行。称量时小儿不可接触其他物体或摇动。

（2）检查室光线充足，温湿度适宜。

（3）所测数值与前次差异较大时，应重新测量核对，体重变化较多应报告医生。

（二）身长（高）测量法

【目的】

评价小儿骨骼发育状况；为疾病诊断提供依据。

【准备】

1. 护士准备

按护士素质要求做好准备，服装、鞋帽整洁，剪指甲、洗手、戴口罩。

2. 物品准备

测量床、清洁布、立位测量器或有身高测量杆的磅秤、记录本。

3. 环境准备

室内整洁，光线充足，温、湿度适宜。

【操作步骤】

1. 婴儿身长测量法

（1）将清洁布平铺在测量板上，脱去帽子和鞋袜，仰卧于测量板中线上。

（2）助手将小儿头扶正，面向上，头顶轻贴测量板的顶端，测量者一手按住小儿双膝使双下肢伸直，一手推动滑板贴于足底，当量板两侧数字相等时测出身长，读出身长厘米数（图4-4）。

（3）记录测量结果，至小数点后1位数。

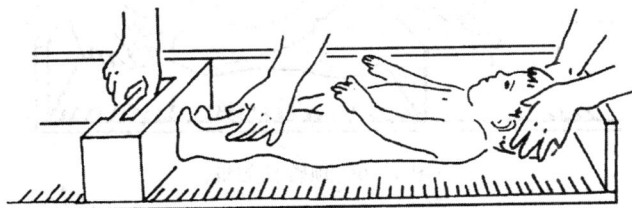

图4-4 婴儿身长的测量

2. 儿童身高测量法

脱去帽、鞋，站立于立位测量器或有身高测量杆的磅秤上，要求小儿取立正姿势，双眼平视正前方，头部保持正中位置，胸稍挺，腹微收，两臂自然下垂，手指并拢，足跟靠拢，足尖分开约60°，足跟、臀部、两肩胛间、枕骨粗隆均同时紧贴测量杆。测量者移动身高计头顶板与小儿头顶接触，读出身高的厘米数，记录测量结果，至小数点后1位数（图4-5）。

【注意事项】

（1）婴幼儿易动，推动滑板时动作应轻快，并准确读数。

（2）检查室要光线充足，温湿度适宜。

（3）身高计头顶板与测量杆呈90°。

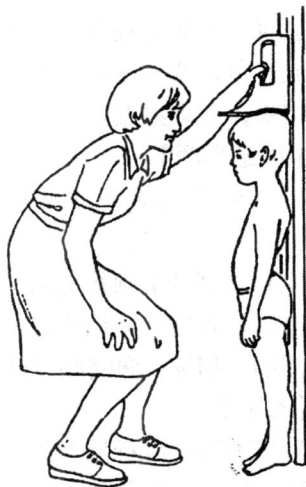

图4-5 儿童身高的测量

（三）坐高测量法

【目的】

测量坐高可了解头颅与脊柱的生长情况。

【准备】

1. 护士准备

按护士素质要求做好准备，服装、鞋帽整洁，剪指甲、洗手、戴口罩。

2. 物品准备

测量板、坐高计、记录本。

3. 环境准备

室内整洁，光线充足，温、湿度适宜。

【操作步骤】

1. 3 岁以下小儿测量坐高（顶臀长）

把小儿平卧在测量板上，助手将小儿头扶正，面向上，头顶轻贴测量板的顶端，测量者一手提起小儿小腿使膝关节屈曲，大腿与底板垂直而骶骨紧贴底板，一手移动足板紧压臀部，记录测量结果，至小数点后 1 位数（图 4-6）。

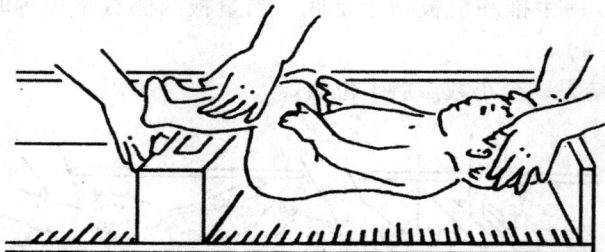

图 4-6 顶臀长测量

2. 3 岁以上小儿测量坐高

小儿坐于坐高计凳上，身体前倾使骶部紧靠量板，挺身坐直，大腿靠拢紧贴凳面与躯干成直角，膝关节屈曲成直角，两脚平放，移下头板与头顶接触，记录测量结果，至小数点后一位数（图 4-7）。

【注意事项】

（1）婴幼儿易动，测量时动作应轻快，并准确读数。

（2）坐高计头顶板与测量杆呈 90°。

（3）检查室要光线充足，温湿度适宜。

（四）头围、胸围测量法

【目的】

测量头围可判断脑和颅骨的发育程度；测量胸围判断肺、胸廓的发育程度。

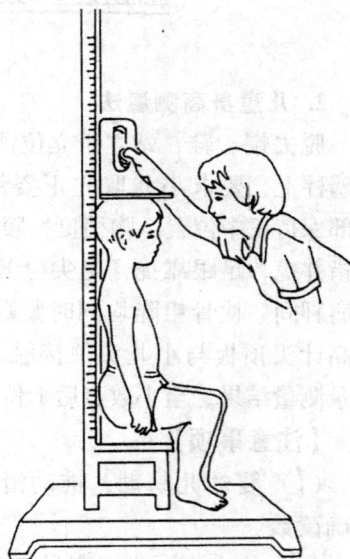

图 4-7 坐高测量

【准备】

1. 护士准备

按护士素质要求做好准备，服装、鞋帽整洁，剪指甲、洗手、戴口罩。

2. 物品准备

软尺、记录本。

3. 环境准备

室内整洁，光线充足，温、湿度适宜。

【操作步骤】

1. 头围测量

（1）小儿取坐位或仰卧位，测量者立于小儿的前方或右侧。

（2）测量者用左手拇指将软尺"0"点固定于小儿头部右侧眉弓上缘处，从头的右侧向后经枕后结节而回到"0"点。软尺应紧贴小儿皮肤，左右对称。准确读数，精确到0.1cm。

（3）整理用物，记录测量结果。

2. 胸围测量

（1）小儿取卧位或立位，两手自然平放或下垂。

（2）测量者将软尺"0"点固定于一侧乳头下缘（乳腺发育的女孩，固定在胸骨中线第4肋间），将软尺紧贴皮肤，经两侧肩胛骨下缘回到"0"点，取平静呼、吸气时的中间读数。读数精确至0.1cm。

（3）整理衣服、用物，记录测量结果。

【注意事项】

（1）测量时，软尺不能过松、过紧或打折，以免影响数据的准确性。

（2）测量头围时，动作要轻柔，使小儿的头固定。

（3）检查室要光线充足，温湿度适宜。

二、儿童床使用法

【目的】

保持病室清洁、整齐、美观；为患儿准备舒适、整洁的床铺。

【准备】

1. 护士准备

按护士素质要求做好准备，服装、鞋帽整洁，剪指甲、洗手、戴口罩。

2. 物品准备

儿童床（四周栏杆的高度为45～55cm，杆与杆之间的距离为7cm，两侧床栏杆都能上下拉动）、床垫、床褥、毛毯或棉被、被套、枕心、枕套、床单、橡胶单、大单、中单、床头柜及床旁椅、床刷及刷套。

3. 环境准备

室内整洁，光线充足，保持室内空气流通，温、湿度适宜。

【操作步骤】

（1）携用物至床旁，移床旁桌距床20cm，移床旁椅于床尾距床15cm，将用物按铺床的顺序放在床旁椅上，放下近侧床栏杆。

（2）将能坐起的患儿抱至床尾与对侧栏杆的三角区内，暂用中单略加约束于床栏；不能坐起的患儿用大毛巾将其暂行全身约束，横放于床尾处。

（3）翻转床垫，将床褥上移与床头齐。依次铺上大单、橡皮中单，上下两端角部折成方角，沿床边部分塞于床垫下。将毛毯或棉被套入被套中，被头铺在距床头15cm处，下垂部分沿床边向里折叠，床尾部分塞于床垫下。

（4）至床对侧，依上述顺序铺床，套好枕套，放在床头。

（5）抱患儿到铺好的洁净床单上，拉起床栏杆。

（6）将床头柜及床旁椅搬至原处，整理好用物。

【注意事项】

（1）患儿治疗或进餐时应暂停操作。

（2）铺床时，尽量用连续动作，避免过多的抬起、放下、停止等动作，以节省体力消耗，缩短铺床时间。动作应轻巧、迅速，注意安全，避免患儿受凉。

三、臀红护理法

（一）臀红的定义

臀红又称尿布疹，是婴儿臀部皮肤长期受尿液、粪便及漂洗不净的湿尿布刺激、摩擦或局部湿热（用塑料膜、橡胶布等），引起皮肤潮红、溃破甚至糜烂及表皮剥脱，又称尿布皮炎。臀红好发于外生殖器、会阴及臀部，皮肤破损易继发感染。

（二）臀红的分度

临床根据皮肤受损的程度，分为轻度（表皮潮红）和重度，重度又分为三度，即重Ⅰ度（局部皮肤潮红，伴有皮疹）、重Ⅱ度（除以上表现外，有皮肤溃破、脱皮）、重Ⅲ度（局部大片糜烂或表皮剥脱，有时可继发细菌或真菌感染）。

（三）臀红的预防

（1）保持臀部清洁干燥，勤换尿布。

（2）腹泻患儿应勤洗臀部，涂石蜡油保护。

（3）勿用油布或塑料布直接包裹患儿臀部。

（4）选用质地柔软吸水性强的纯棉尿布。

（5）洗净尿布上的肥皂沫。

（四）臀红护理

【目的】

保持臀部皮肤清洁、干燥，减轻患儿疼痛，预防感染，促进受损皮肤康复。

【准备】

1. 护士准备

按护士素质要求做好准备，服装整洁，剪指甲、洗手、戴口罩。

2. 物品准备

消毒的尿布、面盆内盛温开水、小毛巾、尿布桶、棉签、弯盘、药物（0.02%高锰酸钾溶液、紫草油、3%～5%鞣酸软膏、氧化锌软膏、鱼肝油软膏、康复新溶液、硝酸咪康唑霜等）、红外线灯或鹅颈灯。

3. 环境准备

关上窗户，室内整洁，光线充足，保持室内温、湿度适宜。

【操作步骤】

1. 备齐用物

按操作顺序将用物放于治疗车上，推至床旁，降下床栏杆。

2. 清洗臀部

轻轻掀开患儿下半身盖被，解开污湿尿布，用上端洁净处的尿布轻擦会阴及臀部，对折盖上污湿部分垫在臀下。用温水将臀部洗干净，并用小毛巾吸干水分，取出污湿尿布，卷折放入尿布桶内。

3. 暴露或灯光照射臀部

若气温和室温适宜，用清洁尿布垫于臀下，使臀部暴露于空气或阳光下10～20min。重度臀红者可用红外线灯或鹅颈灯照射臀部10～15min，灯泡25～40W，灯泡距臀部患处30～40cm，照射时应有专人看护。

4. 局部涂药

暴露或照射后，将蘸有油类或药膏的棉签贴在皮肤上轻轻滚动，均匀涂药，用后的棉签放入弯盘内。

5. 整理用物

给患儿更换尿布，拉平衣服，盖好被子，整理用物并记录。

【注意事项】

（1）臀部皮肤溃破或糜烂时，清洗时用水冲洗，禁用肥皂，并避免用小毛巾直接擦洗。

（2）暴露时应注意保暖，避免受凉，一般每日2～3次；照射时应有护士守护患儿，避免烫伤。如是男孩，用尿布遮住会阴部。

（3）根据臀部皮肤受损程度选择油类或药膏：轻度臀红，涂紫草油或鞣酸软膏；重Ⅰ、Ⅱ度臀红，涂鱼肝油软膏及1%甲紫；重Ⅲ度臀红，涂鱼肝油软膏或康复新溶液，每日3～4次。继发细菌或真菌感染时，可用0.02%高锰酸钾溶液冲洗吸干，然后涂1%～2%甲紫或硝酸咪康唑霜（达克宁霜），每日2次，用至局部感染控制。

（4）涂抹油类或药膏时，不可在皮肤上反复涂擦，以免加剧疼痛和导致脱皮。

（5）重度臀红者所用尿布应煮沸、消毒液浸泡或阳光下暴晒以消毒灭菌。

四、约束法

【目的】

（1）限制小儿活动，确保诊疗、护理操作的顺利进行。

（2）保护躁动不安的小儿，以免发生意外。

（3）保护伤口及敷料，以免抓伤或感染。

【准备】

1. 护士准备

按护士素质要求做好准备；评估患儿病情；向家长解释约束的目的及注意事项，以取得合作。

2. 物品准备

（1）全身约束　大毛巾或床单。

（2）手或足约束　约束带、小夹板、绷带、棉垫。

（3）沙袋约束　2.5kg沙袋（用便于消毒的橡皮布缝制）、布套。

3. 环境准备

安静、整洁、安全。

4. 患儿准备

卧位安全，肢体处于功能位。

【操作步骤】

1. 全身约束法

方法一：见图4-8。

（1）折叠大毛巾（或床单）大到能盖住小儿由肩至脚跟部的宽度。

（2）放小儿于大毛巾中间，将大毛巾一边紧裹小儿一侧上肢、躯干和下肢，经胸、腹部至对侧腋窝处，再将大毛巾整齐地压于小儿身下。

（3）大毛巾另一边紧裹小儿另一侧手臂，经胸压于背下。如小儿活动剧烈，可用布带围绕双臂打活结系好。

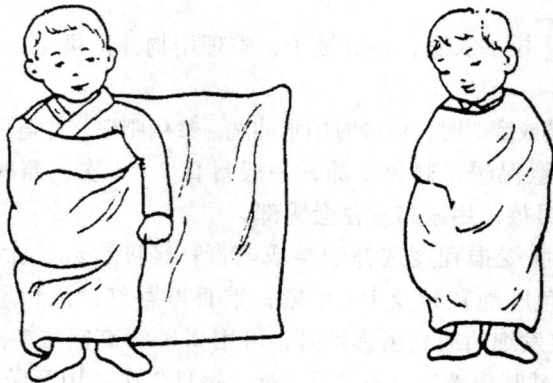

图4-8　全身约束法一

方法二：见图4-9。

（1）折叠大毛巾（或床单）使宽度能盖住小儿由肩至脚跟部。

（2）将小儿放在大毛巾中央，将大毛巾一边紧紧包裹小儿手臂并从腋下经后背到达对侧腋下拉出，再包裹对侧手臂，多余部分压至身下。

（3）大毛巾另一边包裹小儿，经胸压于背下。

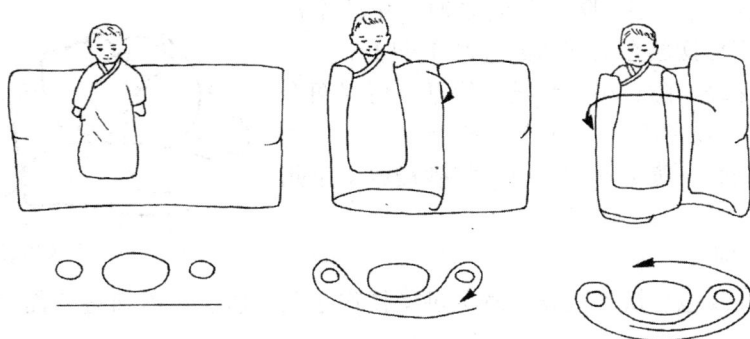

图4-9　全身约束法二

2. 手或足约束法

（1）约束带法　置小儿手或足于约束带（图4-10）甲端中间，将乙丙两端绕手腕或踝部对折后系好，松紧度以手或足不易脱出且不影响血液循环为宜，将丁端系于床缘上。

（2）双套结约束法　先用棉垫包裹手腕或踝部，再用宽绷带打成双套结，套在棉垫外稍拉紧，以既不脱出，又不影响血液循环为宜，然后将带子系于床缘上（图4-11）。

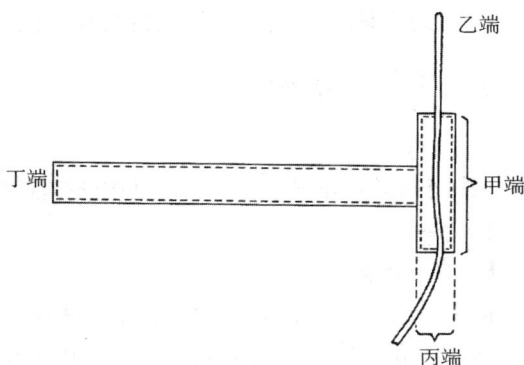

图4-10　手足约束带

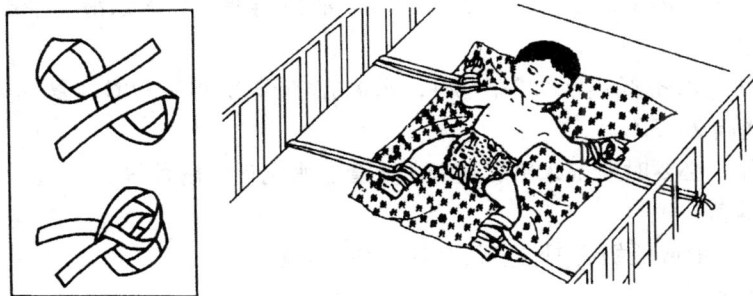

图4-11　双套结约束法

（3）夹板法　用于四肢静脉输液时约束腕关节或踝关节。在输液的肢体下放置一长度超过关节处、衬有棉垫的小夹板，用绷带或胶布固定。

（4）手套法　戴并指手套，避免指甲抓伤皮肤或伤口。

3. 砂袋约束法

根据需约束固定的部位不同，决定砂袋的摆放位置。

（1）需固定头部、防止其转动时，用两个沙袋呈"人"字形摆放在头部两侧（图4-12）。

（2）需保暖、防止小儿将被子踢开，可将两个砂袋分别放在小儿两肩旁，压在棉被上。

（3）需侧卧、避免其翻身时，将砂袋放于小儿背后。

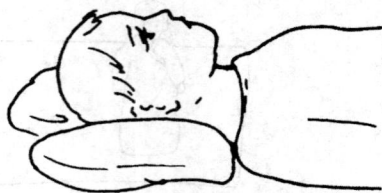

图4-12　头部砂袋约束法

【注意事项】

（1）结扎或包裹松紧适宜，避免过紧损伤小儿皮肤、影响血运，而过松则失去约束的意义。

（2）保持小儿姿势舒适，定时给予短时间的姿势改变，减少疲劳。

（3）约束期间，随时注意观察约束部位皮肤颜色、温度，掌握血液循环情况。

五、婴儿沐浴法

【目的】

保持小儿皮肤清洁、舒适，协助皮肤排泄和散热，促进血液循环；观察全身皮肤情况。

【准备】

1. 护士准备

护士着装整洁，仪表符合要求；剪指甲，洗手，戴口罩；了解患儿病情、意识状态，测量体温，检查全身皮肤情况，评估常见的护理问题。

2. 物品准备

（1）婴儿尿布及衣服、大毛巾、毛巾被及包布、系带、面巾1块、浴巾2块。

（2）护理盘　内备梳子、指甲剪、棉签、液体石蜡、50%乙醇、滑石粉、肥皂及皮肤护理用物。

（3）浴盆　内备温热水（2/3满），水温在冬季为38~39℃，夏季为37~38℃，备水时水温稍高2~3℃。

（4）其他　必要时准备床单、被套、枕套、水温计、磅秤等。

3. 患儿准备

沐浴于喂奶前或喂奶后1h进行，以防呕吐和溢奶。

4. 环境准备

关闭门窗，调节室温在27℃左右。

【操作步骤】

（1）将用物携至床边并按顺序摆好，浴盆置于床边凳上或操作台上。

（2）抱小儿至沐浴处。

（3）脱衣　将盖被折成三折放在床尾，脱去小儿衣服，保留尿布，用大毛包裹婴儿全身，测体重并记录。

（4）擦洗面部　用面巾由内眦向外眦擦拭眼睛，更换面巾部位擦拭另一眼，然后擦耳及面部，用棉签清洁鼻孔。

（5）清洗头部　抱起婴儿，左手托住枕部，腋下夹住躯干，左手拇指和中指分别向前折耳廓，轻轻按住，以堵住外耳道口（图 4 - 13）。右手将肥皂涂于手上，洗头、颈、耳后，然后用清水冲洗后用毛巾吸干。较大婴儿可用前臂托住上身，将下半身托于腿上（图 4 - 14）。

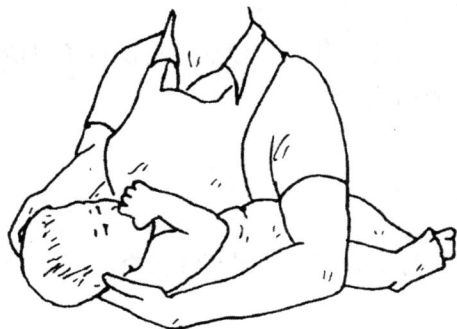

图 4 - 13　小婴儿洗头法

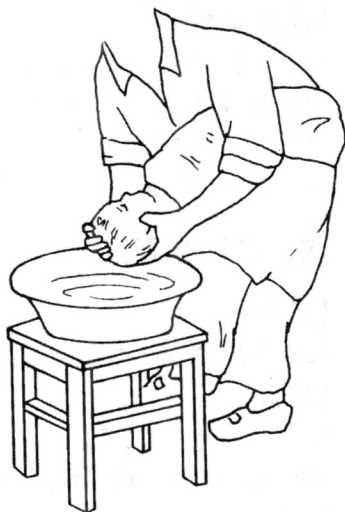

图 4 - 14　较大婴儿洗头法

（6）清洗身体　在盆底内铺垫一块浴巾，以免婴儿滑跌。移开大毛巾及尿布，以左手握住婴儿左肩及腋窝处使其颈枕于手腕处，用右手握住左腿靠近腹股沟处使其臀部位于手掌上，右前臂托住双腿，轻放婴儿于水中（图 4 - 15）。松开右手，用毛巾淋湿婴儿全身，抹肥皂按顺序洗颈下、腋下、臂、手、胸、腹、会阴、臀部、腿、脚，在清洗过程中，护士左手始终将患儿握牢，随洗随冲净，同时，观察皮肤有无异常情况。

（7）清洗背部　右手从小儿前方握住小儿左肩及腋窝处，使小儿头颈部俯于护士右前臂，左手抹肥皂清洗小儿后颈及背部（图 4 - 16），以水冲净。

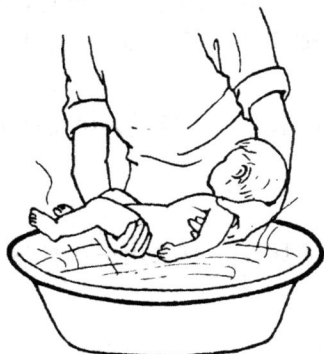

图 4 - 15　婴儿出、入浴盆法

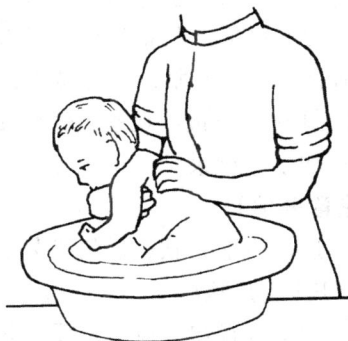

图 4 - 16　洗背时婴儿的扶持

（8）出盆检查　按放入水中的方法迅速抱出婴儿，用大毛巾包裹全身并将水分吸干，用棉签蘸水擦净女婴大阴唇及男婴包皮处污垢；对全身各部位进行检查，必要时测体重。

（9）全过程注意观察全身、四肢活动情况及皮肤有无红肿、糜烂等感染灶。若有异常应及时报告及处理。

（10）整理　为小儿更换衣服、尿布，必要时修剪指甲。

【注意事项】

（1）动作轻快，减少暴露，注意保暖。

（2）水或肥皂沫不得进入耳、眼内，擦洗面部时禁用肥皂。

（3）不可用力清洗患儿头顶部的皮脂结痂，可涂液体石蜡浸润，待次日予以清洗。

（4）沐浴时注意观察全身情况，发现异常及时报告医生。

六、更换尿布法

【目的】

保持小儿臀部皮肤的清洁、干燥和舒适，预防皮肤破损和尿布性皮炎。

【准备】

1. 护士准备

了解患儿诊断，观察臀部皮肤情况，操作前洗手。

2. 物品准备

尿布、尿布桶，必要时备小盆及温水（有尿布皮炎时备 1：5000 高锰酸钾溶液）、小毛巾，按臀部皮肤情况准备治疗药物（如油类、软膏、抗生素）及烤灯等。

3. 环境准备

病室温湿度适宜，避免对流风。

【操作步骤】

（1）携用物至床旁，放下床栏，揭开盖被，解开尿布带，露出臀部，以原尿布上端两角洁净处轻拭会阴部及臀部，并以此盖上污湿部分垫臀部下面。

（2）如有大便，用温水洗净，轻轻吸干。

（3）用一手轻轻提起双足，使臀部略抬高，另一手取下污尿布，再将清洁尿布垫于腰下，放下双足，尿布的底边两角折到腹部，两腿间的一角上拉，系好尿布带，结带松紧适宜，拉平衣服，盖好被子，整理床单位。

（4）打开污尿布，观察大便性质（必要时留取标本送检）后放入尿布桶内。

（5）洗手、记录。

【注意事项】

（1）选择质地柔软、透气性好、吸水性强的棉质尿布，或采用一次性尿布，以减少对臀部皮肤的刺激。

（2）动作应轻快，避免过度暴露。

（3）尿布包扎应松紧合适，防止因过紧而影响患儿活动或过松造成大便外溢。

七、婴儿抚触法

【目的】

促进婴儿神经系统发育，促进生长及智能发育，增强亲子情感交流，改善婴儿睡眠，帮助婴儿获得安全感，发展其对父母的信任感。

【准备】

1. 护士准备

按护士素质要求做好准备，服装整洁，剪指甲、洗手、戴口罩。

2. 物品准备

润肤油、毛巾、尿布、替换的衣服。

3. 婴儿的准备

采用舒适的体位，婴儿不宜太饱或太饿，最好在婴儿沐浴后进行，确保 15min 内不受干扰。

4. 环境准备

关上窗户，室内整洁，光线充足，保持室内温、湿度适宜。放一些柔和的音乐作背景。

【操作步骤】

1. 准备

先倒一些婴儿润肤油于掌心，并相互揉搓使双手温暖。

2. 脸部

取适量润肤油，从前额中心处用双手拇指指腹从眉间向两侧滑动；两手拇指从下颌上、下部中央向外侧、上方滑动，眉头、眼窝、人中、下巴，同样用双手拇指往外推压，划出一个微笑状；一手托头，用另一手的指腹从前额发际向上、后滑动，至后下发际，并停止于两耳后乳突处，轻轻按压（图 4 – 17）。

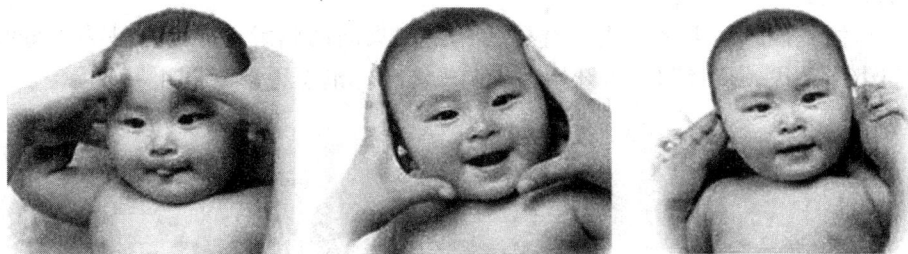

图 4 – 17 脸部抚触

3. 胸部

双手放在两侧肋缘，右手向上滑向婴儿右肩，复原，左手以同样方法进行，避开婴儿乳头（图 4 – 18）。

4. 腹部

示指、中指依次从婴儿的右下腹至上腹向左下腹移动，呈顺时针方向画半圆，避开婴儿的脐部（图 4 – 19）。

5. 四肢

双手交替抓住婴儿的一侧上肢从腋窝至手腕轻轻滑行，在滑行的过程中从近端向远端分段挤捏。对侧及双下肢的做法相同（图 4 – 20）。

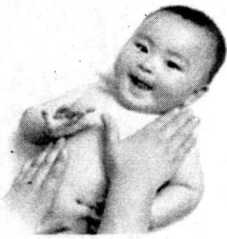

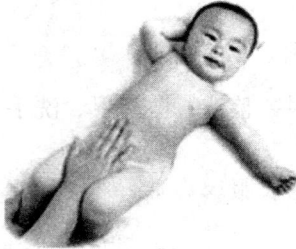

图 4 - 18 胸部抚触　　　　　图 4 - 19 腹部抚触　　　　　图 4 - 20 四肢抚触

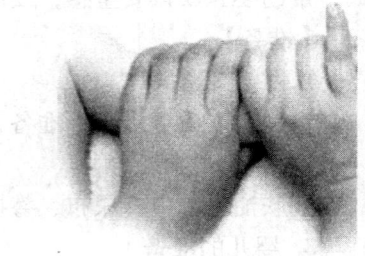

6. 手、足部

用拇指指腹从婴儿的手掌面或脚跟向手指或脚趾方向推进，并抚触每个手指或脚趾（图 4 - 21）。

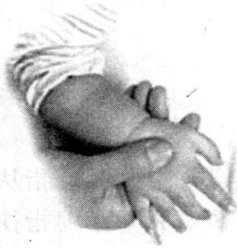

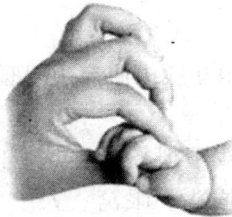

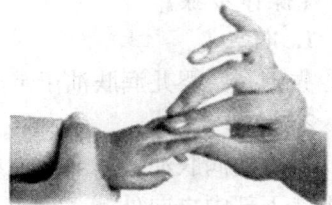

图 4 - 21 手、足抚触

7. 背、臀部

婴儿呈俯卧位，两手掌分别于脊柱两侧由中央向两侧滑动。以脊柱为中分线，双手食指与中指并拢，从背部上端开始逐步向下滑动，渐至臀部（图 4 - 22）。

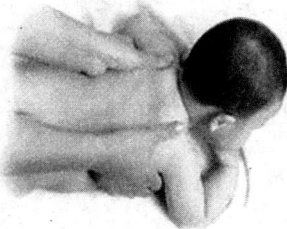

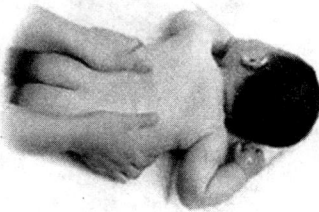

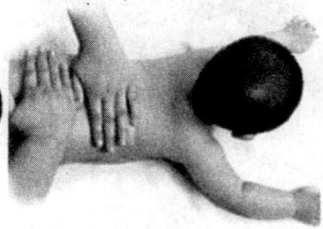

图 4 - 22 背、臀部抚触

【注意事项】

（1）每次抚触 15min 即可，一般每日 3 次。根据婴儿的需要，感觉婴儿满足了即应停止。

（2）婴儿出牙时，面部抚触和亲吻可使其脸部肌肉放松。

（3）开始时要轻轻抚触，逐渐增加压力，让婴儿逐渐适应。

（4）不要强迫婴儿保持固定姿势，如果婴儿哭了，先设法使其安静，然后才可继续。婴儿哭得厉害应停止抚触。

（5）勿让婴儿的眼睛接触润肤油。

第二节 协助检查诊断的操作

一、颈外静脉穿刺术

【目的】

采取血标本，为诊断及治疗疾病提供依据。

【准备】

1. 护士准备

了解患儿病情、年龄、意识状态、心理状态；根据患儿的年龄做好解释工作；操作前洗手、戴口罩。

2. 物品准备

治疗盘内盛一次性无菌注射器（5ml 或 10ml）、2%碘酊、70%乙醇、干棉球、棉签、胶布、无菌手套，做血培养时应备酒精灯、火柴。

3. 环境准备

室内整洁、宽敞，光线充足，操作前半小时停止扫地及更换床单。

【操作步骤】

（1）认真核对申请检验项目、患儿姓名、床号，根据检验项目选择适当容器，备齐用物。

（2）操作者和助手洗手、戴口罩、帽子。

（3）按全身约束法包裹患儿，抱至治疗台上，患儿仰卧，头偏向一侧，肩齐台沿，肩下垫小枕，助手站于台旁，用两臂按住患儿身躯，两手扶着面颊与枕部（勿蒙住其口、鼻），使头部稍垂于治疗台边沿下，以充分暴露颈外静脉（图 4－23）。

（4）操作者站在患儿头端，选穿刺点于下颌角和锁骨上缘中点连线的上 1/3 处，常规消毒穿刺部位皮肤后，戴无菌手套，操作者左手示指压迫颈外静脉近心端，右手持注射器，待

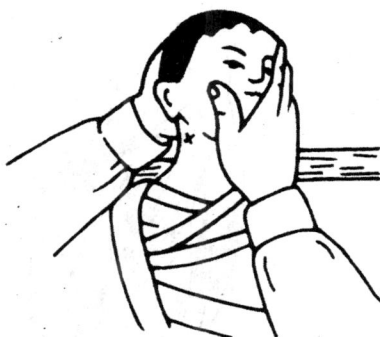

图 4－23 颈外静脉穿刺示意图

患儿啼哭静脉显露最清晰时于颈外静脉外缘针头与皮肤呈 30°角沿血液回心方向进针，有回血后固定针头，抽取所需血量后拔针。

（5）用消毒干棉球压迫局部 2～3min。助手托起患儿头部，安抚患儿，检查局部无出血后，送回病室。血标本送检。

（6）安抚患儿，整理用物。

【注意事项】

（1）操作者要求技术熟练。局部静脉穿破后立即加压止血，待止血后更换对侧采

血。因颈部软组织及血管多，如穿破静脉会引起血肿，甚至压迫气管，妨碍呼吸。

（2）当固定体位后，应立即进行操作，以防患儿头部下垂时间长影响头部血液回流。

（3）穿刺时应随时观察患儿面色和呼吸，发现异常立即停止操作。

（4）适用于3岁以内婴幼儿或肥胖儿童，但有严重心、肺疾患，新生儿，一般情况不佳，病情危重或有出血倾向的患儿禁用。

二、股静脉穿刺术

【目的】

采取血标本，为诊断及治疗疾病提供依据，适用于婴幼儿或肥胖儿童。

【准备】

1. 护士准备

了解患儿病情、年龄、意识状态、心理状态；根据患儿的年龄做好解释工作；操作前洗手、戴口罩。

2. 物品准备

治疗盘内盛一次性无菌注射器（5ml或10ml）、2%碘酊、70%乙醇、干棉球、棉签、胶布、无菌手套，做血培养时应备酒精灯、火柴。

3. 患儿准备

仰卧位，固定大腿外展成蛙型，以便暴露腹股沟区（图4-24）。

4. 环境准备

室内整洁、宽敞，光线充足，操作前半小时停止扫地及更换床单。

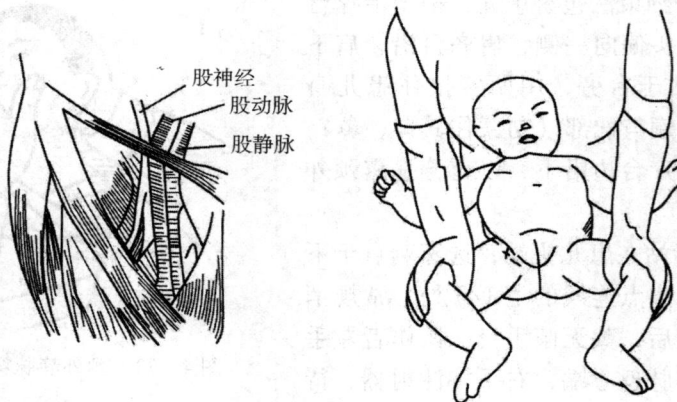

图4-24　股静脉穿刺法示意图

【操作步骤】

（1）碘酊消毒患儿穿刺部位及护士左手示指。

（2）在患儿腹股沟中、内1/3交界处，以左手示指触及股动脉搏动处，右手持注射器在股动脉搏动内侧0.3~0.5cm处垂直穿刺，边退针边抽回血。也可采用斜刺法，在腹股沟下约1~3cm处，针头与皮肤呈45°向股动脉搏动点内侧0.3~0.5cm处呈向心方向刺入，边退针边抽回血。

（3）见回血后固定针头，抽取所需血量。

（4）拔针，用干棉球压迫穿刺点 5min 左右至血止，胶布固定。

（5）安抚患儿，整理用物。

【注意事项】

（1）严格无菌操作，注意观察患儿反应。

（2）有出血倾向或凝血功能障碍者禁用此法，以免引起出血不止。

（3）穿刺前用尿布包裹好会阴部，以免排尿时污染穿刺点。

（4）若回血呈鲜红色，表明误入股动脉，应立即拔出针头，用无菌棉球压迫 5~10min，直到无出血为止。

（5）若穿刺失败，不宜在同侧多次穿刺，以免形成血肿。

第三节　协助治疗的操作

一、小儿头皮静脉输液

小儿头皮静脉极为丰富，分支甚多，互相沟通交错成网且静脉表浅易见，不滑动易于固定，方便小儿肢体活动。故新生儿、婴幼儿静脉输液多采用头皮静脉，常选用额上静脉，颞浅静脉及耳后静脉等（图 4 - 25）。

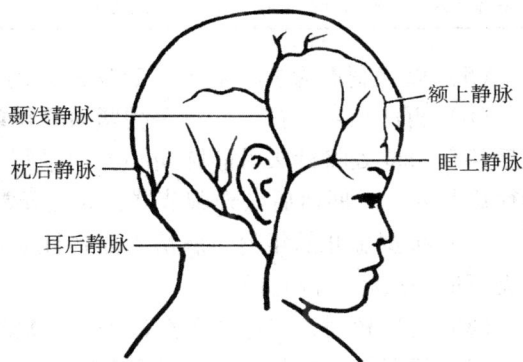

图 4 - 25　头皮浅静脉示意图

【目的】

（1）补充液体、营养，维持体内电解质平衡。

（2）使药物快速进入体内。

【准备】

1. 护士准备

了解患儿病情、年龄、意识状态、对输液的认识程度、心理状态，观察穿刺部位的皮肤及血管状况；根据患儿的年龄做好解释工作；操作前洗手、戴口罩、戴帽子。

2. 物品准备

（1）输液器、液体及药物。

（2）治疗盘，内置碘附、棉签、弯盘、胶布。

（3）其他物品，如剃刀、污物杯、肥皂、纱布、治疗巾，必要时备砂袋或约束带。

3. 患儿准备

为小婴儿更换尿布，协助幼儿排尿，顺头发方向剃净局部毛发。

4. 环境准备

清洁、宽敞，操作前半小时停止扫地及更换床单。

【操作步骤】

（1）在治疗室内核对、检查药液、输液器，按医嘱加入药物，并将输液器针头插入输液瓶塞内，关闭调节器。

（2）携用物至患儿床旁，核对患儿，再次查对药液，将输液瓶挂于输液架上，排尽空气。

（3）患儿仰卧或侧卧，头垫小枕，助手站于患儿足端，固定其肢体、头部。必要时采用全身约束法。

（4）选择静脉，根据需要剃去毛发，充分暴露静脉，注意头皮静脉与动脉的区分（表4-1）。常选用额上静脉、颞浅静脉、眶上静脉、枕后静脉及耳后静脉等。

表4-1　小儿头皮静脉与动脉的鉴别

	头皮静脉	头皮动脉
外观	浅蓝色，啼哭时充血明显树枝状、细小	浅红色，啼哭时充血不明显弯曲状、较粗
触摸	无搏动，管壁薄易压瘪，不易滑动	有搏动，管壁厚不易压瘪，易滑动
液体注入	滴入顺畅，血液向心方向流动	滴入不畅，血液离心方向流动

（5）以穿刺点为中心常规用75%乙醇消毒穿刺部位皮肤，消毒直径约5cm。

（6）再次核对、排气，一手绷紧血管两端皮肤，另一手持针柄在距静脉最清晰点向后移0.3cm处将针头沿静脉向心方向平行刺入皮肤，然后将针头稍挑起，沿静脉走向徐徐刺入，见回血后松开调节器，如无异常，用胶布固定针头。

（7）根据患儿的年龄、病情、药物性质调节输液速度，观察局部有无肿胀、患儿有无不适、点滴是否通畅。

（8）再次核对，将患儿置舒适卧位，整理床单。

（9）记录输液时间、输液量及药物。

【注意事项】

（1）严格执行查对制度和无菌技术操作原则，注意药物配伍禁忌。

（2）针头刺入皮肤，如未见回血，可用注射器轻轻抽吸以确定回血；因血管细小或充盈不全而无回血者，可试推入极少量液体，如畅通无阻，皮肤无隆起及变色现象，且点滴顺利，证实穿刺成功。

（3）穿刺中注意观察患儿的面色和一般情况。

（4）需24h持续输液者，应更换输液装置，若超过48h应更换注射部位及输液管。需长期输液者，要注意保护和合理使用静脉，一般从远端小静脉开始。

（5）根据患儿病情、年龄、药物性质调节输液速度，观察输液情况，如速度是否合适，局部有无肿胀，针头有无移动、脱出，瓶内溶液是否滴完，各连接处有无漏液，以及有无输液反应发生。

二、光照疗法

【目的】

光照疗法是一种通过荧光照射治疗新生儿高胆红素血症的辅助疗法。主要作用是使未结合胆红素转变为水溶性异构体，易于从胆汁和尿液中排出体外。适用于间接胆红素增高的新生儿。

【准备】

1. 护士准备

了解患儿诊断、日龄、体重、黄疸的范围和程度、胆红素检查结果、生命体征、精神反应等。操作前戴墨镜、剪指甲、洗手。

2. 物品准备

（1）光疗箱 一般采用波长 425～475nm 的蓝色荧光灯最为有效，也可用绿光、日光灯或太阳光照射，光亮度以单面光 160W，双面光 320W 为宜，双面光优于单面光，灯管与患儿皮肤距离 33～50cm；光疗箱要保持清洁，特别注意清除灯管及反射板的灰尘；水箱内加蒸馏水至满量的 2/3；光疗箱放置在干净、温湿度变化较小、无阳光直射的场所。

（2）遮光眼罩 用不透光的布或纸制成。

3. 患儿准备

患儿入箱前进行皮肤清洁，禁忌在皮肤上涂粉和油类；剪短指甲，防止抓破皮肤；双眼佩戴遮光眼罩，避免光线损伤视网膜；脱去患儿衣裤，全身裸露，用长条遮光尿布遮盖会阴、肛门部，男婴注意保护阴囊。

4. 环境准备

光疗最好在空调病室内进行。冬天注意保暖，夏天则要防止过热。

【操作步骤】

1. 准备

（1）将光疗箱置于床旁，核对，确认患儿，向家长解释，做好告知，以取得合作。

（2）接通电源，检查线路及灯管亮度。使箱温升至患儿适中温度(30～32℃)，相对湿度55%～65%。

3. 入箱

将患儿全身裸露，用尿布遮盖会阴部，佩戴护眼罩，放入已预热好的光疗箱中，记录开始照射时间（图4-26）。

4. 光疗

使患儿皮肤均匀受光，并尽量使身体广泛照射。若使用单面光疗箱一般每2h更换体位一次，可以仰卧、侧卧、俯卧交替更换。俯卧照射时要有专人巡视，以免口鼻受压影响呼吸。

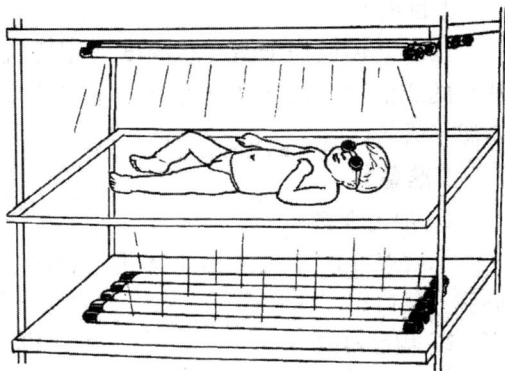

图 4-26 婴儿蓝光治疗

5. 监测体温和温箱变化

光疗时应每小时测体温 1 次或根据病情、体温情况随时测量，使体温保持在 36～37℃，根据体温调节箱温。若光疗时体温超过 37.8℃ 或低于 35℃，要暂停光疗，经处理体温恢复正常后再继续治疗。

6. 出箱

一般情况下，血清胆红素 <171μmol/L（10mg/dl）时可遵医嘱停止光疗。出箱前，先将患儿衣服预热，再给患儿穿好，切断电源，除去护眼罩，抱回病床，并作好各项记录。

【注意事项】

1. 保证水分及营养供给

光疗过程中，应按医嘱静脉输液，按需喂奶，因光疗时患儿不显性失水比正常小儿高 2～3 倍，故应在两次奶之间喂水，保证水分及营养的供给。记录出入量。

2. 严密观察病情

监测血清胆红素变化，以判断疗效；观察患儿精神反应及生命体征；注意黄疸的部位、程度及其变化，大小便颜色与性状，皮肤有无发红、干燥、皮疹；有无呼吸暂停、烦躁、嗜睡、发热、腹胀、呕吐、惊厥等；注意吸吮能力、哭声变化。若有异常及时与医师联系，及时进行处理。

3. 及时更换灯管

每天清洁灯管及反射板，蓝光灯管使用300h后其能量输出减弱20%，900h后减弱35%，因此光疗灯管要记录使用时间、累计时间，使用1000h必须更换。

4. 光疗箱的维护与保养

光疗结束后，关好电源，拔出电源插座，将湿化器水箱内水倒尽，作好整机的清洗、消毒工作，有机玻璃制品忌用乙醇擦洗。光疗箱应放置在干净，温、湿度变化较小，无阳光直射的场所。

三、保暖箱的使用

【目的】

为婴儿创造一个温度和湿度均相适宜的环境，以保持患儿体温的恒定。提高未成熟儿的成活率。适用于出生体重在 2000g 以下，高危或异常新生儿如新生儿硬肿症、体温不升等。

【准备】

1. 护士准备

了解患儿的孕周、出生体重、日龄、生命体征、有无并发症等。操作前剪指甲、洗手、戴口罩。

2. 物品准备

婴儿温箱（图 4-27），检查其性能完好，保证安全，做好清洁消毒工作，铺好箱内婴儿床；干湿温度计、体温计、电源、蒸馏水、处置卡。

3. 患儿准备

穿单衣，裹尿布。

4. 环境准备

安静、整洁，室温 25～27℃，以减少辐射热的散失。温箱避免放置在阳光直射、有对流风或取暖设备附近，以免影响箱内温度的控制。

【操作步骤】

（1）将保温箱置于床旁，核对，确认患儿，向家长解释，做好告知，以取得合作。

（2）将蒸馏水加入温箱水槽中致水位指示线，并加蒸馏水于湿化器水槽中。

（3）接通电源，打开电源开关将预热温度调至 28～32℃，预热约 2h，以达到所需的温、湿度。温箱的温、湿度应根据小儿体重及出生日龄而定（表 4–2）。

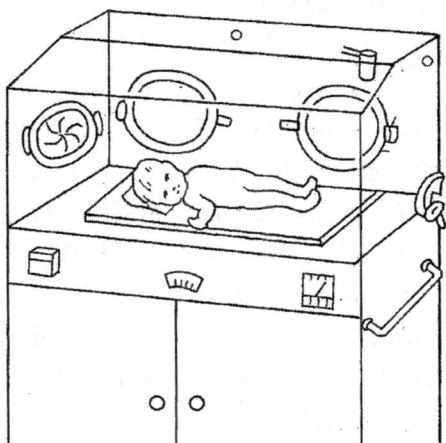

图 4–27 婴儿保温箱

表 4–2 不同出生体重早产儿温箱温湿度参数

出生体重	温度（℃）				相对湿度
（g）	35	34	33	32	
1000	初生 10 天内	10 天后	3 周内	5 周后	
1500	—	初生 10 天内	10 天后	4 周后	55%～65%
2000	—	初生 2 天内	2 天后	3 周后	
2500	—	—	初生 2 天内	2 天后	

（4）患儿穿单衣或裹尿布放置温箱内，头偏向一侧。

（5）定时测量体温，根据体温调节箱温，并作好记录，在患儿体温未升至正常之前应每小时监测 1 次，体温正常后可每 4h 测 1 次，注意保持体温在 36～37℃之间，并维持相对湿度。

（6）一切护理操作应尽量在箱内进行，如喂奶、换尿布、清洁皮肤、观察病情及检查等，可从边门或袖孔伸入进行，以免箱内温度波动。若确因需要暂出温箱治疗检查，也应注意在保暖措施下进行，避免患儿受凉。

（7）停止使用保温箱时，关闭电源。清洁皮肤，更换清洁婴儿服，兜好尿布，用棉被包裹出保温箱。

（8）出箱条件 ①患儿体重达 2000g 或以上，体温正常；②在室温 24～26℃的情况下，患儿穿衣在不加热的温箱内，能维持正常体温；③患儿在温箱内生活了 1 个月以上，体重虽不到 2000g，但一般情况良好。

【注意事项】

（1）掌握温箱性能，严格执行操作规程，定期检查有无故障，保证绝对安全。

（2）观察使用效果，如温箱发出报警信号，应及时查找原因，妥善处理。

（3）监测病情，观察患儿吸吮力、吃奶量、哭声、大小便、体重、四肢肌张力、各种反射以及皮肤情况。如为新生儿硬肿症，观察硬肿消退情况，有无肺出血。

（4）严禁骤然提高温箱温度，以免患儿体温上升造成不良后果。

（5）工作人员入箱操作、检查、接触患儿前，必须洗手，防止交叉感染。

（6）保持温箱的清洁　①每天用消毒液及清水擦拭温箱内外，若遇奶渍、葡萄糖液等玷污应随时将污迹擦去，每周更换温箱1次，以便清洁、消毒，定期细菌培养；②机箱下面的空气净化垫每月清洗1次，如有破损，及时更换；③患儿出箱后，温箱应进行终末清洁消毒。

四、辐射保暖床的使用

【目的】

主要用于抢救危重患儿和需要快速复温者。通过远红外线产热，使体表温度升高，热量还能渗入体内，可将皮肤温度调节控制在 36～37℃ 之间。

【准备】

1. 护士准备

了解患儿的生命体征、病情、有无并发症等。操作前剪指甲、洗手、戴口罩。

2. 物品准备

辐射保暖床（图4-28），检查其性能完好，保证安全，做好清洁消毒工作，铺好箱内婴儿床；干湿温度计、体温计、电源、蒸馏水、处置卡。

3. 患儿准备

穿单衣，裹尿布。

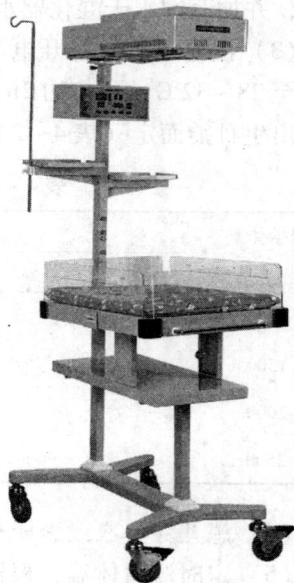

图4-28　辐射保暖床

4. 环境准备

安静、整洁，室温 25～27℃，以减少辐射热的散失。温箱避免放置在阳光直射、有对流风或取暖设备附近，以免影响箱内温度的控制。

【操作步骤】

（1）将辐射保暖床插上电源，电源接地必须可靠，核对，确认患儿，向家长解释，做好告知，以取得合作。

（2）将肤温传感器插入温控仪的肤温传感器插孔中，打开辐射箱前端的控制源开关，温控仪发出"嘀"声响后，设定温度显示器闪烁显示给定温度34℃，同时实时温度器处于待显示状态（00.0），时间显示窗开始计时。

（3）按加键设置温度，根据医嘱调节该患儿所需的皮肤温度，仪器进行自动加热。

（4）将患儿穿一件单衣，包好尿布，放在暖床中央，不用被褥包盖，以免影响患儿吸收热量。

（5）将肤温传感器头部的金属面固定在患儿剑突与脐部连线的中点处。

（6）若需修改设置温度必须按设置键，设置温度显示器再次闪烁时方可按加、减键进行温度调节。

（7）若需要对计时时间进行修改，按一下计时键，待温度和设置温度显示窗无显示时按加、减键进行时间的修改，修改完毕按计时键回到工作状态；不按计时键，则10s左右自动回到工作状态。

（8）摇动床倾角操纵柄，调节好患儿头高所需角度。盖上四周挡扳，防止患儿坠床。锁紧脚轮，以防仪器移动。

【注意事项】

（1）使用保暖台的护理人员必须经过专门的培训，熟悉保暖台的使用操作。

（2）正确安放好肤温传感器，并经常巡视防止脱落。若有脱落，仪器将无法准确监控婴儿皮肤温度，易发生烫伤。

（3）为了保证光照效果，黄疸治疗灯的灯泡一般累计使用1000h应更换。

（4）长时间使用时，为防止患儿水分丢失可在床挡放置湿毛巾增加水分蒸发，并适当增加输液量。

（5）保暖台使用完毕，应用消毒液清洁四周有机玻璃挡板，婴儿床拆洗床垫。床挡板不能用酒精等有机溶剂擦洗，也不能在紫外线下直接照射。肤温传感器的皮肤接触头用3%过氧化氢棉球擦洗消毒。

（6）仪器不正常时不得强行使用，需请专业人员维修。

目标检测

一、填空题

1．测量小儿体重的目的是评价小儿（ 　　 ）和（ 　　 ）。

2．臀红好发于（ 　　 ）、（ 　　 ）和（ 　　 ）等部位。

3．使用约束带时，最重要的观察是（ 　　 ）。

4．股静脉穿刺的部位为股动脉搏动点的（ 　　 ）。

5．蓝光疗法的目的是降低（ 　　 ）。

6．蓝光治疗时，灯管距患儿皮肤距离为（ 　　 ）cm，蓝光灯管一般使用（ 　　 ）小时更换。

二、选择题

A₁型题

1．测量婴幼儿身长错误的是（ 　　 ）

　　A．先铺清洁布在测量床上 　　　　　　B．头顶轻贴量板的顶端

　　C．脱去衣服及鞋帽 　　　　　　　　　D．滑动板与身体长轴呈90°

　　E．固定双踝关节，推滑板至足尖部

2．测量身长（高）的目的是（ 　　 ）

　　A．了解小儿骨骼发育的情况 　　　　　B．了解小儿体格发育的情况

C. 了解小儿营养状态 　　　　　　　D. 了解小儿身体状态

E. 观察疗效

3. 儿童床使用的注意事项不包括（　　）

A. 小儿进食时铺床动作应轻巧、迅速　　B. 婴儿被筒应小而严紧保暖

C. 更换应用床床单时注意患儿安全　　　D. 更换床单时避免患儿受凉

E. 床铺应舒适、清洁、整齐

4. 预防臀红的方法不正确的是（　　）

A. 洗涤尿布时应漂净肥皂沫　　　　　　B. 保持臀部清洁干燥，勤换尿布

C. 腹泻患儿应勤洗臀部，涂油保护　　　D. 用塑料薄膜垫在尿布外包裹患儿臀部

E. 选用质地柔软吸水性强的棉织品做尿布

5. 重度臀红有真菌感染者局部可涂（　　）

A. 氧化锌油膏　　　　B. 3%～5% 鞣酸软膏　　　C. 鱼肝油软膏

D. 硝酸咪康唑霜　　　E. 红霉素软膏

6. 预防臀红发生最主要的措施是（　　）

A. 用一次性尿布　　　B. 用棉织品尿布　　　　　C. 勤换尿布保持干燥

D. 尿布煮沸消毒　　　E. 注意保暖防治腹泻

7. 约束法的目的不包括（　　）

A. 限制患儿活动，保证医护操作顺利进行

B. 保护高热、谵妄、昏迷、躁动的患儿安全

C. 使住院患儿安稳入睡，不发生意外

D. 避免危重、意识不清的患儿发生意外

E. 保护伤口及敷料，以免抓伤或感染

8. 约束法的注意事项不正确的是（　　）

A. 向家长解释约束的原因、目的　　　　B. 结扎或包裹时尽量松些，不影响血运

C. 注意观察约束部位皮肤颜色、温度　　D. 必要时进行局部按摩，促进血液循环

E. 保持患儿姿势舒适，减少疲劳

9. 更换尿布的操作正确的是（　　）

A. 尿布尽量大些、系带尽量紧些

B. 更换时握住小儿双脚向上提，露出臀部

C. 尿布洁净的上段由后向前擦净会阴部

D. 暴露婴儿全身，解开污湿的尿布

E. 将尿布污湿部分向外折卷后扔到尿布桶中

10. 颈外静脉穿刺操作正确的是（　　）

A. 患儿取俯卧位，头偏向一侧垂于治疗桌边缘

B. 戴无菌手套后常规消毒穿刺部位皮肤

C. 穿刺点取下颌角和锁骨上缘中点连线之上 1/3 处

D. 针头与皮肤呈 45°沿血液回心方向进针

E. 静脉穿破时更换采血部位距穿破处 1cm 以上

11. 股静脉穿刺注意事项错误的是（　　）

A. 保护穿刺针孔，防止感染

B. 穿刺前包好会阴部，以免尿液污染穿刺点

C. 若穿刺失败，不宜在同侧多次穿刺

D. 有出血倾向或凝血功能障碍者禁用

E. 若回血呈鲜红色，表明穿刺成功

12. 小儿头皮静脉输液操作方法正确的是（　　）

A. 患儿仰卧或侧卧，头垫小枕　　　　　B. 右手拇指、示指分别固定静脉

C. 持针于距静脉最清晰点刺入　　　　　D. 进针沿静脉离心方向穿刺

E. 有落空感同时有回血即可

13. 使用保暖箱时错误的是（　　）

A. 使用期间每周更换暖箱1次　　　　　B. 使用期间每周擦拭暖箱1次

C. 保持箱内温度稳定，严禁骤然提高暖箱温度

D. 湿化器水箱用水应每日更换1次

E. 机箱下面的空气净化垫每月清洗1次

14. 患儿出暖箱的条件是（　　）

A. 体重不到2000g，但在暖箱内体温正常

B. 体重不到2000g，但食欲很好

C. 体重不到2000g，但呼吸平稳

D. 暖箱不加热、室温在28～32℃时能保持正常体温

E. 体重不到2000g，但在箱内1个月以上，一般情况良好

A₂ 型题

15. 患儿3个月，因多日腹泻使臀部皮肤潮红，局部清洗后涂药宜选用（　　）

A. 鞣酸软膏　　　　　B. 红霉素软膏　　　　　C.1% 甲紫

D. 硝酸咪康唑霜　　　E. 康复新溶液

16. 患儿8个月，因腹泻致脱水，选用头皮静脉输液，在输液巡视时需观察的内容不包括（　　）

A. 有无输液反应　　　　B. 局部有无肿胀　　　　C. 输液速度是否合适

D. 针头有无移动、脱出　　E. 有无药物配伍禁忌

A₃ 型题

患儿，女，6个月，因"腹泻3天"就诊，每日大便10余次，臀部皮肤潮红，伴有皮疹，有少许脱皮。

17. 该患儿出现了（　　）

A. 臀红　　　　　B. 水痘皮疹　　　　　C. 病毒性皮疹

D. 臀部浅表溃疡　　E. 真菌性皮炎

18. 该患儿臀部皮肤的病情分度为（　　）

A. 轻度　　　　　B. 重Ⅰ度　　　　　C. 重Ⅱ度

D. 重Ⅲ度　　　　E. 轻度伴感染

19. 该患儿臀部皮肤护理操作正确的是（　　）

  A. 每次大便后用软纸擦净臀部　　 B. 用油布或塑料布包裹好臀部

  C. 温水洗净后用小毛巾擦干　　 D. 用鹅颈灯照射30min

  E. 照射后用棉签局部滚动涂鱼肝油软膏

三、简答题

1. 预防臀红有哪些措施？

2. 试述臀红的分度。

3. 如何鉴别小儿头皮静脉与动脉？

4. 暖箱内小儿出箱的条件。

（刘艳秋）

实训二　儿科常用护理技术操作

【目的】

（1）熟练掌握儿科常用护理技术操作的目的、用物准备、操作步骤。

（2）在操作时表现出认真的态度，对小儿同情、关爱，动作轻柔。

【地点与学时】

医院儿科病区或护理模拟实验室。4学时。

【实训内容】

一般测量法、儿童床使用法、臀红护理法、约束法、婴儿沐浴法、更换尿布法、婴儿抚触法、颈外静脉穿刺术、股静脉穿刺术、小儿头皮静脉输液法、光照疗法、保暖箱的使用、辐射保暖床的使用。

【准备】

见本章理论内容。

【方法与过程】

1. 临床见习

先集中学生由带教老师讲述、示教后分组，每6~10人为一组，由带教老师带领，边观察、边讲解，最后小结。

2. 示教室

若无条件见习，可组织学生观看儿科常用护理技术操作的录像资料。然后在护理模拟实验室分组练习。

第五章

新生儿与患病新生儿的护理

学习目标

知识目标

掌握新生儿颅内出血、新生儿黄疸、新生儿低钙血症、新生儿低血糖的病因、临床表现、辅助检查及护理措施。

掌握新生儿窒息、新生儿缺氧缺血性脑病、新生儿脐炎、新生儿寒冷损伤综合征的临床表现、治疗要点及护理措施。

熟悉新生儿败血症的病因、发病机制、治疗要点及护理措施。

了解新生儿缺氧缺血性脑病、颅内出血的发病机制。

能力目标

掌握新生儿常见疾病的护理要点。

能正确运用所学知识对新生儿进行护理。

本章重点介绍了正常新生儿、早产儿的特点及护理；并介绍了新生儿窒息、新生儿缺氧缺血性脑病、新生儿颅内出血、新生儿黄疸、新生儿低钙血症、新生儿低血糖、新生儿脐炎、新生儿败血症、新生儿寒冷损伤综合征共九种新生儿常见疾病的护理；其中新生儿黄疸的病因、发病机制、临床特点及护理要点，新生儿败血症的病因、发病机制，新生儿颅内出血病因、临床表现及脑脊液检查结果，新生儿寒冷损伤综合征的临床表现及护理要点等是护士执业资格考试的常考内容。

【引导案例】

病历摘要：患儿，男，生后3天，因"全身黄染2天，进乳差1天"，于2010年8月10日入院，患儿系第一胎，第一产，妊娠38周足月儿，自然分娩，生产过程顺利，无窒息、无产伤。生后第二天家长发现患儿颜面皮肤黄染，即到当地社区卫生服务中心就诊，被告知为生理性黄疸，未予治疗。今日患儿黄疸明显加重，出现进食差，哭闹不安，尿呈浓茶色、染尿布。遂来院就诊。

体格检查：体温36.5℃，心率146次/分，呼吸45次/分，血压83/47mmHg，体重3kg。患儿一般状况正常，反应可。全身皮肤、黏膜、巩膜明显黄染，全身浅表淋巴结未触及。

实验室检查：白细胞 9.6×10^9/L，中性粒细胞 0.46，淋巴细胞 0.45，红细胞计数 4.35×10^{12}/L，血小板计数 161×10^9/L。

思考：（1）该患儿的初步诊断是什么？下一步应进一步完善哪些检查？

（2）如果你是他的责任护士，你应该注意观察哪些症状、体征？

（3）预测一下该患儿需要采用哪种治疗方法？你应该备好什么设备？

第一节 概　述

新生儿是指从出生后脐带结扎到生后满 28 天内的婴儿。新生儿期既是胎儿的延续，又是人类发育的起始阶段。围生期是包括产前、产时和产后的一个特定时期，我国规定围生期是指从妊娠满 28 周至出生后 7 天这一段时期。新生儿期和围生期是小儿病死率最高的年龄阶段。因此，加强新生儿期和围生期的护理和保健是儿科医务工作者的重要任务。

新生儿的分类方法有以下几种。

（一）根据胎龄分类

1. 足月儿

足月儿指胎龄满 37 周至未满 42 周的新生儿。

2. 早产儿

早产儿指胎龄满 28 周至未满 37 周的新生儿。而第 37 周的早产儿因成熟度已接近足月儿，故又称过渡足月儿。

3. 过期产儿

过期产儿指胎龄满 42 周以上的新生儿。

（二）根据出生体重分类

1. 正常体重儿

正常体重儿指出生体重在 2500 ~ 4000g 之间的新生儿。

2. 低出生体重儿

低出生体重儿指出生 1h 内体重不足 2500g 的新生儿，常见于早产儿和小于胎龄儿。其中出生体重低于 1500g 者称极低出生体重儿；出生体重低于 1000g 者称超低出生体重儿。

3. 巨大儿

巨大儿指出生体重大于 4000g 者。

（三）根据体重和胎龄关系分类

如图 5 - 1 所示。

1. 小于胎龄儿

小于胎龄儿指出生体重在同胎龄儿平均体重第 10 百分位数以下者。

2. 适于胎龄儿

适于胎龄儿指出生体重在同胎龄儿平均体重第 10 ~ 90 百分位数之间者。

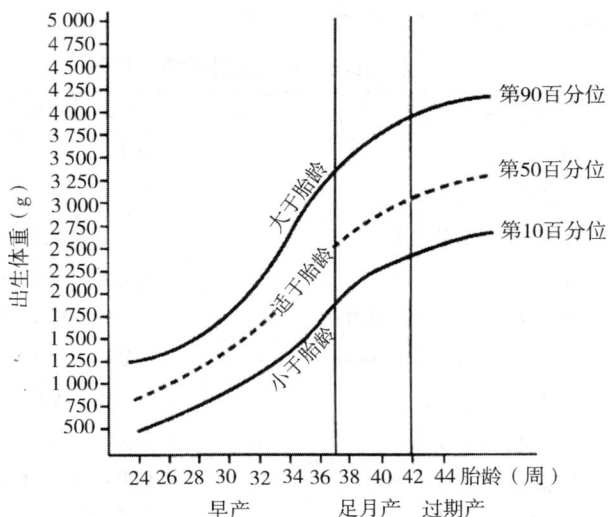

图 5 - 1　出生体重和胎龄关系分类

3. 大于胎龄儿

大于胎龄儿指出生体重在同胎龄儿平均体重第 90 百分位数以上者。

（四）高危儿

高危儿指已发生或有可能发生危重疾病而需要特殊监护的新生儿。符合下列高危因素之一的新生儿为高危新生儿。

（1）早产儿（胎龄＜37 周）或低出生体重儿（出生体重＜2500g）。

（2）宫内、产时或产后窒息儿，缺氧缺血性脑病及颅内出血者。

（3）高胆红素血症。

（4）新生儿肺炎、败血症等严重感染。

（5）新生儿患有各种影响生活能力的出生缺陷（如唇裂、腭裂、先天性心脏病等）以及遗传代谢性疾病。

（6）母亲有异常妊娠及分娩史、高龄分娩（≥35 岁）、患有残疾（视、听、智力、肢体、精神）并影响养育能力者等。

第二节　足月新生儿的特点及护理

正常足月新生儿是指胎龄满 37 周并小于 42 周，体重大于等于 2500g 并小于等于 4000g，无畸形、无疾病的活产婴儿。

一、正常足月新生儿的特点

1. 外观特征

足月儿出生时哭声响亮，四肢屈肌张力高而呈屈曲姿态，皮肤红润，胎毛少，覆盖着灰白色胎脂；头发分条清楚；耳廓软骨发育好、轮廓清楚；乳晕明显，乳房可摸到结节，乳腺结节≥4mm；指甲长到或长过指端；足底皮纹多而交错。男婴睾丸降入阴囊、女婴大阴唇完全遮盖小阴唇。如表 5-1 所示。

表 5-1　足月儿与早产儿的外观特征比较

外观	正常足月儿	早产儿
哭声	响亮	轻微
四肢肌张力	四肢屈曲	低下
皮肤	红润、皮下脂肪丰满	绛红、皮下脂肪少
毛发	毳毛少、头发分条清楚	毳毛多、头发细而乱
耳壳	软骨发育良好，耳舟成形	软、缺乏软骨，耳舟不清楚
乳腺	乳晕清楚、乳腺结节≥4mm	乳晕不清、乳腺结节无或<4mm
指、趾甲	达到或超过指、趾端	未达指、趾端
足纹	整个足底遍布足纹	足底纹少
外生殖器	男婴：睾丸已降至阴囊 女婴：大阴唇遮盖小阴唇	男婴：睾丸未降或未全降 女婴：大阴唇不能遮盖小阴唇

2. 呼吸系统

胎儿在子宫内不需要肺的呼吸，但有微弱的呼吸运动。出生时经产道挤压，1/3 肺液由口鼻排出，其余由肺间质毛细血管和淋巴管吸收，如吸收延迟，则出现湿肺。新生儿在第一次吸气后，肺泡张开。新生儿胸腔较小，肋间肌较弱，胸廓运动较浅，因此呼吸浅快，40~45 次/分。呼吸动作主要靠膈肌运动，故而呼吸模式呈腹式呼吸。

3. 体温调节

体温中枢调节能力差，皮下脂肪较薄，体表面积相对较大，散热快，体温易随外界温度而变化。"适中温度"又称"中性温度"，指一种适宜的环境温度，在此温度下机体耗氧量最少，代谢率最低，蒸发散热量亦少，又能保证正常体温。新生儿应处在"适中温度"环境中。新生儿适中温度与体重及日龄有关，正常足月新生儿穿衣、包裹棉被、室温维持在 22~24℃，便可达到适中温度的要求。

新生儿产热主要依靠棕色脂肪的代谢。棕色脂肪主要分布在肩胛间区、腋窝和肾动脉周围等处，通过去甲肾上腺素调节，分解产热。

4. 循环系统

胎儿出生后血液循环发生巨大变化，胎-脐循环终止、卵圆孔和动脉导管出现功能性关闭。足月儿心率波动范围较大，100~150 次/分，血压平均 9.3/6.7kPa（70/50mmHg）。

5. 消化系统

新生儿消化道面积相对较大，有利于食物消化吸收。胃呈水平位，贲门括约肌发育较差，幽门括约肌发育较好，易发生溢乳和呕吐。新生儿肠壁较薄，通透性高，有利于吸收母乳中的免疫球蛋白，也易使肠腔内毒素及消化不全产物通过肠壁而进入血循环，引起中毒症状。生后 12h 开始排出黑绿色黏稠的胎粪，3~4 日排完，粪便转为黄绿色。如 24h 未排胎粪者应检查是否存在消化道畸形。

6. 血液系统

胎儿处于相对缺氧状态，新生儿出生时血液中的红细胞和血红蛋白量相对较高。白细胞计数生后第 1 日可达 $(15\sim20)\times10^9/L$，分类中以中性粒细胞为主，生后 $4\sim6$ 日，中性粒细胞与淋巴细胞相近，以后以淋巴细胞占优势。

7. 泌尿系统

足月儿 24h 排尿，48h 尚未排尿者需检查原因。生后头几天内尿色深、稍混浊、放置后有红褐色沉淀，此为尿酸盐结晶，不需处理。新生儿尿稀释功能尚可，但肾小球滤过率低，浓缩功能较差，排钠能力较低，不能迅速有效地处理过多的水和溶质，易发生水肿或脱水。肾脏处理酸碱负荷能力不足，易发生代谢性酸中毒。

8. 神经系统

新生儿脑相对较大，重约 $300\sim400g$，占体重 $10\%\sim20\%$。生后具有原始反射，如觅食反射、吸吮反射、握持反射、拥抱反射、交叉伸腿反射等。正常情况下，原始反射应在生后数月自然消失。若在新生儿上述原始反射在数月后仍存在，即为神经系统异常体征。

9. 免疫系统

新生儿的特异性免疫和非特异性免疫功能均不够成熟。皮肤、黏膜薄嫩，易受到损伤；新生儿脐部为开放性伤口，是造成细菌感染、繁殖并进入血流的门户；新生儿血中补体含量低，缺乏趋化因子，故白细胞吞噬能力差。新生儿可从母体中获得免疫球蛋白 IgG，因此不易感染一些传染性疾病，而免疫球蛋白 IgA 和 IgM 不能通过胎盘，因此新生儿易患呼吸道和消化道感染性疾病。

二、新生儿特殊生理状态

1. 生理性体重下降

新生儿在生后数日内丢失水分较多，导致体重逐渐下降，但一般下降幅度小于出生体重的 10%，生后 10 天左右恢复到出生时的体重。

2. 生理性黄疸

由于新生儿胆红素代谢特点（见本章第七节），约 60% 的足月儿在生后 $2\sim3$ 日即出现黄疸，$5\sim7$ 日达到最高峰，之后逐渐减轻，$10\sim14$ 日消退；在此期间患儿一般情况良好，食欲正常。

3. 生理性乳腺肿大

男女新生儿均可发生，多在生后 $3\sim5$ 日出现，可触摸到如蚕豆或鸽蛋大小的乳腺结节，$2\sim3$ 周自然消退。

4. 假月经

因母体雌激素在孕期进入胎儿体内，出生后激素来源突然消失，引起部分女婴在生后 $5\sim7$ 日可见阴道流出少量的血液，约持续 $1\sim3$ 日，不必处理。

5. 脱水热

少数新生儿在生后 $3\sim4$ 日有一过性发热，体温骤升，但一般情况良好，夏季多见。若补足水分后体温可于短时间内恢复正常。

6. 口腔内特殊生理现象

部分新生儿口腔内硬腭的正中线两侧和牙龈切缘上可见散在、淡黄微隆起的、米粒大小颗粒或黄白色斑块，称"上皮珠"和"马牙"，是上皮细胞堆积和黏液腺潴留肿胀所致，一般在 2~3 周内自然消退。新生儿面颊部的脂肪垫俗称"螳螂嘴"，对吸吮乳汁有利。这些口腔内特殊生理现象不需进行任何处理，禁止挑、割、擦，以免发生感染。

三、正常新生儿护理

【护理问题】

（1）有窒息的危险　与呼吸道阻塞或溢奶、吐奶有关。

（2）有体温失调的危险　与体温调节功能不完善有关。

（3）有感染的危险　与免疫功能不完善有关。

（4）知识缺乏　家长缺乏有关喂养及护理知识。

【护理措施】

1. 娩出后护理

（1）预热好开放辐射保温床，以便在新生儿娩出后立即置于保温床上进行一系列操作。

（2）出生后，开始呼吸前应迅速清除口、鼻中的黏液和羊水，以免在吸气时将其吸入肺部，引起吸入性肺炎。

（3）娩出 2min 内结扎脐带，并将残端无菌包裹。

（4）将皮肤皱褶处的血迹轻轻揩去，用干毛巾吸干羊水。由于胎脂对婴儿有保护作用，可用消毒的植物油轻擦将皮肤皱褶处、头皮、耳后、腋下的过厚胎脂清除即可，不必将所有的胎脂擦净，留下的胎脂会在生后数小时被逐渐吸收。

（5）用预先温好的衣被包裹婴儿，以减少热量散发。然后置于"适中环境"环境中。

2. 保持呼吸道通畅

日后要经常检查清理鼻孔，保持呼吸道通畅。置于舒适的体位，仰卧位时避免颈部前屈或过度后仰；俯卧位时头偏向一侧，双上肢自然屈曲在头两侧（切记不要将上肢固定在包被中），不可随意将物品放在新生儿口、鼻处，以免挡住口鼻，造成窒息；不要压迫新生儿的胸部，影响呼吸时胸廓起伏。

3. 保持新生儿体温稳定

新生儿体温调节中枢发育不完善，易受环境因素影响，故此，应将新生儿置于"适中环境"中。每 4h 测体温一次，监测体温变化 3 天。若冬季室温偏低，穿衣、包被仍不能维持正常体温，可根据新生儿具体情况和所具有的条件采用不同的保暖措施，如开放红外线辐射保暖床、婴儿培养箱、热水袋、头上戴绒布帽等，维持体温稳定。

4. 合理喂养

（1）提倡母乳喂养、尽早喂养　婴儿出生后 1h 内可抱至母亲处，吸吮母亲的乳头，刺激母亲泌乳；鼓励母乳喂养，采用母乳喂养的婴儿按需哺乳。

（2）人工喂养　母亲不能哺乳时，首先试喂 10% 葡萄糖水 10ml，吸吮及吞咽功能良好者，可调配新生儿配方奶粉喂养，每 3h 一次。乳量根据婴儿耐受和所需热量计算，遵循从小量开始逐渐加量的原则。

（3）哺乳量判断 以喂奶后婴儿安静、无腹胀，体重每天增长 15～30g（生理性体重下降期间除外）表明婴儿哺乳充足，且能够耐受和消化进食的奶量。人工喂养的婴儿要详细记录哺乳量，母乳喂养的婴儿不必记录哺乳量，通过记录哺乳次数和小便次数可大致了解婴儿的进食量，婴儿每天小便 6 次，即表明他饮入足够的乳汁。按时测量体重，了解新生儿的营养状况。乳具专用，用后消毒。

5. 皮肤护理

（1）新生儿的衣服应采用棉布缝制，柔软、宽松舒适。

（2）体温稳定后可每日沐浴 1 次，水温在 38～40℃，注意头颈、腋窝、手掌等皮肤皱褶处的清洗，注意眼、鼻、口腔的清洁护理。

（3）脐部经无菌结扎后，逐渐干燥，一般 1～2 周残端脱落（见 2012 年《母婴健康素养—基本知识与技能—试行》）。每日检查脐部有无渗血。若脐带出现渗血，则考虑重新结扎止血；无渗血，每天用 75% 的乙醇棉签轻拭脐带根部，防止感染造成脐炎；保持局部皮肤干燥，待其自然脱落。脐带脱落后脐窝内常常会有少量渗出液，此时可用 75% 乙醇棉签清洁脐窝。有脓性分泌物时，先用 3% 过氧化氢溶液擦拭脐根、脐窝和周围的皮肤，再涂以安尔碘、碘附或专用脐带消毒剂。

（4）大便后要及时更换尿布，用温水洗净臀部后拭干皮肤，再包裹尿布。

6. 预防感染

（1）病室环境 新生儿病室应整洁，阳光充足、空气流通，温度 22～24℃，湿度 55%～65%。床间距为 60cm。

（2）消毒隔离制度 新生儿病室具有严格的消毒隔离制度，每日用紫外线照射消毒病室的空气；建有完善的清洗设施，方便在接触每个新生儿前后洗手；控制进入病室人员，工作人员需身体健康，入室前更换衣、鞋。

（3）预防交叉感染 患有呼吸道和消化道感染性疾病的新生儿应分室或分区域安排床位；患有皮肤或消化道感染性患儿所用过衣物要单独放置，遵循先消毒、再清洗、最后用高压蒸汽灭菌的流程；做好医疗护理设备的消毒管理，每个患儿应有专用听诊器，避免交叉感染。

7. 预防接种

正常足月儿在新生儿期要接种乙肝疫苗和卡介苗两种疫苗。出生后 3 天接种卡介苗；出生 1 日、1 个月、6 个月时，各注射乙肝疫苗一次。

8. 新生儿访视

具体内容见第二章，第三节，儿童保健和疾病预防）。

9. 促进母婴情感建立

大力提倡母乳喂养和母婴同室，将婴儿安置在母亲身旁。在婴儿安静、清醒时，鼓励家长抚摸头部、面颊、额头，活动婴儿四肢；抱起婴儿并轻轻摇动，对新生儿说话、哼唱儿歌、交流目光等都能给予婴儿良性的刺激，有利于婴儿身心发育。婴儿脐痂脱落后每天系统地进行抚触不仅有利于婴儿的生长发育、增强免疫力、促进食物消化与吸收、减少婴儿哭闹、增加睡眠，还能增进父母与宝宝的亲情交流（具体操作方法见第四章，第一节，七、婴儿抚触法）。

第三节　早产儿的特点及护理

早产儿又称未成熟儿，是指胎龄大于 28 周，但不满 37 周的活产婴儿。

一、早产儿的特点

1. 外观特征

体重大多低于 2500g，身长不足 47cm，哭声轻弱；颈肌软弱，四肢肌张力低下；皮肤红嫩，胎毛多；耳廓软、耳舟不清楚；乳晕不清、乳腺结节无或 <4mm；足底纹少，足跟光滑；男婴睾丸未降或未全降，阴囊少皱纹，女婴大阴唇不能盖住小阴唇。

2. 体温

早产儿体温中枢调节功能差，体表面积相对大，皮下脂肪薄，热量更容易散发，加之棕色脂肪少，无寒战反应，产热不足，保暖性能差，体温更易随环境温度变化而变化。

3. 呼吸系统

早产儿呼吸中枢相对更不成熟，呼吸节律不规则，可发生呼吸暂停（呼吸暂停是指呼吸停止超过 15～20s，或虽不到 20s，但心率减慢 <100 次/分，并出现紫绀及肌张力减低）。早产儿的肺部发育不成熟，肺泡表面活性物质少，易发生肺透明膜病。在子宫内有窘迫史的早产儿更易发生吸入性肺炎。

4. 循环系统

早产儿心率较足月儿快，安静时平均 120～140 次/分，血压也较低。

5. 消化系统

早产儿食管下段括约肌压力低、贲门较松弛、胃呈水平位、而幽门括约肌较发达，故容易发生溢乳。由于各种消化酶分泌不足，胆酸分泌较少，不能将脂肪乳化，对脂肪的消化吸收较差，故以母乳喂养为宜。早产儿肝脏发育不成熟，肝葡萄糖醛基转移酶活性较低，生理性黄疸出现的程度较足月儿重，持续时间也较长。由于早产儿胎粪形成较少且肠道蠕动无力，胎粪排出时间较足月儿延迟。

6. 血液系统

早产儿白细胞和血小板计数较足月儿略低，维生素 K 储存量少，凝血因子 II、VII、IX、X 活性较低。由于红细胞生成素水平低下，先天储铁不足，血容量迅速增加等原因，"生理性贫血"出现早；胎龄越小，贫血持续时间越长，程度越重。

7. 泌尿系统

早产儿的肾小管对醛固酮反应低下，肾脏排钠增多，易发生低钠血症。又因早产儿血中的碳酸氢盐浓度极低，阴离子间隙较高，肾小管排酸能力有一定的限制，蛋白质入量增多时，易发生代谢性酸中毒。由于肾脏葡萄糖阈值和重吸收能力均较低，当葡萄糖输入过多时，常有尿糖出现。

二、早产儿的护理

【护理问题】

（1）体温调节无效 与体温调节中枢功能不健全，体内产热不足等因素有关。

（2）无效性婴儿喂养形态 与吸吮无力、吞咽功能不良有关。

（3）不能维持自主呼吸 与呼吸中枢、呼吸器官发育不成熟有关。

（4）有感染的危险 与免疫功能低下有关。

（5）潜在并发症 出血。

【护理措施】

1. 环境要求

早产儿应与足月儿分室居住，室内温度应保持在 24～26℃，晨间护理时，可提高到 27～28℃。制定严密的消毒隔离制度，工作人员进入病室前应更换清洁工作服、鞋、洗手。工作人员接触患儿前、后均应洗手。严禁非本室人员入内，如人流量超过正常时，应及时进行空气及有关用品消毒，确保空气及仪器、物品洁净，防止交叉感染的发生。室内还应配备婴儿培养箱、远红外开放抢救台、蓝光箱、微量输液泵、监护仪、吸引器和复苏抢救设备。

2. 保暖措施

应根据早产儿的体重及病情，给予不同的保暖措施，一般体重小于2000g者，应尽早置于婴儿培养箱保暖，婴儿培养箱的温度根据患儿的体重及生后日龄调节，体重越轻箱温应越高。体重大于2000g可考虑出暖箱，在暖箱外保暖的情况下，维持体温在36.5～37℃。因头部散热量大，头上应戴绒布帽，以降低耗氧和散热量；各种操作应集中完成，在能保暖的远红外辐射床上进行，并尽量缩短操作时间。每日测体温 4～6 次，如发现异常，及时通知医生。（见第四章，第三节，三、保暖箱的使用和四、辐射保暖床的使用）

3. 合理喂养

（1）开奶时间 出生体重在1500g以上而无青紫的患儿，可出生后 2～4h 喂 10% 葡萄糖水 2ml/kg，无呕吐者，可在 6～8h 开始喂奶。出生体重在1500g以下或伴有青紫者，可适当延迟喂养时间。

（2）哺乳量 哺乳量应根据消化道的消化及吸收能力而定，以不发生胃内潴留及呕吐为原则。胎龄越小，出生体重越低，每次喂奶量越少，喂奶间隔越短，还要根据喂奶后有无腹胀、呕吐、胃内残留（管饲喂养儿）及体重增长情况，即时做调整（理想者每天增长 10～15g）。

（3）喂养方式 由于早产儿各种消化酶分泌不足，消化、吸收能力较差，但生长发育快、所需营养物质多，因此，首选母乳喂养。因早产儿肾排酸能力差，而牛乳中蛋白质和酪蛋白比例均高，可使内源性氢离子增加，超过肾小管的排泄能力，引起晚期代谢性酸中毒，故无母乳者首选早产婴儿配方奶粉喂养。

（4）哺喂方法 吸吮及吞咽正常的早产儿可以吸吮母乳或用奶瓶喂养；若吸吮无力但吞咽功能正常者，可采用小勺或用滴管将乳汁滴到嘴里喂养；吸吮或吞咽功能均不良者，可通过鼻胃管鼻饲喂养；必要时，也可通过静脉输注高营养液补充乳量不足。哺乳后，应拍嗝，取右侧卧位，并注意观察有无青紫、溢乳和呕吐的现象发生。

（5）评估　准确记录24h出入量，每日晨起空腹测体重一次，并记录，以便分析、调整营养的补充。在每次喂奶前换尿布时，同时观察早产儿的腹部是否腹胀；采用鼻胃管喂养者，每次奶前要通过胃管抽吸胃液和胃内容物，以确认鼻胃管仍在胃中，同时了解早产儿对食物的消化吸收情况。

4. 维持有效呼吸

早产儿呼吸中枢不完善，易发生呼吸暂停和缺氧。有缺氧症状者给予氧气吸入，吸入氧浓度及时间应根据缺氧程度及用氧方法而定，常用吸入氧浓度不宜过高（30%～40%），吸氧时间不宜过长，有条件的病房可在动脉血气分析的监测下用氧，预防氧中毒发生。

5. 预防出血

新生儿和早产儿易缺乏维生素 K 依赖性凝血因子，出生后应肌内注射维生素 K_1，连用3日，预防新生儿出血症。

6. 预防感染

足月儿和早产儿免疫功能不健全，应加强口腔、皮肤及脐部的护理，每日沐浴1～2次。脐部未脱落者，可采用分段沐浴，沐浴后，用75% 乙醇棉签由内向外螺旋式擦拭脐根部、脐窝以及周围皮肤，保持脐部皮肤清洁、干燥。每日口腔护理1～2次。

7. 密切观察病情

密切观察患儿的体温，暖箱的温度及运转情况；呼吸的频率、节律，是否存在呼吸暂停。有条件的最好采用呼吸心跳监护仪监测患儿的生命体征，及早发现病情变化，并及时报告医生作好抢救准备。观察并记录第一次排尿时间和排胎便时间；在沐浴时要同时观察婴儿全身皮肤、脐带，是否有感染、破溃征象，是否发生臀红等皮肤损伤。

第四节　新生儿窒息

新生儿窒息是指婴儿出生后无自主呼吸或呼吸抑制而导致低氧血症、高碳酸血症和代谢性酸中毒。是造成新生儿死亡和儿童伤残的重要原因之一。

【病因】

凡是影响胎儿或新生儿气体交换的因素都可引起窒息。可发生于妊娠期，但大多数始于产程开始，与分娩过程密切相关。

1. 孕母因素

（1）患有糖尿病、心、肾疾病等全身疾病。

（2）患有妊娠期高血压疾病、前置胎盘等产科疾病。

（3）有吸毒、吸烟等社会行为问题。

（4）年龄 >35 岁或 <16 岁，多胎妊娠等。

2. 分娩因素

（1）脐带受压、打结、绕颈。

（2）滞产、手术产、高位产钳、臀位抽出术等造成胎儿颅内出血、脑部长时间缺氧等，致使呼吸中枢受到影响。

（3）产程中使用麻醉剂、镇痛剂、催产药等药物不当，抑制婴儿的呼吸中枢。

3. 胎儿因素

（1）早产儿、小于胎龄儿、巨大儿等。

（2）有呼吸道畸形、先天性心脏病等。

（3）羊水或胎粪吸入致使呼吸道阻塞。

（4）宫内感染所致神经系统受损等。

【发病机制】

1. 窒息时胎儿向新生儿呼吸、循环的转变受阻

窒息时新生儿呼吸停止或抑制，呼吸停止后肺泡不能扩张，发生缺氧、酸中毒、肺液不能清除、肺表面活性物质减少，肺血管阻力增加，胎儿循环重新开放、持续性肺动脉高压，进一步加重组织缺血、缺氧、酸中毒，最终导致不可逆性器官损伤。

2. 窒息时各器官缺血缺氧改变

窒息开始时，缺氧、酸中毒引起机体血液重新分布，肺、肠、肾、肌肉、皮肤等非生命器官血管收缩，血流减少，以保证心、脑、肾上腺等重要器官的血液供应得以维持。若严重窒息，低氧血症持续存在，无氧代谢进一步加重代谢性酸中毒，体内储存的糖原耗尽，最终导致全身各重要器官受损，导致脑、心脏和肾上腺的血流量减少，心功能受损、心率、血压下降，生命器官供血进一步减少，发生脑损伤。非生命器官血流量进一步减少，而导致各脏器受损。

3. 呼吸改变

（1）原发性呼吸暂停　胎儿或新生儿在缺氧初期，呼吸代偿性加深加快，若缺氧状态持续，随即转为呼吸停止、心率减慢，称为原发性呼吸暂停。此时的患儿肌张力尚存，血压略微升高、伴有发绀。此阶段若能解除病因，及时清理呼吸道并实施物理刺激，往往可恢复自主呼吸。

（2）继发性呼吸暂停　若缺氧状态持续，患儿则在几次喘息样呼吸之后呼吸停止，称为继发性呼吸暂停。此时，患儿肌张力消失、苍白，心率、血压持续下降，若未能实施人工正压通气辅助呼吸，将很快死亡。

4. 血液和代谢改变

（1）因气道阻塞、缺氧后，机体处于无氧代谢状态，致使动脉血气分析结果表现为氧分压（PaO_2）降低、二氧化碳分压（$PaCO_2$）升高，为 pH 降低，混合性酸中毒。

（2）糖代谢紊乱　窒息早期，儿茶酚胺及胰高血糖素释放增加，血糖正常或增高，随后则因糖原衰竭而出现低血糖。

（3）高胆红素血症　酸中毒影响胆红素与白蛋白结合，降低肝酶活力，使血清未结合胆红素升高。

（4）低钠血症和低钙血症　由于心钠素和抗利尿激素分泌异常，发生稀释性低钠血症；由于钙通道开放，钙泵失灵，钙内流而引起低钙血症。

【临床表现】

1. 胎儿宫内窒息

胎儿缺氧的早期表现为胎动增加，胎心率加快≥160 次/分；晚期为胎动减少至 100 次/分以下或消失，胎心减慢或停搏，羊水被胎粪污染呈黄绿或墨绿色。

2. 新生儿窒息

临床上根据生后 1min 的 Apgar 评分，将窒息分为轻、重两度，0~3 分为重度，4~7 分为轻度。若生后 5min 的 Apgar 评分仍低于 6 分者，神经系统受损较严重，表现为惊厥、昏迷或肌张力低下。

表 5-2 新生儿 Apgar 评分标准

体征	评分标准		
	0	1	2
皮肤颜色	青紫或苍白	躯干红、四肢青紫	全身红
心率（次/分）	无	<100	>100
弹足底或插鼻管的反应	无	有皱眉等动作	哭、打喷嚏
肌张力	松弛	四肢略屈曲	四肢活动
呼吸	无	慢、不规则	正常、哭声响

3. 多脏器受损症状

（1）呼吸系统　可出现羊水吸入性肺炎或胎粪吸入综合征、肺透明膜病、呼吸暂停等。

（2）循环系统　轻度窒息可发生心脏传导系统和心肌受损；严重者出现心源性休克和心力衰竭。

（3）神经系统　缺氧缺血性脑病和颅内出血。临床可见意识障碍、肌张力改变及原始反射消失、惊厥、脑水肿、颅内压增高等一系列表现。

（4）泌尿系统　可发生急性肾衰竭，表现为少尿、血尿、蛋白尿、血中尿素氮、肌酐增高。

（5）消化系统　发生应激性溃疡、坏死性小肠结肠炎、黄疸加重等。

（6）机体代谢方面　糖原消耗增加、无氧酵解加速，引起酸中毒、低血糖、低钙血症、低钠血症等一系列电解质及酸碱平衡紊乱表现。

【辅助检查】

对宫内缺氧的胎儿，可通过羊膜镜了解羊水被胎粪污染的程度。胎头露出时可从头皮取血做血气分析。出生后应查动脉血气、血糖、电解质、血尿素氮和肌酐等生化指标。动脉血气分析结果显示 pH 下降，氧分压（PaO_2）降低，二氧化碳分压（$PaCO_2$）升高，剩余碱（BE）值下降。

【治疗要点】

产前预防及治疗孕母疾病；新生儿生后及时、快速进行 Apgar 评分。有窒息的采用国际公认的 ABCDE 复苏方案及时复苏；复苏后要评估和监测呼吸、心率、血压、肤色、血氧饱和度及神经系统症状。

【护理评估】

1. 健康史

做好产前检查，治疗孕母疾病。提早预测、预防新生儿窒息。

2. 身体状况

新生儿生后及时、快速进行 Apgar 评分；观察肤色的变化；评估呼吸的频率、节律和呼吸模式；监测血压、动脉血气分析或脉搏血氧饱和度。

3. 心理－社会状况

评估患儿家长有无焦虑不安、沮丧等的心理状态；评估家庭环境及经济状况，有无社会支持系统。

【护理问题】

（1）气体交换受损　与窒息所致缺氧、二氧化碳潴留有关。

（2）体温过低　与缺氧、环境温度改变有关。

（3）有感染的危险　与免疫功能低有关。

（4）焦虑（家长）　与新生儿病情危重、担心预后不良有关。

【护理措施】

1. 新生儿窒息复苏步骤

积极配合医生按 A、B、C、D、E 程序进行复苏。其中 A 是根本，B 是关键。

（1）保持呼吸道通畅（A）　肩娩出前，助产者挤捏新生儿的面部和颌部，迅速清除口、鼻、咽及气道分泌物。新生儿娩出后，立即用吸球或吸管吸净口、咽、鼻腔的黏液。如需进行复苏，将患儿仰卧，肩部以布卷垫高 2～3cm，使颈部稍向后伸仰，开放气道并保持通畅。

（2）建立呼吸，增加通气（B）　拍打或弹足底，也可摩擦患儿背部等触觉刺激手法，刺激婴儿呼吸。如无自主呼吸、心率小于 100 次/分者，应立即用球囊面罩复苏器加压给氧。使用复苏器时要注意：面罩应密闭口、鼻；吸入氧浓度为 21%～100%，正压人工呼吸的通气频率为 40～60 次/分（配合胸外心脏按压时通气频率为 30 次/分）；通气有效可见胸廓起伏。

（3）胸外按压（C）　充分正压通气 30s 后如无心率或心率持续 <60 次/分，应同时进行胸外心脏按压。操作者双拇指并排或重叠于患儿胸骨体下 1/3，其他手指围绕胸廓托在后背同时按压；或仅用中指、示指并拢按压胸骨体下 1/3 处，频率为 90 次/分，按压深度为胸廓前后径的 1/3 处。按压有效可摸到颈动脉和股动脉搏动。胸外按压与人工呼吸比为 3∶1，即 90 次∶30 次。30s 重新评估心率，若仍低于 60 次/分，考虑应用肾上腺素。

（4）药物治疗（D）　建立有效的静脉通路。保证药物及时进入体内；胸外按压心脏不能恢复正常循环时，首选经脐静脉注射 1∶1000 肾上腺素 0.3～1mg/kg 刺激心跳，也可从气管内滴入。需要时 3～5min 后可重复一次。常通过脐静脉注入 5% 碳酸氢钠纠正酸中度；根据医嘱及时正确输入全血、生理盐水或白蛋白扩充血容量。

（5）评价（E）　复苏过程中要每 30s 评价患儿情况，并准确记录。

2. 复苏后监护

复苏后至少监护3天。注意保证呼吸道通畅，患儿取侧卧位、床旁备吸引器等物品。加强病情监护，监护的主要内容为面色、神志、肌张力、体温、床温、呼吸、心率、血氧饱和度、血压、尿量；还应观察窒息所致各系统受损的症状；注意喂养，合理给氧，观察用药反应，认真填写危重症护理记录。

3. 保暖措施

保暖须贯穿于整个治疗护理过程中，可将患儿置于30~33℃远红外保暖床上进行抢救。病情稳定后要立即揩干体表的羊水及血迹，减少热量丢失，置于暖箱中保暖或热水袋保暖，维持患儿肛温达到36.5~37℃的水平。

【健康指导】

孕后期加强产前检查，做好产前指导。新生儿患病后要耐心细致地为家长解答病情，介绍相关的医学知识和所采取的治疗护理措施的作用，治疗的效果及患儿病情的转归，取得家长理解和配合，减轻家长的恐惧心理。

第五节　新生儿缺氧缺血性脑病

新生儿缺氧缺血性脑病是由于各种围生期因素引起的缺氧和脑血流减少或暂停而导致胎儿和新生儿的脑损伤。是新生儿窒息后的严重并发症。

【病因与发病机制】

凡是能够引起新生儿缺氧和严重循环功能障碍的原因均可造成脑缺氧缺血性损害。缺氧、缺血引起脑损伤的部位与胎龄有关。足月儿主要累及脑皮质、矢状窦旁区，早产儿则易发生脑室周围白质软化。

缺氧的原因主要有围生期窒息、反复呼吸暂停、严重的呼吸系统疾病、右向左分流型先天性心脏病等。

造成缺血的原因主要有心脏停搏或严重的心动过缓、重度心力衰竭或周围循环衰竭等。

【临床表现】

意识改变及肌张力变化为临床常见的主要表现，严重者可伴有脑干功能障碍。临床根据病情的表现不同分为轻、中、重度（表5-3）。

表5-3　新生儿缺氧缺血性脑病临床分度

临床表现	分度		
	轻度	中度	重度
意识	兴奋	嗜睡	昏迷
肌张力	正常	减低	松弛
原始反射	活跃或正常	不能完全引出或减弱	消失
	偶有肌阵挛	常有	多见、频繁发作
中枢性呼吸衰竭	无	有	严重

续表

临床表现	分度		
	轻度	中度	重度
瞳孔改变	正常或扩大	常缩小，对光反射迟钝	不等大或扩大
前囟张力	正常	正常或饱满	饱满或紧张
病程及预后	症状在 72h 内消失，无后遗症	症状在 14 天内消失，可能有后遗症	症状持续数周，病死率高，存活者多有后遗症

1. 轻度

患儿主要表现为兴奋、激惹，肢体及下颌可出现颤动，拥抱反射活跃，肌张力正常，呼吸平稳，一般不出现惊厥。症状于 24h 后逐渐减轻。辅助检查可见脑电图正常，影像学诊断一般无阳性表现。

2. 中度

患儿主要表现为嗜睡、反应迟钝，肌张力降低，肢体自发动作减少，病情较重者可出现惊厥。前囟张力正常或稍高，拥抱、吸吮反射减弱，瞳孔缩小，对光反应迟钝等。足月儿出现上肢肌张力减退较下肢重，而早产儿则表现为下肢肌张力减退比上肢重。脑电图检查可见癫痫样波或电压改变，影像学诊断常可发现异常。

3. 重度

患儿主要表现为意识不清，昏迷状态，肌张力低下，肢体自发动作消失，惊厥频繁发作，反复呼吸暂停，前囟张力明显增高，拥抱、吸吮反射消失，双侧瞳孔不等大、对光反射差，心率减慢等。脑电图检查及影像学诊断明显异常。脑干诱发电位异常。此期死亡率高，存活者多数留有后遗症。

【辅助检查】

（1）血清肌酸磷酸激酶同工酶（CPK - BB） 正常值 <10U/L，脑组织受损时升高。

（2）神经元特异性烯醇化酶（NSE） 正常值 <6μg/L，神经元受损时活性升高。

（3）脑电图 根据脑损害程度显示不同程度的改变。

（4）头颅 B 超 对脑室及其周围出血具有较高的特异性。

（5）CT 扫描 最适合的检查时间为生后 2 ~ 5 日，有助于了解水肿范围、颅内出血类型，对预后的判断有一定的参考价值。

6. 磁共振成像（MRI） 能清晰显示颅后窝及脑干等 B 超及 CT 不易探及的部位病变特点。

【治疗要点】

作好围生期保健，减少致病因素。本病以支持疗法、控制惊厥和治疗脑水肿为主。

1. 支持疗法

氧气吸入、改善通气，纠正酸中毒、低血糖；维持血压稳定。

2. 控制惊厥

首选苯巴比妥 20mg/kg，于 15 ~ 30min 静脉滴入；若惊厥未能得到控制，1h 后可加用 10mg/kg，12 ~ 24h 后给维持量，每日 3 ~ 5mg/kg。肝功能不全者改用苯妥英钠，顽固性抽搐者联合使用地西泮或水合氯醛。

3. 治疗脑水肿

控制液体入量是减轻脑水肿的基础；可用呋塞米（速尿）利尿，严重者可用 20% 甘露醇静脉输入。一般不主张使用肾上腺糖皮质激素。

【护理评估】

1. 健康史

评估胎儿有无宫内窘迫史、出生时有无重度窒息史、生后 1min 和 5min Apgar 评分分值。

2. 身体状况

评估新生儿的意识、原始反射；肌张力、惊厥发作的情况；监测呼吸频率和节律、心率和血压；观察瞳孔改变和前囟张力改变，及时发现脑水肿和颅内压增高的症状和体征。

3. 心理－社会状况

评估家长焦急不安、沮丧等心理状态，评估家庭社会支持系统是否健全。

【护理问题】

（1）有窒息危险　与惊厥、昏迷有关。

（2）潜在并发症　颅内压增高、呼吸暂停。

（3）营养失调——低于机体需要量　与摄入不足和呕吐有关。

（4）焦虑　与新生儿病情危重、担心预后不良有关。

【护理措施】

1. 保持呼吸道通畅，保证氧气供应

患儿取侧卧位，保持气道通畅；给予氧气吸入，酌情采用不同的吸氧方式和吸入氧浓度，保持 $PaO_2 > 7.98 \sim 10.6kPa$（60～80mmHg）。

2. 控制惊厥

首选苯巴比妥，于 20～30min 静脉注入。抽搐顽固者，遵医嘱加用地西泮和水合氯醛。

3. 严密观察

观察神志、肌张力、体温、床温、呼吸、心率、血氧饱和度、血压、尿量和窒息所致各系统症状。遵医嘱应用脱水药物时，要避免外渗，观察用药反应，认真填写护理记录。床旁备吸引器等抢救物品。

4. 喂养

能进食者耐心喂养；不能进食者，可通过鼻饲保证患儿热量及营养物质的供给，准确记录 24h 出入量。

【健康指导】

本病的预后与病情的严重程度、抢救是否正确及时有关。病情严重者预后较差，常留有不同程度的运动、智能障碍、癫痫等后遗症。要指导家长坚持为患儿进行康复治疗，最大程度的恢复患儿的智力和运动功能。积极推广国际公认的 ABCDE 复苏方案，及时快速有效的复苏是预防本病的主要措施。

第六节 新生儿颅内出血

新生儿颅内出血是新生儿期常见的一种严重的脑损伤性疾病。主要是因缺氧或产伤引起，早产儿发病率较高，预后较差。

【病因与发病机制】

主要是缺氧或产伤是主要发病原因，偶有因治疗或操作不当而引起。

1. 缺氧、缺血

凡能引起缺氧的因素均可导致颅内出血的发生，以未成熟儿多见。

2. 产伤

以足月儿多见，因胎头过大、臀位产、急产、产程过长、高位产钳助产，多次吸引器助产者等，均可使胎儿头部受到过度挤压，而导致小脑天幕撕裂，硬脑膜下出血，大脑表面静脉撕裂常伴有蛛网膜下腔出血。

3. 其他

高渗透压的液体输注速度过快、机械通气不当、血压波动过大、操作时对头部按压过重均可引起颅内出血；还有少数是由原发性出血性疾病或脑血管畸形引起。

【临床表现】

1. 常见临床表现

颅内出血的症状、体征、预后主要与出血部位和出血量有关。轻者可无症状，大量出血者可在短期内死亡。一般生后 1～2 日内出现的常见症状与体征如下。

（1）意识状态改变 如易激惹、过度兴奋或表情淡漠、嗜睡、昏迷等。

（2）眼部症状 斜视、凝视、眼球上转困难、眼球震颤等。

（3）瞳孔改变 两侧瞳孔不对称，对光反应减弱或消失。

（4）颅内压增高表现 脑性尖叫、前囟隆起、血压增高、肌张力早期增高、角弓反张，抽搐，后期肌张力减低。

（5）呼吸改变 呼吸增快或减慢，呼吸不规则或暂停等。

（6）其他 不明原因出现的苍白、贫血和黄疸。

2. 各种类型颅内出血的临床特点

根据出血部位不同，临床上分为以下几型。

（1）硬脑膜下出血 是产伤性颅内出血最常见的类型，多数为产伤所致大血管破裂（天幕、大脑镰撕裂和大脑表浅静脉破损）所造成的出血，多见于足月巨大儿。急性大量出血常在数分钟或几小时内出现神经系统症状恶化、呼吸停止死亡；亚急性者，在出生 24h 后出现症状，以惊厥为主，有局灶性脑征，如偏瘫、眼斜向瘫痪侧等；量少者在新生儿期症状不明显，而在出生数月后产生慢性硬脑膜下积液，有惊厥发作、发育迟缓和贫血等。近年来由于产科技术提高，其发生率已明显下降。

（2）原发性蛛网膜下腔出血 出血原发部位在蛛网膜下腔内的桥静脉，不包括硬膜下、脑室内或小脑等部位出血后向蛛网膜下腔扩展。此种出血类型在新生儿十分常见，尤其是早产儿。与缺氧、酸中毒、产伤有关。由于出血原因常为缺氧引起蛛网膜下的毛细血管内血液外渗，而非静脉破裂，故大多数出血量少，无临床症状，预后良好。部分典型病例表现为生后第 2 天出现惊厥发作，但发作间歇患儿情况良好；极少数大量出血病例于短期内死亡。个别病例可因粘连而出现交通性或阻塞性脑积水。

（3）脑室周围 - 脑室内出血（PVH - IVH）　是新生儿颅内出血中常见的一种类型。主要见于胎龄小于 32 周、体重低于 1500g 的早产儿，其发病率可达 40% ~ 50%，胎龄愈小，发病率愈高，是引起早产儿死亡的主要原因之一。根据头颅 B 超或 CT 检查图像分为 4 级。Ⅰ级：室管膜下出血；Ⅱ级：脑室内出血但无脑室扩大；Ⅲ级：脑室内出血伴脑室扩大；Ⅳ级：脑室内出血伴脑实质出血。出血发生的时间 50% 在出生后第 1 天，90% 发生在出生后 72h 内，仅少数发病会更晚。最常见症状为 Moro 反射消失，肌张力低下，淡漠及呼吸暂停。Ⅰ ~ Ⅱ级出血绝大部分可无症状，预后较好；Ⅲ ~ Ⅳ级出血者则神经系统症状进展快，在数分钟到数小时内意识状态从迟钝转为昏迷，瞳孔固定，对光反应消失，惊厥及去大脑强直状态，血压下降；心动过缓，呼吸停止死亡。幸存者半数以上遗留神经系统后遗症。

（4）脑实质出血（IPH）　多因小静脉栓塞后使毛细血管压力增高、破裂而出血。由于出血部位和量不同，临床症状有很大差异。如出血部位在脑干，早期可发生瞳孔变化、呼吸不规则和心动过缓等，前囟张力可不高。主要后遗症为脑性瘫痪、癫痫和精神发育迟缓。由于支配下肢的神经传导束邻近侧脑室，向外依次为躯干、上肢、面部神经的传导束，因此下肢运动障碍较多见。出血部位可液化形成囊肿，如囊肿与脑室相通称之为脑穿通性囊肿。

（5）小脑出血（CH）　包括原发性小脑出血，脑室内或蛛网膜下腔出血扩散至小脑，静脉出血性梗死，及产伤引起小脑撕裂 4 种类型。多见于胎龄小于 32 周、体重低于 1500g 的早产儿，或有产伤史的足月儿。严重者除一般神经系统症状外主要表现为脑干症状，如频繁呼吸暂停、心动过缓等，最后因呼吸衰竭死亡。此型预后较差，尤其是早产儿的预后更差。

【辅助检查】

1. 脑脊液检查

急性期为均匀血性，可见皱缩红细胞，蛋白含量明显增高，严重者出生 24h 内脑脊液葡萄糖糖和乳酸含量降低，5 ~ 10 天最明显。

2. CT 和 B 超

可明确出血部位、出血量和范围。

【治疗要点】

1. 支持疗法

保持安静，尽可能减少搬动和刺激性操作；维持血气的 PaO_2、$PaCO_2$、pH 在正常水平。贫血患儿可输入少量的新鲜血浆或全血，静脉应用维生素 C 改善毛细血管的通透性，减少出血和水肿。

2. 止血

可选用维生素 K_1、酚磺乙胺（止血敏）、卡巴克络（安络血）等。出血量大者在有条件的医院可以实施开颅手术止血、清除血肿。

3. 控制惊厥

首选苯巴比妥，还可选用地西泮、水合氯醛等。

4. 降低颅内压

有颅压增高症状者用呋塞米，每次 0.5～1.0mg/kg，静脉注入，每日 2～3 次。有中枢性呼吸衰竭者，应谨慎加用 20% 甘露醇，0.25～0.5g/次，减轻脑水肿。

5. 应用脑代谢激活剂

出血停止后可给予胞二磷胆碱 0.1g/次，加入 5%～10% 的葡萄糖溶液中静脉滴注；或用脑活素 2ml 稀释后静脉滴注。恢复期可给脑复康，每日 0.2g，疗程为 3 个月。

6. 康复治疗

病情稳定后应尽早进行智能和运动功能康复训练。

【护理评估】

1. 健康史

评估产前、产程中及出生后有无缺氧、窒息史，有无产伤。评估新生儿的胎龄和出生体重。

2. 身体状况

评估意识状态、生命体征、眼部症状及颅内压增高表现；脑脊液检查是否为均匀血性，可见皱缩红细胞。CT 和 B 超提示的出血部位、出血量和范围。评估患儿使用脱水剂的次数和用量，评估输注脱水剂的静脉通路是否安全。

3. 心理 - 社会状况

评估家长焦急不安、沮丧等心理状态，评估家庭、社会支持系统是否健全。

【护理问题】

（1）潜在并发症　颅内压增高。

（2）有窒息危险　与惊厥、昏迷有关。

（3）营养失调——低于机体需要量　与呕吐及摄入量不足有关。

（4）焦虑　与新生儿病情危重、担心预后不良有关。

【护理措施】

1. 绝对保持安静

保持病室安静，减少噪音。绝对静卧，头肩部抬高 15°～30°。患儿需要头偏向一侧时，全身要同向侧位，使头部保持正中位。尽量减少对患儿移动和刺激，避免因患儿的烦躁加重缺氧和出血。入院后 3 日内除更换尿布时清洗臀部外免除一切清洁护理，护理操作要轻、稳、准，各种操作应尽量集中完成。静脉通路选用留置针，减少反复穿刺，尽量避免用头皮静脉置管输液，以防加重颅内出血。

2. 保证热量供给

病情严重者推迟哺乳的时间，禁食期间静脉补液，液量控制在 60～80ml/（kg·d）为宜。液体输注速度要慢，在 24h 内均匀输入。病情稳定后先尝试着喂糖水，吸吮、吞咽正常的可改为乳汁；进食困难者，应通过鼻胃管少量多次注入乳汁，保证患儿热量及营养物质的供给。准确记录 24h 出入量。

3. 保持呼吸通畅，改善呼吸功能

根据缺氧程度决定给氧的方式和吸入氧浓度，维持血气的 $PaO_2 > 7.98 \sim 10.6kPa$（$60 \sim 80mmHg$）。备好吸痰用物，及时清除呼吸道分泌物，维持良好的通气。呼吸暂停过于频繁的患儿应使用呼吸机维持有效的呼吸。

4. 保持体温稳定

患儿在抢救期间应置于远红外线开放抢救台上，以便各种操作。病情稳定后若体温过低，可用暖箱和热水袋保暖。

5. 遵医嘱给予止血药和脑代谢激活剂

给维生素 K_1、酚磺乙胺（止血敏）、卡巴克络（安洛血）等控制出血。胞二磷胆碱、脑活素营养神经细胞。

6. 并发症的观察

密切观察患儿生命体征、神志、瞳孔、肌张力及前囟的变化，若出现脉搏减慢、呼吸节律不规则、双侧瞳孔不对称、对光反射减弱或消失等脑疝征兆，立即报告医生，并作好抢救准备工作。定期测量头围大小，遵医嘱给予镇静，脱水药。用药后注意观察皮肤弹性、黏膜湿润的程度。

【健康指导】

做好孕期保健，避免早产；对患有出血性疾病的孕妇给予治疗。向患儿家长讲解颅内出血的严重性，可能会出现的后遗症。给予安慰，减轻家长的焦虑，鼓励家长增强战胜疾病的自信心，坚持治疗和随访。有后遗症的患儿在病情稳定后要尽早进行智力和活动功能康复训练，促进脑功能恢复，减轻脑损伤的影响，减少后遗症，提高生活质量。遵医嘱服用神经细胞营养药物，有利于脑功能恢复。

第七节　新生儿黄疸

新生儿黄疸是新生儿时期由于各种原因造成胆红素在体内蓄积，而引起巩膜、皮肤、黏膜、体液和其他组织被染黄的现象。可分为生理性黄疸和病理性黄疸两种。引起黄疸的原因复杂，病情轻重不一，严重者可导致胆红素脑病。

【新生儿胆红素代谢的特点】

1. 生理性胆红素生成较多

其主要原因如下。①红细胞破坏多：由于胎儿血氧分压低，红细胞数量代偿性增加，新生儿初生时红细胞数目相对较多，出生后血氧分压升高，过多的红细胞破坏；②新生儿红细胞寿命比成人短；③其他来源胆红素生成多：肝脏和其他组织中的胆红素及骨髓红细胞前体较多。

2. 结合运送胆红素能力弱

新生儿出生后的短暂阶段有轻重不等的酸中毒，影响胆红素与白蛋白的结合。

3. 肝脏对胆红素摄取能力差

新生儿肝细胞内 Y、Z 蛋白含量低，出生后 $5 \sim 10$ 日才可达到成人水平。早产儿血中白蛋白数量少，胆红素的联结运送延缓。

4. 肝脏酶系统功能不完善

肝细胞内尿苷二磷酸葡萄糖醛酸基转移酶的量少，且活力不足，不能将脂溶性的非结合胆红素有效转变为水溶性的结合胆红素，致使非结合胆红素滞留在血液中。

5. 肠肝循环的特殊性

出生后，由于新生儿肠道内正常菌群尚未建立，不能将进入肠道的胆红素还原成尿胆原、粪胆原排出体外，加之新生儿肠道内β－葡萄糖醛酸苷酶活性较高，将结合的胆红素水解成葡萄糖醛酸及非结合胆红素，再经肠壁吸收经门静脉回到肝脏，加重肝脏的代谢负担。

6. 其他

饥饿、缺氧、脱水、酸中毒时，胆红素的代谢受到影响，更易发生黄疸或使原有黄疸加重。

【病因与发病机制】

1. 红细胞破坏过多

新生儿患有溶血病、红细胞增多症、头颅血肿或颅内出血，遗传性疾病如红细胞6－磷酸葡萄糖脱氢酶缺陷、红细胞形态异常、地中海贫血。

2. 肝脏胆红素代谢障碍

缺氧、感染、药物影响和某些遗传性疾病导致肝细胞摄取和结合胆红素的功能低下。

3. 胆汁排泄障碍

新生儿肝炎、先天性胆道闭锁等可致胆汁经胆管排出受阻，从而造成结合胆红素在体内积聚，如同时伴有肝细胞功能受损，未结合胆红素也可增高。

【新生儿黄疸分类】

根据黄疸发生的机理分类　将新生儿黄疸分为生理性黄疸和病理性黄疸。

1. 生理性黄疸

由于新生儿胆红素的代谢特点，新生儿胆红素生成较多、对胆红素的摄取、结合、排泄能力较低，所以60%足月儿和80%左右的早产儿均可出现生理性黄疸。其特点如下。

（1）足月儿在生后2~3日出现黄疸，4~5日症状最明显，5~7日消退，最迟不超过2周。

（2）早产儿多于生后3~5日出现黄疸，5~7日症状最明显，7~9日消退，最迟可延迟到3~4周。

（3）血清胆红素浓度足月儿不超过221μmol/L（12.9mg/dl），早产儿小于257μmol/L（15mg/dl）。

（4）黄疸进展较慢　每日血清胆红素上升<85μmol/L（5mg/dl）。

（5）患儿一般情况良好，食欲正常。

2. 病理性黄疸（高胆红素血症）

由于某些疾病原因造成红细胞破坏过多、肝脏胆红素代谢障碍以及胆汁排泄障碍，均可导致高胆红素血症。可分为高非结合胆红素血症与高结合胆红素血症，新生儿黄疸以前者多见。其特点如下。

(1) 黄疸出现过早（出生后24h内）;

(2) 黄疸程度重　血清胆红素 >221μmol/L（12.9mg/dl）;

(3) 黄疸进展快　血清胆红素迅速增高，每日血清胆红素上升 >85μmol/L（5mg/dl）;

(4) 黄疸持续时间过长或黄疸退而复现　足月儿黄疸持续时间 >2周，早产儿 >4周;

(5) 血清结合胆红素 >34.2μmol/L（2mg/dl）。

具备以上任何一项即可视为病理性黄疸。

3. 胆红素脑病

当血清结合胆红素 >342μmol/L（20mg/dl）时，可穿过血脑屏障，使大脑神经核发生黄染、变性坏死，以大脑基底核、下丘脑和第四脑室底部最为严重，引起胆红素脑病，又称"核黄疸"。患儿出现精神反应差、食欲减退、拒乳，随后出现尖叫、凝视、角弓反张、抽搐、惊厥等症状。

【新生儿黄疸常见病因与临床表现】

1. 新生儿溶血病

是指母婴血型不合，母血中对胎儿红细胞的免疫抗体IgG通过胎盘进入胎儿血循环，发生同种免疫反应致使胎儿、新生儿红细胞破坏而引起的溶血。ABO系统和Rh系统血型不合引起者最多见。以未结合胆红素增高为主。

(1) ABO血型不合　多见母亲血型为O型，新生儿血型为A型或B型。母亲为AB型或婴儿为O型均不发生。常因O型血母亲孕前接触过A或B型血，产生相应的抗体，妊娠时经胎盘进入胎儿体内引起溶血，故ABO溶血可有50%发生在第一胎。

(2) Rh血型不合　Rh血型有6种抗原（C、c、D、d、E、e），具有D抗原者为阳性，汉族人99.66%为Rh阳性。新生儿溶血主要发生在Rh阴性孕妇和Rh阳性胎儿。一般不会发生在母亲未输过血的第一胎，症状随胎次增重。

新生儿溶血病临床表现轻重不一，一般Rh溶血病症状较重，ABO溶血病病情较轻。主要表现有：①胎儿水肿;②黄疸：常于生后24h内出现黄疸，并进行性加重，血清胆红素浓度迅速增加;③贫血：ABO血型不合者血红蛋白多正常。严重贫血见于Rh血型不合，由于骨髓外造血活跃，出现肝脾肿大、贫血性心力衰竭;④重症患儿可发生胆红素脑病。

2. 母乳性黄疸

由于母乳中β-葡萄糖醛酸苷酶的活性较牛奶明显增高，使肠道中非结合胆红素的产生及吸收增加所致。一般于母乳喂养后4~5日出现黄疸，持续升高，2~3周达高峰1~4个月逐渐消退。患儿一般状态良好，停喂母乳2~4日黄疸明显下降，若不下降应排除此病因。若再继续喂母乳，黄疸不再上升，最终消退。

3. 先天性胆道闭锁

生后1~3周出现黄疸，并逐渐加重，皮肤呈黄绿色，肝脏进行性增大，质硬、光滑，粪便呈灰白色（陶土色）。以结合性胆红素增加为主，肝功能异常，B超检查可协助诊断。如不及时治疗3~4个月后可发展为胆汁性肝硬化。

4. 新生儿肝炎

一般黄疸于生后 2～3 周出现，并逐渐加重伴拒食、体重不增、大便色浅，尿色深黄，肝（脾）肿大。以结合胆红素增高为主，伴肝功能异常。

5. 新生儿败血症及其他感染

由于细菌毒素作用，加快红细胞破坏、损坏肝细胞所致。黄疸于 1 周内出现，或黄疸退而复现并进行性加重，并伴全身中毒症状，有感染病灶，以脐炎、皮肤脓疱疮引起最多见。早期以未结合胆红素增高为主，或两者均高；晚期则以结合胆红素增高为主。

【辅助检查】

（1）血清总胆红素浓度 > 221μmol/L（12.9mg/dl），血清结合胆红素浓度 > 34.2μmol/L（2mg/dl）。

（2）溶血相关检查　红细胞、血红蛋白降低，网织红细胞和有核红细胞增高，并以未结合胆红素增高为主。测定母婴血型，检查有无 ABO 血型或 Rh 血型不合。抗人球蛋白试验间接试验阳性提示血清中存在游离的不完全抗体。

（3）红细胞的形态和葡萄糖 – 6 – 磷酸脱氢酶（G – 6 – PD）测定。

（4）血清特异性抗体检测，红细胞直接抗人球蛋白试验阳性可确诊 Rh 溶血病；抗体释放试验也为诊断溶血病的可靠方法。

（5）肝功能检查，可诊断新生儿肝炎。

（6）肝胆彩超、肝胆造影对确诊先天性胆道闭锁有意义。

【治疗要点】

（1）新生儿生理性黄疸通常不需要特殊治疗，给患儿喂食葡萄糖水有助退黄。

（2）病理性黄疸应针对病因，采取相应的治疗方案。

（3）降低血清胆红素　尽早喂养，保持大便通畅，减少肠壁对胆红素的吸收。必要时应用光照疗法。重症病例可采用换血疗法。

（4）保护肝脏　预防和控制病毒、细菌感染，避免使用对肝细胞有损害作用的药物。

（5）降低游离胆红素　适当输入人体血浆和白蛋白，防止胆红素脑病发生。

（6）支持疗法　纠正缺氧和水、电解质紊乱，维持酸碱平衡。

【护理评估】

1. 健康史

了解患儿的母亲既往有无不明原因流产、早产、死胎及死产史；了解患儿母亲所育其他孩子是否曾发生过血型不合性溶血病。

2. 身体状况

观察患儿的精神状态、意识状态、生命体征、皮肤黄染发生的时间、程度、进展速度；检测患儿的血清总、结合胆红素和未结合胆红素的水平、肝功能、血红蛋白含量和红细胞计数、患儿及其母亲的血型；做肝胆彩超、肝胆造影等影像学检查；观察患儿尿液和粪便的颜色。

3. 心理－社会状况

评估家长对本病的病因、治疗、预后知识的了解程度；理解家庭既要照顾产妇，又要照料患儿的难处，关心、安慰患儿的父母本病治疗方法多、绝大多数效果好，无后遗症。

【护理问题】

（1）潜在并发症　发热、腹泻、皮疹、胆红素脑病。

（2）知识缺乏　与患儿家长缺乏新生儿黄疸的知识有关。

【护理措施】

1. 密切观察病情

（1）观察皮肤颜色　根据皮肤黄染出现的时间、颜色的深浅、范围和程度，估计血清胆红素增高的程度，判断病情发展情况。当血清胆红素达到 85.5 ~ 119.7μmol/L（5 ~ 7mg/dl）时，在自然光线下，可观察到面部皮肤黄染，随着胆红素浓度的增高，黄疸程度加重，逐步由躯干向四肢发展，当血清胆红素达 307.8μmol/L（18mg/dl）时，躯干呈橘黄色而手足心呈黄色，当手足心转为橘黄色时，血清胆红素可高达342μmol/L（20mg/dl）以上。此时，易发生胆红素脑病。现临床多采用经皮测疸仪监测血清胆红素的动态变化。

（2）观察生命体征　体温、脉搏、呼吸及有无出血倾向，观察患儿哭声、吸吮力、肌张力的变化，判断有无胆红素脑病发生。

（3）观察排泄情况　大小便的次数、量及性质，如有胎粪延迟排出，应给予灌肠处理，促进胎便及胆红素排出。

2. 保暖

体温维持在 36 ~ 37℃，低体温影响胆红素与白蛋白的结合。

3. 尽早喂养

提早喂养可刺激肠道蠕动，促进胎便排出，还有利于肠道建立正常菌群，减少胆红素的肝肠循环，有助于减轻黄疸。应耐心、细致喂养患儿，少量多次，保证患儿营养及热量摄入的需要。

4. 处理感染灶

观察皮肤有无破损及感染灶，脐部如有脓性分泌物，可用3%过氧化氢溶液清洗局部后，涂以2%碘酊，保持脐部清洁、干燥。

5. 光照疗法

按光照疗法护理（具体操作方法见第四章，第三节，二、光照疗法）。

6. 遵医嘱用药

给予补液和白蛋白治疗，调整液体速度，纠正酸中毒和防止胆红素脑病的发生。

【健康指导】

讲解黄疸病因及临床表现，使家长了解病情的转归，取得家长的配合。既往有新生儿溶血症流产或死胎的孕妇，应讲解产前检查和胎儿宫内治疗的重要性，防止新生儿出生时溶血症的发生。母乳性黄疸的患儿，母乳喂养可暂停 1 ~ 4 日，或改为隔次母乳喂养，黄疸消退后再恢复母乳喂养。红细胞 G－6－PD 缺陷者，需忌食蚕豆及其制品；由于一些药物也可诱发 G－6－PD 缺陷者发生溶血，因此，一定要告知患儿家长就医时要跟医生说明注意药物的选用。患儿衣物保管时勿放樟脑丸，以免诱发溶血。向正在进行光照疗法的患儿家长讲解光照疗法的原理和作用，打消他们看到孩子不穿衣服担心太冷的顾虑。发生胆红素脑病后遗症者，应给予康复治疗和护理指导。

第八节　新生儿低钙血症

低钙血症是指血清总钙低于 1.75mmol/L（7mg/dl）或血清游离钙低于 0.9mmol/L（3.5mg/dl）。新生儿低钙血症是新生儿发生惊厥的常见原因之一。主要与暂时性的生理性甲状旁腺素功能低下有关。

【病因与发病机制】

妊娠晚期，母血中甲状旁腺激素水平较高，分娩时脐血总钙和游离钙均高于母血水平，使胎儿和新生儿的甲状旁腺功能暂时受到抑制。出生后，母体供钙停止，外源性钙供给不足；然而新生儿的甲状旁腺功能低下，骨质中的钙不能释放入血，导致低钙血症。

早期低血钙指生后 72h 内发生，常见于早产儿、小样儿及患有感染性疾病、有窒息史的患儿。

晚期低血钙指生后 72h 以后发生，多见于采用牛乳人工喂养的足月儿。主要是由于牛乳中钙磷含量比例不适宜，导致血磷过高，血钙向骨骼中沉积，血钙下降，发生低钙血症。还可见于母亲患有甲状旁腺功能亢进的新生儿，及患有甲状旁腺功能不全的新生儿。

【临床表现】

低钙多出现在出生后 5～10 天，症状轻重不一，主要是神经、肌肉兴奋性增高的表现。主要表现为烦躁不安、肌肉抽动及震颤，可有惊跳、惊厥，手足搐搦。惊厥发作时常伴有不同程度的呼吸改变、发绀，严重时可发生呼吸暂停和喉痉挛。发作间期一般情况良好，但肌张力稍高，腱反射亢进。

【辅助检查】

1. 血生化

血清总钙 <1.75mmol/L 或血清游离钙 <0.9mmol/L；血清磷 >2.6mmol/L（8mg/dl），碱性磷酸酶多为正常。必要时查母血钙、磷、甲状旁腺激素水平。

2. 心电图

QT 间期延长（早产儿 >0.2s，足月儿 >0.19s）提示低钙血症。

【治疗要点】

（1）针对病因静脉补充钙剂和/或镁剂；

（2）口服 10% 氢氧化铝 3～6ml/次，以结合牛乳中的磷，减少磷从肠道吸收。

（3）调节饮食　提倡母乳喂养，母乳不足者选用钙磷比例适当的婴儿配方奶粉喂养。

【护理评估】

1. 健康史

患儿是否为早产儿或小于胎龄儿；所采用的喂养方式；母亲是否患有甲状旁腺瘤。

2. 身体状况

患儿的神经肌肉兴奋性增高的表现；呼吸的模式、频率和节律有无异常；血生化中血清总钙、血清游离钙、血清磷和碱性磷酸酶的检验结果。

3. 心理 – 社会状况

母乳是否充足、家庭经济是否有承担母乳化婴儿配方奶粉的能力。

【护理问题】

（1）有窒息的危险　与血钙降低有关。

（2）知识缺乏　与家长缺乏为人工喂养新生儿选择乳制品相关知识有关。

【护理措施】

1. 提高血钙水平，降低神经肌肉的兴奋性

（1）静脉输注钙剂的方法和注意事项　①将 10% 葡萄糖酸钙用 5% ~ 10% 的葡萄糖注射液稀释 1 倍后，以 1ml/min 的速度缓慢静脉推注或静脉滴注。②在输注过程中若患儿心率 <80 次/分，应暂停注射。避免因血钙浓度升高而抑制窦房结引起心动过缓甚至心脏停搏。③注意避免药液渗漏到血管外造成局部组织坏死。静脉注射穿刺部位选择要避开关节、易于固定，尽量选粗、直的静脉；注射含钙液体前后都要用生理盐水冲管。

（2）口服钙剂　惊厥停止后改为口服葡萄糖酸钙或氯化钙维持治疗一段时间再换成其他钙剂补钙。

2. 调节喂养方式

因母乳的钙磷比例适宜，提倡母乳喂养或选用母乳化婴儿配方奶粉喂养。

3. 防止惊厥和喉痉挛发生

密切观察病情，避免不必要的刺激，备好抢救物品和药品。

【健康指导】

向家长解释病因及所实施的治疗、护理措施，讲解疾病的转归和预后；鼓励、指导母乳喂养，介绍合理选择婴儿配方奶粉的知识；指导家长今后预防小儿低钙、预防维生素 D 缺乏的自我保健措施。教会家长如何观察小儿低血钙的症状，当小儿发生惊厥时按压穴位徒手止惊的方法。

第九节　新生儿低血糖

新生儿低血糖是指全血血糖 <2.2mmol/L（40mg/dl），而不考虑出生体重、胎龄和生后日龄等因素。新生儿低血糖分为暂时性低血糖和持续性低血糖两类。本病多发生在生后 1~2 日内，临床症状缺乏特异性，经静脉注射葡萄糖后症状消失有助于诊断，结合血糖监测可以确诊。

【病因与发病机制】

1. 暂时性低血糖

指低血糖持续时间较短，不超过新生期。此类型的主要病因有如下。

（1）葡萄糖储存不足　主要见于以下情况。①早产儿：由于肝糖原的储存主要是在妊娠的最后 3 个月完成，因此，胎龄越小糖原储存越少。②小于胎龄儿：除糖原储存不足外，糖异生途径中酶的活力也低。③有围生期窒息、缺氧史：缺氧、酸中毒时糖原分解增加、无氧酵解也使葡萄糖的消耗增加。④其他：患有低体温、败血症、先天性心脏病的新生儿常有热量摄入不足而消耗增多。

（2）葡萄糖利用增加　①主要见于糖尿病母亲所生的婴儿：由于胎儿在宫内受孕母血糖高的影响有高胰岛素血症，而出生后来自母亲的血糖供给突然中断所致。②偶见 Rh 溶血病患儿：由于红细胞破坏致使谷胱甘肽释放，刺激胰岛素浓度增加所致。

2. 持续性低血糖

指低血糖持续至婴儿或儿童期，主要见于高胰岛血症、先天性垂体功能不全、皮质醇缺乏，胰高血糖素缺乏和一些遗传代谢性疾病。

【临床表现】

大多数低血糖者无临床症状，少数可出现反应低下，哭声弱、喂养困难、淡漠、嗜睡、青紫、颤抖、震颤、易激惹甚至惊厥、呼吸暂停、昏迷等非特异性症状，经静脉注射葡萄糖后上述症状消失，血糖恢复正常者，称为"症状性低血糖"。

【辅助检查】

（1）高危儿应在生后 4h 内反复监测血糖，以后每隔 4h 复查一次，直至血糖浓度稳定为止。

（2）持续性低血糖者应酌情选择测定血胰岛素、血胰高糖素、T_4、TSH、生长激素等项目。

（3）高胰岛素血症患儿可作胰腺 B 超或 CT 检查，疑有糖原累积病时可行肝活检测定肝糖原和酶的活力。

【治疗要点】

由于引起脑损伤的低血糖阈值尚未确定，因此不论有无症状出现，对低血糖者均应及时治疗，以保持血糖稳定，防止低血糖发生。

（1）无症状性低血糖并能进食者可饮用葡萄糖水，若治疗无效改为静脉输注葡萄糖溶液。

（2）有症状性低血糖患儿需静脉输注葡萄糖溶液纠正低血糖。

（3）持续性反复性低血糖患儿，可提高葡萄糖溶液的输注速率来维持血糖浓度在正常范围，还可根据病情的需要加用胰高血糖素和氢化可的松。

【护理评估】

1. 健康史

母亲有无糖尿病史、妊娠高血压史；产妇在产前和产程中是否曾经进食；新生儿是否为早产儿、足月小样儿，有无窒息、严重感染、溶血症、硬肿症、红细胞增多症病史。

2. 身体状况

监测血糖水平变化、临床表现和葡萄糖治疗的效果观察。

3. 心理－社会状况

评估家长对本病的病因、治疗、预后知识的了解程度；理解家庭照顾产妇和婴儿、的能力;了解母亲乳汁分泌的情况;关心、安慰患儿的父母。

【护理问题】

(1) 营养失调——低于机体需要量 与摄入不足、葡萄糖利用增加有关。

(2) 潜在并发症 惊厥。

【护理措施】

(1) 应定期监测新生儿的血糖、预防低血糖发生。

(2) 生后低血糖无症状并能进食者宜早期喂养,并密切观察血糖。口服糖水不能纠正者,可改为静脉输注葡萄糖。

(3) 静脉输注葡萄糖时,需监测血糖变化,并根据血糖结果随时调整输液速度和葡萄糖溶液的浓度,保持血糖稳定。

(4) 注意保暖,避免寒冷损伤;预防感染、败血症等高危因素发生。

(5) 采集血糖标本后应及时送检测定,因室温下红细胞糖酵解增加,血糖值每小时可下降 15~20mg/dl,影响检验结果的准确性。

【健康指导】

孕妇合理进食是预防新生儿低血糖的关键措施。自然分娩的产妇在产程前后应适当进食,少食多餐,以富含热量的流食、半流食为主,如果汁、藕粉、稀面条、稀饭等,宫缩间期可以补充巧克力、蛋黄派等高热能的零食。剖宫产的新生儿较自然分娩的新生儿更容易出现低血糖,这与术前孕妇禁食时间长和术中补盐多于补糖有关。对此,术前给孕妇注射 5%~10% 葡萄糖,可提高其产时血糖浓度。出生后应尽早开奶,尽可能在产后 30min 给婴儿喂第一次奶或葡萄糖水,预防新生儿低血糖的发生。

第十节 新生儿脐炎

新生儿脐炎是指细菌入侵断脐残端,并在局部繁殖所引起的急性炎症。

【病因】

新生儿脐炎多由于断脐时消毒处理不严,或出生后护理不当而发生脐部感染,引起脐部、脐周发炎。常见的病原菌有金黄色葡萄球菌、大肠埃希菌、铜绿假单胞菌或溶血性链球菌等,也可能是混合细菌感染。

【发病机制】

病原菌侵入脐部后,早期只限于局部感染,如炎症未能得到控制,则炎症范围向外扩展,并发腹壁蜂窝织炎。感染还可沿淋巴管扩散,可造成上、下腹壁甚至下胸部的广泛感染。感染局限后可能形成脐周脓肿,如向深部侵犯可引起腹膜炎。新生儿期感染尚可通过未闭的脐动、静脉进入血液,出现门静脉炎、门静脉栓塞或败血症。若血栓延伸至门静脉则可导致门静脉梗阻,造成肝外型门静脉高压。如果脐带脱落后局部创面愈合不良,遗留小肉芽肿,经常有分泌物,即为慢性脐炎。

【临床表现】

1. 轻症

脐轮与脐周轻度红肿,脐带脱落后伤口不愈合,脐窝湿润,可伴有少量浆液脓性分泌物。患儿体温及食欲均正常。

2. 重症

脐部与脐周明显红肿发硬，有脓性分泌物，且分泌物量多、有臭味；患儿常有全身中毒症状，表现为不同程度的发热、精神差、烦躁不安、拒乳等。

3. 并发症

新生儿免疫力低下，若脐部炎症得不到局限，感染可向脐周皮肤或组织扩散，引起腹壁蜂窝织炎、皮下坏疽、腹膜炎。感染直接入血引起败血症，可出现烦躁不安、面色苍白、拒乳、呼吸困难、肝脾大等表现。通过尚未闭锁的脐动静脉可造成腹壁深部感染，或直接进入血液循环引起肝脓肿、脓毒血症、中毒性休克亦可引起脐静脉血栓形成，如血栓延伸至门静脉则引起门静脉梗阻，以后发展为肝外型门脉高压症。

【辅助检查】

重症者外周血常规可见白细胞增高。

脐部分泌物培养阳性率高，涂片可见细菌及中性粒细胞增多。

【治疗要点】

清除局部感染灶、必要时切开排脓；选用敏感抗生素；对症和支持治疗。

【护理评估】

1. 健康史

出生时断脐和脐带处理过程是否采用无菌技术。生后脐部护理的方法是否适宜。

2. 身体状况

脐部与脐周是否有红肿、发硬；分泌物的量、性质及气味；感染是否扩散到脐周皮肤或组织；患儿有无全身中毒症状。

3. 心理－社会状况

患儿家长是否具有护理新生儿的知识和能力；是否掌握了新生儿脐带护理的方法。

【护理问题】

（1）皮肤完整性受损 与脐部、脐周皮肤及皮下组织感染有关。

（2）潜在并发症 败血症。

【护理措施】

新生儿患脐炎后，应根据临床表现采用不同的护理方案：

1. 彻底清洁脐部

如果脐带残端尚未脱落，用蘸有皮肤消毒液的棉球或棉签从脐带根部由内向外环形轻柔擦拭患处，祛除脓性分泌物，每日 1~2 次。脐带已经脱落者，由内向外环形轻柔擦拭脐窝。

2. 局部用药的选择

轻症者皮肤消毒液可选用安尔碘或 0.5% 碘附及 75% 乙醇。重症感染者遵医嘱局部和（或）全身应用抗生素。

3. 耐心喂养

保证营养和水电解质供应。

4. 病情观察

从症状的转归观察治疗效果。若感染波及皮下，腹壁水肿、发亮，为形成蜂窝组织炎及皮下坏疽的表现。慢性炎症常形成脐肉芽肿，妨碍脐部愈合。

【健康指导】

新生儿出生时脐部应采取无菌处理；脐带脱落前不可用不洁物品覆盖脐部，并要保持脐部干燥。教会家长脐带护理的方法，如包裹尿布或尿裤时要避开脐带、洗澡时尽量不要打湿脐带，洗浴后要用 75% 乙醇擦拭脐带和脐周。如发现脐部潮湿、渗液或脐带脱落后伤口延迟不愈，则应及时就医，寻求医疗帮助。由于新生儿对口服或者肌内注射抗生素吸收差，所以一般选用静脉滴注给药，需要向家长解释清楚，争取他们的理解和配合。

第十一节　新生儿败血症

新生儿败血症是指新生儿期致病菌侵入血循环并在血液中生长繁殖、产生毒素并发全身炎症反应。其发病率及病死率较高。

【病因与发病机制】

1. 新生儿免疫系统功能不完善

（1）非特异性免疫功能　新生儿皮肤黏膜屏障功能差，未愈合的脐部常是细菌侵入门户；淋巴结发育不全，缺乏吞噬细胞的过滤作用，不能将感染局限在淋巴结；加之血液中补体少，白细胞在应激状态下杀菌力下降；单核细胞产生的粒细胞集落刺激因子、白介素 8 等细胞因子能力降低。

（2）特异性免疫功能　由于仅母体 IgG 能通过胎盘，新生儿体内的 IgA、IgM 水平低，易患革兰阴性杆菌感染；由于未曾接触特异性抗原，T 细胞处于初始状态，产生细胞因子能力低下，不能有效辅助 B 细胞、巨噬细胞、自然杀伤细胞和其他免疫细胞参与免疫反应，细菌一旦侵入易导致全身感染；又因 SIgA 缺乏，易患呼吸道、消化道感染性疾病，并经此侵入血液循环。

2. 病原菌

引起新生儿败血症的病原菌以葡萄球菌最常见，其次是大肠埃希菌、表皮葡萄球菌。

3. 感染途径

按新生儿败血症的感染时间和途径分为产前、产时或产后。

（1）产前感染　孕妇有明显的感染史，尤其是羊膜腔的感染更易引起发病；细菌可通过血行或直接感染胎儿。

（2）产时感染　多因产程延长、胎膜早破或分娩时吸入、吞入污染的羊水后感染，也可与助产时消毒不严有关。

（3）产后感染　往往是细菌从脐部、皮肤黏膜损伤处及呼吸道、消化道等途径侵入机体而引起的感染。

【临床表现】

1. 分型

根据发病时间分为早发型和晚发型。

（1）早发型 在生后 7 天内起病，感染一般发生在出生前或出生时；病原菌以大肠埃希菌等革兰阴性杆菌为主；症状多数出现在生后 24h 内，常呈暴发性多器官受累；病死率高。

（2）晚发型 多在出生 7 天后起病，感染一般发生在出生时或出生后；病原菌以葡萄球菌、机会致病菌为主；常伴有如脐炎、肺炎、脑膜炎等局灶性感染。

2. 症状和体征

早期症状、体征无特征性，表现为精神欠佳、哭声减弱、体温异常等，转而发展为精神萎靡、嗜睡、拒乳、不哭、不动；未成熟儿则表现为体温不升，出现病理性黄疸并随着病情进展而加深；严重者可有惊厥、昏迷、出血、休克、呼吸异常，少数患儿很快发展到循环衰竭、弥散性血管内凝血、中毒性肠麻痹、酸碱平衡紊乱和胆红素脑病。

3. 并发症

可合并肺炎、化脓性脑膜炎、坏死性小肠炎、化脓性关节炎、骨髓炎，其中最常见、最严重的为化脓性脑膜炎，临床表现为激惹、脑性尖叫、凝视、前囟饱满、颅缝增宽、惊厥等。

【辅助检查】

1. 外周血常规

白细胞总数 $< 5 \times 10^9/L$ 或 $> 20 \times 10^9/L$，有中毒颗粒或核左移现象，血小板计数 $< 100 \times 10^9/L$ 有诊断价值。

2. 细菌培养

血培养和病灶分泌物细菌培养，若培养结果一致更具有临床意义。最好在使用抗生素之前、严格无菌操作下采集血培养标本。血培养阴性也不能排除败血症。脑脊液除做细菌培养外还可以直接涂片找细菌。

3. 病原菌抗原监测和急相蛋白检测。

【治疗要点】

1. 合理使用抗生素

（1）早期 怀疑败血症的新生儿，不必等血培养结果即应开始使用抗生素。

（2）足量、静脉联合用药 病原菌未明确前可结合当地菌种流行病学特点和耐药菌株情况选择两种抗生素；病原菌明确后根据药敏试验结果选择药物。

（3）足疗程 血培养阴性者，抗生素治疗后病情好转后应继续治疗 5 ~ 7 天；血培养阳性者，抗生素治疗疗程至少需 10 ~ 14 天，有并发症者抗生素治疗需达 3 周以上。

2. 清除感染灶

治疗脐炎、鹅口疮、脓疱疮、皮肤破损等，促进皮肤病灶早日痊愈，防止感染继续蔓延扩散。

3. 对症治疗和支持疗法

注意保暖、保证足够的热量和液体供应，维持血糖和血电解质在正常水平。静脉输注人血免疫球蛋白、重症患儿可根据患儿的情况输血、中性粒细胞及血小板。

【护理评估】

1. 健康史

患儿母亲有无生殖道感染，患儿出生时有无胎膜早破、产程延长、产钳助产皮肤损伤等情况发生。患儿是否接受过侵入性检查或治疗。

2. 身体状况

患儿是否有皮肤、脐部、呼吸道、消化道感染。发病的时间和临床表现、外周血常规和病原学检查结果。

3. 心理－社会状况

早发型患儿的病原体多来自母体致病菌，其家长往往有负罪感；晚发型患儿的家长多缺乏护理婴儿的知识和能力，未能及时发现和正确处置脐部或皮肤的感染灶。

【护理问题】

（1）体温调解无效　与感染有关。

（2）营养失调——低于机体需要量　与摄入不足、消耗过多有关。

（3）皮肤完整性受损　与皮肤感染病灶有关。

（4）潜在并发症　化脓性脑膜炎、骨髓炎、DIC 等。

【护理措施】

1. 维持体温稳定

当体温过高时，可调节环境温度，打开包被等物理方式或多喂水来降低体温，但新生儿不宜用药物降温，也不宜采用乙醇擦浴、冷盐水灌肠等刺激性强的降温方法，否则易出现体温不升。降温处置后 30min，复测体温一次并记录。当患儿体温不升时，及时给予保暖措施。

2. 保证营养供给

因感染患儿消化吸收能力减弱，加之代谢消耗过多，易发生蛋白质代谢紊乱，导致营养不良。所以喂养时要细心、少量、多次给予哺乳，保证机体的需要。吸吮无力者，可鼻饲喂养或结合病情考虑给予静脉营养。每日测体重一次，为评估病情的转归提供依据。

3. 科学用药

科学安排抗生素的输注方式和时间，维持体内有效的血药浓度。注意药物的毒副作用观察。

4. 清除局部感染灶

注意观察全身皮肤黏膜情况，及时发现局部感染灶，并积极处理。促进脐炎、鹅口疮、脓疱疮、皮肤破损等皮肤感染灶早日痊愈，防止感染继续蔓延扩散。积极治疗呼吸道和消化道感染。

5. 严密观察病情变化

监测 T、P、R、BP 的变化，如出现面色发灰、哭声低弱、尖叫、呕吐频繁等症状时，提示有脑膜炎的可能，及时与医生取得联系，并作好抢救准备。

6. 预防交叉感染

对有感染的患儿采取隔离措施，避免感染的传播。感染患儿最好与非感染患儿分开病室，感染患儿所用所有衣物、床褥均应高压消毒，所用器械、用具要专人专用，用后要做好终末消毒。

【健康指导】

作好家长的心理护理，减轻家长的恐惧及焦虑，讲解败血症的病因、治疗与护理知识。介绍患儿的病情和疗效，让家长理解应用抗生素疗程长的原因，取得家长合作。

第十二节　新生儿寒冷损伤综合征

新生儿寒冷损伤综合征又称新生儿硬肿症，是指新生儿期由多种原因引起的皮肤和皮下脂肪变硬和水肿。早产儿发病率高。

【病因】

病因尚未完全清楚，但寒冷、早产、低体重、感染和窒息可能是其致病因素。

【发病机制】

1. 新生儿机体自身因素

新生儿体温调节中枢不成熟，体温调节能力差；体表面积相对较大，皮肤薄、血管丰富、易散热；早产儿棕色脂肪储存不足，棕色脂肪需在有氧的条件下才能分解产生热量，而在缺氧、酸中毒及感染时棕色脂肪产热不足；加之新生儿寒冷时无寒战产热反应，故容易出现体温下降。新生儿皮下脂肪组织中饱和脂肪酸含量多，体温降低时易凝固。

2. 寒冷损伤

寒冷损伤是本症的主要原因。胎儿娩出后体温随外界温度而变化，生后数日内如保温不当，产热不能与散热相抵时，新生儿即不能维持正常体温，而发生寒冷损伤。

3. 感染

感染时消耗增加，摄入不足，代谢性产热不够，不能维持正常体温，可诱发寒冷损伤综合征。同时有缺氧、酸中毒和休克等均可使棕色脂肪的产热过程受到抑制，出现体温过低而导致硬肿症。

【临床表现】

本症主要发生在寒冷季节和生后 1 周内的新生儿，特别是早产儿。夏季发病者，大多是严重感染、重度窒息引起。临床表现"三主征"包括体温不升、皮肤硬肿和多器官功能损害。

患儿一般表现为食欲减退或拒乳，反应差，哭声低，心音低钝，心率减慢，尿少，体温常低于35℃、重者患儿体温可低于30℃。皮肤发凉、硬肿，颜色暗红，不易捏起，按之如硬橡皮，硬肿发生顺序为：小腿－大腿外侧－下肢－臀部－面颊－上肢－全身；低体温和皮肤硬肿可使皮肤血管痉挛收缩，局部血液循环淤滞，引起组织缺氧和代谢性酸中毒，毛细血管受损、渗透性增加而导致水肿；严重病例合并弥散性血管内凝血

（DIC）、肺出血、全身多器官损伤，甚至多器官功能衰竭。按硬肿发生的范围占体表面积的百分比，将硬肿分为轻、中、重三度（表5-4）。

表5-4 新生儿寒冷损伤综合征病情分度

分度	体温（℃）		硬肿范围（%）	全身情况、脏器功能
	肛温	腋-肛温差		
轻度	≥35	正值	<20	稍差
中度	<35	正值或0	20~50	差，功能明显低下
重度	<35 或 <30	负值	>50	休克、DIC、肺出血等

【辅助检查】

血小板减少，血糖降低，DIC时凝血活酶时间延长、硫酸鱼精蛋白试验（3P实验）阳性。

【治疗要点】

及时去除病因、正确复温，支持疗法，合理用药，对症处理，加强监护，尽早纠正器官功能紊乱。

【护理评估】

1. 健康史

是否早产、出生的季节及环境温度、有无窒息缺氧史和严重感染病史。

2. 身体状况

体温的升降；皮肤硬肿范围的消长；呼吸、心率、食欲、尿量，肺部啰音。

3. 心理-社会状况

患儿家长照料婴儿、预防本病的知识和能力。孩子患病后，家长常为自己没有照料好孩子而悔恨，重症患儿家长常有焦虑或恐惧的心理。

【护理问题】

（1）体温过低 与早产、寒冷、感染、窒息等因素有关。

（2）营养失调——低于机体需要量 与吸吮无力、能量摄入不足有关。

（3）皮肤完整性受损 与皮肤硬化、水肿，局部血液供应不良有关。

（4）有感染的危险 与皮肤屏障功能低下有关。

（5）潜在并发症 如肺出血、弥散性血管内凝血、心力衰竭、肾功能衰竭。

【护理措施】

1. 积极复温

是本病治疗和护理的关键措施。复温的原则是循序渐进，逐步复温。

（1）若患儿的肛温>30℃，腋温-肛温差为正值的轻、中度硬肿的患儿可放入30℃暖箱中，根据体温恢复的情况逐渐调整到30~34℃的范围内，6~12h恢复正常体温。无条件者用温暖的褓裤包裹，置于25~26℃室温环境中，并用热水袋保暖（水温从40℃逐渐升至60℃）；也可用热炕、母亲怀抱方式保暖。

（2）如肛温<30℃，腋温-肛温差为负值，产热衰竭的重度患儿，先将其置于比肛温高1~2℃的暖箱中开始复温，并逐步提高暖箱的温度，每小时升高0.5~1℃，最

高不超过34℃，于12～24h恢复正常体温。体温恢复正常后，将患儿放置入中性温度的暖箱中。每小时监测肛温、腋温1次。

2. 合理喂养

提供充足的能量，保证足够热卡供给，有利于患儿恢复正常体温。开始供能209kJ（50kacal）／（kg·d），以后逐渐增至418～502kJ（100～120kcal）／（kg·d）。能吸吮的可经口喂养，吸吮无力者可采用滴管或小勺喂养。吞咽困难、吃奶呛咳的可用鼻饲喂养或静脉营养。

3. 纠正酸中毒、改善微循环

复温的同时应注意纠正代谢性酸中毒和低血糖。出现休克时，应及时扩充血容量纠正酸中毒；静脉输注多巴胺5～15μg／（kg·min）维持血压。当患儿出现高凝状态时可用肝素抗凝，输注新鲜血或新鲜冰冻血浆20～25ml。有出血倾向的遵医嘱给止血药。出现肺出血的患儿应及时行气管插管术，应用呼吸机辅助呼吸，采用间歇正压通气模式（IPPV）或持续气道内正压通气模式（CPAP），有助于减少肺出血。

4. 预防感染

加强消毒隔离管理和新生儿病室预防感染的管理制度，严格遵守操作规范，保持患儿皮肤完整性。

5. 观察病情

详细记录护理单，监测体温，每2h测体温1次，体温正常6h后改为4h1次；若患儿体温过低，可用水温计代替体温计插入肛门4min测肛温；测腋温时至少要测8～10min。监测心率、呼吸及硬肿范围，记录出入量，发现问题及时与医生取得联系。观察暖箱及室内温度、湿度的变化并及时调整。

【健康指导】

向家长解答患儿的病情及采用的治疗护理措施、治疗的效果；介绍有关新生儿硬肿症的发病原因和可能发生的并发症。嘱母亲最好能避免因患儿住院而造成断奶，住院期间有母婴同室条件的可坚持母乳喂养，没有母婴同室条件的要定时挤奶，保证乳汁通畅，出院后积极哺乳。出院前教会家长保暖、喂养、防感染以及预防接种等育儿知识和技术。

目标检测

一、填空题

1. 正常足月儿是指胎龄满（　　）周并小于（　　）周，体重（　　）并（　　），无畸形或疾病的活产婴儿。

2. 生后新生儿具有的原始反射有：（　　）、（　　）、（　　）、（　　）、交叉伸腿反射等。

3. 新生儿寒冷损伤综合征的临床表现"三主征"包括：（　　）、（　　）和（　　）。

二、选择题

1. 新生儿生后脐带脱落的时间一般为（　　）

  A. 7～10天   B. 8～14天   C. 15～21天

  D. 22～28天   E. 29～35天

2. 描述新生儿正常呼吸以下正确的是（　　）
　　A. 浅表、不规则呼吸　　　　B. 主要靠膈肌运动　　　C. 以腹式呼吸为主
　　D. 可有短暂的呼吸暂停　　　E. 以上都正确

3. 新生儿第一次排尿一般在生后（　　）
　　A.24h 内　　　　　　　　B.12h 内　　　　　　　　C.30～36h
　　D.36～40h　　　　　　　E.40～48h

4. 新生儿的特殊生理现象不包括（　　）
　　A. 生理性体重下降　　　　　B. 生理性黄疸　　　　　C. 臀红
　　D. 马牙　　　　　　　　　　E. 乳房肿块及假月经

5. 未成熟儿易出现低体温的主要原因是（　　）
　　A. 代谢率高，产热少　　　　　　　B. 体表面积相对较大，散热快
　　C. 棕色脂肪多，产热少　　　　　　D. 肌肉发育差，产热少
　　E. 体温调节功能强，散热快

6. 红细胞葡萄糖－6－磷酸脱氢酶缺陷症患儿忌食用（　　）
　　A. 碳酸饮料　　B. 海产品　　C. 牛乳　　D. 蚕豆　　E. 芝麻

7. 新生儿出现生理性黄疸主要是因为（　　）
　　A. 新生儿胆道狭窄　　　　　B. 新生儿胆汁黏稠　　　　C. 新生胆囊较小
　　D. 生后过多的红细胞破坏　　E. 肝脏形成胆红素能力强

8. 黄疸在出生后24h 内出现者应首先考虑（　　）
　　A. 新生儿生理性黄疸　　　　B. 新生儿溶血症　　　　C. 新生儿肝炎
　　D. 新生儿败血症　　　　　　E. 胆道闭锁

9. 引起新生儿颅内出血的主要病因是（　　）
　　A. 受寒或感染　　　　　　　B. 缺氧或产伤　　　　　C. 受寒或缺氧
　　D. 缺氧或感染　　　　　　　E. 感染或产伤

10. 对新生儿颅内出血的护理，下列错误的是（　　）
　　A. 保持安静，避免各种惊扰　　B. 头肩部抬高15～30°　　C. 维持体温稳定
　　D. 经常翻身，防止肺部淤血　　E. 喂乳时应卧在床上，不要抱起患儿

11. 新生儿蛛网膜下腔出血的脑脊液检查典型表现为（　　）
　　A. 外观呈半透明　　　　　　B. 白细胞计数增多　　　C. 糖含量明显增多
　　D. 蛋白含量基本正常　　　　E. 为均匀血性，可见皱缩红细胞

12. 新生儿败血症最常见的感染途径是（　　）
　　A. 脐部感染　　　　　　　　B. 宫内感染　　　　　　C. 胎膜早破
　　D. 羊水穿刺　　　　　　　　E. 消化道感染

13. 新生儿8天，胎龄33周，体重2000g，反应差，拒食。体检：体温35℃，皮肤无疖肿，右腿外侧皮肤发凉、硬，心、肺及腹部检查未见异常，血白细胞 9.8×10^9/L，中性粒细胞45%，胸片正常。此患儿最可能为（　　）
　　A. 新生儿黄疸　　　　　　　B. 新生儿寒冷损伤综合征　　C. 新生儿破伤风
　　D. 新生儿败血症　　　　　　E. 新生儿颅内出血

14. 患儿，12天，诊断为新生儿败血症。今日出现吐奶、前囟隆起，尖叫、面部抽

动。该患儿可能并发（　　）

A. 缺氧缺血性脑病　　　　B. 化脓性脑膜炎　　　　C. 高血压脑病

D. 脑性瘫痪　　　　　　　E. 脑积水

15. 患儿，日龄4天，诊断为新生儿寒冷损伤综合征，下列处理措施哪项最佳（　　）

A. 供给足够热量和液体　　B. 尽量减少肌内注射　　C. 循序渐进复温

D. 积极治疗原发病及并发症　　E. 注意有无出血倾向

16. 早产女婴，生后3天，因双下肢及臀部硬肿入院，体温30℃，腋肛温差为1，拟采用暖箱复温，起始温度应为（　　）

A.26℃　　　　　B.28℃　　　　　C.30℃　　　　　D.32℃　　　　　E.34℃

三、简答题

1. 简述生理性黄疸的发生原因及特点。

2. 简述早产儿维持体温稳定的护理措施。

3. 简述新生儿寒冷损伤综合征的复温原则和方法。

四、案例分析

第一部分：患儿，男，12天，近2日来发现精神不振、嗜睡，昨日发展为不哭、不动、拒乳、黄疸基本退却后又再次加重。查体发现：体重3.2kg，体温37.8℃，脐轮红，脐部有脓性渗液，有臭味。肝肋下2cm。外周血常规发现白细胞为21×10^9/L，有中毒颗粒或核左移现象，血小板计数为80×10^9/L。

问题1：请用你所学知识评估该患儿最可能的诊断是什么？

问题2：还需要完善哪些辅助检查帮助确诊？

第二部分：医嘱开出静脉输注头孢氨噻肟0.5g，8h一次，并采集血培养标本和脐部分泌物培养标本送检。

问题3：你如何执行医嘱的顺序？

问题4：如何采集脐部分泌物培养标本和血培养标本？

第三部分：在治疗过程中，你发现患儿面色发灰，哭声尖、呕吐频繁，检查发现前囟紧张、颅缝增宽。

问题5：应该考虑到患儿的发生了什么问题？

问题6：下一步你应采取哪些护理措施？

（王萍）

第六章

营养性疾病患儿的护理

学习目标

知识目标

掌握维生素 D 缺乏性佝偻病、手足搐搦症、营养不良的病因、临床表现、护理措施以及健康指导。

熟悉维生素 D 缺乏性佝偻病、营养不良治疗要点、辅助检查、小儿肥胖症的诊断标准。

了解维生素 D 缺乏性佝偻病、小儿肥胖症的发病机制。

能力目标

能运用所学知识对家长进行小儿营养与喂养的指导。

学会指导家长对佝偻病活动期患儿的护理以及对佝偻病的预防知识。

本章介绍了 4 种小儿常见的营养障碍性疾病。维生素 D 缺乏性佝偻病、维生素 D 缺乏性手足抽搐症、蛋白质 - 热能营养不良、小儿单纯性肥胖症。其中维生素 D 缺乏性佝偻病是儿童时期重点防治的四大常见病、多发病之一，本病的病因、临床表现、治疗、护理及预防措施是护士执业资格考试的常考内容。因此本章从病因、发病机制、临床表现、实验室检查、治疗要点、护理评估、护理问题、护理措施、健康指导几个方面对维生素 D 缺乏性佝偻病做了重点阐述。

第一节　维生素 D 缺乏性佝偻病

【引导案例】

病历摘要：1 岁小儿，因夜间睡眠不安，多汗，夜惊、夜啼，易激惹来诊。

体格检查：患儿尚不能独自站立，鸡胸，腹软，腹部膨隆呈蛙腹状。

辅助检查：血清钙磷乘积降低，碱性磷酸酶增高，X 线片显示临时钙化带消失。

思考：该病儿所患何病？应怎样护理？

维生素 D 缺乏性佝偻病是由于体内维生素 D 的不足导致钙、磷代谢失常，从而使正在生长的骨骼不能正常钙化、造成以骨骼病变为特征的一种全身慢性营养障碍性疾病。本病多见于 3 个月至 2 岁的婴幼儿，北方佝偻病患病率高于南方。近年来，严重佝偻病发病率逐年降低，但轻、中度佝偻病发病率仍然较高，是我国儿童保健重点防治的"四病"之一。

【维生素 D 的来源与转化】

维生素 D 分内源性和外源性两种，是一组具有生物活性的类固醇衍生物，包括维生素 D_2（麦角骨化醇）和维生素 D_3（胆骨化醇）。内源性维生素 D，主要由皮肤中的 7 - 脱氢胆固醇经日光中紫外线的照射生成维生素 D_3，是维生素 D 的主要来源。外源性维生素 D_2，主要从食物中获取，如蛋黄、鱼肝油、肝脏、蕈类及酵母等。胎儿经过胎盘从母体获得维生素 D。无活性的维生素 D_2、维生素 D_3 被人体吸收入血后，与血浆中的维生素 D 结合蛋白结合之后，首先被运送到肝脏，经肝脏细胞微粒体和线粒体中 25 - 羟化酶作用下，转为 25 - $(OH)D_3$，具有较低活性；然后与 α - 球蛋白结合运载到肾脏，在近段肾小管上皮细胞再次羟化，转化为有很强生物活性的 $1,25 - (OH)_2D_3$。

【维生素 D 的生理功能】

$1,25 - (OH)_2D_3$ 是维持血液中钙、磷代谢平衡的主要激素之一，其主要通过作用于肠、肾、骨骼等靶器官而发挥其抗佝偻病的功能。①促进小肠黏膜合成钙结合蛋白，增加肠道对钙、磷的吸收；②增加肾小管上皮细胞对钙、磷的重吸收，尤其是对磷的重吸收，提高血液中钙、磷浓度，有利于骨骼钙化；③促进成骨细胞和破骨细胞的增殖分化，直接影响钙、磷在骨的沉积和吸收；④与甲状旁腺激素、降钙素一起，对维持体液和组织的钙、磷内环境起重要作用。

【病因】

1. 日光照射不足

婴幼儿缺乏户外活动，紫外线又不能透过玻璃，使内源性维生素 D 生成不足，这也是佝偻病最主要的发病因素。我国北方，尤其是冬季日照时间短；城市的高楼大厦，空气中的尘埃、烟雾等也容易阻挡紫外线。南方阴雨、多雾的时间长，也会影响紫外线的照射。我国佝偻病发病率北方明显高于南方。

2. 摄入不足

婴儿饮食中维生素 D 含量少，不能满足生理需要。牛乳中钙磷含量虽高，但钙磷比例不利于吸收，母乳喂养儿因钙磷比例适宜，患佝偻病的几率比牛乳喂养儿低。此外，未及时添加富含维生素 D 的食物也可引起佝偻病。

3. 围生期维生素 D 不足

胎儿从母体获得的维生素 D 可供生后一段时间的生长需要。母亲妊娠期，尤其是妊娠后期患严重营养不良、肝脏、肾脏疾病、慢性腹泻或早产、双胎、多胎均可致婴儿体内维生素 D 储存不足。

4. 生长发育快，需要量增加

婴儿维生素 D 和钙的需要量与其骨骼生长发育速度与成正比。早产儿、多胎儿生后的追赶性生长，使其对维生素 D 的需求量跟足月儿相比更多，如不及时补充鱼肝油、不及时添加富含维生素 D 的辅食，又缺少户外活动，易患佝偻病。

5. 疾病或药物的影响

胃肠道或肝胆疾病不仅影响维生素 D 的吸收，严重的肝肾疾病还可以影响维生素 D 的羟化；又如长期服用苯妥英钠、苯巴比妥、糖皮质激素类药物可干扰维生素 D 的代谢或对钙的转运。

【发病机制】

发病机制如图 6 - 1 所示。

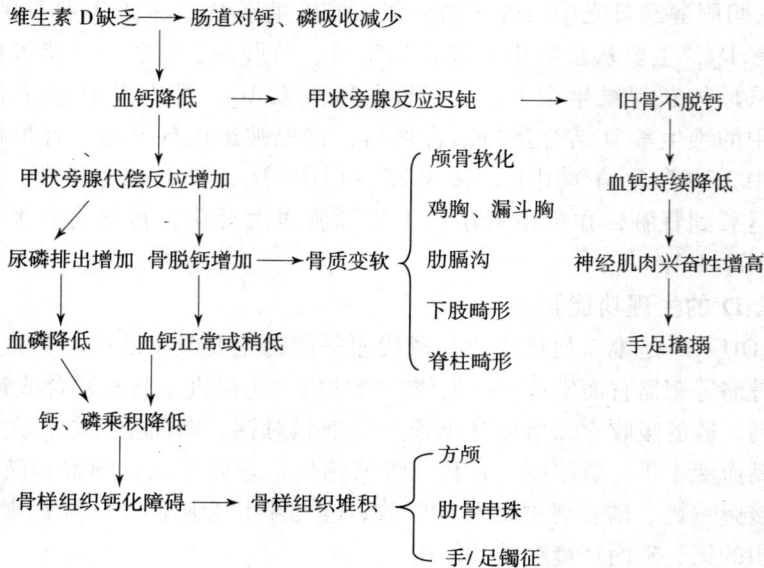

图 6 - 1　维生素 D 缺乏性佝偻病的发病机制

【临床表现】

本病多见于 3 个月 ~ 2 岁婴幼儿，主要表现为生长最快部位的骨骼改变。最早出现的是神经精神症状，随后出现骨骼的改变，肌张力下降，生长迟缓，免疫力低下等全身症状。本病在临床上可分期如下。

1. 初期（早期）

多在生后 2 ~ 3 月左右发病，主要表现为神经兴奋性增高，如易激惹、烦躁、睡眠不安、夜惊、夜间啼哭、多汗、枕秃等，骨骼改变轻。

2. 激期（活动期）

主要是骨骼改变。

初期患儿若未经适当治疗可发展为激期。患儿除有上述症状外，主要表现为骨骼改变、运动功能及智力发展迟缓。

（1）骨骼改变

1）头部　①颅骨软化是佝偻病最早出现的症状，主要见于 3 ~ 6 个月婴儿，颅骨薄，检查者用指尖稍用力压迫枕骨或顶骨中央，可有压乒乓球样感觉，故称"乒乓头"。②方颅多见于 7 ~ 8 个月婴儿，额骨和顶骨双侧骨样组织呈对称性增生隆起，形成

"方盒样"头型（从上向下看），严重时呈鞍状或十字头型。③前囟闭合延迟，严重者可迟至 2～3 岁，头围也较正常大。④乳牙萌出时间延迟，可迟至 13 个月后，有出牙顺序颠倒，牙釉质发育差。

2）胸部　胸部畸形多见于 1 岁左右婴儿。①肋骨串珠，肋骨与肋软骨交界处因骨样组织堆积膨大，形成圆形隆起，从下至上形如串珠，以第 7～10 肋骨最为多见。膨大的肋软骨也向胸腔内隆起而压迫肺组织，故而易患肺炎。②鸡胸和漏斗胸，胸骨和邻近的软骨向前突起，形成鸡胸；内陷则形成漏斗胸。③肋膈沟（也称郝氏沟），由于膈肌附着处的肋骨受牵拉而内陷形成的一道横沟，以卧位时更为明显。上述胸廓病变均会不同程度影响呼吸功能，并发呼吸道感染，甚至肺不张。

3）四肢　①手、足镯征，手腕、足踝部也因骨样组织堆积而形成圆形隆起，多见于 6 个月以上患儿（图 6-2）。②下肢畸形，见于能站立行走的 1 岁左右婴儿。由于骨质软化及肌肉关节松弛，小儿双下肢因负重可出现股骨、胫骨、腓骨弯曲，形成严重膝内翻（"O"形，图 6-3）或膝外翻（"X"形，图 6-4）。

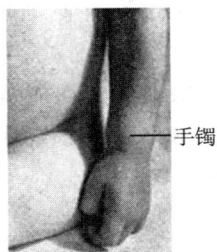　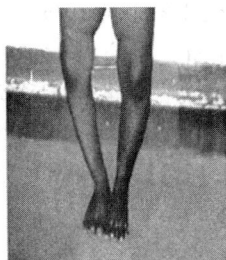　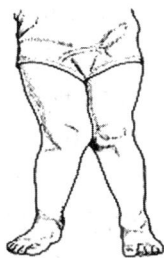

图 6-2　手镯征　　　　图 6-3　"O"型腿　　　图 6-4　"X"型腿

4）脊柱和骨盆　患儿会坐与站立后，因韧带松弛可致脊柱畸形。严重情况可出现骨盆畸形，女孩成年后怀孕可造成难产。

（2）运动功能发育迟缓　血磷严重降低使肌肉糖代谢障碍，全身肌肉松弛，肌张力降低，坐、立、行等运动功能发育落后，腹肌张力低下，腹部膨隆呈蛙状腹。

（3）其他　重症患儿神经系统发育迟缓，表情淡漠，语言发育落后，条件反射形成缓慢；免疫力低下，易合并贫血及感染。

3. 恢复期

以上各期经足量维生素 D 治疗，临床症状体征逐渐减少或消失。血液中的钙、磷浓度逐渐恢复正常。

4. 后遗症期

多见于 2 岁以后儿童，临床症状消失，血生化及骨骼 X 线检查骨骼干骺端病变消失。少数严重病例可遗留不同程度的骨骼畸形或运动障碍。

【辅助检查】

表6-1 各期辅助检查

	初期	激期	恢复期	后遗症期
血钙	正常或稍低	降低	渐正常	正常
血磷	降低	明显降低	渐正常	正常
钙磷乘积	30～40	<30	渐正常	正常
碱性磷酸酶	正常或稍高	明显增高	1～2个月降至正常	正常
X线表现	无明显骨骼改变，仅见长骨临时钙化带模糊	长骨临时钙化带消失，干骺端呈杯口状或毛刷样改变，骨密度降低，骨骺软骨带增宽，骨皮质变薄。可有骨干弯曲畸形	出现不规则钙化线，骨骺软骨带逐渐恢复正常	少数严重病例可留有骨骼畸形

【治疗要点】

控制活动期，防止骨骼畸形。

（1）补充维生素D制剂（口服为主）。

①口服法　初期给予维生素D每日50～100μg/d（2000～4000IU），连用1个月后改为预防量10μg/d（400IU/d），至2岁。需长期大量服用维生素D制剂时，最好选用单纯维生素D制剂，不宜使用鱼肝油，以防发生维生素A中毒。

②肌注法　重症佝偻病患儿，有并发症或无法采用口服者可一次大剂量肌内注射维生素$D_3$20～30万IU，激期1次，注射2个月后改预防剂量口服，治疗1个月后复查效果。注意维生素D中毒表现，如过量应立即停止使用维生素D。

（2）增加日光照射及保证合理喂养。

（3）适当补充钙剂，预防感染。

（4）对留有骨骼畸形的后遗症期患儿加强体格锻炼，可采纳主动运动或被动运动方式矫正。严重骨骼畸形患儿可考虑在4岁后进行矫形手术，术后加强康复训练。

【护理评估】

1. 健康史

评估患儿喂养、户外活动情况；妊娠史、出生史；是否为双胎、多胎、低出生体重儿；有无胃肠道疾病或肝胆、肾脏疾病；有无长期应用苯巴比妥类、苯妥英钠、糖皮质激素等病史。

2. 身体状况

多见于3个月～2岁婴幼儿。表现为生长最快部位的骨骼改变，可影响肌肉发育及神经兴奋性的改变。佝偻病的骨骼改变通常在维生素D缺乏数月后出现，围生期维生素D不足的婴儿可在出生后2个月内即出现佝偻病症状。重症佝偻病患儿还可有消化功能紊乱以及心肺功能障碍，甚至出现生长发育迟缓和免疫功能低下。

3. 心理-社会状况

评估患儿家庭经济状况，了解居住条件；评估家长的文化程度及家长对维生素D缺乏症的认识水平，了解有无因对佝偻病后遗症的担心而引起的焦虑心理。

【护理问题】

（1）营养失调——低于机体需要　与日光照射不足或维生素D摄入不足有关。

（2）有受伤害的危险 与骨质疏松和肌肉、关节松弛有关。

（3）潜在并发症 维生素 D 中毒。

（4）知识缺乏 与家长缺乏佝偻病的预防及相关知识有关。

【护理措施】

1. 补充维生素 D

（1）增加户外活动 指导家长经常带患儿进行户外活动，多接受阳光照射；冬季要保证每日 1～2h 户外活动时间，冬季室内活动时应开窗，使患儿皮肤接触紫外线。夏季气温太高，应避免太阳直射，可在上午或者傍晚活动。

（2）饮食护理 提倡母乳喂养，牛乳喂养儿及时添加维生素 D 制剂。按时添加辅食，给予富含维生素 D、钙和蛋白质的食物，如牛奶、蛋黄、动物肝脏、蕈类等。

（3）药物护理 遵医嘱给于维生素 D 制剂，注意观察有无维生素 D 中毒表现，如发现患儿哭闹、厌食、烦躁不安，继而呕吐、腹泻或顽固性便秘、体重下降等应停用维生素 D。

2. 预防骨骼畸形和骨折

患儿衣着应柔软、宽松，避免早坐、久坐、以防脊柱畸形；避免早站、久站和过早、过久的行走，以防下肢弯曲成 "O" 型腿、"X" 型腿、扁平足。护理操作或日常生活中应避免重压和强力牵拉，以防患儿肋骨、长骨骨折。

【健康指导】

（1）注意孕期保健 鼓励孕妇多进行户外活动，多晒太阳，选择富含维生素 D、钙和蛋白质的食物；遵医嘱服用鱼肝油等维生素 D 制剂。

（2）合理喂养 提倡母乳喂养，4～6 个月时逐渐添加辅食，如蛋黄、豆粉、蔬菜等。

（3）小儿定期户外活动，直接接触日光，每日 1～2h。一般出生 1 个月后可让婴儿逐渐进行户外活动。

（4）及时补充维生素 D 制剂：足月儿生后 2 周给于维生素 D 400～800IU/d，早产儿、双胎儿出生后 1 周开始补充维生素 D 800IU/d，3 个月后改为 400 IU/d。维生素 D 服至 2 岁；早产儿、双胎儿及北方冬季日照时间短者，可遵医嘱适当增加剂量和延长使用时间。同时注意补充钙剂。

第二节 维生素 D 缺乏性手足搐搦症

【引导案例】

病历摘要：3 个月，男孩，突然神志不清，面肌抽动、两眼上翻，伴有四肢抽动，一日 3 至 5 次。发作停止后，意识恢复，精神萎靡而后入睡，醒后活泼如常。

思考：该患儿所患何病？应怎样护理患儿，需要给该患儿的父母什么建议呢？

维生素 D 缺乏性手足搐搦症又称佝偻病性手足搐搦症或佝偻病性低钙惊厥，是维生素 D 缺乏性佝偻病的伴发症状之一。主要因血钙降低导致神经肌肉兴奋性增高，从而出现惊厥、手足抽搐、喉痉挛等症状。多见于 6 个月以内的婴儿。

【病因与发病机制】

维生素 D 缺乏时，血钙浓度降低而甲状旁腺不能代偿性分泌增加，故低血钙不能恢复，当总血钙浓度低于 1.75 ~ 1.88mmol/L（7 ~ 7.5mg/dl），或血清离子钙浓度低于 1.0mmol/L（4mg/dl）时，即引起神经肌肉兴奋性增高，出现抽搐。

【临床表现】

1. 典型表现

血清总钙浓度低于 1.75mmol/L 时可出现惊厥、手足抽搐和喉痉挛，并有不同程度的佝偻病活动期表现。

（1）惊厥　为最常见的发作形式。突然发生四肢抽动，全身性肌肉痉挛，两眼上翻，面肌颤动，神志不清，每次发作时间为数秒至数分钟，发作时间长者伴口周发绀。发作停止后意识恢复，精神萎靡而入睡，醒后活泼如常；发作次数可数日一次或一日数次，多者可一日数十次。一般无发热，发作时神志清楚。

（2）手足搐搦　为本病特有的表现，多见于较大婴幼儿，发作时手足痉挛呈弓状，手腕屈曲，手指强直，拇指内收，贴近掌心（助产士手，图 6 - 5）；踝关节僵直，足趾向下弯曲（芭蕾舞足，图 6 - 6）。

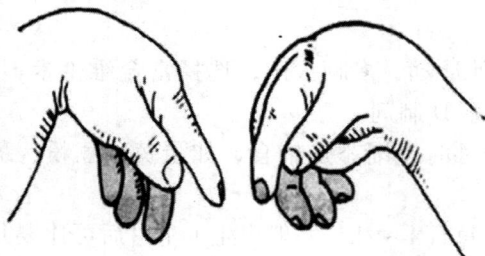

图 6 - 5　助产士手

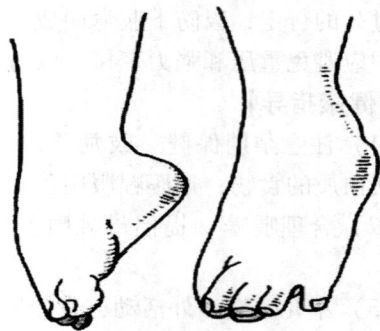

图 6 - 6　芭蕾舞足

（3）喉痉挛　多见于小婴儿，喉部肌肉及声门突发痉挛，呼吸困难，可突然发生窒息，严重缺氧，甚至死亡。

2. 隐性体征

血清钙多在 1.75 ~ 1.88mmol/L，无典型发作症状，可通过刺激神经肌肉而引出下列体征。

（1）面神经征（chvostek sign）　用手指尖轻叩颧弓与口角之间的面颊部，诱发口角或眼睑抽动者为阳性。正常新生儿可出现假阳性。

（2）腓反射（peroneal reflex）　用叩诊锤叩击膝部外侧腓骨小头处的腓神经，该侧足向外侧收缩者为腓反射阳性。

（3）陶瑟征（Trousseau sign）　用血压计袖带包裹上臂并充气，使血压维持在收缩压与舒张压之间，5min 内出现手搐搦者为陶瑟征阳性。

【辅助检查】

血清总钙低于 1.75 ~ 1.88mmol/L，或离子钙低于 1.0 mmol/L。血磷正常或升高。

【治疗要点】

1. 急救处理

立即吸氧、迅速控制惊厥与喉痉挛，喉痉挛者立即将舌体拉出口外，保持呼吸道通畅。

2. 钙剂治疗

静脉滴注钙剂，尽快提高血钙浓度，惊厥停止后口服钙剂，不能皮下或肌内注射钙剂。

3. 补充维生素 D

方法同佝偻病相关内容。

【护理评估】

1. 健康史

了解妊娠史、出生史，是否为早产、多胎，生长发育是否过快；询问喂养情况、是否及时添加辅食，户外活动情况；了解是否患有胃肠道疾病或肝胆、肾脏疾病。

2. 身体状况

有典型低钙惊厥症状或隐性体征。

3. 心理－社会状况

评估家庭经济状况；评估家长的文化程度以及对维生素 D 缺乏症的认知水平，了解因本病的惊厥症状而导致的焦虑心理。

【护理问题】

（1）有窒息的危险　与喉痉挛引起窒息有关。

（2）潜在并发症　惊厥。

（3）营养失调——低于机体的需要　与维生素 D 缺乏有关。

【护理措施】

1. 防止窒息

保持呼吸道的通畅，喉痉挛发作应就地抢救，立即松解患儿衣领、将舌尖拉出口外，及时清除呼吸道分泌物，必要时进行人工呼吸或加压给氧，必要时做气管插管。

2. 控制惊厥发作

可针刺人中、十宣等穴位，亦可遵医嘱使用抗惊厥药物，首选地西泮，常用的有苯巴比妥钠等。也可用水合氯醛灌肠。

3. 病情观察

密切观察患儿生命体征及神志改变；注意观察有无惊厥、喉痉挛的情况发生，注意有无药液外漏等情况；若发现病情变化应立即报告医生并配合进行处理。

4. 用药护理

静脉滴注钙剂时须选较大的血管，避免使用头皮静脉；应加强巡视，避免漏出血管外引起组织坏死；一旦漏出，则应立即局部热敷或用 0.25% 普鲁卡因局部封闭。口服钙剂时避免与牛奶、咖啡、茶水同服，以免影响吸收。

【健康指导】

加强户外活动，保证营养，指导家长合理安排患儿日常生活，坚持每天有一定的户外活动时间，及时补充维生素 D，适量补充钙剂，给患儿进食富含钙和维生素 D 的食物，如瘦肉、豆类、蛋类、猪肝、绿叶蔬菜等。

第三节　蛋白质-热量营养不良

蛋白质-热量营养不良是由于能量和（或）蛋白质缺乏所致的一种营养缺乏症，多见于 3 岁以下婴幼儿。临床以体重明显减轻、皮下脂肪减少和皮下水肿为特征，常伴器官系统的功能紊乱。临床常有三种类型：能量供应不足为主的消瘦型；蛋白质供应不足为主的水肿型；介于两者之间的消瘦——水肿型。

【病因】

1. 摄入不足

喂养不当导致患儿长期摄入不足是引起婴幼儿营养不良的主要原因，如母乳不足又未及时添加辅食；奶粉配制过稀；骤然断奶后添加辅食致婴儿不适应；长期喂养淀粉类食品（粥、米粉、奶糕）；不良的饮食习惯，如挑食、偏食、吃零食过多、不吃早餐等。

2. 消化吸收不良

如迁延性腹泻、过敏性肠炎、肠吸收不良综合征，消化系统解剖或功能上的异常包括唇裂、腭裂、幽门梗阻等均可影响食物的消化和吸收。

3. 需要量增加

急、慢性传染病（如麻疹、伤寒、肝炎、结核）恢复期可致分解代谢增加、食物摄入减少及代谢障碍引起营养不良；生长发育过快、生理功能低下和先天不足如早产、双胎等均可因需要量增加而造成营养相对不充足；糖尿病、大量蛋白尿、甲状腺功能亢进、发热性疾病、恶性肿瘤等均可使营养素的消耗增多而导致营养不足。

【发病机制】

1. 新陈代谢异常

①蛋白质摄入不足和（或）蛋白质丢失过多，机体处于负氮平衡，严重者可发生低蛋白水肿。②脂肪摄入不足时，体内脂肪消耗大量增加，血清胆固醇浓度下降。当体内脂肪消耗大于肝的代谢能力时可造成肝脂肪浸润及变性。③碳水化合物摄入不足或消耗增加，以及机体糖原储备不足，导致低血糖，重者出现昏迷甚至猝死。④水盐代谢异常：由于脂肪大量消耗，细胞外液相应增加，再之低蛋白血症，细胞外液呈低渗状态，呈现低钙、低钾、低镁血症和代谢性酸中毒。

2. 各系统功能低下

消化系统受累最为突出。肠壁变薄，消化液和消化酶的分泌减少，酶活性降低，肠蠕动弱，易发生菌群失调从而导致感染和腹泻；患儿精神抑郁，时有烦躁不安、反应迟钝、表情淡漠、记忆力减退、条件反射建立时间长。

3. 免疫功能

非特异性和特异性免疫功能均明显降低，极易并发各种感染。

【临床表现】

1. 体重改变营养不良

多见于 3 岁以内小儿。体重不增是最早出现的症状，继之出现体重下降。

2. 皮下脂肪减少

皮下脂肪减少以致消失，久病者身高也低于正常，智力发育较同龄落后。皮下脂肪层的厚度是判断营养不良程度的重要指标之一。其减少的顺序首先是腹部，其次为躯干、臀部、四肢，最后是面颊。严重者面颊部位脂肪垫消失，皮肤松弛状如老人，精神萎靡，反应差，体温偏低，脉搏细弱，肌张力低下，常有便秘或饥饿性腹泻发生。临床上根据病情将营养不良分为轻度、中度和重度（表 6 - 2）。

表 6 - 2　婴幼儿营养不良的分度

营养不良分度	轻度	中度	重度
体重低于均值百分比	15% ~ 25%	25% ~ 40%	> 40%
腹壁皮下脂肪厚度	0.8 ~ 0.4cm	< 0.4cm	消失
身长（高）	正常	稍低于正常	明显低于正常
皮肤	正常或苍白	稍苍白、弹性差	多皱纹、弹性消失
肌张力状况	基本正常	降低、松弛	明显降低、萎缩、皮包骨样
精神、反应	正常	烦躁不安	萎靡、反应低下、烦躁与抑制交替出现

3. 并发症

（1）营养性贫血　以营养性缺铁性贫血最为常见，也可伴有巨幼细胞性贫血。

（2）维生素、微量营养素缺乏　可有多种维生素缺乏，尤以维生素 A 、维生素 D 缺乏常见。严重水肿型营养不良约有 2/3 的患儿伴有锌缺乏的症状。

（3）感染　以呼吸道感染最常见，如鹅口疮、肺炎、结核病等；其他有中耳炎、尿路感染等；婴儿腹泻常迁延不愈也加重营养不良，形成恶性循环。

（4）自发性低血糖　可突然发生，以清晨常见。表现为面色灰白、神志不清、脉搏减慢、呼吸暂停等，不及时诊治，可导致死亡，为营养不良最严重的并发症。

【辅助检查】

血清白蛋白浓度降低是最重要的改变，但因其半衰期较长（19 ~ 21 天）而不够灵敏；胰岛素样生长因子（IGF）反应灵敏并且受其他因素影响小，是诊断蛋白质营养不良的较好指标；血清中多种酶的活性降低；维生素、电解质、微量元素的浓度也可降低；可有贫血，生长激素水平升高。

【治疗原则】

采取综合治疗措施。包括补充营养物质，调整饮食，祛除原发病，控制继发感染，促进消化和改善代谢功能，积极处理各种危及生命的并发症。

【护理评估】

1. 健康史

评估患儿的喂养史、饮食习惯及生长发育状况；有无母乳不充足、喂养不合理以及不良的饮食习惯；有无消化道畸形或异常；有无急慢性疾病病史，是否为双胎、多胎或早产。

2. 身体状况评估

评估患儿的体重增长状况；皮下脂肪减少的情况；有无身高（长）的改变；以及皮肤黏膜、面色、肌肉、精神状态等。

3. 心理－社会状况

评估患儿家庭经济收入水平、家长的文化程度；评估家长对营养、喂养知识掌握的程度。

【护理问题】

（1）营养失调——低于机体需要　与热量和（或）蛋白质长期摄入不足有关。

（2）生长发育迟缓　与长期营养素缺乏有关。

（3）潜在并发症　感染、自发性低血糖、营养性贫血、维生素 A 缺乏。

（4）知识缺乏　与喂养知识信息来源不充足有关。

【护理措施】

1. 调整饮食、改善营养

（1）饮食调整　饮食调整的原则是由稀到稠，由少到多，循序渐进，逐渐增加饮食，直到恢复正常。饮食调整的内容和量要根据实际的消化能力和病情逐步完成，不可操之过急。营养不良患儿长期摄入过少，消化功能低下，已适应低营养的摄入，过快过多增加摄入易出现消化不良和腹泻。过早补充蛋白质也易引起肝脏的损害。

（2）补充能量　轻度营养不良患儿，补充能量从每日 250～330kJ/kg（60～80kcal/kg）开始，渐加到每日 585 kJ/kg（140kcal/kg）；中重度营养不良患儿应从每日 165～230 kJ/kg（40～55 kcal/kg）开始，渐渐增加，若消化吸收状况较好，可逐渐加至每日 500～727 kJ/kg（120～170 kcal/kg），按实际体重计算能量需要。待患儿体重接近正常后可调整至正常需要量。

（3）其他病情严重、伴明显低蛋白血症或严重贫血患儿，可考虑成分输血。静脉点滴高能量脂肪乳剂、多种必须氨基酸、葡萄糖也可酌情选用。另外，充足的睡眠、适当的户外活动、养成良好的饮食习惯和良好的护理亦极为重要。

2. 祛除病因的护理

如不祛除病因，积极治疗原发病，单纯纠正饮食，效果不理想。如手术治疗各种消化道畸形、积极控制感染性疾病、根治消耗性疾病、改善喂养方法等。

3. 促进消化功能的护理

给予胃蛋白酶、胰酶、B 族维生素等以助消化；蛋白质同化类固醇制剂如苯丙酸诺龙可有效促进蛋白质合成，增加食欲；胰岛素可降低血糖，增加饥饿感以提高食欲；此外，锌制剂可提高味觉敏感度，有增加食欲的作用。

4. 观察病情，预防并发症

①加强巡视，观察有无营养不良性疾病，如低血糖、营养性贫血；警惕凌晨发生自发性低血糖，若发现患儿突然面色苍白、意识不清、脉搏细慢、呼吸暂停等，应立即通知医生。②观察患儿的进食状况以及体重的变化，每周测体重 1 次，评估营养状况的恢复情况。③预防感染，对患儿采取保护性隔离措施，减少探视，预防呼吸系统

感染；④维生素 A 缺乏引起的角膜软化症的患儿，要做好眼部护理；保持皮肤清洁、干燥，注意做好口腔卫生护理，防止发生皮肤破溃及口腔炎。

【健康指导】

提倡并指导母乳喂养，及时添加辅食，按时断奶；合理安排作息制度；积极预防及治疗各种原发病。

第四节　小儿单纯性肥胖症

小儿单纯性肥胖症是因长期能量摄入超过身体的消耗，使体内脂肪过度积聚、体重超过一定范围的一种营养障碍性疾病。患儿体重超过同年龄、同性别、同身高正常小儿体重均值的 20% 即可称之为肥胖。体重超过均值 20%～29% 为轻度肥胖；超过 30%～49% 者为中度肥胖，超过 50% 为重度肥胖。10%～30% 小儿肥胖症可以发展成为成人肥胖症，也是引起成年期高血压、糖尿病、冠心病、胆石症、痛风等疾病和猝死的重要原因。在我国儿童肥胖发生率约为 5%～8%，多数为单纯性肥胖，不伴明显的神经、内分泌和遗传代谢性疾病。

【病因】

1. 能量摄入过多

摄入过多的高脂肪、高热量的食物，营养超过机体需要，多余的能量便转化为脂肪储存体内，引起肥胖。

2. 活动过少

缺乏适当的体育运动是发生肥胖症的重要因素，即使摄食不多，也可因能量消耗过低而引起肥胖。尤其是长时间看电视和玩电子游戏，与儿童肥胖的发生具有很强的相关性。

3. 遗传因素

肥胖与多基因有关，遗传在肥胖的发生中起着重要作用。肥胖双亲的后代发生肥胖者高达 70%～80%；双亲中仅有母亲肥胖者，后代肥胖发生率也高达 40%～50%。

4. 出生体重和性别

近年来的研究表明，高出生体重儿与儿童期肥胖成一定的相关性。我国男童肥胖比例高于女童，欧美发达国家则女童肥胖高于男童。

5. 其他疾病

进食过快或摄食中枢调节功能障碍，精神创伤，心理异常等因素也可导致儿童进食过量。

【发病机制】

引起肥胖的原因为脂肪细胞数目增多或体积增大。人体脂肪细胞数量的增多主要在出生前 3 个月、生后 0～1 岁、11～13 岁三个阶段，肥胖发生在这三个时期，可引起脂肪细胞数目增多性肥胖，治疗较困难且容易复发；而不在这三个时期发生的肥胖，多为脂肪细胞体积增大，脂肪细胞数目正常，治疗较易奏效。

【临床表现】

肥胖可以发生于任何年龄,最常见于婴儿期、5~6岁以及青春期,出现严重症状者多见于青少年期。患儿食欲旺盛,且喜吃甜食和高脂肪食物;常有疲劳感;活动时气短。严重肥胖者由于脂肪的过度堆积限制胸廓扩展和膈肌运动,致使肺换气减少,造成缺氧、气急、发绀、红细胞增多、心脏扩大或出现充血性心力衰竭甚至死亡,称肥胖-换气不良综合征。

体格检查可见患儿皮下脂肪均匀丰满,腹部膨隆下垂。严重肥胖者胸腹、臀部及大腿皮肤出现白纹或紫纹(肥胖纹);肥胖儿因体重过重,走路时两下肢负荷大可致膝外翻和扁平足。女孩胸部脂肪堆积要与乳房发育相鉴别,乳房发育可触及乳腺组织硬结;男性患儿因大腿内侧和会阴部脂肪堆积,阴茎隐藏在脂肪组织中而被误诊为阴茎发育不良。

【辅助检查】

肥胖儿血清三酰甘油、胆固醇大多增高,严重患者血清白蛋白也增高;常有血生长激素水平降低,高胰岛素血症,生长激素刺激试验的峰值也较正常小儿低。肝脏B超检查常有脂肪肝。

【治疗要点】

治疗肥胖症最主要的措施是饮食疗法和运动疗法。此外,还需消除患儿心理障碍,不提倡药物和外科手术治疗儿童和青少年肥胖。

【护理评估】

1. 健康史

评估患儿饮食状况;评估患儿平时运动情况;评估患儿家庭收入水平以及家长对肥胖的认识程度。

2. 身体状况

患儿食欲旺盛,缺乏运动,严重者可出现气短、腿痛等。体检可见皮下脂肪均匀丰满,尤以面颊、肩部、腹部为甚,可有假性乳房增大。

3. 心理-社会状况

患儿因肥胖常有自卑、胆怯、孤独等心理障碍。家长缺乏对本病的认识,以为"越胖越好"。随着患儿年龄的增长以及病情加重,家长才逐渐开始焦虑。

【护理问题】

(1)营养失调——高于机体的需要 与摄入过多,活动过少有关。

(2)形象紊乱 与肥胖导致的体型改变有关。

(3)知识缺乏 与患儿及家长对合理营养、健康的认识不足有关。

【护理措施】

1. 调整饮食

在满足小儿基本营养和生长发育所需的前提下,选用低脂肪、低碳水化合物和高蛋白食谱。鼓励患儿多食体积大热量少的食物,例如萝卜、青菜、黄瓜、竹笋、莴苣、西红柿等,减少能量的摄入。

2. 运动疗法

选择患儿喜欢的运动，让患儿参与制定运动计划。每日坚持运动 30min 以上，以不感到疲劳为活动原则。通过运动促进脂肪分解，减少胰岛素分泌，有利于减少脂肪合成，加强蛋白质合成，促进肌肉发育。

【健康指导】

指导家长鼓励小儿坚持锻炼；坚持低热量、低脂肪高蛋白饮食。改变家长"越胖越健康"的传统观念，强调肥胖给小儿带来的危害，尤其是成年之后容易并发高血压、冠心病、糖尿病等。宣传科学喂养的知识。

第五节　锌缺乏症

锌是人体必须的重要微量元素之一，锌缺乏症是指各种原因造成的体内长期缺锌所致的营养缺乏症。参与体内 100 多种酶的合成，是酶活性表现的必要物质，对体格生长、智力发育、胃肠道功能、免疫功能和生殖功能影响较大。

【病因与发病机制】

1. 摄入不足

未哺母乳或母乳不足又未及时添加含锌的食物、长期缺少动物性食物的小儿，均易出现锌缺乏。因初乳中锌含量较成熟乳高，母乳中锌含量较牛乳高，动物性食物中锌含量较植物性食物高，且利用率也高。不良的饮食习惯，如偏食、挑食常为年长儿缺锌的原因。

2. 需要量增加

生长发育迅速、新陈代谢旺盛、感染性疾病时需要量增加。

3. 吸收减少或丢失过多

慢性消化道疾病，如感染性腹泻、脂肪泻、先天性锌吸收缺陷等，均可致锌吸收减少；慢性肾脏病长期透析时，可致锌大量丢失。

【临床表现】

1. 生长发育迟缓

早期的突出表现为生长停滞，体格矮小、智力发育落后，青春期缺锌可致性成熟障碍。

2. 消化系统症状

厌食是缺锌的突出症状，可能与味觉减退有关。部分患儿可有异食癖。

3. 神经精神症状

精神倦怠，学习能力降低，少数可发生嗜睡或抑郁症。

4. 免疫功能低下

易发生各种感染，尤其是呼吸道感染，反复发生念珠菌或其他真菌感染，如口炎、皮炎等。

5. 其他

头发枯黄、易脱落，畏光、暗适应力减退，伤口愈合慢，贫血，肝脾肿大等。

【辅助检查】

血清锌浓度降低，低于 11.47μmol/L，有诊断意义。

【治疗原则】

针对病因，治疗原发病；供给含锌丰富的食物，补充锌剂，如葡萄糖酸锌，每日 3.5~7mg/kg（相当于元素锌 0.5~1mg/kg）。

【护理评估】

1. 健康史评估

评估小儿喂养方式，有无及时添加辅食；评估生长发育的状态；评估有无影响锌消化吸收的疾病。

2. 身体评估

评估小儿生长发育情况，有无厌食、异食癖等，小儿的神经症状、消化功能，有无反复呼吸道感染。

3. 心理-社会状况

了解患儿家庭情况，父母对锌缺乏症的认识程度及角色是否称职；评估家长的文化程度及经济状况。

【护理问题】

（1）营养失调——低于机体需要量　与锌摄入不足、丢失过多及需要量增加有关。

（2）有感染的危险　与免疫功能降低有关。

【护理措施】

1. 饮食护理

婴儿期鼓励母乳喂养，及时添加辅食；供给含锌丰富的食物，如牡蛎、鱼、动物肝脏、海带、紫菜、硬壳果（核桃等）、豆类等；纠正不良的饮食习惯，注意均衡营养。

2. 防治感染

保持室内空气新鲜，注意口腔护理，避免与患感染性疾病的人员接触。

【健康指导】

向家长讲解锌对生长发育和维持正常生理功能的重要意义、缺锌的常见原因、预防缺锌的措施及正确的服锌方法。锌剂最好在饭前 1~2h 服用，剂量过大可引起恶心、呕吐、胃部不适等消化系统症状。提倡母乳喂养。

目标检测

一、填空题

1. 维生素 D 缺乏性佝偻病多见（　　）年龄段的婴幼儿，病因有（　　）、（　　）、（　　）、（　　）、（　　）等，是一种以（　　）的病变为主要特征的营养缺乏性疾病。

2. 维生素 D 缺乏性佝偻病临床上分为（　　）、（　　）、（　　）、（　　）四个期。

3. 维生素 D 缺乏性手足搐搦症的临床表现有（　　）、（　　）、（　　）。

二、选择题

1．佝偻病患儿早期的临床表现主要是（　　　）
　　A．方颅　　　　　　　　　B．颅骨软化　　　　　　　C．睡眠不安，多汗，枕秃
　　D．前囟晚闭　　　　　　　E．出牙延迟

2．维生素 D 缺乏性手足搐搦症惊厥发作时，下列处理原则正确的是（　　　）
　　A．立即肌注维生素 D_2 或 D_3　　　　　　B．维生素 D、钙剂同时使用
　　C．快速静脉推注 10％ 葡萄酸钙溶液　　　D．缓慢静脉推注 10％ 葡萄糖酸钙溶液
　　E．迅速给服大剂量维生素 D

3．清晨护士巡视房间时发现一营养不良患儿面色苍白，神志不清，脉搏减慢，呼吸暂停，四肢厥冷，患儿可能发生了下列哪种情况（　　　）
　　A．低血钾症　　　　　　　B．低血糖症　　　　　　　C．低血钠症
　　D．低血钙症　　　　　　　E．心力衰竭

4．口服维生素 D 治疗佝偻病，一般持续多久改为预防量（　　　）
　　A．到骨骼体征消失　　　　B．1 个月　　　　　　　　C．2 个月
　　D．3 个月　　　　　　　　E．6 个月

5．患儿，男，5 岁，体重 28kg，你认为该患儿是（　　　）
　　A．极重度肥胖　　　　　　B．重度肥胖　　　　　　　C．中度肥胖
　　D．轻度肥胖　　　　　　　E．正常状态

6．预防佝偻病最重要的措施是（　　　）
　　A．补钙　　　　　　　　　B．及时补充维生素 D　　　C．多晒太阳
　　D．及时补铁　　　　　　　E．补锌

7．维生素 D 需经哪两个重要脏器代谢才能发挥抗佝偻病作用（　　　）
　　A．心、肝　　　B．肝、肺　　　C．脾、肾　　　D．肺、脾　　　E．肾、肝

8．4 个月小儿佝偻病激期，最常见下列那种骨骼改变（　　　）
　　A．颅骨软化　　　　　　　B．方颅　　　　　　　　　C．漏斗胸
　　D．鸡胸　　　　　　　　　E．肋骨串珠

9．服用维生素 D 预防佝偻病其剂量是（　　　）
　　A．400 ～800IU/d　　　　　B．200 ～400IU/d　　　　　C．600 ～1000IU/d
　　D．1000 ～2000IU/d　　　　E．2000 ～4000IU/d

三、简答题

1．简述维生素 D 缺乏性佝偻病患儿护理措施。
2．维生素 D 缺乏性手足搐搦症的护理措施有哪些？
3．如何预防小儿单纯性肥胖？

四、案例分析

　　患儿，女，9 个月。父母诉夜间哭闹、多汗、易激惹。查体可见，患儿方颅，肋骨有串珠、手镯征阳性，临床诊断为佝偻病。
　　1．导致该患儿佝偻病的病因可能有哪些？
　　2．应对该患儿采取的护理措施有哪些？

（路风华）

实训三 营养性疾病患儿的护理

【目的】

通过医院见习或病例讨论，能熟练掌握对营养性疾病患儿的护理评估、护理问题及护理措施，并能对患儿及家长进行有效的健康指导。注意在见习时对患儿同情、关心和爱护。

【准备】

1. 临床见习

有条件者可联系当地的各级医院门诊、病房及社区卫生服务中心，选择患儿向家长及患儿说明情况，取得配合。

2. 示教室

若无条件者，调试好录像设备，准备好光盘或录像带，组织学生观看录像资料，同时准备典型病例。

3. 护生

首先复习与见习有关的内容。按照护理礼仪穿戴整齐。见习时态度和蔼、富有爱心。操作规范。

【方法与过程】

1. 临床见习

（1）由带教老师集中讲解见习内容、要求及注意事项，并作示范。

（2）8～10名学生一组，每组对一名患儿进行护理评估，做好记录。

（3）带教老师组织各组汇报、讨论，制订护理问题及相应的护理措施。

2. 示教室

（1）多媒体演示。

（2）病例讨论。

（3）分组讨论 8～10名学生一组讨论并记录，选一名学生代表小组发言。

【小结与作业】

（1）各组汇报后，带教老师进行汇总和点评，最后小节。

（2）书写实习报告。

第七章

消化系统疾病患儿的护理

消化系统疾病为小儿多发病、常见病，本章主要对消化系统解剖生理特点、口炎、小儿腹泻及液体疗法进行系统讲述。腹泻时常导致水电解质紊乱而威胁小儿的生命，故该病为我国儿童保健工作重点防治的"四病"之一，仅次于肺炎。其中鹅口疮、水电解质紊乱及液体疗法为考护士执业资格考试重点。

第一节　小儿消化系统解剖生理特点

1. 口腔

足月新生儿出生时已具有较好的吸吮和吞咽功能，舌短宽，肥而厚，两颊部脂肪垫发育良好，有助于吸吮。早产儿吸吮和吞咽功能均较差，吸吮动作微弱而无力，必要时应给予人工助奶。新生儿及婴幼儿口腔黏膜薄嫩，血管丰富，唾液腺发育不够完善，唾液分泌少，口腔黏膜干燥，易受损伤和局部感染；3~4个月时唾液分泌开始增加，5~6个月时明显增加。由于婴儿口底较浅，且不能及时吞咽所分泌的全部唾液，常出现"生理性流涎"。3个月以下小儿唾液中淀粉酶含量低，故不宜过早提供淀粉类食物。2岁时唾液腺发育基本成熟，接近成人。

2. 食管

新生儿和婴儿的食管呈漏斗状，腺体缺乏、弹力组织及肌层尚不发达，其食管下段贲门括约肌发育不成熟，控制能力差，常发生胃食管返流，一般在 8~10 个月症状消失。小儿食管的长度大约为自鼻尖至耳垂再至剑突的距离（新生儿约 10cm，1 岁约 10~12cm，5 岁约 16cm，学龄儿童约 20~25cm）。

3. 胃

婴儿贲门括约肌发育不成熟而幽门括约肌发育良好，胃呈水平位，加上吸吮乳汁时常吞咽部分空气入胃中，餐后不注意排气或睡位不当易发生溢奶。婴儿的胃黏膜血管丰富，盐酸和各种酶的分泌均比成人少且酶活力低，消化功能差，所供食物应以流质为主。新生儿胃容量 30~60ml，1~3 个月 90~150ml，1 岁时 250~300ml。每当哺乳开始时幽门自然开放，胃内容物逐渐流入十二指肠，故实际哺乳量常超过上述胃容量。食物在胃内的排空时间因食物种类不同而异，稠厚而乳凝块大的乳汁排空相对缓慢，一般情况下水约为 1.5~2h，母乳为 2~3h，牛乳为 3~4h。早产儿胃排空慢，易发生胃潴留。

4. 肠

婴儿肠道相对较长，约为小儿身长的 5~7 倍，或为坐高的 10 倍。肠黏膜血管丰富，分泌和吸收面积较大，一方面有利于食物的消化及营养物质吸收；另一方面因为肠壁薄，通透性高，屏障功能差，肠道内有毒的物质、消化不全产物、过敏原等可经肠黏膜吸收入血，引起感染或变态反应性疾病。小儿肠系膜相对较长且柔软，黏膜下组织松弛，升结肠与后壁固定差，肠活动度大，易发生肠套叠、肠扭转或肠梗阻。小儿直肠相对较长，黏膜与黏膜下层之间固定性较差，易发生脱肛，因此应当防止便秘。早产儿肠蠕动协调功能差，易发生粪便滞留甚至功能性肠梗阻。

5. 肝脏

小儿的肝脏相对较成人大，年龄越小相对越大。新生儿时期由于肝圆韧带较为松弛使得肝界下移，在右肋缘下和剑突下均易触及，右肋下可触及 1~2cm 肝脏，质地柔软、无压痛。6 岁后肋下即触及不到。婴儿的肝细胞血管丰富，在心力衰竭时肝易发生淤血而增大。肝细胞发育尚不完善，肝功能亦不健全，解毒能力差，在感染、缺氧、中毒等情况下易发生肝肿大和变性。小儿肝细胞发育尚未完善，胆汁分泌较少，影响脂肪的消化和吸收，故婴儿期不宜喂过多的脂肪性食物以免增加消化道负担。

6. 胰腺

胰腺可分泌胰岛素和胰液。胰岛素调节糖代谢，胰液内含各种消化酶，与胆汁及肠腺分泌物相互作用，共同参与食物中蛋白质、脂肪及碳水化合物的消化。出生时胰液分泌量少，3~4 个月时胰腺发育较快，胰液分泌量随年龄增加而增多。婴幼儿时期胰液及其内所含的消化酶易受气候和各种疾病影响而受到不同程度的抑制，从而改变肠道的消化与吸收过程。6 个月以内小儿的胰淀粉酶活性较低，1 岁后始接近成人，故生后 3 个月以内小儿不宜喂淀粉类食物。

7. 肠道菌群

胎儿消化道内无细菌，出生后数小时细菌即可通过空气、奶头、用具等经口、鼻、肛门入侵至肠道。一般情况下胃内几乎无菌，十二指肠及小肠上部细菌的数量也较少，结肠和直肠细菌最多。肠道菌群种类受食物成分影响，人工喂养儿和混合喂养儿肠内的大肠埃希菌、嗜酸杆菌、双歧杆菌及肠球菌所占比例几乎相等，母乳喂养儿以双歧杆菌为主。正常肠道菌群对侵入肠内的致病菌有一定的拮抗作用，消化道功能紊乱时，肠道的细菌大量繁殖可进入小肠甚至胃而导致消化功能紊乱。

8. 小儿粪便

（1）胎便　新生儿生后12h内开始排胎便，深墨绿色、黏稠、无臭味，由胎儿肠道脱落的上皮细胞、消化液及吞咽的羊水构成。多在进食2～3天后逐渐过渡为黄色糊状便。如出生后24h内无胎粪排出，应注意检查有无肛门闭锁等先天性消化道畸形。

（2）人乳喂养儿粪便　呈金黄色，多为均匀糊状，偶有细小乳凝块，不臭，呈酸性，每天约2～4次。在添加辅食后排泄次数减少，周岁后减少到每天1～2次。

（3）牛、羊乳喂养儿粪便　呈淡黄色，较干厚，多成形，含乳凝块较多且较大（俗称奶瓣），有臭味，呈中性或碱性反应，每天约1～2次，易发生便秘。

（4）混合喂养儿（喂人乳加牛乳者）粪便　与喂牛、羊乳者相似，但粪质较软、颜色较黄。无论人乳或牛乳喂养儿，在添加谷类、蛋、肉、蔬菜等辅食后，粪便性状逐渐接近成人。

（5）生理性腹泻　多见于6个月以内母乳喂养儿，具有如下特点：①大便次数每天从2～3次上升到8～9次不等，呈黏糊状，臭味不明显。②多呈虚胖型，常伴湿疹。③患儿虽然排便次数多，但生长发育大多正常，体重与身长与同年龄儿接近，身体素质基本正常。生理性腹泻的患儿一般不必断奶，也无需服药治疗，随着小儿年龄增加，胃肠功能的健全及辅食的添加，大便渐渐转为正常。

第二节　口　炎

口炎是指各种感染所致口腔黏膜的炎症，临床特点是口腔黏膜的破损合并感染，患儿出现疼痛、流涎及发热。部分由微生物（细菌、病毒、真菌和螺旋体）引起，部分因局部受理化刺激而引起。本病在小儿时期尤其是婴幼儿期较为多见。如病变仅局限于舌、齿龈、口角亦可称为舌炎、齿龈炎或口角炎。治疗原则以清洗口腔及局部涂药为主，严重者需全身用药。

【病因】

多由病原微生物引起。可直接感染，亦可继发于急性感染、腹泻、营养缺乏性疾病及维生素供给不足等疾病。餐具消毒不严、不注意口腔卫生或因病致使患儿免疫功能低下时，均可诱发本病。无明显季节性。

1. 鹅口疮（雪口病）

为白色念珠菌感染所致的口炎。多见于新生儿、营养不良、腹泻、长期应用广谱抗生素或激素的患儿。使用污染的奶具、哺乳时奶头不洁及新生儿在出生时经产道均可感染。

2. 疱疹性口炎（疱疹性牙龈口炎）

为单纯疱疹病毒Ⅰ型感染所致，多见于1~3岁小儿，传染性强。常在集体托幼机构引起小流行，全年均可发生。从患儿的唾液、病变部位和大小便中均可分离出病毒。

3. 溃疡性口炎

以球菌多见（如链球菌、金黄色葡萄球菌、肺炎链球菌等），其次铜绿假单胞菌或大肠埃希菌等感染亦可引起口腔炎症。多见于婴幼儿，常发生于急性感染、长期腹泻等抵抗力下降或口腔不洁时细菌繁殖而致病。

【临床表现】

1. 鹅口疮

临床特征是在口腔黏膜上出现白色乳凝块样点、片状物，略高于黏膜表面。最常见于颊黏膜，其次是舌、齿龈、上腭。初起时呈点状和小片状，逐渐融合成片，不易拭去，强行擦拭剥离后，局部黏膜潮红，渗血。患处不痛、不流涎，一般无全身症状，不影响吃奶。重症可累及其他部位，如食管、肠道、喉、气管、肺等，出现呕吐、吞咽困难、声音嘶哑或呼吸困难。诊断困难时，可取白膜涂片，加1滴10%氢氧化钠，镜检见真菌的菌丝和孢子，可确诊（图7-1，见书后彩图）。

2. 疱疹性口炎

起病时常有上呼吸道感染症状，发热，体温达38~40℃，持续3~5天。齿龈红肿，触之易出血，继而在齿龈、舌、唇内、颊黏膜处出现散在或成簇的黄白色小水疱，直径2~3mm，迅速破溃后形成浅溃疡，上面覆盖黄白色纤维渗出物，周围有红晕，有时累及上腭及咽部。口角及唇周皮肤亦常发生疱疹。因局部疼痛而至拒食、流涎、烦躁，颌下淋巴结肿大。病程约1~2周（图7-2，见书后彩图）。

本病应与疱疹性咽峡炎相鉴别。后者由柯萨奇病毒引起，疱疹主要在咽部和软腭，有时见于舌，但不累及齿龈和颊黏膜，颌下淋巴结不肿大，多发生于夏秋季。

3. 溃疡性口炎

多见于婴幼儿，口腔各部位均可发生，常见于舌、唇内及颊黏膜处，可蔓延到唇及咽喉部。初起时口腔黏膜充血水肿，随后形成大小不等的糜烂或溃疡，表面覆盖纤维素性渗出物形成的假膜，所以又称"膜性口炎"，常呈灰白色，边界清楚，易拭去，露出溢血的创面，但不久又被假膜覆盖，涂片染色可见大量细菌。局部疼痛而致流涎、拒食、烦躁，常有发热，可达39~40℃，局部淋巴结肿大。白细胞总数和中性粒细胞增多。全身症状轻者约1周左右体温恢复正常，溃疡逐渐痊愈；严重者可出现脱水和酸中毒（图7-3，见书后彩图）。

【辅助检查】

1. 血常规检查

有细菌感染者白细胞总数和中性粒细胞增多。

2. 真菌检查

取从创面剥离的白膜少许放置玻片上加1滴10%氢氧化钠，在显微镜下可见真菌的菌丝和孢子。

【治疗要点】

1. 保持口腔清洁卫生

重视口腔卫生，勤喝水，做好奶瓶、奶嘴的清洁消毒工作。

2. 局部用药处理

（1）鹅口疮　局部涂抹 10 万 U～20 万 U/ml 制霉菌素鱼肝油混悬液，每天 3～4 次；也可用 2% 碳酸氢钠溶液于哺乳前后清洁口腔；亦可口服肠道微生态制剂，抑制真菌生长。

（2）疱疹性口炎　每天用 1%～3% 过氧化氢清洗局部后，涂抹疱疹净抑制病毒生长；局部可喷撒西瓜霜、锡类散、冰硼散等；预防继发感染可涂 2.5%～5% 金霉素鱼肝油；局部疼痛明显者用餐前可涂 2% 利多卡因。

（3）溃疡性口炎　每天用 1%～3% 过氧化氢清洗局部后，涂抹有效抗生素，做好口腔护理，局部可涂金霉素鱼肝油。也可用西瓜霜、冰硼散、锡类散等。

3. 对症处理

发热时可采取退热措施。必要时全身应用抗生素。

4. 适当增加富含维生素的饮食

如维生素 B_2、维生素 C 等。

【护理评估】

1. 健康史

评估患儿有无全身性及局部性感染、损伤史、接触史、用药史、饮食习惯、餐具的清洁卫生等。

2. 身体状况

评估口腔黏膜病变的情况，观察有无破损、破损的部位、局部有无疼痛、有无淋巴结肿大、发热等。

3. 心理－社会状况

由于局部疼痛可能导致进食困难、拒食或剧烈哭闹、烦躁不安等，家长或护理人员应能够理解患儿的疾苦，适时缓解病儿情绪，减少或避免因进食而给患儿带来痛苦。应注意评估托幼机构有无采取措施预防口腔炎发生及流行，家长对该病的病因、护理方法的了解程度，有无顾虑；患儿对住院、治疗有无恐惧心理等。

【护理问题】

（1）口腔黏膜改变　与感染有关。

（2）疼痛　与口腔黏膜炎症和破损有关。

（3）体温过高　与感染有关。

（4）营养失调——低于机体需要量　与口腔疼痛影响进食有关。

【护理措施】

1. 促进口腔黏膜愈合

（1）口腔护理　鼓励患儿多饮水，进食后漱口，保持口腔黏膜湿润和清洁。清洗口腔每天 2～4 次，以餐后 1h 左右为宜，动作应轻、快、准，以免引起呕吐。较大儿童可用含漱剂。对流涎者，及时清除流出物，保持皮肤干燥、清洁，避免引起皮肤湿疹及糜烂。

（2）药物护理　涂药前先清洗口腔，然后用无菌纱布或干棉球放在颊黏膜腮腺管口处或舌系带两侧，以隔断唾液；再用干棉球将病变部位黏膜表面吸干净后方能涂药；涂药后嘱患儿闭口 10min，然后取出隔离唾液的纱布或棉球，勿立即漱口、饮水或进食；小婴儿不配合时可直接涂药；在清洁口腔及局部涂药时应注意手法，用棉签在溃疡面上滚动式涂药，切不可摩擦，以免扩大创面或加重疼痛。

2. 饮食护理

以高热量、高蛋白、含丰富维生素的温凉流质或半流质饮食为宜，忌酸、辣、热、粗、硬等刺激性食物以减轻疼痛。对不能进食者，应给予静脉营养，以确保能量与水分供给。患儿使用的食具应煮沸消毒或高压灭菌消毒。

3. 体温护理

大多数口炎都有不同程度的体温升高，热度不等，由于体温增高会造成机体消耗增加，同时体温过高还可诱发惊厥等。故应把患儿的体温控制在 38.5℃ 以下，如体温超过 38.5℃（腋温）应给予物理降温或退热药物。同时做好皮肤护理。

【健康指导】

（1）给家长示教清洁口腔及局部涂药的方法，做口腔护理前后要洗手，讲解多饮水的意义。

（2）告诉家长患儿的食具要专用，用后要煮沸消毒或高压消毒，鹅口疮患儿的食具应放于 5% 碳酸氢钠的溶液中浸泡 30min 后消毒。

（3）哺乳期的母亲要勤换内衣，哺乳前要清洁乳头。

（4）纠正患儿吮指、不刷牙的不良习惯，鼓励年长儿饭后漱口，养成良好的卫生习惯。避免偏食、挑食，养成良好的饮食习惯，增强机体的抵抗力。

（5）疱疹性口炎传染性强，应与其他小儿分开，避免传染。

第三节　小儿腹泻

【引导案例】

病历摘要：患儿，女，10 个月，因呕吐、腹泻 2 天于 11 月 15 日入院。生长发育中等，人工喂养，近 2 天大便呈蛋花汤样，每天排便次数 15～20 次左右，伴低热，就诊前 1 天出现少尿。

体格检查：体温 38.5℃，精神萎靡不振，呼吸快，口唇樱桃红色，口干、眼窝及前囟明显凹陷，皮肤弹性极差，心率 125 次/分，心音低钝，四肢厥冷，脉弱，哭无泪，双肺呼吸音正常，肝脾肋下未及，肠鸣音增强。

实验室检查：血压 64/40mmHg，血清钠 132mmol/L，血钾 3.5mmol/L，CO_2CP 10mmol/L。

思考：（1）该患儿的护理评估主要有哪些？

（2）该患儿主要的护理问题有哪些？

（3）应为该患儿采取哪些护理措施？

小儿腹泻或称腹泻病，是由多病原、多因素引起的以大便性状改变和大便次数增多为特点的消化道疾病，是儿科常见病。6 个月～2 岁婴幼儿多见，1 岁以内占半数，是造成小儿营养不良、生长发育障碍和死亡的主要原因之一。严重者可造成水与电解质紊乱，一年四季均可发病，但夏秋季发病率高，症状重，病情发展快，应引起临床医护人员高度重视。本病为我国儿童保健中重点防治的"四病"之一，仅次于肺炎。

【分类】

1. 根据病因分

分为感染性腹泻和非感染性腹泻。

2. 根据病程分

急性腹泻指病程在 2 周以内的腹泻，最常见。迁延性腹泻指病程在 2 周至 2 个月的腹泻。慢性腹泻指病程超过 2 个月以上的腹泻。

3. 根据病情分

分为轻型腹泻和重型腹泻，二者的区别为有无水、电解质及酸碱平衡紊乱。

【病因】

1. 易感因素

婴幼儿易患腹泻，与以下因素有关。

（1）消化系统特点　婴幼儿消化系统发育尚未成熟，而生长发育快，所需的营养物质多，进食也相对较多，消化道负担重，经常处于紧张饱和状态，易发生消化功能紊乱。由于胃酸和消化酶分泌不足，且消化酶的活性低，不能适应食物质和量的较大变化，因此在受到不良因素影响时，易发生消化道功能紊乱。

（2）机体防御功能差　婴幼儿血清免疫球蛋白和胃肠道 SIgA 水平偏低，故对感染的防御能力低；胃内酸度偏低，不能很好的杀灭进入胃内的细菌。细菌进入肠道，菌群失调，导致腹泻。

（3）人工喂养　人工喂养儿不能从母乳中获取 SIgA、乳铁蛋白等体液因子、巨噬细胞和粒细胞等有很强抗肠道感染作用的成分。牛、羊乳中上述成分在加热处理过程中易被破坏，且人工喂养的食物和食具极易受污染，故人工喂养儿肠道感染发生率明显高于母乳喂养儿。

（4）肠道菌群失调　正常肠道菌群对入侵致病微生物有拮抗作用，新生儿出生后尚未建立正常肠道菌群或因使用抗生素等引起肠道菌群失调时，均可致肠道感染。

2. 感染因素

（1）肠道内感染　主要来自于不洁食物、食具未消毒处理、饮水不卫生，长期应用广谱抗生素或糖皮质激素等，导致肠道正常菌群失调或机体免疫力低下而引发感染，常见的病原体如下。

①病毒　寒冷季节的婴幼儿腹泻 80% 由病毒感染引起，以轮状病毒引起的秋冬季腹泻最为常见，其次有柯萨奇病毒、埃可病毒、腺病毒、冠状病毒等。

②细菌感染（不包括法定传染病）　以大肠埃希菌为主，分产毒性大肠埃希菌、致病性大肠埃希菌、侵袭性大肠埃希菌、出血性大肠埃希菌、黏附－集聚性大肠埃希菌五种，其次为空肠弯曲菌、耶尔森菌、鼠伤寒沙门菌、金黄色葡萄球菌等。

③其他　真菌和寄生虫也可引起肠炎，如白色念珠菌、蓝氏贾第鞭毛虫和阿米巴原虫等。

（2）肠道外感染　多见于全身或局部感染性疾病，如上呼吸道感染、中耳炎、泌尿系感染、皮肤感染或急性传染病时，除了由于发热、感染原释放的毒素使消化道功能紊乱产生腹泻，有时肠道外病毒亦可同时感染肠道而腹泻。

3. 非感染因素

（1）饮食因素

1）喂养不当　多为人工喂养儿，常因喂养不定时，饮食过量或食物成分不恰当，如过早喂给大量淀粉或脂肪类食物、突然改变食物品种或骤然断乳等。

2）过敏　如对牛奶、大豆（豆浆）、鸡蛋、海鲜等异种蛋白过敏而引起的腹泻。

3）吸收不良　原发性或继发性双糖酶缺乏或活性降低，肠道对糖的消化吸收不良而引起的腹泻。多见于轮状病毒感染导致的腹泻。

（2）气候因素　腹部受凉使肠蠕动增加；天气过热使消化液分泌减少，而由于口渴又吃奶过多，增加消化道负担诱发消化功能紊乱而致腹泻。

【发病机制】

导致腹泻发生的机制包括肠道内存在大量不能吸收的具有渗透活性的物质、肠腔内的电解质分泌过多、炎症所致的液体大量渗出以及肠道运行功能异常引起腹泻。不同病因其发病机制不同。

1. 感染性腹泻

感染性腹泻时，病原微生物多随污染的食物、手、日用品或水进入消化道，当机体防御功能下降，大量病原微生物侵入并产生毒素，可引起腹泻。如产毒性大肠杆菌主要通过其产生的肠毒素促使水及电解质向肠腔内转移，肠道分泌增加导致水样腹泻；侵袭性大肠埃希菌、空肠弯曲菌、鼠伤寒沙门菌以及金黄色葡萄球菌等，可侵入肠黏膜组织，产生广泛的炎性反应，出现血便或黏冻状大便；轮状病毒侵袭肠绒毛的上皮细胞，使之变性坏死，绒毛变短脱落，引起水、电解质吸收减少，导致腹泻；同时，继发的双糖酶分泌不足使食物中糖类消化不全而积滞在肠腔内，并被细菌分解成小分子的短链有机酸，使肠液的渗透压增高，液体向肠腔内积聚，形成腹泻，进一步造成水和电解质的丢失。

2. 非感染性腹泻

非感染性腹泻多因进食过量或食物成分不恰当引起，消化、吸收不良的食物积滞于小肠上部，使肠内的酸度减低，肠道下部细菌上移并繁殖，产生内源性感染，使消化功能紊乱。加之食物分解后腐败性毒性产物刺激肠道，使肠蠕动增加，引起腹泻、脱水、电解质紊乱及中毒症状。

【临床表现】

（一）急性腹泻

1. 轻型腹泻

多由饮食因素、肠道外感染、肠道内毒素或非侵袭性细菌感染因素引起。起病可急可缓，以胃肠道症状为主，主要表现为食欲减退，偶有恶心、呕吐或溢乳。大便次数增多及性状改变，每天大便多在 10 次以下，呈黄色或黄绿色、稀薄带水、有酸臭味、常见白色或黄白色奶瓣（皂块）和泡沫，可混有少量黏液，大便镜检可见大量脂肪球和少量白细胞。排便前常因腹痛而哭闹不安，便后恢复安静。多在数日内痊愈。轻型腹泻患儿一般无脱水及全身中毒症状，患儿的精神状态尚可，一般情况下体重不增或稍降。

2. 重型腹泻

多由肠道内感染或轻型腹泻发展而来。首先有较重的胃肠道症状，其次全身中毒症状重，发热或体温不升。还有明显的脱水、电解质紊乱症状。造成患儿死亡的主要原因为脱水和酸中毒。体重可迅速降低，明显消瘦。

（1）胃肠道症状　食欲低下，常有呕吐，有时甚至进水即吐，严重者可吐咖啡色液体。腹泻频繁，每天大便 10 次以上，多者可达数十次，多为黄色水样或蛋花汤样便，量多，无臭味，可有少量黏液或黏液脓血便，粪便镜检可见脂肪球、红细胞或大量白细胞。

（2）肛周皮肤　由于腹泻频繁，大便呈酸性或碱性，含大量肠液及消化酶，臀部皮肤常处于大便的刺激状态，肛周皮肤可发红或糜烂，严重者可引起溃疡及感染。

（3）水、电解质及酸碱平衡紊乱症状

1）脱水

①脱水程度　由于吐泻丢失体液及摄入不足，使体液总量减少，导致轻度、中度和重度脱水，失水占体重百分比超过 12% 既有生命危险，不同程度脱水的临床特点见表 7-1。

表 7-1　不同程度脱水的临床表现

	轻度	中度	重度
失水占体重百分比	<5%	5%~10%	>10%
累积损失量（ml/kg）	50	50~100	100~120
精神状态	稍差、略烦躁	烦躁或萎靡	呈重病容，昏睡甚至昏迷
皮肤弹性	稍差	差	极差
口腔黏膜	稍干燥	干燥	极干燥
眼窝及前囟	稍凹陷	明显凹陷	深凹陷，眼不能闭合
眼泪	有	少	无
尿量	稍减少	明显减少	极少或无尿
酸中毒及休克	无	不明显	明显

营养不良患儿因皮下脂肪少，皮肤弹性较差，容易把脱水程度估计过高；而肥胖小儿皮下脂肪多，脱水程度常易估计过低，临床上应予注意，不能单凭皮肤弹性来判断，应综合考虑。

②脱水性质　由于腹泻时水和电解质两者丧失的比例不同，根据血清钠离子的变化特点将脱水按性质分为等渗、低渗和高渗性脱水。临床上以等渗性脱水最常见，其次是低渗性脱水。由于决定细胞外液渗透压的主要成分是钠离子，故通常用血钠浓度判定细胞外液的渗透压情况。低渗性脱水：血清钠 <130mmol/L，细胞外液呈低渗状

态，水分渗入细胞内造成细胞外液容量减少，其脱水症状比其他两种类型严重，容易发生休克；等渗性脱水：血清钠浓度为 130～150mmol/L，临床表现为一般脱水症状，为腹泻患儿最常见的脱水类型；高渗性脱水：血清钠＞150mmol/L，细胞外液呈高渗状态，水从细胞内向细胞外转移，使细胞内脱水，而细胞外液容量却得到部分补偿。故在失水量相等的情况下，其脱水征比其他两种类型轻，循环障碍症状不明显。由于细胞内脱水，患儿呈现黏膜和皮肤干燥、烦渴、高热、烦躁不安、肌张力增高甚至惊厥。不同性质脱水的临床表现见表 7－2。

表7－2　不同性质脱水的临床表现

	低渗性	等渗性	高渗性
原因及诱因	失盐为主，补充非电解质过多，常见于病程较长、营养不良和重度脱水者	水与电解质丢失大致相同，病程较短、营养状况较好者常见	以失水为主，补充高钠液体过多、入水量少、高热及大量出汗等常见
血钠浓度（mmol/L）	＜130	130～150	＞150
细胞内、外液	细胞外液减少明显	细胞外液减少为主	细胞内液减少明显
口渴	不明显	明显	极明显
皮肤弹性	极差	稍差	尚可
血压	很低	低	正常或稍低
精神状态	嗜睡或昏迷	精神萎靡	烦躁易激惹

2）代谢性酸中毒

①原因　由于吐泻丢失大量碱性物质；进食少，摄入热量不足，机体得不到足够的热能供给致使体内脂肪分解增加，产生大量酮体；血容量减少，血液浓缩，循环缓慢，组织缺氧致乳酸堆积；肾血流量不足，尿量减少，酸性代谢产物堆积体内，因此在腹泻时，绝大多数患儿都存在不同程度的代谢性酸中毒，且脱水越重酸中毒程度越重。

②临床表现　见表 7－3

表7－3　代谢性酸中毒的分度

	轻度	中度	重度
CO_2CP（mmol/L）	18～13	13～9	＜9
精神状态	正常	精神萎靡或烦躁不安	昏睡或昏迷
呼吸改变	仅呼吸增快	呼吸深长	呼吸深快、节律不整有烂苹果味
口唇颜色	正常	口唇樱红色	紫绀

若 pH 在 7.20 以下时，心率转慢，心输出量减少，导致血压偏低，心力衰竭，甚至出现室颤。新生儿及小婴儿因呼吸代偿功能较差，常可出现精神萎靡、拒乳、面色苍白等一般表现，而呼吸改变并不典型。

3）低钾血症

①原因　由于进食少而致钾摄入量不足；呕吐和腹泻丢失大量钾盐；肾保钾功能比保钠差，在缺钾时仍有一定量的钾继续排出。上述因素使腹泻患儿都有不同程度缺

钾，尤其是久泻以及营养不良的患儿。

②临床表现 在脱水未纠正前，由于血液浓缩，酸中毒时钾由细胞内向细胞外转移以及尿少而致钾排出量减少等原因，钾总量虽减少，但血清钾浓度多正常，因而不表现低钾症状。当输入不含钾的溶液时，随着血液被稀释、脱水、酸中毒被纠正、排尿后钾排出增加以及腹泻继续失钾等因素使血钾迅速下降，当血清钾低于 3.5mmol/L 时表现为神经肌肉兴奋性减低：平滑肌无力，出现腹胀、肠鸣音减弱，严重者出现肠麻痹；骨骼肌无力，出现活动障碍、腱反射减弱或消失；心肌收缩无力，出现心率增快，心律不齐，心音低钝，血压降低，心脏扩大，甚至心力衰竭；心电图显示 ST 段降低、T 波低平、倒置或双向、出现 U 波、P−R 间期和 Q−T 间期延长等。

4）低钙和低镁血症

①原因 由于进食少，肠吸收不良，加上腹泻或呕吐，丢失钙、镁，可使体内钙、镁减少，尤其是腹泻较久、有活动性佝偻病和营养不良患儿更多见。

②临床表现 在脱水和酸中毒时，由于血液浓缩，患儿可不出现相应的症状。当脱水和酸中毒纠正后，易表现出钙、镁缺乏症状；低血钙可表现为手足抽搐、惊厥，当患儿输液后出现震颤、抽搐，用钙治疗无效时应考虑有低镁血症可能。

（二）几种常见肠炎的临床表现及特点

如表 7−4 所示。

表 7−4 几种常见肠炎的临床表现及特点

类型	好发季节、特点	好发年龄	临床特点
轮状病毒肠炎	10～11月，秋季流行为主，故又称秋季腹泻	6～24个月婴幼儿	潜伏期1～3天，起病急，常伴发热和上呼吸道感染症状，病初即出现呕吐，大便10次/天以上、量多，呈黄色或淡黄色，水样或蛋花汤样，无腥臭味，镜下无或偶见白细胞。常出现脱水和酸中毒症状。本病为自限性疾病，数日后呕吐渐停，腹泻减轻，约3～8天自行恢复
大肠埃希菌肠炎	5～8月份气温较高季节多见，营养不良、人工喂养儿更易发病	6月～2岁	致病性大肠埃希菌和产毒性大肠埃希菌肠炎大便呈蛋花汤样或水样、混有黏液，常伴呕吐，严重者可伴发热、脱水、电解质紊乱和酸中毒；侵袭性大肠埃希菌肠炎可排出痢疾样黏液脓血便，常伴恶心、呕吐、腹痛和里急后重，可出现严重的全身中毒症状甚至休克；出血性大肠埃希菌肠炎开始为黄色水样便，后转为血水便，有特殊臭味，伴腹痛，大便镜检有大量红细胞，一般无白细胞。可在新生儿室、托儿所甚至病房流行
金黄色葡萄球菌肠炎	一年四季均可发病，常继发于使用大量抗生素后	6～24个月婴幼儿多见	发热、呕吐、腹泻、不同程度中毒症状、脱水和电解质紊乱，甚至发生休克。典型大便为暗绿色，量多，带黏液，少数为血便；大便镜检有大量脓细胞和成簇的革兰阳性球菌，培养有葡萄球菌生长，凝固酶阳性
真菌性肠炎	一年四季均可发病	2岁以下婴幼儿多见	主要由白色念珠菌感染所致，主要症状为大便稀黄，泡沫较多，带黏液，有时可见豆腐渣样菌落。大便镜检可见真菌孢子和菌丝，真菌培养阳性。常伴鹅口疮
空肠弯曲菌肠炎	夏季多见，可散发或暴发流行	6个月～2岁小儿多见	潜伏期2～11天。症状与细菌性痢疾相似，起病急，表现为恶心、呕吐、腹痛、排黏液便、脓血便，有腥臭味，大便镜检可见大量白细胞及数量不等的红细胞。为人畜共患病

近年来，由于滥用抗生素，条件致病菌诱发的肠炎呈上升趋势，常见者为空肠弯曲菌肠炎、耶尔森菌小肠结肠炎、鼠伤寒沙门菌小肠结肠炎等。

（三）迁延性腹泻和慢性腹泻

迁延性腹泻和慢性腹泻多与营养不良、急性期治疗不彻底、长期滥用广谱抗生素导致菌群失调、喂养不当致胃肠功能紊乱有关。以人工喂养儿、营养不良儿多见。表现为腹泻迁延不愈，病情反复，大便次数与性质极不稳定，吐泻严重时可出现水、电解质紊乱。由于营养不良患儿腹泻易迁延不愈，持续腹泻又加重了营养不良，两者可互为因果，形成恶性循环，最终导致免疫功能更加低下，继发感染，导致多脏器功能异常。

【辅助检查】

1. 血常规

白细胞总数及中性粒细胞数增多提示细菌感染，降低提示病毒感染（也有不降低反而升高），嗜酸性粒细胞增多提示寄生虫感染或过敏性病变。

2. 大便检查

非感染性腹泻患儿粪便镜检可见大量脂肪球，常无或偶见白细胞；细菌性肠炎粪便镜检可见大量白细胞，有时可见不同数量的红细胞。粪便细菌培养和 PCR 检查有助于明确病原。

3. 血生化检查

血钠测定提示脱水的性质。血钾浓度反映体内缺钾的程度。根据血气分析（主要测 CO_2CP）进一步了解体内酸碱平衡程度和性质。重症患儿应同时测尿素氮，必要时测定血钙和血镁。

【治疗要点】

腹泻的治疗原则为调整饮食；纠正水、电解质紊乱和酸碱失衡；合理用药，控制感染及对症治疗。

1. 调整饮食

强调继续进食，以满足生理需要，补充疾病消耗，缩短腹泻后的康复时间。根据疾病的特殊病理生理状况、个体消化吸收功能和平时的饮食习惯进行合理的调整饮食。

2. 纠正水、电解质紊乱和酸碱失衡

口服补液盐（ORS）可用于预防脱水及纠正轻、中度脱水；中、重度脱水伴周围循环衰竭者静脉补液。重度酸中毒或经补液后仍有酸中毒症状者，应补给碱性液体，同时纠正低钾、低钙和低镁血症。

3. 合理用药，控制感染

约 70% 的患儿表现为病毒及非侵袭性细菌所致的水样便腹泻，一般不用抗生素，选用微生态制剂和黏膜保护剂，应合理使用液体疗法；另外约有 30% 的患儿为侵袭性细菌感染所致的黏液脓血便患者，应根据临床特点，结合大便细菌培养和药物敏感试验结果选用敏感的抗生素，并适时进行调整，避免滥用抗生素。早期禁用止泻剂。

【护理评估】

1. 健康史

应详细询问喂养史，是母乳喂养还是人工喂养，喂何种乳品，奶粉的冲调浓度、喂哺次数及量，小儿的体重增长情况，添加辅食的时间及断奶的反应是否正常。有无不洁饮食史、食物过敏史、外出旅游和气候变化史等。

2. 身体状况

评估腹泻开始时间、次数、颜色、性质、量的变化特点，有无特殊气味等；评估患儿有无腹痛、腹胀或里急后重、发热、呕吐等；密切观察患儿的生命体征、体重等，评估脱水的程度及性质，有无酸中毒；检查肛门周围皮肤有无发红、皮疹和破损。

3. 心理－社会状况

评估患儿家庭居住条件、经济状况、家长的文化程度。评估家长的心理状态及对疾病的认知程度。评估患儿的精神状况及住院后的反应。患儿常因脱水而烦躁不安，住院患儿可因环境陌生以及与父母分离而出现焦虑、恐惧。

【护理问题】

（1）腹泻　与喂养不当、感染导致胃肠道功能紊乱有关。

（2）体液不足　与腹泻、呕吐丢失体液过多和摄入不足有关。

（3）营养失调——低于机体需要量　与摄入量不足有关。

（4）体温过高　与肠道感染有关。

（5）有皮肤完整性受损的危险　与大便次数增多刺激臀部皮肤有关。

（6）知识缺乏　与家长缺乏合理喂养知识、卫生知识以及护理知识有关。

【护理措施】

（一）减轻腹泻、防止继续失水

1. 调整饮食

限制饮食过严或禁食过久常造成营养不良，并发酸中毒，使病情迁延不愈而影响生长发育。故调整饮食如下。

（1）轻型腹泻患儿，继续其日常饮食，暂停辅食添加。

（2）重型腹泻患儿，如为母乳喂养则继续母乳喂养，暂停辅食添加；出生6个月以内的人工喂养婴儿，给予等量米汤或稀释牛乳或脱脂乳，暂停其他食物；出生6个月以上的婴儿可用平常已习惯的饮食，选用稀粥、面条、蔬菜、肉末等，由少到多，逐渐过渡到正常饮食。

（3）有严重呕吐者，按医嘱暂时禁食4~6h，但不禁水，呕吐减轻后尽早恢复喂养，但要注意量由少逐渐增多，对少数严重病例口服营养物质不能耐受者，应加强支持疗法。必要时全静脉营养。

（4）病毒性肠炎患儿，由于双糖酶（主要是乳糖酶）缺乏，应暂停乳类喂养，改喂豆类代乳品、发酵乳或无乳糖奶粉，可减轻腹泻，缩短病程。

（5）腹泻停止后应继续给予营养丰富易消化的饮食，并每日加餐1次，共2周，以保证生长发育所需的营养。

2. 防止交叉感染

对于感染性腹泻患儿应注意消毒隔离。密切注意病情变化、呕吐、排便、排尿情况。有呕吐者应取侧卧位，以防呕吐物吸入气管内，并及时清除呕吐物。防止患儿的手和物品的污染，排泄物应按规定处理后再排放。护理患儿前后认真洗手，适当消毒患儿的食具、玩具、衣物、尿布等，防止交叉感染。

3. 合理用药，控制感染

（1）抗生素　感染是引起腹泻的主要原因，黏液脓血便患者多为细菌感染，应根据临床特点，针对病原选用；再根据大便细菌培养和药物过敏试验结果进行调整。病毒性肠炎以饮食疗法和支持疗法为主，一般不用抗生素，可选择抗病毒药物利巴韦林等。

（2）微生态疗法　有助于恢复肠道正常菌群的生态平衡，抑制病原定植和侵袭，控制腹泻。常用双歧杆菌、嗜乳酸杆菌、粪链球菌、需氧芽孢杆菌、腊样芽孢杆菌制剂。注意此类药物不能与抗生素同一时间服用，服用时需用温水，最好与肠黏膜保护剂分开服。

（3）肠黏膜保护剂　口服后能均匀覆盖胃肠黏膜表面，修护发炎或溃疡的肠黏膜而不影响对营养物质的正常吸收；对细菌、病毒有抑制作用，并吸附固定引起腹泻的细菌、细菌毒素、病毒等一系列病原体，排出体外；不被肠道吸收，只作用于肠道。

（4）止泻剂　不宜过早使用，否则会加重感染中毒症状。

（二）纠正水、电解质紊乱和酸碱失衡

见本章第四节小儿液体疗法及护理。

（三）臀部护理

保护患儿皮肤的完整性及清洁卫生，婴幼儿选用柔软、吸水性好的棉质类尿布，勤更换；每次便后用温水清洗臀部并吸干，禁用肥皂水清洗臀部；局部皮肤发红处涂以5%鞣酸软膏或40%氧化锌油并按摩片刻，促进局部血液循环；对会阴部出现溃疡的皮面，局部应予以暴露或用鹅颈灯照射，以促进愈合；禁用不透气的塑胶尿布，防止尿布皮炎的发生，因为女婴尿道口接近肛门，更应注意会阴部的清洁，以防上行性感染的发生。

（四）发热的护理

密切观察患儿体温变化，体温过高应给予物理降温措施如头枕冰袋、温水擦浴等物理降温措施，必要时遵医嘱给退热药。鼓励患儿多饮水，及时更换衣物，保持皮肤清洁干燥。做好口腔及皮肤的护理。

（五）观察病情变化

重症腹泻患儿病情复杂多变，要严密观察病情的变化，防止发生并发症。

1. 观察排便情况

观察并记录大便的次数、颜色、气味、性质、量，及时送检，采集标本时注意应采集黏液脓血部分。做好动态比较，为输液方案和治疗提供可靠依据。

2. 密切观察代谢性酸中毒的表现

当患儿出现呼吸深长、精神萎靡、口唇樱红，要及时报告医生，遵医嘱补液或使用碱性液体。

3. 密切观察低钾血症的表现

注意观察患儿肌张力改变，有无心音低钝或心律不齐，当发现患儿全身乏力、哭声低下或不哭、吃奶无力、肌张力低下、反应迟钝、恶心呕吐、腹胀及肠鸣音减弱或消失时，提示低钾存在，要及时报告医生，遵医嘱补钾。

4. 密切观察低钙及低镁表现

腹泻患儿，尤其是腹泻较久，有活动性佝偻病和营养不良患儿更多见，当脱水和酸中毒纠正后，若出现手足抽搐、惊厥提示低血钙，当患儿输液后出现震颤、抽搐，用钙治疗无效时应考虑有低镁血症可能。

【健康指导】

1. 预防小儿腹泻

首先注意饮食卫生，食物应新鲜清洁，餐具应定期消毒；养成饭前便后洗手的习惯；宣传母乳喂养的优点，人工喂养儿应指导家长正确选择奶粉及冲调方法；注意辅食的添加及断奶的时间。只有掌握正确的喂养方法，防止营养不良，增强机体的抵抗力，才能减少腹泻的发生；另外注意气候变化，防止过热过凉，适当加减衣物；避免滥用抗生素导致菌群失调，腹泻流行时，应适当隔离患儿。

2. 防止感染的传播

患儿要分室居住，护理患儿前后要洗手，患儿的用具、排泄物要注意消毒，防止交叉感染。注意患儿会阴部卫生防止泌尿系感染及臀红的发生。

3. 病情观察

教会家长如何观察病情，了解补液过程中可能会出现的问题；指导家长对呕吐物、排泄物的处理。

4. 使用 ORS 液

指导家长正确测量出入量、评估脱水体征及 ORS 液的使用情况，如有变化及时报告医生。

第四节　小儿液体疗法及护理

体液是人体的重要组成部分，保持体液平衡是维持生命所必要的条件。体液平衡包括维持水、电解质、酸碱度和渗透压的平衡，主要依赖于神经、内分泌系统和肺、肾等器官的正常调节功能。由于小儿体液占体重比例较大、器官功能发育尚未成熟、体液平衡调节功能差等生理特点，极易受疾病和外界环境的影响而发生体液平衡失调，如处理不当或不及时，失水占体重的 12% 以上时可危及小儿生命，因此液体疗法是儿科治疗和护理工作中的重要内容。

【小儿体液平衡的特点】

（一）体液的总量与分布

体液的总量及分布与小儿的年龄有关，年龄越小，体液总量所占比例越大。按体液占体重的百分比计算，新生儿的体液量多于其他任何一年龄阶段。体液的分布包括三大区：血浆区、间质区和细胞区。前两区统称为细胞外液，后一区则称为细胞内液。细胞内液和血浆液量相对稳定，但间质液量变化较大。年龄越小，间质液量所占的比例也越大（表7-5）。小儿发生急性脱水时，细胞外液首先丢失，脱水症状出现早。

表7-5　不同年龄小儿的体液分布（占体重的%）

年龄	细胞内液	细胞外液		体液总量
		血浆	间质液	
新生儿	35	6	37	78
1岁	40	5	25	70
2~14岁	40	5	20	65
成人	40~45	5	10~15	55~65

（二）体液的电解质组成

除生后数天内新生儿血钾、氯、磷和乳酸偏高，血钠、钙和碳酸氢盐偏低外，小儿与成人相似。细胞内液和细胞外液的电解质组成有很大不同，细胞外液的电解质以Na^+、Cl^-及HCO_3^-等离子为主，其中Na^+含量占该区阳离子总量的90%以上，细胞内液的电解质以K^+、Mg^{2+}、HPO_4^{2-}及蛋白质为主，K^+大部分处于离解状态，维持细胞内液的渗透压。这些离子对维持细胞内、外液的渗透压起着重要作用。

（三）水代谢的特点

1. 水的需要量相对较大，交换率高

人体每天需水量和热量的消耗成正比。小儿代谢旺盛，需热量多，需水量亦多（表7-6）。正常婴儿每天需水量约150ml/kg，每天水的进、出量（体内、外水的交换量）约等于细胞外液的1/2，而成人仅占1/7。因此婴儿水的交换速度比成人快3~4倍；此外，小儿的体表面积相对较成人大，呼吸频率快，因此小儿年龄越小，需水量相对越多。所以婴儿对缺水的耐受力比成人差，当发生呕吐、腹泻时，若不能及时满足小儿对水的需求，容易出现脱水。

表7-6　小儿每天每千克体重水的需要量

年龄	水需要量（ml/kg）
0~1岁	120~160
1~3岁	100~140
4~9岁	70~100
10~11岁	50~90

2. 体液平衡调节功能不成熟

肾脏在维持机体水、电解质、酸碱平衡方面起重要作用。小儿肾功能不成熟，处理水、钠的能力不完善。年龄越小，肾排钠、排酸、产氨能力越差，易发生高钠血症和酸中毒。小儿肾的浓缩和稀释功能明显不足，因此小儿在排泄同量溶质时所需水量较成人为多，尿量相对较多，当入水量不足或失水量增加时，易超过肾脏浓缩功能的极限，发生代谢产物的潴留和高渗性脱水。虽然小儿肾脏稀释能力相对较好，在出生1

周时即达到成人水平，但因肾小球滤过率低，水的排泄速度慢，临床上仍有稀释不足的表现，如水的入量过多，易引起水肿和低钠血症。

【常用溶液的种类、成分及配制】

（一）非电解质溶液

常用的有5%葡萄糖溶液和10%葡萄糖溶液。5%葡萄糖液为等渗溶液，10%葡萄糖液为高渗溶液，输入体内后都分解成二氧化碳和水，临床用于补充水分和部分热量，不能起到维持血浆渗透压的作用，故张力为零。

（二）电解质溶液

主要用于补充损失的液体、所需的电解质，纠正体液的渗透压和酸、碱平衡失调。

1. 0.9%氯化钠溶液（生理盐水）

Na^+和Cl^-均为154mmol/L，其中钠含量与血浆近似（血Na^+142mmol/L），为等渗溶液，也称为等张溶液，但氯含量较血浆高（血Cl^-103mmol/L），输入过多，可引起高氯血症。故临床常以2份生理盐水和1份1.4%碳酸氢钠混合，使其钠与氯之比为3：2，与血浆中钠氯之比相近，称为等张含钠液。

2. 复方氯化钠溶液（林格液）

含0.86%氯化钠、0.03%氯化钾和0.03%氯化钙。亦是等张液，其作用与0.9%氯化钠溶液基本相似，且不会因输液而发生低血钾和低血钙。缺点仍是含氯太高，不宜大量使用。

3. 碱性溶液

主要用于纠正酸中毒。常用溶液如下。

（1）碳酸氢钠溶液 可直接增加缓冲碱，纠正酸中毒作用迅速，是治疗代谢性酸中毒的首选药物，1.4%碳酸氢钠溶液为等渗液（等张液），市售5%碳酸氢钠溶液为高渗液。一般应稀释成等渗液后使用，其方法为将5%碳酸氢钠用5%或10%葡萄糖稀释3.5倍即为1.4%的等张碳酸氢钠液。在紧急抢救酸中毒时，亦可不稀释而静脉推注。但多次使用后可使细胞外液渗透压增高，小婴儿慎用。

（2）乳酸钠溶液 需在有氧条件下经肝脏代谢产生HCO_3^-而起作用，显效较缓慢。因此在肝功能不全、缺氧、休克、新生儿期以及乳酸潴留性酸中毒时，不宜使用。市售为11.2%乳酸钠溶液，为高渗液。一般应稀释6倍成等渗液后使用，其浓度为1.87%。

4. 氯化钾溶液

用于纠正低钾血症。常用制剂有10%氯化钾和15%氯化钾溶液两种。均不能直接应用，须稀释成0.2%～0.3%溶液后方可静脉点滴，含钾溶液不可静脉推注，注入速度过快可发生心肌抑制、心跳骤停而死亡。

（三）混合溶液的配制

为适应临床不同腹泻患儿液体疗法的需要，将几种溶液按一定比例配制成不同浓度的混合液，以达到互补其不足，缓解症状，稳定病情的结果。常用混合液的简易配制见表7-7。

表7-7　几种常用混合溶液的简便配制

| 溶液种类 | 张力 | 加入溶液（ml） | | | 作用 |
		10%氯化钠	5%或10%葡萄糖	5%碳酸氢钠（11.2%乳酸钠）	
1:1液	1/2	20	加至500	–	轻中度、等渗性脱水
1:2液	1/3	15	加至500	–	高渗性脱水
1:4液	1/5	10	加至500	–	高渗性脱水
2:1含钠液	1	30	加至500	47（30）	重度、低渗性脱水
2:3:1液	1/2	15	加至500	24（15）	轻中度、等渗性脱水
4:3:2液	2/3	20	加至500	33（20）	中度、低渗性脱水
维持液（含钾7.5 ml）	1/5	10	加至500		肺炎、发热维持输液

注：为了配制简便，加入的各液量均为整数，配成的溶液是近似的浓度。

（1）1:1溶液　即1份0.9%氯化钠溶液和1份5%或10%葡萄糖液配制而成，为血浆渗透压的一半即1/2张液，常用于轻、中度等渗性脱水，其Na^+与Cl^-的比例为1:1。

（2）1:2溶液　即1份0.9%氯化钠溶液和2份5%或10%葡萄糖液配制而成，为血浆渗透压的1/3，即1/3张液，可用于高渗性脱水或生理需要量的补充，其Na^+与Cl^-之比为1:1。

（3）1:4溶液　即1份0.9%氯化钠溶液和4份5%或10%葡萄糖液配制而成，为血浆渗透压的1/5，即1/5张液，常用于高渗性脱水或生理需要量的补充，其Na^+与Cl^-之比为1:1。

（4）2:1溶液　即2份0.9%氯化钠溶液和1份1.4%碳酸氢钠溶液（或1.87%乳酸钠溶液）配制而成，Na^+与Cl^-之比为3:2，与血浆相仿，渗透压与血浆相近，为等渗液（等张液），常用于低渗性脱水或重度脱水。

（5）2:3:1溶液　即2份0.9%氯化钠溶液、3份5%或10%葡萄糖液和1份1.4%碳酸氢钠溶液（或1.87%乳酸钠溶液）配制而成，Na^+与Cl^-之比为3:2，为1/2张液，常用于轻、中度等渗性脱水伴有酸中毒患儿。

（6）4:3:2溶液　即4份0.9%氯化钠溶液、3份5%或10%葡萄糖液和2份1.4%碳酸氢钠溶液（或1.87%乳酸钠溶液）配制而成，Na^+与Cl^-之比为3:2，为2/3张液，常用于低渗性脱水。

（7）维持液　即1份0.9%氯化钠溶液、4份5%或10%葡萄糖液、并含0.15%氯化钾的混合液。约为1/5张。常用于高热、肺炎等的维持输液及腹泻患儿生理需要量的补充。

（四）口服补液盐（ORS液）

由世界卫生组织（WHO）推荐用于治疗急性腹泻合并脱水的一种口服溶液。临床用以治疗轻、中度脱水而无明显周围循环障碍的患儿。如果呕吐频繁或腹泻脱水继续加重，应改为静脉补液。ORS液是通过葡萄糖在小肠内被吸收的同时伴随钠的吸收，水和氯也被动吸收，从而起到了纠正脱水的作用。其配方为：氯化钠3.5g，碳酸氢钠2.5g，氯化钾1.5g，葡萄糖20.0g，加温开水1000ml即成，其电解质的渗透压220mmol/L（2/3张），含钾浓度约0.15%。制成溶液的电解质浓度为：Na^+ 90mmol/L、K^+ 20mmol/L、Cl^- 80mmol/L、HCO_3^- 30mmol/L。

【液体疗法】

液体疗法是通过补充不同种类的液体来纠正水、电解质和酸碱平衡紊乱，其目的在于恢复循环血容量，纠正水、电解质和酸碱平衡紊乱，排泄毒素，补充部分热量，以恢复机体的生理功能。包括口服补液和静脉补液两种。补液原则为先盐后糖、先浓后淡、先快后慢、见酸补碱、见尿补钾、防惊补钙（镁）。

（一）口服补液

适用于轻度脱水且呕吐不频繁者。

1. 口服补液的量

一般轻度脱水口服补液量约50~80ml/kg，中度脱水约80~100ml/kg，于8~12h内将累积损失量补足；脱水纠正后将余量用等量水稀释后按病情需要随意口服。对于无脱水者，可将ORS溶液加等量水稀释，约每天50~100ml/kg，少量频服，以预防脱水。

2. 口服补液方法

2岁以下的患儿每1~2min喂1小勺，约5ml，大一点的患儿可用杯子直接喝。如有呕吐，停10min后再慢慢喂服（每2~3min喂一小勺）。

3. 口服补液的护理

ORS液为2/3张，含电解质较多，久用易引起高钠血症。服用ORS液期间应让患儿喝白开水（但不能将水加入ORS液中），以补充生理需要量。密切观察病情，如果患儿眼睑出现水肿，应停止服用ORS液，改喂白开水或母乳。新生儿、心肾功能不全、休克及明显呕吐、腹胀者不宜应用ORS液。在口服补液过程中，如出现腹泻脱水加重，应改为静脉补液。

（二）静脉补液

适用于呕吐频繁、中重度脱水者，主要用于快速纠正水、电解质和酸碱平衡紊乱。在静脉补液的实施过程中，需做到三定（定量、定性、定速）；三补（补充累积损失量、补充继续损失量、补充生理需要量）；三先（先盐后糖、先浓后淡、先快后慢）及三见（见酸给碱、见尿给钾、见惊给钙、镁）。入院后第一天的补液如下。

1. 定量

根据患儿脱水程度来补，包括累积损失量、继续损失量和生理需要量三部分。

（1）补充累积损失量 即发病后到治疗开始水和电解质的总损失量。根据脱水程度的不同而定。轻度脱水50ml/kg，中度脱水50~100ml/kg，重度脱水100~120ml/kg。

（2）补充继续损失量 指在液体疗法实施过程中，因腹泻、呕吐或胃肠引流等使机体存在继续丢失液体的情况。此部分按实际损失量给予补充，在严格控制饮食情况下，一般按每天10~30ml/kg计算。常用1/3~1/2张含钠液。

（3）补充生理需要量 即维持基础代谢所需水、电解质的量，应评估小儿每日的摄入量加以补充，在禁食、禁水的情况下，婴幼儿每天约为 60 ~ 80ml/kg。可用 1/3 ~ 1/5 张含钠液（加 0.15% 氯化钾）。

根据以上 3 个方面的因素进行综合分析，入院后第 1 天补液的总量，一般轻度脱水为 90 ~ 120ml/kg；中度脱水为 120 ~ 150ml/kg；重度脱水为 150 ~ 180ml/kg。宁少勿多，学龄前、学龄期小儿体液已接近成人，应酌情减少总量的 1/3 ~ 1/4。

2. 定性

指输液的种类，根据脱水的性质而定：低渗性脱水补 2/3 张含钠液；等渗性脱水补 1/2 张含钠液；高渗性脱水补 1/3 ~ 1/5 张含钠液。注意钾的补充。若临床上判断脱水的性质有困难时，可按等渗性脱水来补。整个补液方案要根据补液后的病情变化情况，随时给予调整。

3. 定速

补液的速度取决于脱水的程度，原则上应先快后慢。对伴有明显周围循环衰竭者开始应快速输入 2 : 1 等张含钠液，按 20ml/kg（总量不超过 300ml）于 30min 至 1h 内静脉输入。扩容所用液体应包含在累积损失量中。一般累积损失量多在入院后的 8 ~ 12h 内补完，每小时约 8 ~ 10ml/kg，占总量的一半。余量补充继续损失量和生理需要量，于 12 ~ 16h 均匀补完，每小时约 5ml/kg。若脱水纠正、吐泻缓解，可酌情减少此部分液体量或改为口服补液。

4. 纠正酸中毒

轻度酸中毒能随脱水的纠正而得以纠正，不需另给碱性药物。只有酸中毒比较严重或经补液后仍存在酸中毒，方可使用碱性药物，一般首选碳酸氢钠。当 pH < 7.3 时，即可使用碱性液体。根据二氧化碳结合力（CO_2CP）检测结果，所需碱性溶液量（mmol）=（22 - 测得的 CO_2CP）mmol/L × 0.6 × 体重（kg），所需 5% 碳酸氢钠量（ml）=（22 - 测得的 CO_2CP）mmol/L × 1 × 体重（kg）。得出计算结果后，先给总量的一半，再根据病情变化、治疗后的反应等调整剂量。在无条件测定血气分析或测定结果尚未出来以前，按 5% 碳酸氢钠 5ml/kg（稀释 3.5 倍为 1.4% 浓度）或 11.2% 的乳酸钠（稀释 6 倍为 1.87% 浓度）3ml/kg 可提高 CO_2CP 5mmol/L 进行计算。因重度脱水多伴有重度酸中毒，所以在输液开始的扩容阶段可用 1.4% 碳酸氢钠代替 2 : 1 等张含钠液，这样兼有扩容和加快纠正酸中毒的作用。

5. 纠正低血钾

腹泻患儿都有不同程度钾的丢失，但在脱水未纠正之前血钾一般不低，轻度低钾血症患儿可口服氯化钾每天 200 ~ 300mg/kg。补钾时应注意以下几点。

（1）浓度不能过高　一般不超过 0.3%（新生儿 0.15% ~ 0.2%），重度低钾血症需静脉补钾，每天补钾总量一般为 100 ~ 300mg/kg（10% 氯化钾 1 ~ 3ml/kg），应均匀分配于全天静脉输液中。

（2）时间不能太短　静脉滴注时间不应短于 6 ~ 8h，切忌将钾盐静脉推注，否则导致高钾血症，危及生命。

（3）见尿补钾或治疗前 6h 内排过尿　因肾功能障碍，无尿时影响钾排出，此时补钾有引起高血钾的危险，由于细胞内钾浓度恢复正常要有一个过程，治疗低钾血症须持续补钾 4~6 天或更长。在治疗过程中如病情好转，可由静脉补钾改为口服补钾，当饮食恢复至正常饮食的一半时，可停止补钾。

6. 纠正低血钙

出现低钙症状时可用 10% 葡萄糖酸钙 5~10ml（或 1~2ml/kg，最大量 ≤10ml）加等量 5% 或 10% 葡萄糖稀释后缓慢静脉注射，时间不少于 10min。

7. 纠正低血镁

低镁者用 25% 硫酸镁按每次 0.1~0.3mg/kg 深部肌内注射，每天 2~3 次，症状缓解后停用。

经第 1 天补液后，脱水和电解质紊乱已基本纠正，第 2 天以后主要是补充生理需要量和继续损失量，继续补钾，供给热量，一般可改为口服补液。若腹泻仍频繁或口服量不足者，仍需静脉补充。补液量需根据吐泻和进食情况估算，一般生理需要量按每天 60~80ml/kg，可用 1/5 张含钠液；继续损失量是丢多少补多少，用 1/2~1/3 张含钠液，将这两部分相加于 12~24h 内均匀静滴。仍要注意继续补钾和纠正酸中毒。

8. 静脉补液的护理

（1）补液前的准备阶段

1）评估患儿病情　补液开始前应全面了解患儿的病史、临床表现、补液目的及其临床意义。尤其要了解患儿的脱水程度、脱水性质，有无酸中毒、低钾、低钙。

2）准备物品　要熟悉常用溶液的种类、成分及配制方法。根据患儿的脱水状况准备各种相关溶液，所需仪器和用物。应以高度的责任心，迅速认真地做好补液的各种准备工作。

3）解释补液目的　向家长及患儿解释补液目的和必要性，以利配合。对家长解释液体疗法需要的时间及可能发生的情况，使其了解整个治疗过程，并指导家长参与治疗过程。对年长儿应做好鼓励和解释工作，尽量消除患儿的恐惧心理。

（2）补液过程中

1）维持静脉输液　首先保证输液通道的通畅。其次严格掌握输液速度，明确每小时输液量，计算出每分钟输液的滴数，并随时检查，防止输液速度过快或过缓。有条件最好使用输液泵，以便更精确地控制输液速度。注意观察有无输液反应。

2）密切观察病情，掌握病情的变化。

①注意观察生命体征　对于水、电解质紊乱患儿，应注意观察体温、脉搏、血压、呼吸等生命体征。若出现烦躁不安，脉搏、呼吸加快等，应警惕输液是否过量或输液速度过快，而导致心力衰竭和肺水肿。应及时记录并报告，以便及时调整治疗方案。

②观察脱水有无纠正　注意观察患儿的意识状态，有无口渴，皮肤、黏膜干燥程度，眼窝及前囟凹陷程度，尿量多少等。如补液合理，一般于补液后 3~4h 应该排尿，此时说明血容量恢复；补液后 24h 皮肤弹性恢复，眼窝凹陷消失，口舌湿润、饮水正常、无口渴，则表明脱水已被纠正；如补液后眼睑出现水肿，可能是输入钠盐过多；补液后尿多而脱水未纠正，则可能是补充的葡萄糖液过多，应重新制定液体的配制方案。

③观察酸中毒表现　最重要的表现是呼吸改变，其次为口唇樱桃红色和神经系统抑制症状，如乏力、精神不振、呕吐、嗜睡等。

④观察低血钾表现　在患儿输液的过程中，注意观察患儿有无神经、肌肉兴奋性降低，如腹胀、肠鸣音减弱、腱反射消失等；有无心音低钝或心律不齐等。补充钾时应按照见尿补钾的原则。

⑤观察低血钙表现　当酸中毒被纠正后，由于血浆稀释、离子钙降低，可出现低钙惊厥。个别抽搐患儿用钙剂无效，应考虑可能存在低镁血症，补液中应注意碱性液体及钙剂勿漏出血管外，以免引起局部组织坏死。

（3）准确记录液体出入量　24h 液体入量包括静脉输液量、口服液体量及食物中含水量；液体出量包括尿量、呕吐量、大便丢失的水分和不显性失水。呼吸增快时，不显性失水增加 4～5 倍；体温每升高 1℃，不显性失水 1h 增加 0.5ml/kg。计算并记录 24h 液体出入量，是液体疗法时护理的重要内容。

【几种特殊情况静脉补液中应注意的问题】

1. 婴幼儿肺炎伴腹泻的液体疗法

（1）补液量　一般婴幼儿肺炎，多无明显脱水及电解质紊乱。但是重症肺炎患儿，特别是病毒性肺炎，因病程长、进食少、体温高、呼吸快、若同时伴有腹泻和呕吐，则可有脱水及电解质紊乱的表现。因其肺循环阻力加大，心脏负担较重，若因脱水、电解质紊乱必须静脉补液时，输液总量及钠量要相应减少 1/3，补液总量一般控制在 60～80ml/kg。

（2）补液性质　一般用 1/5 张液体即可。

（3）补液速度　因肺炎患儿本身心、肺功能差，容易并发心力衰竭，因此速度要适当放慢，一般控制在每小时 5ml/kg。在输液过程中，要注意变换体位。有烦躁不安者，于输液前，最好注射镇静剂使之安静，以减轻心脏负担及氧的消耗量。

（4）酸中毒及低钾、低钙　对伴有酸中毒应以改善通气状况为主，尽量少用碱性液体。肺炎患儿一般会有发热，组织细胞破坏增加，所以一般不需补钾。

2. 营养不良伴腹泻

（1）补液量　营养不良患儿皮下脂肪少，皮肤弹性差，易将脱水程度估计过重。故减少补液总量的 1/3。

（2）补液性质　婴儿营养不良时，因长期摄入食物不能充分被吸收利用，或因其他慢性感染、寄生虫病等长期消耗过多，故营养不良伴腹泻时，多为低渗性脱水，以 2/3 张溶液为宜。

（3）补液速度　输液速度应慢，以在 24h 内匀速输完为妥，一般每小时约为 3～5ml/kg。

（4）酸中毒及低钾、低钙　营养不良患儿，大多有低钾、低钙，腹泻后症状更明显，故应及早补充，同时应及时补充热量和蛋白质。

3. 新生儿疾病的液体疗法

（1）补液量　新生儿体液总量多，约占体重的 80%，细胞外液相对较多，心、肺功能差，肾脏对水、电解质和酸碱平衡的调节功能差，因此补液总量应少，以 60～80ml/kg为宜。

（2）补液性质　电解质含量应适当减少，补液种类以 1/5 张含钠液为宜。

（3）补液速度　速度应缓慢，除急需扩充血容量外，全天量应在24h内匀速滴注。

（4）酸中毒及低钾、低钙　由于生理性溶血，新生儿血钾偏高，如无明显缺钾，通常不必补钾。新生儿肝功能尚不成熟，若有酸中毒时，应选用碳酸氢钠。

目标检测

一、填空题

1．静脉补液的原则是（　　）、（　　）、（　　）、（　　）、（　　）、（　　）。

2．腹泻患儿补钾的原则是（　　）、（　　）、（　　）。

3．轮状病毒肠炎习惯称（　　），多发生在（　　）季节。

4．轻度脱水第一天补液总量为（　　），中度脱水补（　　），重度脱水补（　　）。

二、选择题

1．婴儿易发生溢乳的原因是（　　）

　　A．胃呈垂直位　　　　　　　　B．胃排空时间短

　　C．胃肠逆蠕动　　　　　　　　D．贲门松而幽门紧

（2~4题共用备选答案）

　　A．深绿色、黏稠、无臭味

　　B．金黄色、糊状、无臭味，每日2~4次

　　C．淡黄色、较干、有臭味，每日1~2次

　　D．褐色半成型

　　E．稀水奶瓣、蛋花汤样

2．人乳喂养儿的粪便（　　）

3．胎粪（　　）

4．添加辅食后小儿的粪便（　　）

（5~7题共用备选答案）

　　A．口腔黏膜充血——红绒状　　　　B．口腔黏膜可见大小不等的溃疡

　　C．口腔黏膜出现奶凝块状物　　　　D．口腔黏膜出现黄白色小水泡

　　E．咽及软腭黏膜出现黄白色小水泡

5．溃疡性口腔炎黏膜特征（　　）

6．鹅口疮口腔黏膜特征（　　）

7．疱疹性口炎黏膜特征（　　）

8．引起小儿秋季腹泻常见的病原体是（　　）

　　A．大肠埃希菌　　　　B．埃可病毒　　　　C．轮状病毒　　　　D．柯萨奇病毒

9．1岁患儿，因腹泻重度脱水入院，经补液脱水基本纠正，但患儿精神萎靡、四肢无力、心音低钝、腹胀、腱反射减弱，应考虑为（　　）

　　A．低钙血症　　　　B．低镁血症　　　　C．低钾血症　　　　D．酸中毒

10. 患儿8个月，佝偻病，中度等渗性脱水入院，经输液治疗后脱水纠正，出现面肌抽动，首先考虑（　　）

    A. 低血糖   B. 低钙血症   C. 低钾血症   D. 低镁血症

11. 1岁男孩，体重8kg，腹泻1周伴呕吐，口渴，精神差，尿少，前囟与眼窝明显凹陷，皮肤干燥弹性差，四肢稍凉，血清钠145mmol/L应诊断为（　　）

    A. 重度等渗性脱水   B. 中度等渗性脱水

    C. 中度低渗性脱水   D. 中度高渗性脱水

12. 上例患儿第一天补液总量为（　　）

    A.700~1000ml   B.900~1200ml   C.2000ml   D.5000ml

13. 上例患儿第一天应补哪种液体（　　）

    A. 等张   B.1/2张   C.1/3张   D.2/3张

14. 上例患儿护理时，以下措施不正确的是（　　）

    A. 详细记录出入水量   B. 加强臀部护理

    C. 腹胀时应注意有无低钾血症   D. 急性腹泻早期应使用止泻剂

    E. 呕吐频繁者应禁食补液

15. 婴儿腹泻的饮食治疗，下述不正确的是（　　）

    A. 吐泻严重者应禁食1天，并禁水

    B. 母乳喂养者可继续哺乳，暂停辅食

    C. 双糖酶显著缺乏者，慎用糖类食品

    D. 病毒性肠炎暂停乳类，改为豆制代乳品

16. 100mlORS液中，含碳酸氢钠的量及张力是（　　）

    A.0.25g, 2/3   B.0.15g, 1/3   C.0.35g, 1/2   D.2.0g, 1/5

17. 腹泻患儿经补液治疗后已排尿，按医嘱继续输液400ml加入10%氯化钾最多不应超过（　　）

    A.6ml   B.8ml   C.10ml   D.12ml

18. 婴儿腹泻重度脱水酸中毒，扩容宜给（　　）

    A.2:1等张含钠液   B.2/3张含钠溶液

    C.1.4%碳酸氢钠溶液20ml   D.1/3张含钠溶液

19. 婴儿腹泻时，轻型与重型的重要鉴别点是（　　）

    A. 发热的程度   B. 腹泻的程度

    C. 大便呈蛋花汤样，混有黏液   D. 大便镜检有脂肪球

    E. 有无水与电解质紊乱

20. 下列液体不是等张溶液的是（　　）

    A.5%葡萄糖   B.1.4%碳酸氢钠   C.1.87%乳酸钠   D.0.9%氯化钠

三、简答题

1. 简述腹泻的病因。

2. 说出轮状病毒肠炎的临床特点。

3. 简述腹泻的饮食护理及皮肤护理。

（陈忠梅）

实训四 消化系统疾病患儿的护理

【目的】

（1）掌握腹泻患儿的护理评估（包括不同程度脱水、酸中毒、低血钾）及护理措施。

（2）掌握腹泻患儿液体疗法的护理及常用混合液的配制方法。

（3）学会重症腹泻患儿的臀部护理。

【准备】

（1）实习地点（儿科急诊室或普通住院病房）。

（2）可以选放液体疗法的实况内容，边看录像边练习。

【方法与过程】

1. 模拟个案背景

患儿，女，6个月，因呕吐、腹泻5天诊断为"婴儿腹泻"入院。患儿系人工喂养，5天前突起腹泻，每天7~8次，呈蛋花汤样，有腥臭味，黏液较多，偶有呕吐，体温无变化。近2天出现纳差，食后即吐，腹泻，已有12h无尿。患儿为足月产，出生时体重3kg，无窒息史。

2. 护理检查

体温38.5℃，体重6kg，神志朦胧，呼吸加快，口唇樱红色，前囟及眼窝凹陷，皮肤弹性差，心率125次/分，心音低钝，四肢厥冷，脉细，哭时无泪，血钠127mmol/L，血钾3.5mmol/L，二氧化碳结合力11.0mmol/L。

3. 临床诊断

婴儿腹泻（感染型）。

4. 讨论问题

（1）该患儿属于哪种程度、何种性质的脱水？入院后第一天补液总量应如何计算？

（2）患儿首批输液宜选用何种液体？液体的张力与量应该各为多少？

（3）在所给的混合液中，要不要添加碱性药物，为什么？

（4）该患儿在入院的当晚已排尿3次，脱水征消失，但又吐一次，大便3~4次，突然出现抽搐，应考虑并发了什么情况？采取哪些护理措施？

（5）患儿经补液，有尿，此时输液瓶中剩余200ml液体，问最多加多少毫升10%的氯化钾？

【小结与作业】

液体疗法是婴儿腹泻主要护理措施，掌握补液的要领与疾病的转归至关重要。练习常用混合液的配制：①2：1液的配制；②2：3：1液的配制；③4：3：2液的配制。

第八章

呼吸系统疾病患儿的护理

呼吸系统疾病是小儿时期的常见疾病，本章介绍了急性上呼吸道感染、急性喉炎、急性支气管炎、肺炎及急性呼吸衰竭患儿的护理，其中急性上呼吸道感染在门诊患儿中最为多见。目前肺炎的发病率和死亡率在住院患儿中仍居第一位，小儿肺炎也是护士执业资格考试重点内容。

第一节　小儿呼吸系统解剖生理特点

呼吸系统以环状软骨为界分为上呼吸道和下呼吸道，上呼吸道包括鼻、咽、喉，下呼吸道包括气管、支气管和肺。小儿呼吸系统处于不断生长发育之中，呼吸道管腔狭窄，弹性差，局部防御功能差，呼吸代偿能力低等，构成了小儿呼吸系统的解剖、生理特点。

一、解剖特点

1. 鼻

婴幼儿鼻腔相对狭窄，无鼻毛，黏膜柔嫩，血管丰富；故易于感染，且感染时由于鼻黏膜肿胀充血，易造成堵塞而导致呼吸和吸吮困难。婴幼儿鼻泪管短且瓣膜发育不全，故鼻腔感染时常易上行引起结膜炎。鼻腔黏膜与鼻窦黏膜相延续，且鼻窦口相对较大，故患急性鼻炎时易累及鼻窦，发生鼻窦炎。

2. 咽

婴幼儿咽部较狭窄且垂直，咽鼓管相对宽、短、直，呈水平位，故鼻咽部感染易引起中耳炎。扁桃体在 1 岁以后发育增快，4～10 岁达高峰，14～15 岁逐渐退化，故扁桃体炎婴儿期少见。

3. 喉

小儿喉部呈漏斗形，喉腔狭窄，软骨柔软，缺乏弹力组织，支撑作用薄弱；声门狭小，黏膜柔嫩，血管及淋巴组织丰富，故喉部有感染时易引起水肿出现喉腔狭窄，导致声音嘶哑和呼吸困难。

4. 气管和支气管

婴幼儿的气管和支气管腔相对狭小，黏膜柔嫩，血管丰富；软骨柔软，缺乏弹力组织，支撑作用弱；纤毛运动较差；黏液腺分泌不足致使气道干燥；故婴幼儿易发生呼吸道感染，且一旦感染易发生充血、水肿导致呼吸道阻塞。右侧支气管较左侧支气管直、短、粗，故当有异物吸入时则易进入右侧支气管。

5. 肺

婴幼儿肺弹力纤维发育较差，肺泡数量较少，血管丰富，肺间质发育旺盛，致使肺含血量多而含气少，故易发生感染，且感染时易引起肺间质炎症、肺气肿或肺不张等。

6. 胸廓

婴幼儿胸廓较短，前后径较长，呈桶状；肋骨呈水平位，呼吸肌发育不完善，膈肌位置较高，胸腔小而肺相对较大。因此，呼吸时肺不能充分地扩张，通气、换气受限，患病时易发生缺氧和二氧化碳潴留。小儿纵隔体积相对较大，周围组织松软，在胸腔积液或积气时易致纵隔移位。

二、生理特点

1. 呼吸频率和节律

小儿代谢旺盛，需氧量高，加之呼吸系统发育不完善，故小儿呼吸频率较快。年龄越小，频率越快（表 8-1）。小儿由于呼吸中枢发育不完善，调节能力差，易出现呼吸节律不齐，甚至呼吸暂停，尤以早产儿、新生儿更为明显。

表 8-1　各年龄小儿呼吸频率

年龄	呼吸（次/分）
新生儿	40～50
1 岁以下	30～40
2～3 岁	25～30
4～7 岁	20～25
8～14 岁	18～20

2. 呼吸类型

婴幼儿呼吸肌发育不全，呈腹式呼吸。随着年龄增长及站立、行走，呼吸肌逐渐发育，膈肌和腹腔脏器下降，肋骨由水平位变为斜位，至学龄期儿童呼吸类型逐渐转化为胸腹式呼吸。

3. 呼吸功能

小儿的肺活量、潮气量、每分钟通气量和气体弥散量均较成人小，而气道阻力则大于成人，故呼吸功能的储备能力较低，当呼吸系统发生病变时，较易出现呼吸衰竭。

三、免疫特点

小儿呼吸道的非特异性免疫和特异性免疫功能均较差。由于婴幼儿鼻腔无鼻毛，气管纤毛运动差，黏液腺分泌不足，咳嗽反射弱及呼吸道平滑肌收缩功能差等，难以有效地阻止尘埃进入及清除吸入的尘埃和异物颗粒；婴幼儿呼吸道粘膜分泌型 IgA 不足，肺泡巨噬细胞功能低下，乳铁蛋白、溶菌酶、干扰素及补体等的数量和活性不足，故易患呼吸道感染。

第二节 急性上呼吸道感染

【引导案例】

病历摘要：患儿，男，1 岁，发热 2 天来医院就诊。患儿就诊前两天出现发热，体温升高至 39.5℃，同时伴有烦躁、食欲差、流涕，曾用过退热药，热退后又升高，发病以来睡眠尚可，大小便正常。

体格检查：体温 39.3℃，脉搏 138 次/分，呼吸 36 次/分，精神差，面色潮红，咽部充血，扁桃体无肿大，心肺未见异常。

实验室检查：血常规：白细胞 8×10^9/L，N 0.31，L 0.58。

急性上呼吸道感染简称上感，是由各种病原体感染引起的上呼吸道炎症。病变主要侵犯鼻、鼻咽和咽部，如某一局部炎症特别突出，即按该炎症部位命名，如急性鼻炎、急性咽炎、急性扁桃体炎等。急性上呼吸道感染是小儿最常见的疾病，尤其在婴幼儿时期。一年四季均可发病，以冬春季及气候骤变时多见。

【病因】

各种病原体均可引起，但 90% 以上为病毒感染引起，主要有鼻病毒、呼吸道合胞病毒、流感病毒、副流感病毒、腺病毒、柯萨奇病毒等。病毒感染后可继发细菌感染，主要为溶血性链球菌，其次是肺炎链球菌、流感嗜血杆菌等，近年来肺炎支原体感染逐渐增多。

婴幼儿时期由于上呼吸道的解剖和免疫特点决定了小儿易患本病。营养不良、维生素 D 缺乏性佝偻病、先天性心脏病、原发性和继发性免疫缺陷病患儿更容易发生上呼吸道感染。小儿受凉、劳累、居住拥挤、环境污染、被动吸烟、与呼吸道感染患者密切接触等也易诱发上呼吸道感染。

【临床表现】

1. 一般类型的上感

患儿呼吸道的局部表现主要有鼻塞、流涕、打喷嚏、咳嗽、咽痒、咽痛等。全身表现主要有发热、畏寒、头痛、烦躁、拒乳、全身不适、乏力，甚至热性惊厥。部分患儿还可出现食欲减退、呕吐、腹泻、脐周阵发性疼痛等消化道症状。婴幼儿多起病急骤，局部症状不明显但全身症状重，多有发热，体温可高达 39～40℃ 或更高，起病 1～2 天还可因高热引起惊厥，热程 2～3 天至 1 周左右。年长儿主要以呼吸道局部症状为主，全身症状较轻，可仅有轻度发热。

体检可发现咽部充血，扁桃体肿大。患儿常因鼻塞、张口呼吸以及发热等引起口唇、口腔黏膜干燥、损伤，颌下和颈淋巴结肿大、触痛等，肺部听诊一般正常。肠道病毒感染可有不同形态的皮疹。

2. 流行性感冒

由流感病毒、副流感病毒所致，有明显的流行病学史。全身症状重，上呼吸道症状不明显。

3. 两种特殊类型的上感

（1）疱疹性咽峡炎　由柯萨奇 A 组病毒感染引起，好发于夏秋季。起病急，主要表现为高热、咽痛、流涎、拒食、呕吐等。体检可见咽部充血，在咽腭弓、软腭、腭垂的黏膜上有 2～4mm 大小灰白色疱疹，周围有红晕，疱疹破溃后形成溃疡，病程约 1 周左右。

（2）咽-结合膜热　由腺病毒 3、7 型感染引起，好发于春夏季，散发或有小流行。以发热、咽炎、结膜炎并存为特征。主要表现为高热、咽痛、眼部刺痛、畏光、流泪等。体检咽部充血，一侧或双侧滤泡性眼结合膜炎，颈及耳后淋巴结肿大，有时伴有胃肠道症状。病程约 1～2 周。

4. 并发症

高热惊厥，婴幼儿多见；感染向邻近器官及下呼吸道蔓延可引起结膜炎、咽后壁脓肿、鼻窦炎、中耳炎、颈淋巴结炎、喉炎、支气管炎及肺炎等；年长儿若因链球菌感染可引起感染后的免疫反应性疾病如急性肾小球肾炎、风湿热等。

【实验室检查】

病毒感染患儿白细胞计数正常或偏低，中性粒细胞减少，淋巴细胞计数相对较高。细菌感染患儿白细胞及中性粒细胞可增高。

【治疗要点】

1. 一般治疗

休息，多饮水，注意呼吸道隔离，预防并发症。

2. 抗感染治疗

病毒引起的上呼吸道感染多为自限性疾病，无需特殊治疗，可试用抗病毒药物利巴韦林，口服或静脉滴注。有继发细菌感染或有并发症时可加用抗菌药物，如青霉素类、头孢菌素类、大环内酯类等。

3. 对症治疗

高热患儿可采用物理降温或药物降温。对高热惊厥者给予抗惊厥药物治疗。咽痛时可含服咽喉片。鼻塞明显影响吃奶时，可用麻黄碱滴鼻。

【护理评估】

1. 健康史

评估有无诱发上呼吸道感染的疾病或因素。

2. 身体状况

测量体温、呼吸。观察进食情况、精神状态。检查有无皮疹、腹痛、咽部充血、扁桃体肿大、颌下及颈淋巴结肿大。注意与麻疹、流行性脑脊髓膜炎等传染病的前驱症状相鉴别。

3. 心理－社会状况

评估家长对该病的病因、预防、并发症的处理及护理知识的了解程度。

【护理问题】

（1）体温过高　与病毒和／（或）细菌感染有关。

（2）潜在并发症　高热惊厥。

（3）舒适的改变　与鼻塞、口腔黏膜干燥、出汗等有关。

【护理措施】

1. 维持体温正常

（1）休息与环境护理　急性期患儿应卧床休息，保证充足睡眠。保持室内安静、空气新鲜，每日通风2次，每次15～20min，但要注意避免冷风直接吹到患儿。维持室温18～22℃，湿度55%～65%，定期进行空气消毒。

（2）饮食护理　多饮温开水，以加快毒素排泄和降低体温。给予高蛋白、高热量、富含维生素、易消化的流质或半流质清淡饮食，要注意少食多餐。

（3）观测体温，必要时遵医嘱降温　发热患儿每4h测量体温1次，注意观察热型、发热程度及伴随的症状。高热及超高热或有高热惊厥史患儿，每1～2h测量体温1次。当体温达到38.5℃或以上时，要遵医嘱采取物理降温或药物降温措施，但对有惊厥史的患儿应视情况及早采取降温措施。降温后半小时复测体温1次，同时观察有无体温骤降、大汗淋漓、面色苍白、四肢厥冷等虚脱现象，发现后应及时报告医生并采取相应措施进行处理。

（4）遵医嘱应用抗感染药及对症治疗药物，并观察用药后效果及药物的不良反应。

2. 密切观察病情，预防惊厥

密切观察患儿病情变化，警惕高热惊厥的发生，尤其有高热惊厥史的患儿更应注意。当患儿出现兴奋、烦躁不安、惊跳等惊厥先兆时，应立即通知医生，遵医嘱给予抗惊厥药止惊。

3. 缓解躯体不适

及时为患儿清理鼻腔分泌物，防止分泌物阻塞鼻腔影响患儿呼吸。对鼻塞严重影响吃奶的患儿，宜在哺乳前10～15min清除鼻腔分泌物。做好口腔护理，保持口腔清洁，婴幼儿可用棉签蘸生理盐水清洁口腔；年长儿可用淡盐水或复方硼酸溶液漱口。采取退热措施出汗后要及时给患儿更换衣服，保持衣服干燥、清洁，使患儿舒适。

【健康指导】

进行合理喂养，加强体格锻炼，气候变化时要注意增减衣服，避免受凉。在上呼吸道感染的高发季节避免到人多拥挤的公共场所。用食醋熏蒸法对居室进行空气消毒，或给易感儿服用板蓝根、金银花、连翘等中药预防。对有原发疾病反复发生上呼吸道感染的小儿应积极治疗原发疾病。尽量减少居室环境污染及被动吸烟对小儿的危害。对患病小儿指导家长进行家庭护理，如注意休息，多饮水，饮食宜清淡，居室空气要新鲜等。还要向家长介绍如何观察并发症的早期表现，一旦出现，要及时与医护人员取得联系，以便进行妥善处理。

第三节　急性感染性喉炎

【引导案例】

病历摘要：患儿，女，3岁，因发热伴犬吠样咳嗽1天而来院就诊。患儿于1天前受凉后出现发热，体温最高为39℃，伴有咳嗽，呈阵发性犬吠样，并有轻度气喘，无寒战和抽搐，在家口服"罗红霉素、清开灵"治疗，效果欠佳。1h前患儿自睡眠中憋醒，哭闹不安。

体格检查：体温38℃，脉搏98次/分，呼吸34次/分。发育正常，营养中等，神志清，呼吸稍促，吸气稍费力，可闻及吸气性喉鸣。哭闹时声嘶，口周稍发绀，全身皮肤未见皮疹及出血点，咽部充血明显，扁桃体Ⅱ°肿大，颈软，吸气三凹征阳性，双肺呼吸音粗，可闻及少量干啰音及痰鸣音。

实验室检查：WBC8×10^9/L，N 0.48，L 0.52。

胸部X线：双肺未见异常。

急性感染性喉炎为喉部黏膜急性弥散性炎症，以犬吠样咳嗽、声音嘶哑、喉鸣、吸气样呼吸困难为主要特征。可发生于任何季节，以冬春季多见。常见于婴幼儿。

【病因】

主要由病毒或细菌感染引起。常见病毒为副流感病毒、流感病毒、腺病毒、呼吸道合胞病毒等；常见的细菌有金黄色葡萄球菌、溶血性链球菌、肺炎链球菌、流感嗜血杆菌等。也可并发于麻疹、百日咳、流感和白喉等急性传染病。

小儿喉腔狭窄，软骨柔软，对气道的支撑能力差，容易使气道在吸气时塌陷。黏膜内血管及淋巴丰富，黏膜下组织疏松，炎症时容易引起充血、水肿而出现喉梗阻。

【临床表现】

起病急，症状重，可有不同程度的发热，出现犬吠样咳嗽，声音嘶哑、吸气性喉鸣，一般白天症状轻，入睡后加重。严重患儿可迅速出现烦躁不安、面色苍白、吸气性呼吸困难、紫绀、三凹征、心率增快等喉梗阻表现，严重喉梗阻时，如不及时抢救，可因窒息而死亡。体检可见咽部充血，间接喉镜检查可见喉部及声带充血、水肿。

临床上按吸气困难的轻重，将喉梗阻分为四度（表8-2）。

表8-2　喉梗阻分度

分度	临床表现	体征
Ⅰ度	活动后出现吸气性喉鸣和呼吸困难	肺部听诊呼吸音清晰，心率无改变
Ⅱ度	安静时也出现喉鸣和吸气性呼吸困难	肺部听诊可闻喉传导音或管状呼吸音，心率加快
Ⅲ度	除上述症状外，有烦躁不安，口唇及指趾紫绀，双眼圆睁，惊恐万状，多汗	肺部听诊呼吸音明显降低，心音低钝，心率快
Ⅳ度	渐显衰竭，昏睡状态，由于无力呼吸，三凹征不明显，面色苍白发灰	肺部听诊呼吸音几乎消失，仅有气管传导音，心音低钝，心律不齐

【治疗要点】

1. 一般治疗

保持呼吸道通畅，防止缺氧加重、吸氧。

2. 控制感染

敏感抗生素静脉应用，常用青霉素类、头孢菌素类、大环内酯类。严重时可两种以上抗生素联合应用。

3. 肾上腺皮质激素

能减轻喉头水肿，缓解喉梗阻，应与抗生素合用。常口服泼尼松，重症可用地塞米松静脉滴注。雾化吸入糖皮质激素布地奈德或肾上腺素均能明显减轻症状。

4. 对症治疗

烦躁不安者使用异丙嗪镇静，同时减轻喉头水肿。痰多者使用祛痰剂。

5. 气管切开

经上述处理仍有严重缺氧或Ⅲ度喉梗阻，应及时做气管切开。

【护理评估】

1. 健康史

评估呼吸道感染史，了解有无并发百日咳、麻疹等急性传染病。

2. 身体状况

测量体温、心率，观察精神状态、面色、呼吸情况、咳嗽性质、有无紫绀，了解喉梗阻分度。

3. 心理－社会状况

评估家长对该病的病因、预后、急症的处理及护理知识的了解程度。

【护理问题】

（1）低效性呼吸型态　与喉部炎症、水肿有关。

（2）有窒息的危险　与喉梗阻有关。

（3）焦虑　与呼吸困难不能缓解有关。

【护理措施】

1. 改善呼吸功能，保持呼吸道通畅

保持室内空气新鲜，维持室内空气湿度在60%左右。卧床休息，抬高床头，置患儿于舒适体位，保持安静，集中护理，避免哭闹，减少氧的消耗。持续低流量吸氧，以纠正缺氧。可用糖皮质激素定时给予超声雾化吸入，可湿化气道，减轻炎症，缓解喉头水肿。遵医嘱应用抗感染药。

2. 密切观察病情变化

注意患儿的呼吸、心率、精神状态、呼吸困难程度以及治疗后的反应，做好气管切开的准备，以备急救。

3. 保证营养和水分供给

喉炎患儿容易呛咳，要耐心喂养。如摄入不足，应行静脉补液。

4. 心理护理

关心安抚患儿，减轻患儿恐惧心理。及时给家长解释病情的发展和可能采取的治疗方案，使家长了解治疗措施的意义，以取得家长的配合。

【健康指导】

加强体格锻炼，适当进行户外活动，定期预防接种。指导家长正确护理患儿。

第四节 急性支气管炎

【引导案例】

病历摘要：患儿，女，2岁，因咳嗽伴发热3天入院。患儿于3天前出现阵发性咳嗽，初为干咳，后咳少量黄色痰液，伴有发热，体温最高为39.5℃，无寒战及抽搐，无气喘及吐泻，在家服用"感冒冲剂、清开灵"治疗2天，效果欠佳来医院就诊。

体格检查：体温38.5℃，脉搏116次/分，呼吸38次/分。发育正常，营养良好，精神尚可，口周无紫绀，咽充血，扁桃体Ⅰ度肿大，双肺呼吸音粗，可闻及散在干啰音。

实验室检查：WBC 14.0×10^9/L，N 0.70，L 0.30。

胸部 X 线：双肺纹理增粗。

急性支气管炎是指支气管黏膜发生急性炎症。多继发于上呼吸道感染之后，气管常同时受累，故又称为急性气管支气管炎。是小儿常见的呼吸道疾病，婴幼儿多见。

【病因】

病原体为各种病毒、细菌或二者混合感染，能引起上呼吸道感染的病原体都可引起支气管炎，以病毒感染为主要病因。常见病毒有呼吸道合胞病毒、流感病毒、副流感病毒、腺病毒、鼻病毒等。

【临床表现】

起病可急可缓，多数患儿先有上呼吸道感染症状，3～4天后出现咳嗽，初为干咳，以后有痰。婴幼儿全身症状较明显，常有发热、精神不振、呕吐、腹泻等。体检双肺呼吸音粗糙，可有不固定的、散在干湿啰音，常在体位改变或咳嗽后减少或消失，一般无气促、发绀。

哮喘性支气管炎是婴儿时期有哮喘表现的一种特殊类型的急性支气管炎。除上述临床表现外，常有以下特点：① 多见于3岁以下小儿，常有湿疹或其他过敏史；② 起病急，表现为呼气性呼吸困难，肺部叩诊呈鼓音，听诊两肺布满哮鸣音及少量粗湿啰音；③有反复发作倾向，大多与感染有关。一般随年龄增长发作次数逐渐减少，直至痊愈，仅少数可发展为成年后的支气管哮喘。

【辅助检查】

胸部 X 线检查多无异常或有肺纹理增粗，肺门阴影增深。

【治疗要点】

1. 一般治疗

注意休息，多饮水，应经常变换体位，以利呼吸道分泌物咳出。

2. 抗感染治疗

病原体多为病毒，一般不用抗生素。疑为细菌感染者，应使用抗生素，如青霉素类、头孢菌素类、大环内酯类等。

3. 对症治疗

刺激性咳嗽可用复方甘草合剂等，痰液黏稠者可用雾化吸入，有哮喘症状时可选用氨茶碱、β_2 受体激动药、糖皮质激素等。一般不单独使用镇咳剂和镇静剂。

【护理评估】

1. 健康史

询问是否有上呼吸道感染史、既往健康情况、有无湿疹及过敏史等。

2. 身体状况

测量体温，观察呼吸、咳嗽情况，有无呼气性呼吸困难、喘憋、紫绀等。听诊有无不固定的散在干湿啰音，及时了解胸部 X 线检查结果。

3. 心理－社会状况

评估患儿及家长的心理状态，住院患儿是否有焦虑、恐惧心理。评估家长对该病病因、临床表现的了解程度，对护理知识的掌握程度。

【护理问题】

（1）清理呼吸道无效　与痰液黏稠不易咳出有关。

（2）体温升高　与病毒或细菌感染有关。

【护理措施】

1. 保持呼吸道通畅

（1）保持室内安静、空气新鲜，温、湿度适宜，维持室温在 18～22℃，湿度 55%～65%。患儿注意休息，避免剧烈运动，以防加重咳嗽。

（2）鼓励患儿多饮水，以防痰液黏稠不易咳出。患儿头胸部稍抬高，注意经常变换体位，定时拍背，指导患儿有效咳嗽，促使呼吸道分泌物排出。痰液黏稠者可超声雾化吸入。

（3）进食营养丰富、易消化饮食，应少量多餐，每餐不能过饱，防止因咳嗽引起呕吐。

（4）遵医嘱进行药物治疗，并密切观察药物疗效和不良反应。

（5）对哮喘性支气管炎患儿，要密切观察病情变化，若患儿出现呼吸困难、发绀等，应及时给予氧气吸入，并协助医生进行处理。

2. 维持体温正常

密切监测体温，必要时遵医嘱采取物理降温或药物降温措施（具体参阅本章第二节）。

【健康指导】

预防和积极治疗急性上呼吸道感染可降低急性支气管炎的发病率（详情参见本章第二节）。

第五节　肺　炎

【引导案例】

病历摘要：患儿，男，4 个月。发热、咳嗽 7 天，加重 2 天入院。患儿食欲差，并伴腹泻，为黄绿色稀水便，每日 5～6 次。

体格检查：体温 39.2℃，脉搏 148 次/分，呼吸 36 次/分，精神较差，面色苍白，口周发绀，鼻翼扇动，咽充血，呼吸急促。两肺有痰鸣音及密集的中、细湿啰音。心音有力，律整，肝右肋下 1cm，无压痛，腹稍胀。

实验室检查：WBC 18×10^9/L，N 0.74，L 0.24。

胸部 X 线：双肺纹理增粗，有斑片状阴影。

肺炎是由不同病原体或其他因素所致的肺部炎症。主要表现为发热、咳嗽、气促、呼吸困难和肺部固定的中、细湿啰音。本病是儿科的常见疾病，也是我国住院小儿死亡的第一位原因，严重威胁小儿健康，被列为儿童保健重点防治的"四病"之一。肺炎一年四季均可发病，以冬春寒冷季节及气候骤变时多见。营养不良、先天性心脏病、免疫缺陷者、低出生体重儿更易发生。

【病因】

引起肺炎的病原体有细菌、病毒、支原体、衣原体、原虫、真菌等。主要以细菌和病毒为主，也可由细菌、病毒混合感染引起。发达国家小儿肺炎以病毒感染为主，主要病毒有呼吸道合胞病毒、腺病毒、流感病毒、副流感病毒、巨细胞病毒、肠病毒、鼻病毒等。发展中国家小儿肺炎以细菌感染为主，常见的细菌有肺炎链球菌、金黄色葡萄球菌、肺炎杆菌、流感嗜血杆菌、大肠埃希菌、军团菌等。近年来肺炎支原体、衣原体、流感嗜血杆菌感染引起的肺炎有增加的趋势。

【分类】

1. 按病因分类

（1）感染性肺炎　包括病毒性肺炎、细菌性肺炎、支原体肺炎、衣原体肺炎、真菌性肺炎、原虫性肺炎（以卡氏肺囊虫为主）等。

（2）非感染性肺炎　包括吸入性肺炎、坠积性肺炎、嗜酸细胞性肺炎等。

2. 按病理分类

支气管肺炎（小叶性肺炎）、大叶性肺炎和间质性肺炎。

3. 按病程分类

（1）急性肺炎　病程 <1 个月。

（2）迁延性肺炎　病程为 1~3 个月。

（3）慢性肺炎　病程 >3 个月。

4. 按病情分类

（1）轻症肺炎　以呼吸系统症状为主，其他系统无或仅轻微受累，无全身中毒症状。

（2）重症肺炎　除呼吸系统症状外，其他系统亦受累，且全身中毒症状重。

5. 按临床表现典型与否分类

（1）典型肺炎　由肺炎链球菌、金黄色葡萄球菌、肺炎杆菌、流感嗜血杆菌、大肠埃希菌等引起的肺炎。

（2）非典型肺炎　由病毒、肺炎支原体、衣原体、军团菌等引起的肺炎。

6. 按肺炎发生的地区分类

（1）社区获得性肺炎　指无明显免疫抑制的患儿在院外或住院 48h 内发生的肺炎。

（2）院内获得性肺炎　指住院 48h 后发生的肺炎。

临床上若病原体明确，则按病因分类，以利指导治疗，否则按病理分类。

小儿时期最常见的肺炎是支气管肺炎，本节重点介绍支气管肺炎。

【发病机制】

病原体常由呼吸道入侵，少数经血行入肺。肺炎的病理变化以肺组织充血、水肿、炎性浸润为主。当炎症蔓延到支气管、细支气管、肺泡时，支气管因黏膜炎症水肿而管腔变窄，肺泡壁因充血水肿而增厚，肺泡腔内充满炎性渗出物，引起通气和换气功能障碍，导致缺氧和二氧化碳潴留，出现低氧血症和高碳酸血症。由于缺氧，患儿呼吸与心率加快，出现鼻翼扇动和三凹征，严重时发生呼吸衰竭。由于病原体毒素的作用，重症患儿常有毒血症，引起不同程度的感染中毒症状。缺氧、二氧化碳潴留及毒血症可导致机体代谢和器官功能障碍，使循环系统、神经系统、消化系统出现一系列症状及水、电解质与酸碱平衡发生紊乱。

1. 呼吸功能不全

通气功能障碍引起 PaO_2 降低（低氧血症）和 $PaCO_2$ 增高（高碳酸血症），换气功能障碍则主要引起低氧血症。为代偿缺氧，患儿呼吸和心率加快，以增加每分钟通气量。为增加呼吸深度，呼吸辅助肌也参与活动，出现鼻扇和三凹征，严重者可发展为呼吸衰竭。

2. 循环系统

病原体和毒素侵袭，引起心肌炎；缺氧使肺小动脉反射性收缩，肺循环压力增高，使右心负荷增加，肺动脉高压和中毒性心肌炎，诱发心力衰竭。重症患儿还可出现微循环障碍、休克甚至弥散性血管内凝血。

3. 神经系统

严重肺炎缺氧和二氧化碳潴留使脑血管扩张，毛细血管通透性增加，加之病原体毒素的作用，引起脑水肿。

4. 消化系统

低氧血症和病原体毒素可引起胃肠黏膜糜烂、出血，上皮细胞坏死脱落等应激反应，导致胃肠功能紊乱，出现腹泻、呕吐，甚至发生中毒性肠麻痹。毛细血管通透性增加，可导致消化道出血。

5. 酸碱平衡失调

缺氧和二氧化碳潴留导致呼吸性酸中毒；严重缺氧时体内无氧酵解增加，酸性代谢产物增多，加之高热、进食少、吐泻等原因而导致代谢性酸中毒。所以重症肺炎常合并混合性酸中毒。

【临床表现】

1. 轻症肺炎

仅表现为呼吸系统症状和肺部的相应体征。

（1）症状　大多起病较急，主要表现为发热、咳嗽、气促和全身症状。①发热：热型不定，多为不规则热，也可表现为弛张热或稽留热，新生儿、重度营养不良患儿可不发热，甚至体温降低；②咳嗽：较频繁，初期为刺激性干咳，极期咳嗽减轻，恢复期为有痰咳嗽；③气促：多在发热、咳嗽之后出现；④全身表现：食欲减退或拒食、精神不振、烦躁不安、轻度腹泻或呕吐等。

（2）体征　呼吸增快，可达 40～80 次/分，并有鼻翼扇动，重者呈点头状呼吸、三凹征、唇周紫绀等。肺部可闻及较固定的中、细啰音，以背部两侧下方及脊柱两旁较多，深吸气末更为明显。新生儿及小婴儿症状、体征可不典型。

2. 重症肺炎

除呼吸系统症状和全身中毒症状加重外，还可累及循环、神经、消化系统，出现相应的表现。

（1）循环系统　轻度缺氧可致心率增快，重症肺炎可合并心肌炎和心力衰竭。心肌炎主要表现为面色苍白、心音低钝、心律不齐，心电图显示 ST 段下移和 T 波低平、倒置。心力衰竭主要表现为：①呼吸突然加快，安静时 >60 次/分；②心率突然加快，安静时婴儿 >180 次/分、幼儿 >160 次/分；③心音低钝或出现奔马律；④骤发极度烦躁不安，明显紫绀，面色发灰；⑤肝迅速增大，达到肋下 3cm 以上,；⑥尿少或无尿，颈静脉怒张，颜面或下肢水肿等。

（2）神经系统　轻度缺氧表现为烦躁或嗜睡。发生脑水肿时出现意识障碍、惊厥、昏迷、前囟隆起、瞳孔对光反射迟钝或消失、呼吸节律不齐甚至停止、瞳孔对光反射迟钝或消失、有时有脑膜刺激征等。

（3）消化系统　轻度表现为食欲减退、呕吐和腹泻，重症可发生中毒性肠麻痹，出现腹胀、肠鸣音消失，发生消化道出血时可呕吐咖啡样物、便血或大便潜血试验阳性。

（4）其他　发生休克及 DIC 时，表现为血压下降、四肢发凉、脉搏细速以及皮肤、黏膜、胃肠道出血。

3. 并发症

早期合理治疗并发症少见，若延误诊断或病原体致病力强可引起脓胸、脓气胸、肺大泡等。

（1）脓胸　多由金黄色葡萄球菌引起，常累及一侧胸膜。患儿呼吸困难加重、患侧呼吸运动受限，叩诊浊音，听诊呼吸音减少或消失。

（2）脓气胸　患儿病情突然加重，咳嗽剧烈、烦躁不安、呼吸困难、面色青紫，叩诊积液上方为鼓音，下方为浊音，呼吸音明显减弱或消失。

（3）肺大泡　多由金黄色葡萄球菌感染引起。细支气管管腔因炎性肿胀狭窄，渗出物黏稠，空气能吸入而不能呼出，导致肺泡扩大、破裂而形成肺大泡。体积小者，可无症状；体积大者可引起急性呼吸困难。

4. 几种不同病原体所致肺炎的特点

（1）呼吸道合胞病毒肺炎　是最常见的病毒性肺炎，2 岁以内，尤以 2～6 个月婴儿多见。起病急、干咳，发热可为低、中度热或高热。喘憋为突出表现，迅速出现呼吸困难及缺氧症状。肺部听诊可闻及哮鸣音及中、细湿啰音。胸部 X 线可见两肺小点片状、斑片状阴影。白细胞总数大多正常。

（2）腺病毒肺炎　多见于 6 个月～2 岁小儿，冬春季节多发。起病急，全身中毒症状明显，稽留高热或弛张热。咳嗽频繁，呈阵发性喘憋、呼吸困难和紫绀。肺部体征出现较迟，多在发热 4～5 日后开始出现湿啰音。胸部 X 线改变较体征出现早，为大小不等的片状阴影或融合成大病灶，肺气肿多见。白细胞数正常或偏低。

（3）金黄色葡萄球菌肺炎　新生儿、婴幼儿多见，起病急、病情重、发展快。全身中毒症状明显。多呈弛张热，但早产儿或体弱儿有时可无发热或仅有低热。患儿面色苍白、咳嗽、呻吟、呼吸浅快和发绀。皮肤常见猩红热样皮疹。重症可发生休克。易并发脓胸、脓气胸、肺大泡等。肺部体征出现早，双肺可闻及散在中、细湿啰音。胸部 X 线所见常与临床症状不一致，起病初，临床症状已很严重，但 X 线却仅有小片状阴影。病变发展迅速，甚至数小时内可出现小脓肿、肺大泡或胸腔积液。白细胞总数和中性粒细胞增高伴核左移。

（4）肺炎支原体肺炎　学龄期儿童多见，全年均可发病。起病缓慢，常有发热，可持续 $1 \sim 3$ 周。刺激性干咳为突出表现，一般于病后 $2 \sim 3$ 天开始，初为干咳，后转为顽固性剧咳，常有黏稠痰液，少数病例有类似百日咳样阵咳，可持续 $1 \sim 4$ 周。肺部体征多不明显，少数患儿可闻及干、湿啰音，但很快消失，中毒症状也不重，故体征与剧咳及发热等临床表现不一致是本病特点之一。胸部 X 线分为四种改变：①肺门阴影增浓为突出表现；②支气管肺炎改变；③间质性肺炎改变；④均一的实变影。白细胞数正常或增多，血清冷凝集试验多阳性。

【辅助检查】

1. X 线检查

早期肺纹理增粗，以后两肺中、下野有散在的大小不等的斑、片状阴影，可融合成片。

2. 血常规

病毒感染时白细胞总数正常或降低，细菌感染时白细胞总数和中性粒细胞多增高，并伴有核左移。

【治疗要点】

主要为控制感染，改善通气功能，对症治疗，防治并发症。

1. 控制感染

根据不同病原体选择敏感抗感染药。对细菌感染可选用青霉素类、头孢菌素类、大环内酯类等抗生素；肺炎支原体和衣原体感染，选择大环内酯类抗生素；病毒性肺炎可选用利巴韦林等。使用原则为早期、联合、足量、足疗程，重症患儿宜静脉给药。用药时间应持续至体温正常后 $5 \sim 7$ 天，临床症状消失后 3 天。支原体肺炎至少用药 $2 \sim 3$ 周。金黄色葡萄球菌性肺炎在体温正常后 $2 \sim 3$ 周停药，一般总疗程要 $\geqslant 6$ 周。

2. 对症治疗

发热患儿可采取物理降温或药物降温；缺氧患儿给予氧气吸入；有咳、痰、喘症状患儿给予止咳、祛痰、平喘治疗。

3. 其他

对中毒症状明显、严重喘憋、脑水肿、感染性休克、呼吸衰竭者，可应用糖皮质激素治疗，常用选用地塞米松静脉点滴，疗程 $3 \sim 5$ 天。

【护理评估】

1. 健康史

详细询问发病情况，既往有无反复呼吸道感染史，有无先天性心脏病、免疫缺陷等疾病史，病前有无麻疹、水痘等呼吸道传染病接触史，出生史及生长发育情况。

2. 身体状况

评估患儿有无发热、咳嗽、气促、鼻翼扇动、三凹征、口唇紫绀等症状和体征，并注意观察热型、咳嗽性质；及时观察并评估有无循环、神经、消化系统受累的表现；评估血常规、胸部 X 线、病原学等检查结果及意义。

3. 心理－社会状况

评估患儿及家长对疾病的心理反应，家长对疾病的病因、预防、护理知识的了解程度，家长对患儿的照顾能力及家庭经济情况，家长是否有焦虑、自责、抱怨、急躁等心理反应。

【护理问题】

（1）气体交换受损 与肺部炎症导致通气、换气功能障碍有关。

（2）清理呼吸道无效 与呼吸道分泌物过多、痰液黏稠不易咳出有关。

（3）体温过高 与肺部感染有关。

（4）营养失调——低于机体需要量 与摄入不足、消耗增加有关。

（5）潜在并发症 心力衰竭、中毒性脑病、中毒性肠麻痹、脓胸、脓气胸、肺大泡等。

【护理措施】

1. 改善呼吸功能

（1）环境与休息 保持室内空气新鲜，温湿度适宜。病室要定时开窗通风，但避免直吹或对流风，室温维持在 18～22℃，湿度以 50%～60% 为宜。患儿要卧床休息，减少活动，各种处置应集中进行，尽量使患儿安静，以减少氧的消耗。被褥要轻暖，内衣应宽松，以利呼吸。

（2）氧疗 凡有缺氧症状，如呼吸困难、喘憋、口唇发绀、面色发灰等情况应立即给氧。一般采用鼻导管给氧，氧流量 0.5～1L/min，氧浓度不超过 40%，氧气应湿化，以免损伤呼吸道黏膜。重症肺炎缺氧严重者应面罩给氧，氧流量为 2～4L/min，氧浓度为 50%～60%。若出现呼吸衰竭，则使用机械通气正压给氧，应定时评估给氧效果并记录。

（3）遵医嘱使用抗感染药物 消除肺部炎症，减少炎性分泌物产生，并注意观察药物疗效及不良反应。

2. 保持呼吸道通畅

（1）鼓励患儿多饮水，以降低痰液的黏稠度、促进毒素排出及降低体温。

（2）采取半卧位或头抬高位，并经常变换体位，指导和鼓励患儿进行有效咳嗽，定时翻身、拍背，促进痰液排出，防止坠积性肺炎的发生。拍背方法：五指并拢、掌指关节略屈，由下向上、由外向内轻拍背部，边拍边鼓励患儿咳嗽（图 8－1）。若呼吸道分泌物较多而排出除不畅时，可进行体位引流，使分泌物借助重力和震动排出。

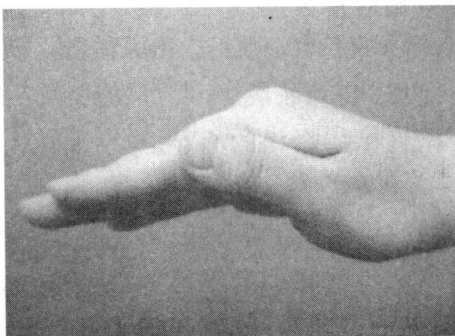

图 8－1 肺炎拍背手型

（3）及时清除口鼻分泌物，对痰液黏稠不易咳出者，可使用超声雾化吸入。雾化吸入器中可加入庆大霉素、利巴韦林、地塞米松、糜蛋白酶等药物，2 次/天，每次 20min，因雾化吸入必须深呼吸才能达到最佳效果，故应对患儿进行指导。

（4）必要时给予吸痰，注意吸痰不可过频和过慢，以免损伤呼吸道黏膜。吸痰宜在哺乳前或哺乳后 1h 进行，以免引起呕吐。因吸痰时刺激，患儿多有咳嗽、烦躁，吸痰后宜立即吸氧。

（5）遵医嘱给予止咳祛痰药、平喘药等。

3. 维持体温正常

发热患儿要密切监测体温变化，采取相应的护理措施，警惕高热惊厥的发生（详见本章第二节）。

4. 补充营养及水分

给予患儿营养丰富、易消化的流质、半流质饮食，多饮水，少量多餐，防止过饱而影响呼吸。哺喂时将患儿头部抬高或抱起，防止食物呛入气管发生窒息。重症患儿不能进食时，宜遵医嘱静脉输液，输液时要严格控制输液量和输液速度，以免加重心脏负担，诱发心力衰竭。

5. 密切观察病情，防治并发症

（1）如患儿突然出现烦躁不安、面色苍白、呼吸频率 >60 次/分、心率 >160 ~ 180 次/分、肝脏短时间内迅速增大、出现心音低钝或奔马律时，应考虑肺炎合并心力衰竭，要立即报告医生，同时给氧并控制输液速度在每小时 5ml/kg，做好抢救准备。若患儿口吐粉红色泡沫样痰为肺水肿的表现，可给患儿吸入 20% ~ 30% 乙醇湿化的氧气，间歇吸入，每次吸入时间不宜超过 20min。

（2）密切观察意识、瞳孔等变化，如患儿出现烦躁或嗜睡、惊厥、昏迷、呼吸不规则、瞳孔不等大等应考虑脑水肿、中毒性脑病的可能，应立即报告医生并配合抢救。

（3）密切观察有无呕吐以及呕吐物的性质、有无便血、有无腹胀、肠鸣音减弱或消失等胃肠道出血和中毒性肠麻痹的表现。一旦出现应及时报告医生并给予腹部按摩、热敷、肛管排气、禁食、胃肠减压措施等。

（4）若患儿病情突然加重，烦躁不安、剧烈咳嗽，体温持续不降或退而复升，患侧呼吸运动受限等，提示并发了脓胸或脓气胸，应及时报告医生并配合医生进行胸腔穿刺术或胸腔闭式引流，并做好术后护理。

【健康指导】

指导家长合理喂养，增强体质，多进行户外活动，按时接种各种疫苗。有营养不良、先天性心脏病、贫血等疾病的患儿应积极治疗。肺炎高发期应避免去人多拥挤的公共场所，避免交叉感染。教会家长处理急性呼吸道感染的方法，使患儿在疾病的早期能等到及时有效的控制。

第六节　急性呼吸衰竭

【引导案例】

病历摘要：患儿，女，10个月，因咳喘3天、呼吸困难3h、伴抽风1次入院。患儿于3天前无明显诱因出现咳嗽，呈阵发性单声咳。伴有气喘，哭闹时较著。伴有发热，体温最高为39℃。伴有呕吐，呕吐为胃内容物，呈非喷射性，每日3~4次，大便每日4~5次，为黄色稀便，无脓血。曾到当地医院就诊，以"支气管肺炎"给予"头孢唑林、利巴韦林"治疗2天，体温降至正常。仍有咳喘，且进行性加重。3h前患儿突然出现呼吸困难，烦躁不安，出汗多，来院复诊。半小时前曾抽搐1次，持续约4~5min后抽搐缓解，缓解后意识不清。患儿自发病以来，吃奶、睡眠差，尿量较前减少。

体格检查：体温37℃，脉搏182次/分，呼吸70次/分。浅昏迷状态，深大呼吸，呼吸不规则，口周青紫，鼻翼扇动，三凹征阳性。双肺呼吸音粗，可闻及细小干湿啰音。腹稍胀，肝肋下3.5cm。

实验室检查：血常规　Hb120g/L，RBC4.3×10^{12}/L，WBC 9×10^9/L，N 0.45。血气分析　PaO$_2$ 45mmHg，PaCO$_2$ 55mmHg，pH 7.0，CO$_2$CP 15mmol/L，SB 18mmol/L，BB 40mmol/L，BE 8mmol/L。

胸部X线：双肺纹理增粗，沿肺纹理可见斑片状阴影。

急性呼吸衰竭简称呼衰，是由于各种原因使呼吸中枢和/或呼吸器官发生病变而引起的通气和/或换气功能障碍，导致低氧血症或低氧血症伴高碳酸血症，引起一系列生理功能和代谢紊乱的临床综合征。血气分析PaO$_2$≤50mmHg，PaCO$_2$≥50mmHg，是小儿时期常见的急症之一。

【病因】

引起急性呼吸衰竭的病因很多，根据原发病变的部位将病因分为以下两类。

1. 肺衰竭

又称周围性呼吸衰竭，由肺实质病变所致，首先出现低氧血症，PaCO$_2$正常，继而由于气道阻塞或中枢衰竭而出现高碳酸血症。常见疾病如下。

（1）上呼吸道感染　如急性感染性喉炎、喉头水肿。

（2）下呼吸道感染　如呼吸窘迫综合征、肺炎、哮喘、肺气肿、肺不张等。

（3）其他　如声带麻痹、喉部异物梗阻、支气管异物、肺囊性纤维病等。

2. 泵衰竭

又称中枢性呼吸衰竭，是由于呼吸中枢病变、呼吸肌疲劳或麻痹、胸廓或胸壁病变引起。表现为PaCO$_2$升高，继而出现低氧血症。常见疾病如下。

（1）中枢神经系统感染或损伤　如脑炎、脑膜炎、中毒性脑病、颅脑损伤、脑血管疾病等。

（2）脑水肿　如颅内占位性病变。

（3）中毒　如吗啡或巴比妥类药物中毒、一氧化碳中毒等。

（4）其他　如急性传染性多发性神经根炎、重症肌无力、脓胸和气胸、胸部创伤等。

【发病机制】

缺氧和二氧化碳潴留，是呼吸衰竭最基本的病理生理改变，由此引起低氧血症和高碳酸血症，使机体代谢紊乱和重要脏器功能障碍。

1. 低氧血症和高碳酸血症

（1）通气功能障碍　指肺泡与外界新鲜空气气体交换有障碍。从呼吸中枢到呼吸器官的任何部位发生病变，均可通过以下机制造成缺氧和二氧化碳潴留。①中枢病变致呼吸动力减弱；②生理死腔气量增加；③胸廓和肺扩张受限；④气道阻力增加。肺泡通气障碍使有效通气量减少，二氧化碳排出受阻，故特征为低氧血症和高碳酸血症，此种低氧血症容易被吸氧纠正。

（2）换气功能障碍　指肺泡内气体与流经肺泡血液内气体的交换发生了障碍，病理变化是：①通气/血流比率失调；②弥散障碍；③肺内动静分流。由于二氧化碳的弥散能力远高于氧的弥散能力，二氧化碳排出不受阻，故其特征为低氧血症，二氧化碳分压正常或稍低，低氧血症不易被吸氧纠正。

2. 低氧血症和高碳酸血症对机体的影响

（1）低氧血症　严重缺氧时：①糖无氧酵解使乳酸堆积，引起代谢性酸中毒；②早期心率加快，心输出量增加，血压升高。严重时心肌收缩力减弱，心律不齐，心搏出量减少，肺动脉压增高，导致右心衰；③由于 Na^+ 向细胞内转移，可出现脑水肿、颅内压增高和脑功能障碍；④肾动脉收缩，肾血流量减少而发生肾功能障碍，甚至肾衰竭；⑤肝细胞功能障碍，严重者可致肝坏死；⑥胃肠道黏膜损害、消化道出血。

（2）高碳酸血症　可导致：①直接抑制大脑皮质，当 $PaCO_2 > 80mmHg$ 时，可导致二氧化碳麻醉；还可使脑血管扩张，脑血流量增加而致颅内高压；②$PaCO_2$ 轻度升高可兴奋呼吸中枢，但当 $PaCO_2 > 80mmHg$ 时反而抑制呼吸；③$PaCO_2$ 轻度升高可使心率、心排出量增加，血压升高，但在 $PaCO_2$ 严重升高时则心率、心排出量、血压均下降，甚至出现心律不齐。

【分型】

常根据血气、原发病、呼吸功能进行分类。

1. 根据血气分类

（1）Ⅰ型呼吸衰竭　即低氧血症型呼吸衰竭，是单纯低氧血症，$PaO_2 < 50mmHg$，$PaCO_2$ 正常或降低，多因肺实质病变引起，主要为换气功能不足，多见于呼吸衰竭的早期和轻症。

（2）Ⅱ型呼吸衰竭　即高碳酸低氧血症型呼吸衰竭，是低氧血症伴高碳酸血症，$PaCO_2 > 50mmHg$，多因呼吸泵功能异常及气道梗阻所致，主要是肺泡通气功能不足，多见于呼吸衰竭晚期和重症。

许多小儿急性呼吸衰竭是两种类型混合存在。

2. 根据原发病分类

（1）中枢性呼吸衰竭　主要表现为限制性通气功能障碍。常见病因有颅内感染、颅内出血、脑损伤、脑肿瘤、颅内压增高等，病变累及呼吸中枢，导致呼吸节律改变，通气减少。

（2）周围性呼吸衰竭　限制性通气障碍，阻塞性通气障碍，换气障碍均可导致。

常见疾病有喉头水肿、肺炎、肺不张、支气管异物以及呼吸肌麻痹、胸廓病变、气胸、胸腔积液等。

3. 根据呼吸功能分类

（1）通气功能衰竭。

（2）换气功能衰竭。

【临床表现】

主要是低氧血症所致的呼吸困难和多脏器功能障碍。

1. 呼吸困难

是呼吸衰竭最早出现的症状。周围性呼吸衰竭主要表现为呼吸频率改变及呼吸肌活动增强，出现鼻翼扇动及"三凹征"等。如上呼吸道梗阻表现为吸气性呼吸困难；下呼吸道梗阻表现为呼气性呼吸困难；大面积肺内病变则表现为混合型呼吸困难。中枢性呼吸衰竭主要表现为呼吸节律紊乱，如潮式呼吸、叹息样呼吸、抽泣样及下颌呼吸等，甚至出现呼吸暂停。

2. 紫绀

是缺氧的典型表现。以口唇、口周及甲床等处较为明显，但在严重贫血（Hb < 50g/kg）时可不出现紫绀。

3. 消化系统

可有恶心、胃纳差等，也可出现腹胀甚至肠麻痹，部分患儿可出现应激性溃疡。

4. 循环系统

早期心率较快、血压升高，严重时可出现心律失常，并可导致右心衰竭。

5. 泌尿系统

早期尿中可出现蛋白、红细胞、白细胞及管型，严重时出现少尿或无尿，甚至肾衰竭。

6. 神经系统

早期烦躁、易激惹、视力模糊，严重时神志淡漠、嗜睡、意识模糊、惊厥发作，颅内压增高甚至出现脑疝。

7. 高碳酸血症表现

开始出现烦躁不安、出汗、意识障碍、皮肤潮红，严重时出现惊厥、昏迷、视乳头水肿、呼吸性酸中毒等。

【辅助检查】

1. 动脉血气分析

根据血气分析作出诊断：$PaO_2 < 60mmHg$，$PaCO_2 > 45mmHg$，$SaO_2 < 0.91$ 为呼吸功能不全；$PaO_2 \leq 50mmHg$，$PaCO_2 \geq 50mmHg$，$SaO_2 \leq 0.85$ 为呼吸衰竭。

$PaO_2 \leq 50mmHg$，$PaCO_2$ 正常为 Ⅰ 型呼吸衰竭，即低氧血症呼吸衰竭。

$PaO_2 \leq 50mmHg$，$PaCO_2 \geq 50mmHg$ 为 Ⅱ 型呼吸衰竭，即高碳酸血症型呼吸衰竭。

2. 肺功能检测

呼吸肌功能测试，能够提示呼吸肌无力的原因和严重程度。

【治疗要点】

改善呼吸道功能，维持重要脏器功能，纠正电解质和酸碱平衡紊乱，治疗原发病，祛除诱发因素。

1. 改善呼吸功能

（1）保持呼吸道通畅　湿化气道；清除呼吸道内分泌物，协助排痰；使用支气管扩张剂和糖皮质激素；必要时建立人工气道。

（2）氧疗　Ⅰ型呼吸衰竭病人应较高浓度给氧（＞35％），可迅速缓解低氧血症而不致引起 CO_2 潴留；对于伴高碳酸血症的急性呼吸衰竭患者，需要低浓度给氧。

（3）呼吸兴奋剂的应用　适用于呼吸道通畅而呼吸不规则或浅表者。

（4）机械通气。

2. 维持脑、心、肾功能。

3. 纠正水电解质和酸碱平衡紊乱，供给足够的热量和液量。

4. 病因治疗　对原发疾病和诱因进行有效的治疗。

【护理评估】

1. 健康史

详细询问病史，评估原发病和诱因。

2. 身体状况

监测患儿生命体征；评估呼吸困难的各种表现、程度，缺氧和高碳酸血症的表现、程度等；及时了解血气分析的结果。

3. 心理－社会状况

评估患儿家长对本病的预后了解程度、家庭经济情况；评估家长和患儿对治疗和护理操作的理解程度，有无恐惧和焦虑等。

【护理问题】

（1）气体交换受损　与肺通气、换气功能障碍有关。

（2）不能维持自主呼吸　与呼吸中枢功能障碍或呼吸肌麻痹有关。

（3）潜在并发症　继发感染、多器官功能衰竭。

（4）营养失调——低于机体需要量　与摄入不足有关。

（5）恐惧　与病情危重有关。

【护理措施】

1. 保持呼吸道通畅

（1）及时清除痰液　鼓励清醒患儿用力咳痰，帮助患儿每2h翻身1次，轻拍胸背促进排痰。对于痰液黏稠患儿，可采用超声雾化吸入，湿化呼吸道，同时加入解痉、消炎和化痰药物，每日数次，每次 15～20min，以缓解支气管痉挛和气道黏膜水肿，促进痰液排出。气管插管或气管切开者可用生理盐水每次 3～5ml 气道滴入。对无力咳嗽、昏迷、气管插管或气管切开的患儿，定时给予吸痰，用导管吸除鼻咽和口腔的分泌物。吸痰前后要充分吸氧，每次吸痰时间不宜过长（＜15s），以防继发感染和损伤呼吸道。

（2）遵医嘱应用祛痰药和支气管扩张剂，如乙酰半胱氨酸、氨茶碱等。

（3）对于危重或昏迷患儿可气管插管或气管切开，使用人工呼吸机。气管插管有经鼻和经口两种途径，首选经鼻插管，插管时间可持续 1 周或更长，而经口插管时，时间不宜超过 48h。对于呼吸道有大量黏稠分泌物经气管插管后清除不满意者，以及估计需要使用呼吸机超过7日患儿应行气管切开。对于有以下指征者，应使用呼吸机进行机械通气：①经综合治疗后病情加重；②急性呼吸道衰竭，$PaCO_2 > 60mmHg$，$pH > 7.3$，经治疗无效；③吸入纯氧时，$PaO_2 < 50mmHg$；④呼吸骤停或即将停止；⑤新生儿呼吸暂停$>20s$，经内科治疗仍反复发作。根据患儿需要可选择下列呼吸机：①定压型：适用于无明显气道阻力增加或顺应性下降的呼吸道疾病患儿；②定容型：适用于无自主呼吸、肺顺应性降低和气道阻力增加的患儿；③定时型：装有电子控制器的定压型呼吸器，多有时间转换装置，此型最适用于小婴儿。通气方式的选择：①间歇正压通气：适用于复苏、呼吸肌麻痹等伴有CO_2潴留的呼吸衰竭；②呼气末正压：适用于新生儿；③持续气道正压：适用于有自主呼吸的患儿，而且无需插管，可采用面罩、鼻塞和鼻咽导管；④间歇指令通气：用于停用呼吸机之前的过渡阶段。停用呼吸机指征：①原发病已基本治愈或控制；②呼吸系统功能已稳定，能够维持气道通畅和保证有效通气；③循环和中枢神经功能稳定；④吸入氧气浓度$<40\%$时，$PaO_2 > 50 \sim 60mmHg$；⑤在间歇指令通气等辅助通气条件下，能以较低的通气条件维持血气正常。

2. 合理用氧

给氧的目的是提高血氧分压和氧饱合度，解除严重缺氧对机体的威胁。应持续低流量给氧，以维持PaO_2在$60 \sim 85mmHg$为宜。吸入氧浓度，中度缺氧为$30\% \sim 40\%$，严重缺氧为$50\% \sim 60\%$，如吸入60%氧仍不能改善缺氧时可用纯氧，但应注意吸入纯氧时间不能超过6h，以免氧中毒。吸氧方法可选用鼻导管法、面罩法和头罩等。未行机械通气前，对Ⅱ型呼吸衰竭患儿应给予低浓度（$25\% \sim 29\%$），低流量（$1 \sim 2L/min$）鼻导管持续吸氧，以免缺氧纠正过快引起呼吸中枢抑制。

3. 药物应用护理

遵医嘱应用抗感染药物控制呼吸道感染，使用期间注意观察药物疗效及不良反应，注意预防二重感染。

遵医嘱应用呼吸兴奋剂如尼克刹米、洛贝林等，应用呼吸兴奋剂时，必须保持呼吸道通畅，注意观察用药后反应，若出现烦躁不安、面部肌肉颤动等则为惊厥先兆，表示用药过量，应及时调整用药量和用药速度，防止发生惊厥。对烦躁不安患儿，慎用镇静剂，以防引起呼吸抑制。

4. 密切观察病情，防治并发症

（1）呼吸 注意呼吸频率、幅度、节律的变化。若呼吸变浅、减慢、节律不齐或呼吸暂停，为呼吸中枢抑制的表现。

（2）心率和血压 密切监测心率和血压的变化，预防心力衰竭的发生。一旦发生，立即遵医嘱应用强心苷类药物和血管活性药以维持心血管功能。

（3）神志 神志与精神的改变，对发现肺性脑病先兆及为重要。如精神恍惚、白天嗜睡、多语或躁动为肺性脑病的表现，应配合医生积极控制。

（4）尿量及粪便颜色 尿量能够反映患儿的肾功能情况，应每日记录出入量，一旦出现肾功能衰竭，应积极配合医生进行处理，维持肾脏功能的稳定。呼吸衰竭患儿常合并消化道出血，应注意观察粪便颜色，并作隐血试验，以便及早发现。

（5）痰 注意观察痰量、性状、颜色及排痰是否通畅。痰量和颜色的改变直接反映感染的程度及治疗效果。如果痰量增多，黄色脓性，表示感染加重；原有大量痰突然减少，常见于快速利尿，分泌物干结，病情加重，痰栓阻塞小支气管等情况。

（6）呕吐物颜色 合并上消化道出血时，可出现呕血，应密切观察。

5. 注意营养的补充

危重患儿可通过鼻饲法供给营养，选择具有高热量、高蛋白、少刺激和富含维生素的饮食。

6. 心理护理

关心体贴患儿，耐心向家长介绍病因、诱发因素、主要处理措施、疾病预后等，鼓励家长坚定战胜疾病的信心，配合治疗。指导家长掌握常用的护理方法，使诊疗工作顺利进行。

目标检测

一、填空题

1. 急性上呼吸道感染年长儿以（　　）表现为主，婴幼儿以（　　）表现为主，体温过高者可能会出现并发症（　　）。

2. 急性支气管炎多继发于（　　）感染之后。

3. 上呼吸道梗阻时表现为（　　）呼吸困难，下呼吸道梗阻时表现为（　　）呼吸困难。

二、选择题

1. 婴幼儿易患呼吸道感染，主要缺乏的免疫球蛋白是（　　）

　　A. IgA　　　　B. IgD　　　　C. IgE　　　　D. IgG　　　　E. SlgA

2. 婴儿呼吸次数平均为（　　）

　　A. 16～20 次/分　　　　B. 20～30 次/分　　　　C. 30～40 次/分

　　D. 40～50 次/分　　　　E. 50～60 次/分

3. 引起小儿疱疹性咽峡炎的病原体是（　　）

　　A. 呼吸道合胞病毒　　　　B. 疱疹病毒　　　　C. 流感病毒

　　D. 腺病毒　　　　　　　　E. 柯萨奇病毒

4. 下列关于哮喘性支气管炎的描述正确的是（　　）

　　A. 3 岁以上小儿多见　　　　　　B. 多继发于上呼吸道感染之后

　　C. 多表现为吸气性呼吸困难　　　D. 多表现为呼气性呼吸困难

　　E. 多发展成为支气管哮喘

5. 支气管肺炎与支气管炎的主要区别点是有无（　　）

　　A. 发热　　　　　　　　B. 咳嗽　　　　　　　　C. 呼吸困难

　　D. 肺部固定细湿啰音　　E. 青紫

6. 支气管肺炎患儿宜采取的体位是（　　）

　　A. 头侧平卧位　　　　B. 去枕平卧位　　　　C. 左侧卧位

　　D. 右侧卧位　　　　　E. 头高位或半卧位

7. 患儿，男，7 岁，发热、咳嗽 6 天。体温 38℃，呼吸 24 次/分。肺部有少量细湿啰音，痰液黏稠，不易咳出。该患儿首要护理措施是（　　）

　　A. 立即物理降温　　　　B. 给予适量止咳药　　　　C. 室内湿度应保持 40%

　　D. 嘱患儿勿进食过饱　　E. 定时雾化吸入、排痰

8. 按病理分类婴幼儿最常见的肺炎是（ ）
    A. 大叶性肺炎   B. 支气管肺炎   C. 间质性肺炎
    D. 干酪性肺炎   E. 毛细支气管炎

9. 肺炎患儿鼻导管给氧时，氧流量每分钟应为（ ）
    A. 0.5～1L   B. 1～1.5L   C. 1.5～2.0L
    D. 2.0～2.5L   E. 2.5～3.0L

10. 重症肺炎患儿发生严重腹胀、肠鸣音消失的常见原因是（ ）
    A. 低钾血症   B. 低钠血症   C. 低镁血症
    D. 消化功能紊乱   E. 中毒性肠麻痹

11. 患儿7个月，因重症肺炎入院，在治疗中突然烦躁不安，呼吸困难加重，60次/分钟；心率170次/分钟，心音低钝；肝在短期内增大2cm，疑并发急性心力衰竭。下列处理哪项最为重要（ ）
    A. 立即更换体位以减轻肺部淤血   B. 镇静，吸氧
    C. 吸痰，畅通呼吸道   D. 使用快速洋地黄制剂
    E. 使用强效利尿剂

12. 护理一名1岁金黄色葡萄球菌肺炎的患儿时，发现他突然出现呼吸困难加重，经吸痰和给氧气吸入后无明显缓解，应考虑有哪种变化（ ）
    A. 呼吸性酸中毒   B. 合并心力衰竭   C. 高热所致
    D. 并发脓气胸   E. 肺部炎症加重

（13～14题共用题干）
    患儿2岁，因咳嗽两天，喘憋半天入院。体检：体温38.4℃，脉搏96次/分，呼吸45次/分，呈呼气性呼吸困难。听诊：两肺布满哮鸣音及少量细湿啰音，诊断为哮喘性支气管炎。

13. 护理措施不妥的是（ ）
    A. 保持室内空气清新   B. 少量饮水   C. 定时为患儿拍背
    D. 超声雾化吸入   E. 密切观察病情变化，必要时吸氧

14. 对该患儿家长进行健康指导，不正确的是（ ）
    A. 介绍病因   B. 指导对该患儿的护理方法
    C. 解释超声雾化吸入的作用   D. 说明本病有反复发作的倾向
    E. 患儿烦躁时应使用镇静药物

（15～16题共用题干）
    患儿，女，4个月。因咳嗽2天，气急伴紫绀2h入院，体格检查：体温38.6℃，烦躁不安，呼吸82次/分，两肺布满细湿啰音，心率182次/分，心音低钝，出现奔马律，肝肋下3.5cm。

15. 该患儿最可能的诊断是（ ）
    A. 哮喘性支气管炎   B. 支气管哮喘   C. 间质性肺炎
    D. 支气管肺炎并心衰   E. 大叶性肺炎

16. 按医嘱给予吸氧、强心、利尿、血管活性药物后，现患儿出现腹胀、肠鸣音减弱，血生化检查血钾4.0mmol/L；为消除腹胀，不妥的措施是（ ）

  A．腹部热敷   B．肛管排气   C．禁食及胃肠减压

  D．按医嘱补钾   E．按医嘱应用新斯的明

三、简答题

1．急性感染喉炎喉梗阻的分度。

2．支气管肺炎患儿合并心衰的指征。

3．支气管肺炎保持呼吸道通畅的护理措施。

四、案例分析

1．患儿，女，10个月，主因发热1天，惊厥1次入院。患儿于一天前出现发热，给予退热药后效果不明显，体温仍高，今天上午患儿突然出现惊厥，双眼上翻、凝视，牙关紧闭，四肢呈痉挛性抽搐，故急入院求诊。患儿既往曾有"高热惊厥"病史。查体：体温39.8℃，脉搏152次/分，呼吸38次/分，精神萎靡，面色发白。咽部充血，有滤泡，心肺未见异常。实验室检查，血常规：白细胞9×10^9/L，N 0.48，L 0.50。请为该患儿做出医疗诊断，并讨论护理问题及护理措施。

2．患儿，男，4个月。发热、咳喘7天，加重2天入院。患儿食欲差，并伴腹泻，为黄绿色稀水便，每日5~6次。查体：体温39.2℃，脉搏148次/分，呼吸36次/分，精神较差，面色苍白，口周发绀，鼻翼扇动，咽充血，呼吸急促。两肺有痰鸣音及密集的中、细湿啰音。心音有力，律整，肝右肋下1cm，无压痛，腹稍胀。血常规：WBC 18×10^9/L，N 0.74，L 0.24。胸部X线：双肺纹理增粗，有斑片状阴影。初步诊断为支气管肺炎。请列出该患儿的治疗要点，并讨论护理问题及护理措施。

（李砚池）

实训五 肺炎患儿的护理

【目的】

（1）通过临床见习，掌握支气管肺炎的病因、分类、临床表现、实验室检查、治疗要点。学会对肺炎患儿进行护理评估，并能依据护理评估结果讨论分析肺炎患儿的主要护理问题，并针对护理问题制定护理措施。初步掌握从事临床护理工作的思维方法。

（2）通过案例分析讨论，加深对肺炎患儿主要的病因、临床表现、实验室检查、治疗要点、护理问题、护理措施及健康教育等理论教学内容的理解。培养学生从事临床护理工作的思维方法，提高学生分析问题、解决问题的能力，训练语言表达能力，体会合作学习的重要性。

【学时】 2学时。

【方式】 临床见习或案例讨论。

【准备】

1. 临床见习

（1）与临床带教老师取得联系，选择轻、重型肺炎患儿各2例作为教学对象，安排适当的时间并选择合适的环境进行教学。

（2）把学生分成4个教学小组，指导学生复习小儿肺炎的病因、发病机制、临床

表现、实验室检查、治疗要点、主要护理问题、护理措施、健康指导等，回顾护理评估的方法、内容与注意事项等。

（3）准备体温计、听诊器、压舌板、消毒棉签、体重计等护理体检用物，并备好记录用笔及笔记本。

2. 案例讨论

讨论前指导学生复习肺炎患儿的病因及诱发因素、发病机制、临床表现、实验室检查、治疗要点、护理问题、护理措施及健康指导的主要内容等理论知识。

【方法与过程】

1. 临床见习

（1）采集病史　在带教老师指导下，每组由 1 名学生扮演患儿的责任护士角色，向患儿及其家长进行自我介绍，说明交谈目的，提出问题，引导家长叙述患儿患病情况及相关病史。重点询问内容如下。

1）患儿发病前有无"受凉"史，有无上呼吸道感染史或支气管炎病史。是否患有营养不良、佝偻病、先天性心脏病、免疫缺陷病等疾病。

2）患儿是否有发热，发热的程度及持续时间，是否采取过退热措施，发热时有无惊厥，患儿是否有惊厥史；患儿有无咳嗽，咳嗽是否有痰；患儿有无出现气促、口周发绀；患儿有无食欲减退、呕吐、腹泻等表现。

3）患儿住院后的情绪反应，有无出现烦躁、哭闹、恐惧等表现；家长或抚育者因患儿的发病而出现的行为与情绪反应。

4）患儿家长对小儿肺炎的病因、治疗、预后、预防及护理知识了解的程度，能否正确照顾患儿。

（2）护理体检　在老师指导下对患儿进行全面观察与检查。重点如下。

1）测量患儿生命体征及体重，注意观察患儿发热程度及热型，呼吸的频率及幅度、脉搏的频率及节律，口唇及指端颜色，是否出现紫绀，是否有鼻翼扇动、呼吸急促、三凹征。患儿是否有咳嗽，是刺激性干咳，还是咳嗽有痰，还要注意观察患儿意识情况等。

2）在老师指导下进行听诊，患儿肺部有无湿啰音，何部位比较明显；心率及心律是否异常，有无心音低钝及奔马律；肠鸣音是否存在等。

3）检查患儿前囟是否有膨隆；年长儿有无下肢浮肿，尿量减少；患儿是否有腹胀；患侧呼吸运动是否受限等。

（3）查阅辅助检查结果　重点了解胸部 X 线检查及血常规检查。还可查阅病原体检查结果以了解肺炎病因。

（4）讨论分析

1）护理问题　在一名老师指导下，根据采集的病史与护理体检的结果，参考实验室检查结果，每组提出一个现存的或潜在的护理问题，并列出依据，分析相关因素，然后把提出的护理问题主次顺序排列。

2）护理措施　针对上述护理问题，讨论对患儿应采取的护理措施及护理预期达到的结果。

（5）观察护理措施实施　分组随临床护理人员深入病房，观察护士如何与患儿家长进行交谈，对肺炎患儿进行评估的方法与内容，观察家长心理反应的技巧，对患儿用药及配合急救的方法，以及对患儿家长进行健康指导的内容与方式等。

（6）见习结束，认真总结，写出见习报告与体会。

2. 案例讨论

（1）方法 ①带教老师向学生展示 1～2 份较典型肺炎患儿的病历，提出讨论问题。②每 5～10 名学生为一组进行讨论，并有专人组织与记录。③各组代表发言，老师作最后总结。④每位同学书写 1 份肺炎患儿的护理计划。

（2）病例摘要举例

案例一：患儿，男，4 个月。主因发热、咳喘 4 天，近 1 天来病情加重入院。体温 39.2℃，精神较差，两肺可闻及痰鸣音及密集的中、细湿啰音。医疗诊断为支气管肺炎。

问题：1）在进行护理评估时应收集哪些资料？

2）提出该患儿现存的护理问题，列出依据。

3）讨论后制订了哪些护理措施？

4）对患儿家长进行健康指导的要点是什么？

案例二：患儿，男，5 个月。主因发热、咳嗽伴气喘 7 天来医院就诊。查体：体温 38.8℃，脉搏 172 次/分，呼吸 66 次/分，体重 7 kg，身高 68cm。发育中等，精神差，面色苍白，口周发绀，鼻翼扇动，三凹征阳性。呼吸急促，两肺呼吸音粗，可闻及痰鸣音及固定的中、细湿啰音。心率 172 次/分，律齐，心音低钝，未闻及杂音。腹部膨隆，稍胀，肝右肋下 3.5cm。神经系统检查无异常。辅助检查：血常规：白细胞 19×10^9/L，N 0.76，L 0.22。胸部 X 线：两肺可见斑、片状阴影。医疗诊断：支气管肺炎合并心力衰竭。

问题：1）请列出 4～5 个护理问题，说明依据。

2）针对护理问题制订相应的护理措施。

第九章

循环系统疾病患儿的护理

学习目标

知识目标

　　掌握先天性心脏病、急性心功能不全的临床特点及护理措施。

　　熟悉先天性心脏病、急性心功能不全的病因、辅助检查、治疗要点、护理问题及健康指导；熟悉病毒性心肌炎的病因、临床表现及护理措施。

　　了解小儿循环系统解剖生理特点。

能力目标

　　学会应用循环系统有关知识掌握不同疾病的正确护理措施。

　　本章介绍了临床上四种常见先天性心脏病、病毒性心肌炎、急性心功能不全患儿的护理；并对小儿各年龄心率、血压特点进行了简要说明，其中先天性心脏病的临床特点和并发症处理以及急性心功能不全的护理措施等是护士执业资格考试的常考内容。

第一节　小儿循环系统解剖、生理特点

一、心脏胚胎的发育

　　原始心脏于胚胎第 2 周开始形成，是一个纵直的管道，随后其外表形成收缩环，自上而下将此管道分为心房、心室、心球 3 个部分，在遗传基因的作用下，心管逐渐呈 "S" 形扭曲生长，从上到下构成静脉窦（以后发育成上、下腔静脉及冠状窦）、共同心房、共同心室、心球（以后形成心室的流出道）和动脉总干（以后分隔为主动脉和肺动脉）。胚胎第 4 周时开始有血液循环作用，第 8 周形成房、室间隔，即成为具有四腔的心脏。同时动脉总干被主、肺动脉隔分开，形成主动脉和肺动脉，随后主动脉向左后旋转并与左心室相连，肺动脉向右前旋转并与右心室相连。由此可见，心脏发育的关键时期是在胚胎的第 2 ~ 8 周，这期间若受到某些物理、化学、生物等因素的影响，易导致心血管发育畸形。

二、胎儿血液循环和出生后改变

(一) 正常胎儿血液循环

胎儿的营养和气体代谢是通过脐血管、胎盘与母体之间以弥散方式进行交换的。来自胎盘含氧量较高的动脉血通过脐静脉进入胎儿体内，在肝脏下缘分成 2 支：一支入肝与门静脉汇合后经肝静脉流入下腔静脉；另一支通过静脉导管直接进入下腔静脉，与来自下半身的静脉血相混合，共同汇入右心房；大部分血液通过卵圆孔进入左心房、左心室、升主动脉，主要供应心、脑及上肢，其余小部分进入右心室。来自上半身的静脉血回流入上腔静脉，进入右心房后绝大多数流入右心室，与来自下腔静脉的血液（以动脉血为主），一起进入肺动脉；仅有少量流入肺（因胎儿肺为压缩状态，无有效呼吸功能）经肺静脉回到左心房，而大部分血液经动脉导管流入降主动脉，与来自升主动脉的血液再次混合（以静脉血为主），供应腹腔器官和下肢，最后血液经脐动脉回到胎盘，再次进行营养和气体交换，进行反复循环（图 9-1，见书后彩图）。

胎儿血液循环特点为：①胎儿的营养和气体代谢是通过脐血管、胎盘进行交换的；②静脉导管、卵圆孔及动脉导管是胎儿血液循环的特殊通路；③胎儿的左、右心室都向全身供血，只有体循环而无有效的肺循环（因肺尚无有效呼吸）；④胎儿体内大部分是混合血，含氧量最高的器官是肝脏，其次是脑、心和上肢，腹腔脏器和下肢的含氧量最低。

(二) 出生后血液循环的改变

1. 脐带结扎

出生后由于脐血管被剪断结扎，脐-胎盘血液循环终止，脐血管血流也停止，6~8 周后脐血管完全闭锁，形成韧带。

2. 卵圆孔关闭

出生后呼吸建立，肺开始进行有效气体交换。由于肺泡扩张，肺循环压力降低，使右心室流入肺内的血液增多，回流到左心房的血量也增多，左心房压力逐渐增高。当左心房压力超过右心房压力时，卵圆孔瓣膜便发生功能性关闭。出生后 5~7 个月，卵圆孔在解剖上完全闭合，形成卵圆窝。

3. 动脉导管闭合

由于肺循环压力降低，体循环压力增高，流入动脉导管的血流逐渐减少，直至最后停止，动脉导管便形成功能性关闭；同时因血氧含量增高，使管壁平滑肌收缩导致动脉导管逐渐闭合。新生儿多在生后数小时到数天内出现功能性关闭，80% 在生后 3 个月、95% 在 1 岁时形成解剖性闭合。

三、正常小儿各年龄心脏、心率、血压特点

1. 心脏位置

小儿心脏位置随年龄增长而改变。新生儿和 2 岁以下婴幼儿的心脏多呈横位，心尖搏动位于左侧第 4 肋间、锁骨中线外侧，心尖部主要为右心室；以后心脏逐渐由横位转为斜位，3~7 岁心尖搏动已位于左侧第 5 肋间、锁骨中线处，心尖部主要是左心室；7 岁以后心尖位置逐渐移到锁骨中线内 0.5~1cm。

2. 心率

小儿年龄越小心率越快，随年龄增长逐渐减慢，与小儿新陈代谢旺盛和交感神经兴奋性较高有关，新生儿心率平均 120 次/分，1 岁以内 110～130 次/分，2～3 岁 100～120 次/分，4～7 岁 80～100 次/分，8～14 岁 70～90 次/分。小儿心率和脉搏易受各种因素影响，在进食、活动、哭闹、发热时均可增快，一般体温每升高 1℃，心率增加 10～15 次/分，故应在小儿安静时测量心率、脉搏。

3. 血压

小儿血压偏低，随年龄增长而逐渐升高。新生儿收缩压平均为 60～70mmHg；1 岁时 70～80mmHg。2 岁后按公式计算，收缩压（mmHg）=年龄×2+80，舒张压为收缩压的 2/3，收缩压高于此标准 20mmHg 为高血压，低于此标准 20mmHg 为低血压。正常情况下，下肢血压比上肢高 20mmHg。血压也应在小儿安静时测量，袖带宽度以上臂长度的 2/3～1/2 为宜。

第二节　先天性心脏病

【引导案例】

病历摘要：患儿，男，2 岁，以"间断发热、咳嗽、咳痰 1 周，加重 3 天"来院就诊，门诊以肺炎收入院。

体格检查：体温 38.5℃，脉搏 150 次/分，呼吸 40 次/分。患儿消瘦，面色及口唇轻度紫绀，呼吸急促，心前区稍隆起，听诊双肺闻及细湿啰音，并且心脏有杂音，肝肋下 3cm。家长反映该患儿从小喂养困难，吃奶常有停顿，哭闹时多有气急、面色轻微青紫，安静后消失。跑动后常有气促、多汗、疲乏，休息片刻后好转，患儿每年多次患急性上呼吸道感染和肺炎。其母否认孕初 3 月内有病毒感染、接触放射线和用药史。

思考：（1）患儿最可能的诊断是什么？

（2）还需进一步完善哪些检查？

（3）如果你是他的责任护士，你应该注意观察哪些症状、体征？

一、概述

先天性心脏病简称先心病，是胎儿时期心脏及大血管发育异常而导致的先天畸形。是小儿最常见的心脏病，发生率为 7‰～8‰，早产儿发生率为成熟儿的 2～3 倍，我国每年约有 10 余万先天性心脏病患儿出生。近年来，随着超声心动图、心导管检查、心血管造影等诊断技术的不断提高，介入疗法和体外循环下心脏直视手术的快速发展，使先天性心脏病患儿的诊断、治疗和预后都有显著提高。

【病因】

胎儿发育时期，任何因素使心脏的某一部分发育停滞或异常，均可导致先天性心血管畸形。主要有内在因素和外来因素，以后者更多见。

1. 内在因素

多与遗传有关，如染色体易位与畸变、单一基因突变、多基因病变、先天性代谢紊乱等。

2. 外来因素

主要是宫内感染，特别是孕妇在妊娠3个月内患病毒感染，如风疹、流行性感冒、柯萨奇病毒感染等。此外，还包括孕妇缺乏叶酸、患糖尿病、接触过量放射线、服用药物（如抗癌药）等。

【分类】

临床根据血流动力学改变，即根据左右心腔及大血管之间有无异常通道和血液分流、临床有无青紫，分为以下三大类。

1. 左向右分流型（潜伏青紫型）

此类型临床上最常见，约占先天性心脏病的50%，包括室间隔缺损、房间隔缺损、动脉导管未闭，患儿左右心腔或大血管之间有异常通道和血液分流。正常情况下体循环压力高于肺循环，血液从左向右分流，不出现青紫。当屏气、剧烈哭闹或病理情况下，肺动脉压不断增高并超过左心室压力时，可使血液自右向左分流，即回流入右心房的静脉血直接通过左右心腔之间的缺损口通道或大血管之间异常通道进入体循环，患儿出现暂时性青紫，又称潜伏青紫型。

2. 右向左分流型（青紫型）

此类型临床上病情重、死亡率高。患儿除左右心腔或大血管之间有异常通道和血液分流外，还存在畸形（如肺动脉狭窄等），使右心室压力增高并超过左心室，引起血液从右向左分流；或因主动脉起源异常，使大量静脉血直接流入体循环，患儿出现持续性青紫，多见于法洛四联症、大动脉错位等。

3. 无分流型（无青紫型）

患儿左右心腔或大血管之间无异常通道和血液分流，不出现青紫，又称为无青紫型，如主动脉缩窄、肺动脉狭窄等。

二、常见先天性心脏病

（一）室间隔缺损

室间隔缺损是先天性心脏病最常见的类型，约占我国先天性心脏病发病总数的20%~50%，可单独存在，也可与其他心脏畸形并存，根据缺损大小分为：①小型缺损（缺损直径<5mm或缺损体积<0.5cm³/m²体表面积）；②中型缺损（缺损直径5~15mm或缺损体积0.5~1.0cm³/m²体表面积）；③大型缺损（缺损直径>15mm或缺损体积>1.0cm³/m²体表面积）。

1. 病理生理

虽然左右心室之间有异常通道（室间隔上有缺损），因左心室压力高于右心室，故血液由左向右分流，患儿一般不出现青紫。但分流量大可使肺循环血量快速增加，加重左心房和左心室负荷，随着病情发展可导致肺动脉高压（图9-2，见书后彩图），使左向右分流量减少，最后出现双向分流或反向分流，使右心室中的部分静脉血直接通过缺损口流入左心室、主动脉，患儿出现青紫症状。当肺动脉高压显著并形成持续右向左分流时，患儿出现持久性青紫，称为艾森曼格（Eisenmenger）综合征。

2. 临床表现

临床表现取决于缺损大小。①小型缺损患儿无明显症状，生长发育正常，仅在体检时发现心脏杂音；②中型缺损因体循环血流量减少和低氧，使患儿生长发育迟缓，消瘦、活动后乏力、气短、多汗，多有喂养困难，易反复呼吸道感染，且易发生充血性心力衰竭。体检：心界扩大，胸骨左缘3～4肋间闻及Ⅲ～Ⅳ级粗糙的全收缩期杂音，可触及震颤，且有肺动脉第二音增强；③大型缺损多伴有肺动脉高压，导致右向左分流，患儿出现青紫（艾森门格综合征），此时，心脏杂音较轻，肺动脉第二音亢进。

室间隔缺损易并发支气管肺炎、充血性心力衰竭和亚急性细菌性心内膜炎。

3. 辅助检查

（1）X线检查　小型缺损无明显改变。较大型缺损有心影增大，以左心室增大为主，肺动脉段突出，肺血管影增粗，晚期出现右心室增大。

（2）心电图　小型缺损基本正常，较大型缺损有左、右心室肥大。

（3）超声心动图　多普勒彩色血流显像可直接显示缺损的位置、数量、大小及分流方向。

（4）心导管检查　右心室血氧含量明显高于右心房，右心室和肺动脉压力升高，有时心导管可通过缺损进入左心室。

4. 治疗要点

（1）小型缺损多于2岁以内自然闭合，需定期随访。但在拔牙、咽部手术时应预防性使用抗生素，预防发生亚急性细菌性心内膜炎。

（2）中型缺损、临床症状轻的患儿，宜于学龄前进行介入治疗（如通过心导管放置双面蘑菇伞关闭缺损）或在体外循环心内直视下行修补术。

（3）大型缺损有难以控制的充血性心力衰竭、反复肺部感染、生长缓慢的患儿，应及时手术修补。

（二）房间隔缺损

房间隔缺损约占先天性心脏病发病总数的20%～30%，女孩较多见。房间隔缺损可单独存在，也可合并其他心血管畸形，如肺动脉畸形引流入右心房、肺动脉狭窄等。根据缺损的解剖位置不同分为卵圆孔未闭、原发孔缺损和继发孔缺损，后者常见。

1. 病理生理

出生后随着肺循环血量的增加，左心房压力超过右心房压力，分流自左向右。随着年龄增长，分流量也增加，使右心室血流量增加、肺循环血量增多而体循环血量减少，造成右心房和右心室负荷过重而引起右心房和右心室增大，还可引起肺动脉压力升高。晚期严重肺动脉高压时，可导致右向左分流，出现持续性青紫。（图9-3，见书后彩图）。

2. 临床表现

临床表现与缺损大小有关。缺损小者无症状，仅在体检时听到胸骨左缘第2～3肋间有收缩期杂音。缺损大者表现为生长发育迟缓，消瘦，面色苍白，活动后气促、多汗，易反复呼吸道感染和心力衰竭。体检：心前区隆起，心尖搏动弥散，胸骨左缘第

2~3肋间闻及Ⅱ~Ⅲ级收缩期喷射性杂音，肺动脉瓣区第二音增强或亢进，并呈固定分裂。当患儿哭闹、肺炎或心力衰竭时，右心房压力超过左心房，引起右向左分流，患儿呈现暂时青紫。

房间隔缺损易并发支气管肺炎、充血性心力衰竭和亚急性细菌性心内膜炎。

3. 辅助检查

（1）X线检查　右心房和右心室增大，肺动脉段突出，肺门血管影增粗，可见肺门"舞蹈"征。

（2）心电图　典型表现为电轴右偏和不完全右束支传导阻滞。部分患儿有右心房和右心室肥大。

（3）超声心动图　多普勒彩色血流显像可显示缺损的位置、大小和分流方向，并能估测分流量大小。

（4）心导管检查　一般不需做心导管检查。严重患儿导管可由右心房通过缺损进入左心房，右心房血氧含量高于腔静脉血氧含量。

4. 治疗要点

分流量较大时可在3~5岁选择体外循环下手术治疗，也可通过介入导管用双面蘑菇伞关闭缺损。

（三）动脉导管未闭

动脉导管未闭约占先天性心脏病发病总数的15%~20%，女孩多见。动脉导管是胎儿肺动脉与主动脉之间的正常通道，小儿出生后，动脉导管在10~15h内发生功能性关闭，若持续开放并出现血液左向右分流的患儿即为动脉导管未闭。

1. 病理生理

分流量大小与动脉导管粗细及主、肺动脉之间的压力差有关。一般情况下，主动脉压力高于肺动脉，故无论收缩期或舒张期，血液可从主动脉通过未闭合的动脉导管向肺动脉分流，造成肺动脉血流量增加、肺循环血量增多，且进入左心房、左心室的血量也增多，使左心负荷加重并导致左心房和左心室扩大、室壁肥厚。长期大量的血流冲击，可引起肺动脉压力增高，导致右心室肥大和衰竭；当肺动脉压力超过主动脉时，主动脉分流到动脉导管和肺动脉的血液减少或停止，导致肺动脉中的部分静脉血逆向流入降主动脉，即出现右向左分流，造成下半身青紫，也称差异性青紫（图9-4，见书后彩图）。

2. 临床表现

临床表现主要取决于动脉导管粗细和分流量大小。导管细小的患儿可无症状，仅在体检时偶然发现心脏杂音。导管粗大的患儿表现为生长发育落后，气急、喂养困难、乏力、咳嗽等。体检：胸骨左缘第2肋间听到连续性机器样杂音，杂音最响处可触及震颤，肺动脉瓣区第二心音增强或亢进，有显著肺动脉高压的患儿，可出现下半身青紫。由于动脉舒张压降低，可出现脉压增大（脉压差多大于40mmHg）和周围血管征阳性，如水冲脉、股动脉枪击音、甲床毛细血管搏动。

动脉导管未闭常见并发症为支气管肺炎、亚急性细菌性心内膜炎和充血性心力衰竭。

3. 辅助检查

（1）X 线检查 导管较粗、分流量大的患儿可见左心室和左心房增大，肺动脉段突出，肺门血管影增粗；有肺动脉高压时可见右心室增大、主动脉弓增大（这一特征可与室间隔缺损和房间隔缺损相鉴别）。

（2）心电图 分流量大的患儿有不同程度的左心室肥大，显著肺动脉高压时的患儿左、右心室肥厚。

（3）超声心动图 多普勒彩色血流显像可直接显示动脉导管分流的方向和大小。

（4）心导管检查 一般不需做心导管检查。严重患儿肺动脉血氧含量高于右心室，肺动脉和右心室的压力可正常或有不同程度升高。部分患儿心导管可由肺动脉通过未闭的动脉导管进入降主动脉。

4. 治疗要点

新生儿、早产儿多在生后 1 周内试用吲哚美辛（消炎痛），促使导管平滑肌收缩而关闭动脉导管。若动脉导管仍不能闭合的，可以在适当的年龄通过外科手术或介入方法根治。近年来多首选介入治疗，采用封堵器封堵动脉导管。

（四）法洛四联症

法洛四联症是存活婴儿中最常见的青紫型先天性心脏病，发病率占各类先天性心脏病的 10%～15%，由肺动脉狭窄、室间隔缺损、主动脉骑跨和右心室肥厚 4 种畸形组成，其中以肺动脉狭窄最重要，并对患儿的病理生理、临床表现有重要影响。

1. 病理生理

由于肺动脉狭窄，血液流入肺循环受阻，引起右心室代偿性肥厚和压力增高。当狭窄严重时，右心室压力超过左心室，出现右向左分流，即右心室的部分静脉血直接流入骑跨于两心室之上的主动脉，此时主动脉既接受左心室的动脉血，还接受来自右心室的部分静脉血，随血液循环到达全身各部，因而出现青紫（图 9-5）。另外由于肺动脉狭窄，肺循环进行气体交换的血量减少，更加重了青紫的程度。动脉导管关闭前，肺循环血量减少有限，青紫不明显，随着动脉导管关闭和肺动脉狭窄的逐渐加重，青紫也日益明显，并出现杵状指（趾）。

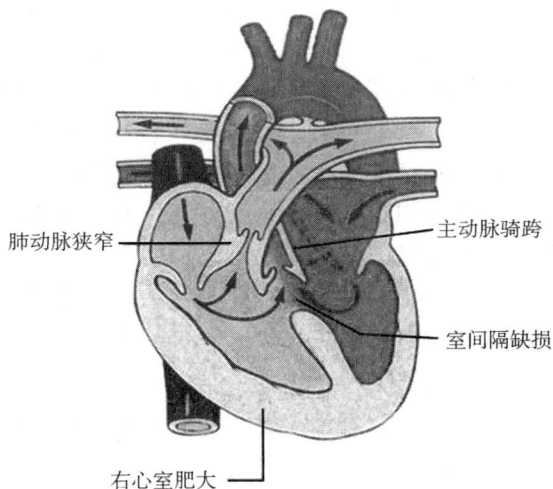

图 9-5 法洛四联症血液循环

肺动脉狭窄
主动脉骑跨
室间隔缺损
右心室肥大

2. 临床表现

（1）青紫 为主要表现，且青紫出现早晚、严重程度与肺动脉狭窄程度呈正比。患儿口唇、口腔黏膜、球结合膜、指（趾）甲等处有明显青紫，由于动脉血氧含量不足，患儿稍微活动，如吃奶、哭闹、活动等，即可出现气急和青紫加重。

（2）缺氧发作 多见于婴儿，在吃奶、哭闹、情绪激动、感染等诱因下，出现阵发性呼吸困难，严重者突然昏厥和抽搐，称之为缺氧发作。原因是在肺动脉漏斗部狭窄的基础上，突然发生该处肌肉痉挛，引起一时性肺动脉梗阻。年长儿常诉头痛、头昏。

（3）蹲踞现象　患儿在行走、游戏活动时常主动下蹲，片刻后再起立行走；婴儿常喜欢被抱起，双下肢呈屈曲状。蹲踞时下肢屈曲，可减少静脉回心血量，减轻心脏负担；同时下肢动脉受压，增加体循环阻力，以减少右向左分流量，从而增加肺血流量，可暂时缓解缺氧症状。

（4）杵状指（趾）因长期缺氧，患儿指（趾）末端膨大如鼓槌状，称杵状指（趾）（图9－6，见书后彩图）。

（5）体检　患儿消瘦、生长发育及智能发育迟缓等，胸骨左缘第2～4肋间可听到Ⅱ～Ⅲ级收缩期喷射性杂音，肺动脉瓣区第二音减弱或消失。

法洛四联症常见并发症为脑血栓、脑脓肿和亚急性细菌性心内膜炎。脑血栓是由于长期缺氧，红细胞产生增多，使血液粘稠度增高、血流变慢所致，若为细菌性血栓，则易形成脑脓肿。

3. 辅助检查

（1）实验室检查　外周红细胞和血红蛋白升高，红细胞压积增高。

（2）X线检查　典型患儿呈"靴形心"，肺门血管影缩小，肺纹理减少，透亮度增加。

（3）心电图　典型病例电轴右偏，右心室肥大，狭窄严重的患儿可有右心房肥大。

（4）超声心动图　可显示主动脉骑跨的程度、右心室流出道和肺动脉狭窄等；多普勒彩色血流显像可见右心室血液直接注入骑跨的主动脉内。

（5）心导管检查　心导管较容易从右心室进入主动脉，可判断有主动脉骑跨；心导管从右心室进入左心室，说明有室间隔缺损；心导管从肺动脉向右心室退出时，可记录肺动脉和右心室间的压力差；还可根据连续的压力曲线，判断肺动脉狭窄的类型；若股动脉血氧饱和度降低，证明存在右向左分流。

（6）心血管造影　造影剂注入右心室后，可见主动脉与肺动脉几乎同时显影，还能显示肺动脉狭窄的部位、程度及肺血管的情况。

4. 治疗要点

（1）外科以根治手术为主。手术年龄一般在2～3岁以上，在体外循环下做心脏直视手术，较重患儿1岁内行根治术。

（2）内科主要是建立合理的生活制度、加强营养、控制感染、对症治疗，目的是维持患儿健康，争取在手术年龄进行手术根治。

常见先天性心脏病比较见表9－1。

表9－1　常见先天性心脏病比较

	室间隔缺损	房间隔缺损	动脉导管未闭	法洛四联症
临床表现	生长发育迟缓，消瘦、活动后乏力、气短、多汗，多有喂养困难，易反复呼吸道感染，易发生充血性心力衰竭，当哭闹、屏气、患肺炎或心力衰竭时可出现暂时青紫，晚期出现持续性青紫（动脉导管未闭表现为差异性青紫）			青紫（吃奶、哭闹时加剧），缺氧发作，蹲踞现象，杵状指（趾），消瘦，生长发育及智能发育迟缓

续表

	室间隔缺损	房间隔缺损	动脉导管未闭	法洛四联症
心脏杂音	胸骨左缘 3～4 肋间闻及Ⅲ～Ⅳ级粗糙的全收缩期杂音，肺动脉第二音增强或亢进	胸骨左缘第 2～3 肋间闻及Ⅱ～Ⅲ级收缩期喷射性杂音，肺动脉瓣区第二音增强或亢进并呈固定分裂	胸骨左缘第 2 肋间听到连续性机器样杂音，肺动脉瓣区第二心音增强或亢进	胸骨左缘第 2～4 肋间可听到Ⅱ～Ⅲ级收缩期喷射性杂音，肺动脉瓣区第二音减弱或消失
并发症	支气管肺炎、充血性心力衰竭、亚急性细菌性心内膜炎	同室间隔缺损	同室间隔缺损	脑血栓、脑脓肿、亚急性细菌性心内膜炎
X 线检查	左心室增大为主，肺动脉段凸出，肺血管影增粗，晚期右心室增大	右心房、右心室稍大，肺动脉段凸出，肺血管影增粗，有肺门舞蹈	左心室和左心房增大，肺动脉段突出，肺门血管影增粗；有肺动脉高压时可见右心室增大、主动脉弓增大	右心室大，"靴形"心
心电图	左、右心室肥大	电轴右偏和不完全右束支传导阻滞	左心室肥大	电轴右偏，右心室肥大
超声心动图	直接显示缺损位置、数量、大小及分流方向	直接显示缺损的位置、大小和分流方向，并能估测分流量大小	直接显示动脉导管分流的方向和大小	显示主动脉骑跨程度、右心室流出道和肺动脉狭窄，右心室血液直接注入骑跨的主动脉内
心导管检查	右心室血氧含量明显高于右心房，右心室和肺动脉压力升高。有时心导管可通过缺损进入左心室	一般不需做此项检查	一般不需做此项检查	可判断是否有主动脉骑跨和室间隔缺损，可记录肺动脉和右心室间的压力差；还可判断肺动脉狭窄的类型、是否存在右向左分流

【护理评估】

1. 健康史

评估母亲妊娠初 3 月内有无感染史、接触放射线和用药史及家族史，询问发现心脏病的时间、患儿有无喂养困难、活动后气急、反复呼吸道感染或突然昏厥发作史。

2. 身体状况

检查患儿生长发育的情况，皮肤黏膜及指（趾）甲有无发绀及程度，有无杵状指（趾）、喜蹲踞等表现，听诊心脏杂音位置、性质，分析 X 线、心电图、超声心动图及心导管检查的结果。

3. 心理－社会状况

评估患儿和家长的心理状态，有无焦虑、悲观、恐惧等；家长对本病的了解程度及本病的检查、治疗和预后对家庭的影响，评估家庭环境及经济状况，有无社会支持。

【护理问题】

（1）活动无耐力　与体循环血量不足、血氧含量下降及组织缺氧有关。

（2）营养失调——低于机体需要量　与喂养困难及体循环血量减少、组织缺氧有关。

（3）生长发育迟缓　与体循环血量减少或血氧下降影响生长发育有关。

（4）有感染的危险　与肺血增多易引发肺炎及心内缺损易致心内膜炎有关。

（5）潜在并发症　心力衰竭、感染性心内膜炎、脑血栓。

（6）焦虑　与疾病危重、担心手术有关。

【护理措施】

1. 避免剧烈活动

根据不同先天性心脏病类型，制定合适的饮食与生活制度，一般患儿适当限制活动量，保持休息与游戏活动交替进行，注意在游戏或活动期间，评估患儿的耐受程度。重症患儿应卧床休息，每日测量心率或脉搏 2～4 次。要减少不良刺激，避免剧烈哭闹及过度激动，避免排便用力，必要时用甘油栓或开塞露通便。法洛四联症患儿在行走或游戏活动时常有蹲踞现象，是患儿为缓解缺氧而采取的保护性动作，不要强行拉起，让患儿自然下蹲和起立。

2. 保证患儿所需营养

为促进患儿生长发育，应供给充足能量、优质蛋白和高维生素易消化的食物，要少量多餐，合理搭配。对喂养困难的婴儿要间歇喂乳或用滴管滴入，避免呛咳和呼吸困难。鼓励患儿进食纤维素较多的蔬菜、水果等，以保持大便通畅。对心力衰竭伴有水钠潴留的患儿，可根据病情给低盐或无盐饮食，防止水钠潴留加重病情。

3. 预防感染

按气温变化及时加减衣服，以防受凉引起呼吸道感染。注意保护性隔离，外出戴口罩，尽量不到人群集中的公共场所，避免接触患呼吸道感染的病儿和家人。做拔牙等小手术时，术前、术后遵医嘱用抗生素预防感染，一旦发生感染应积极治疗。

4. 观察并处理并发症

（1）充血性心力衰竭　观察有无心率增快、呼吸困难、咳泡沫样痰等充血性心力衰竭的表现，如出现立即置患儿于端坐卧位、吸氧、与医生联系，遵医嘱用洋地黄类药物，同时注意观察洋地黄中毒的表现。

（2）缺氧发作　患儿常因哭闹、活动、便秘引起缺氧发作。轻者置患儿于膝胸位即可缓解，重者及早吸氧并使患儿安静，遵医嘱用去氧肾上腺素（新福林）或普萘洛尔（心得安）减慢心率，必要时用吗啡缓解呼吸急促，应用碳酸氢钠纠正代谢性酸中毒等。

（3）脑血栓　对法洛四联症患儿，要注意供给充足液体，特别是发热、出汗、吐泻时应多饮水，防止因血液浓缩，血液黏稠度增加导致脑血栓。

6. 做好心理护理

为患儿提供良好的休息环境，体贴关心患儿、建立良好的护患关系，鼓励患儿进行适当的游戏和活动，向家长和患儿介绍检查方法、介入治疗及根治手术的效果，尤其是超声心动图是一种无创检查技术，已能为绝大多数先心病做出准确诊断，并为外科手术提供足够信息，以缓解患儿和家长焦虑、悲观、恐惧等心理现象，树立信心，积极配合检查和治疗。

【健康指导】

（1）向家长介绍病情、护理要点、手术适宜年龄及对并发症紧急处理措施，树立战胜疾病的信心。

（2）教会家长合理安排患儿日常生活，减少哭闹和情绪激动，耐心喂养，保证营养供给，促进生长发育。

（3）指导家长学会观察心力衰竭和脑缺氧的表现，以便及时处理和就诊。

（4）强调预防感染的重要性，按时预防接种，加强护理，鼓励患儿与正常儿童接触，定期复查，使患儿能安全到达手术年龄。

第三节　病毒性心肌炎

病毒性心肌炎是由于病毒侵犯心脏所致的、以心肌炎性病变为主要表现的疾病。心肌炎有时可伴有心包炎和心内膜炎。本病临床表现轻重不一，大多患儿预后良好，重症者占少数，可发生心力衰竭、心源性休克，甚至猝死。

【病因】

本病的致病病原体为病毒。柯萨奇病毒、埃可病毒、流感和副流感病毒、麻疹病毒、风疹病毒、水痘病毒、腮腺炎病毒、肝炎病毒等均可引发发病，其中，以柯萨奇B组病毒最为常见。

【发病机制】

本病的发病机制尚不完全清楚，现已查明造成的心脏损伤的发病机制主要有以下几种。

（1）病毒的感染和复制直接导致的心肌损伤　即在疾病急性期，病毒及其毒素可经血液循环直接侵袭心肌，引起急性炎症反应，导致心肌细胞的变性、坏死及细胞浸润；

（2）免疫反应　因病毒触发人体自身免疫反应，而引起的心肌损害。免疫介导的心肌病变是严重、持续、慢性的病理改变。

病毒性心肌炎的病理变化分为局灶性、散在或弥漫性。显微镜下可见心肌纤维之间和附近血管周围的结缔组织中有单核细胞、淋巴细胞和中性粒细胞浸润，有不同程度的心肌变性，包括肿胀、断裂、溶解剂坏死等变化。电镜下可见病毒颗粒。

【临床表现】

本病的临床表现轻重不一、差异很大，取决于患儿的年龄和感染过程是急性或慢性。典型病例在起病前常有发热、周身不适、咽痛、肌痛、腹泻和皮疹等前驱症状。部分患儿起病隐匿。

1. 症状

轻症患儿症状较少，预后较好，常未引起重视，体检时发现心动过速、早搏等。心肌受累的患儿常诉疲乏、气促、心悸和心前区不适、胸痛或腹痛。少数重症患者可发生心力衰竭并发严重心律失常、心源性休克，甚至猝死。部分呈慢性病程，演变为心肌病。

2. 体征

体检发现心脏扩大、心音低钝、心动过速、心律失常、可闻及奔马律或心包摩擦音。反复发生心率衰竭者，心脏明显扩大，出现肺部湿啰音、肝、脾肿大；重症患儿可突然发生血压下降、脉搏细弱，甚至心源性休克。

【辅助检查】

1. 心电图

呈持续性心动过速、多导联 ST 段偏移和 T 波低平、双相或倒置，QT 间期延长、低血压。可见严重心律失常，以早搏为多见，可有部分或完全性传导阻滞。

2. 心肌损害的血生化指标

（1）肌酸磷酸激酶（CPK）　早期多有增高。以来自心肌的同工酶（CK－MB）为主。血清乳酸脱氧酶（SLDH）及其同工酶，在发病早期即增高，而且持续较久。

（2）近年发现心肌肌钙蛋白（cTnI 或 cTnT）的变化对心肌炎诊断特异性强。

3. 超声心动检查

可查明心房、心室的结构和大小，心脏的收缩功能受损程度。

4. 病毒学检查

进行病毒分离，病毒血清抗体测定、病毒核酸检测。

【治疗要点】

1. 休息

减轻心脏负荷、改善心肌代谢及心脏功能、促进心肌修复。

2. 药物治疗

（1）抗病毒治疗　处于病毒血症阶段早期的患儿可服用利巴韦林、磷酸奥司他韦等抗病毒药物。

（2）改善心肌营养　可静脉滴注 1,6－二磷酸果糖有益于改善心肌能量代谢，促进受损细胞修复。同时配合大剂量维生素 C、维生素 E 及泛醌（CoQ10）治疗。也可同时配合中药生脉饮和黄芪口服液等。

（3）大剂量丙种球蛋白冲击疗法　通过免疫调节作用减轻心肌细胞损害。

（4）肾上腺糖皮质激素　通常不用此类药。但若有致死性心律失常的危重症患儿和心肌活体组织检查证实为自身免疫性心肌炎者应早期、足量应用。

（5）心律失常　可根据患儿的具体情况选用抗心律失常药物、电学治疗、射频消融术。

（6）心衰患者的治疗　参见本章第五节内容。

【护理评估】

1. 健康史

起病前的前驱症状。

2. 身体状况

脉搏、心率、心音、血压；不适感：疲乏、气促、心悸和心前区不适、胸痛或腹痛等症状；心力衰竭、严重心律失常、心源性休克的症状和体征；心电图、超声心动检查、心肌损害的血生化指标的检测结果；对治疗的反应及治疗效果。

3. 心理－社会状况

患儿的年龄、性格、自制力、对治疗措施尤其是卧床休息的措施的依从性、家中是否有人看管。

【护理问题】

（1）舒适的改变 与心肌受损、胸闷、心悸有关。

（2）活动无耐力 与心肌收缩力下降，组织供氧不足有关。

（3）潜在并发症 心律失常、心功能衰竭、心源性休克。

（4）不依从行为 与患儿生性好动但被要求长期卧床休息有关。

【护理措施】

1. 适当休息，减轻心脏负荷

急性期应卧床休息，至体温恢复正常后 3～4 周再逐渐增加活动量。恢复期限制活动量，一般不少于 6 个月。重症患儿有心脏扩大者，需卧床休息半年至 1 年。有心力衰竭者应严格卧床休息，待心力衰竭症状得以控制、心脏功能好转后再逐渐开始活动。必要时给胸闷、气促、心悸者吸氧。对于哭闹、烦躁的住院患儿要多给与安慰和爱抚，必要时可允许一位家长陪住。

2. 用药护理

心肌在炎性过程中敏感性增高，应用洋地黄时剂量应偏小些，密切观察有无心率过慢或出现新的心律失常以及恶心、呕吐等消化系统反应，若出现中毒反应应暂停用药并与医生联系处理。要了解所用的抗心律失常药物的作用、副作用及用药注意事项。应用血管活性药物时尽量使用输液泵准确控制液体流速和药物剂量。在静脉输注 1,6 - 二磷酸果糖和维生素 C 时，由于药物对血管内膜的刺激性较强，尽量选用粗大、血流丰富的血管给药。

3. 严密观察病情

定时观察并记录精神状态、面色、呼吸、心律、心率和血压的变化。心肌炎常有传导阻滞或早搏存在，对有高度房室传导阻滞和严重心律失常者需持续心电监护，发现问题及时与医生联系采取紧急措施。护士做好抢救药品和器械的准备。

【健康指导】

向患儿及家长讲解本病的病因、进行相关检查的目的；介绍治疗、护理措施的意图，争取他们的理解和支持；介绍患儿的病情和预后，减轻他们的心理压力；强调休息对本病治疗和恢复的重要作用，确保休息措施执行到位。告知家长预防呼吸道感染和消化道感染的常识。出院宣教应包括嘱患儿家长按医嘱服药、抗心律失常药物用药方法、药物毒、副作用观察；介绍那些情况需要及时就诊，常规复诊的时间安排。

第四节 小儿心脏骤停

心脏骤停是临床上最危重的急症，表现为心跳停止随即呼吸停止、意识丧失或抽搐，脉搏消失，血压测不出。心电图显示心脏停搏或心室纤颤。此时患儿濒临死亡，如抢救及时可能起死回生。

【病因】

引起小儿心脏骤停的原因很多，主要有以下方面。

（1）窒息　是小儿心脏骤停的主要直接原因。

（2）突发意外事件　严重外伤及大出血、中毒、淹溺和电击等。

（3）心脏疾患　心肌炎、心肌病、先天性心脏病、严重心律失常等。

（4）药物中毒及过敏　强心苷中毒、青霉素过敏、血清反应等。

（5）电解质紊乱及酸碱平衡失调　血钾过高或过低、低血钙喉痉挛。

（6）医源性因素　心导管检查或造影、麻醉意外、心脏手术等。

（7）婴儿猝死综合征　指外表似乎完全健康的婴儿突然意外死亡，死后虽经尸检亦未能确定其致死原因者。

【发病机制】

1. 缺氧

心脏骤停首先导致缺氧。缺氧可导致心肌劳损、使心肌收缩力减弱，严重时心率减慢，心排血量减少，血压下降，心律失常和代谢性酸中毒，从而抑制心肌收缩力，可使心脏出现心室纤颤而致心脏停搏。严重缺氧使脑组织受损，因此，一旦呼吸心跳停止，脑血循环停止，迅速进入昏迷状态，心跳呼吸停止 4～6min 即可导致脑细胞发生不可逆性损伤。

2. CO_2 潴留

一旦心脏骤停，呼吸随即停止，体内即出现 CO_2 潴留。CO_2 浓度增高可抑制窦房结的传导，导致心动过缓和心律不齐，并直接抑制心肌收缩力。CO_2 潴留还可引起脑血管扩张，导致脑水肿发生。

【临床表现】

（1）意识突然丧失，面色苍白并迅速转为发绀。

（2）大动脉搏动消失，血压测不出。

（3）呼吸骤停或严重呼吸困难。

（4）出现抽搐、瞳孔散大，对光反射消失。

（5）心音消失，微弱或进行性心率下降，年长儿心率 <30 次/分，婴幼儿 <80 次/分，新生儿 <100 次/分。

【辅助检查】

心电图显示：①心脏完全停搏，呈一水平直线或仅有 P 波；②缓慢而无效的心室波；③心室纤颤。

【治疗要点】

心肺脑复苏分为基础生命支持、进一步生命支持和延续生命支持三个阶段。心肺脑复苏成功的关键是时间，在心脏停搏 4min 内开始基础生命支持，8min 内开始进一步生命支持的患儿恢复出院率最高。

（一）基础生命支持

又称为初期复苏或现场急救，现场分秒必争地实施的徒手心肺复苏技术，尽快恢复患儿肺部气体交换以及全身血液和氧的供应。实施程序如下。

1. 实施前评估

实施前救护者要迅速判断患者的意识、是否有呼吸、心跳，具体方法如下。

（1）判断意识与反应 轻拍患者的肩部并大声呼叫，若患者无反应，立即用手按压其眼眶上缘或人中穴，若仍无反应即可判断其意识丧失。

（2）判断有无呼吸 救护者将耳部贴近患者口鼻，聆听有无呼气声，同时用面颊感觉有无气流，用眼睛观察胸廓有无起伏。若无呼吸征象即可判断其呼吸停止。

（3）触摸大动脉搏动 1 岁以上小儿，颈动脉搏动易触及。1 岁以下小儿，由于颈部短而圆胖，颈动脉很难迅速找到且有可能压迫气道，可触摸肱动脉或股动脉搏动。在肘窝上，于肱二头肌腱上内侧可摸到肱动脉的搏动。在腹股沟韧带稍内侧的下方，能摸到股动脉搏动。应当注意，无反应、无呼吸的患儿常常心率减慢或无心率，因此不必反复触摸脉搏或听心音，以免延误抢救时机。

2. 胸外心脏按压（C，circulation）

部位在两侧肋弓交点处的胸骨下切迹上两横指上方，或婴儿乳头连线与胸骨交点下一横指处，或胸骨中、下 1/3 交界处。年长儿用双手掌法，幼儿可用单手掌法；婴儿用双拇指重叠环抱按压法，新生儿亦可采用环抱法或单手示指、中指按压法。按压频率至少 100 次/分，胸外心脏按压 30 次后实施人工呼吸 2 次；按压深度以胸廓下陷胸腔前后径 1/3 ~ 1/2（儿童大约 2 ~ 3cm，婴儿大约 1 ~ 2cm），以产生大动脉搏动为度。

3. 开放呼吸道（A，airway）

首先清除呼吸道内的分泌物、异物或呕吐物，将患儿头向后仰，抬高下颌，清除呼吸道及口内异物；淹溺者迅速将患儿转为俯卧位，救治者用手托起胃部，使头低腰高将水压迫排出。

4. 人工呼吸（B，breathing）

用人工方法使肺、膈肌和胸廓运动，使气体被动地排除进出肺，以维持机体氧的供给并排出二氧化碳。

（1）口对口人工呼吸 救护者一只手的拇指、示指捏紧患者鼻孔，另一只手托下颌并使患者口唇张开。救护者吸气后，张开嘴，紧贴患者的嘴（要把患者的口部完全包住呈密封状）连续的吹气 2 次，每次吹气时间不少于 1s，以便打开阻塞的呼吸道和小的肺泡，避免肺脏回缩。每次吹气量儿童 150 ~ 200ml，婴儿 30 ~ 50ml。每次吹气完毕后，要立即与患者口部脱离，同时松开捏鼻孔的手，此时患儿的胸部依靠其自身弹性自动回缩、胸部下陷、气流从口鼻呼出；救护者要利用患者呼气的时间段吸入新鲜空气，以便在患者呼气结束后做第二次吹气。

（2）口对鼻人工呼吸法 主要适用于抢救婴幼儿或牙关紧闭而不能张口者或口腔有严重损伤者。在保持气道通畅的前提下，救护者于深吸气后以口唇包住患者的鼻孔，用力向其鼻孔内吹气。吹气时注意用一只手提起患者的下颌，使上下唇合拢，口部闭住，呼气时松开。吹气频率和吹气量同口对口人工呼吸。

（3）口咽通气道的应用 将"S"形口咽管沿患儿的舌面插入咽部，口咽管的腭部压紧患者的口唇，勿漏气。术者捏紧患儿的鼻孔，吸气后经口咽管的另一端将气吹入。

5. 心肺复苏成功的标志

能扪到患儿颈、肱、股动脉搏动；患儿自主呼吸回复、意识恢复，瞳孔由大变小，口唇、甲床颜色转红，收缩压＞60mmHg（8kPa），为组织灌流量和氧供给量基本满足需要的最早指征。

6. 注意事项

（1）心脏骤停患者早期85%～90%是室颤，治疗室颤最有效的方法是尽早实施体外除颤（AED），心肺复苏与体外除颤的早期有效配合使用，是抢救心跳、呼吸骤停的最有效手段。

（2）实施胸外心脏按压和人工呼吸5个循环后再次评估脉搏、呼吸。有呼吸、无脉搏，继续心脏按压；如有脉搏无呼吸，继续人工呼吸；如仍无脉搏、呼吸，重复上述步骤。直至患者呼吸、心跳恢复，或实施复苏30min无效由医生判断患者已经死亡。

（3）胸外心脏按压与人工通气之比30∶2（新生儿除外）。

（4）胸外按压时要节奏均匀、用力适度、不可用力过猛，以免引起胸骨、肋骨骨折或发生血胸、气胸。

（5）抢救人员应每2min进行轮换，以免因救护者疲劳而引起按压质量的下降。应在进行人工呼吸的时间段进行抢救人员变换，而不影响胸部按压。

（二）进一步生命支持

1. 建立人工气道

采用通气管、气管插管、气管切开术、环甲膜穿刺术开放气道。

2. 呼吸支持

采用简易气囊呼吸器、人工呼吸机维持有效呼吸。

3. 循环支持

（1）建立静脉通路　最好选用静脉留置针开放两条静脉通路。

（2）除颤　对心室颤动者选用胸外直流电除颤，发现室颤或心跳骤停2min内可立即除颤；或心跳骤停未及时发现者，必须在基础生命支持2min后进行除颤，以2J/kg的电功率除颤。

（3）按医嘱用复苏药物　在人工呼吸和心脏按压的同时，应根据心电图监护显示心跳骤停的类型，由静脉或气管内滴注复苏药物。如心跳停搏选用1∶1000肾上腺素；心搏徐缓选用阿托品；室性心动过速选用利多卡因，酸中毒应用碳酸氢钠纠正等。

4. 明确诊断

尽可能迅速进行心电监护和必要的血流动力学监测，明确病因和心律失常的类型，以便采取相应的救护措施。

5. 记录

及时准确记录抢救效果、抢救过程及抢救用药。

（三）延续生命支持

延续生命支持阶段重点是脑保护、脑复苏及复苏后的疾病和多器官衰竭的防治。除此之外还应严密监测心、肺、肝、肾功能、凝血功能和消化器官的功能。此时患儿仍面临脑缺氧性损害、心律失常、低血压、电解质紊乱及继发感染等威胁，因此须专人监护。

（1）监测生命体征及血氧饱和度、血气及电解质的变化；

（2）注意神志、精神、瞳孔及周围循环的变化并记录；

（3）加强呼吸管理，定时湿化呼吸道，及时吸痰，保持呼吸道通畅；

（4）维持有效循环及水电解质平衡，准确记录出入量，保证热量供给；

（5）维持正常体温，高热时给予药物或物理降温，体温过低适当保温；

（6）作好口腔、鼻、眼及皮肤护理，防止继发感染；

（7）备好一切急救用品；

（8）作好患儿家长心理护理，消除恐惧心理。

【健康指导】

在心脏骤停后即刻进行心肺复苏通常是最为有效的，故提倡第一目击者，如家属、同事或路人等立即对发生在身边的患者实施心肺复苏。但目前我国，对于意外发生时自救和互救的急救技能普及还很不足。因此，应逐渐向社会公众普及在意外来临时保证自身的安全，并及时对身边的人实施救助的急救知识，尤其是心肺复苏技术，提高公众应对突发事件的应急能力。

第五节　急性充血性心力衰竭

急性心功能不全又称充血性心力衰竭，是指心脏在有充足回心血量的前提下，心搏出量不能满足周身循环和组织代谢的需要，而出现的一种病理生理状态。主要表现为心功能减退、体循环充血、肺循环淤血。急性心功能不全是小儿时期常见的急危重症之一。

【病因】

1. 心血管因素

心肌病变引起心肌收缩力减弱（如心肌炎、心内膜弹力纤维增生症、风湿性心脏病、心糖原累积症等）；心脏容量负荷过重（如左向右分流型先天性心脏病）；心脏梗阻性病变（如心瓣膜狭窄、主动脉狭窄等）。

2. 非心血管因素

因心脏负荷过重引起继发性心肌收缩力下降，包括呼吸系统疾病如肺炎、支气管哮喘等；泌尿系统疾病如急性肾炎严重循环充血；其他如重度贫血、甲状腺功能亢进、电解质紊乱和酸中毒等。

3. 常见诱因

急性心力衰竭有多种诱发因素，主要是急性感染、输液或输血过量或过速、体力活动过度、情绪变化、手术、严重失血及各种原因造成的心律失常等。

【发病机制】

从心脏功能正常发展到心功能不全，会经过心肌肥厚，心脏扩大和心率加快等代偿过程。由于心肌纤维伸长和增厚，收缩力得以增强，排血量相应增多。若病因持续存在，则代偿性改变继续保持，心肌能量消耗增多、供血相对不足，心肌收缩速度减慢，收缩力减弱。在心率超过一定限度时，舒张期缩短，心室不能充分充盈，心排血量反而减少。在心排血量虽经代偿不能满足机体代谢需要时，即出现心力衰竭。此型称为低输出量心力衰竭。

若由于重度贫血、甲状腺功能亢进、组织缺氧、动静脉瘘等引起的心功能不全，体循环量增多，静脉回流量和心排血量高于正常；心衰发生后，心排血量相对减少，但仍可超过正常休息时心排血量，称为高输出量心力衰竭。

由于心室收缩期排血量减少，心室内残余血量增多，舒张期充盈压增高，可同时发生组织缺氧以及心房、静脉淤血。组织缺氧又引起血液重新分布，肾血管收缩后，肾血流量减少，肾小球滤过率降低，肾素分泌增加，继而醛固酮分泌加多，使肾小管对钠的重吸收增多，体内水钠潴留、血容量增多，体液淤积在组织间隙等处。

【临床表现】

1. 年长儿心功能不全的临床表现

年长儿心功能不全的临床表现与成人相似，主要表现为乏力、安静时心率、呼吸增快，活动后气急、食欲减退、腹痛、尿量减少、浮肿等。左心衰竭主要是肺循环淤血的表现（端坐呼吸、咳嗽、肺部可听到湿啰音），右心衰竭主要是体循环淤血的表现（颈静脉怒张，肝脏增大有压痛，肝颈反流试验阳性等）；左右心同时衰竭则出现上述两方面表现。心脏听诊除原发疾病的异常心音外，常可听到第一心音减低和奔马律。

2. 婴幼儿心功能不全的临床表现

呼吸增快、表浅，频率可达 50～100 次/分；喂养困难，体重增长缓慢；烦躁多汗、哭声低弱、肺部可闻及干啰音或哮鸣音；浮肿首先见于颜面部和眼睑；严重时鼻唇三角区青紫、紫绀。

3. 临床诊断标准

（1）安静时心率增快，婴儿＞180 次/分，幼儿＞160 次/分，不能用发热或缺氧解释。

（2）呼吸困难、青紫突然加重，安静时呼吸达＞60 次/分。

（3）肝大达肋下 3cm 以上，或短时间内较前增大。

（4）心音明显低钝或出现奔马律。

（5）突然出现烦躁不安，面色苍白或发灰，但不能用原发病解释。

（6）尿少、下肢水肿。

上述 1～4 项为主要临床诊断依据，尚可根据其他表现和 1～2 项辅助检查综合分析。

【辅助检查】

1. 胸部 X 线检查

多呈心影扩大、搏动减弱、肺纹理增多、肺部淤血。

2. 心电图

不能表明是否有心功能不全，但可指导洋地黄用药、监测洋地黄中毒的表现。

3. 超声心动图检查

可以明确测出心房、心室腔扩大，心室收缩时间间期延长，左心室射血分数降低。

【治疗要点】

本症治疗主要是采取综合措施，除休息、吸氧、镇静外，还要用速效强心苷制剂、快速强效利尿剂及血管扩张剂，积极祛除病因及诱因，并给予促进心肌代谢的药物。

【护理评估】

1. 健康史

有无先天性心脏病、心肌炎、重度贫血、甲状腺功能亢进、组织缺氧、动静脉瘘等疾病。有无输液或输血过量或过速、手术、严重失血等诱因。

2. 身体状况

精神状态、面色、食欲、心率、呼吸频率、尿量、浮肿的部位和程度；肺循环淤血、体循环淤血的表现。超声心动图检查结果。

3. 心理－社会状况

评估引起体力活动过度、情绪变化的原因。

【护理问题】

（1）气体交换受损　与肺循环淤血有关。

（2）活动无耐力　与心排血量不能满足机体代谢需要、组织缺氧有关。

（3）体液过多　与体内水钠潴留、血容量增多，体液淤积在组织间隙有关。

（4）潜在并发症　洋地黄中毒。

【护理措施】

1. 促进心脏功能恢复

（1）减轻心脏负荷　取半卧位休息，床头抬高15°～30°。左心衰竭时，患儿置于半卧位或坐位，双腿下垂，减少回心血量；青紫型先天性心脏病患儿取膝胸卧位。

（2）避免心负荷加重　避免患儿用力（如哭闹、用力排便等），尽量减少刺激，帮助患儿翻身、将常用的物品或喜爱的玩具放在身边伸手可取的位置等；必要时按医嘱应用镇静药物；输液时速度宜慢，一般每小时<5ml/kg。

（3）密切观察患儿的生命体征及精神状态、肢体温度和尿量等，并记录。

（4）按医嘱应用强心苷、血管扩张剂及利尿药物，观察患儿用药后心率、心律、血压、尿量等，及时评估用药效果。

2. 提高活动耐力

（1）加强患儿的日常生活护理，给易消化、营养丰富的食物，注意少食多餐，必要时按医嘱给静脉营养，但输入速度要慢；尽量避免情绪激动和紧张。

（2）按医嘱给予氧气吸入，急性肺水肿患儿吸氧时可用50%的乙醇湿化，以降低肺泡内泡沫的表面张力使之破裂，改善气体交换以提高活动耐力。

（3）制定合适的活动计划，根据心功能分级安排不同的休息，心功能Ⅱ级者应增加休息时间，但可起床在室内做轻微体力活动；心功能Ⅲ级者应限制活动，增加卧床时间；心功能Ⅳ级者应绝对卧床休息。随着心功能的恢复可逐步增加活动量。

3. 控制钠、水入量

给予低盐饮食，重症患儿可给无盐饮食；静脉补液时滴速不可过快；评估水肿的进展情况，必要时按医嘱用利尿药物。

4. 预防强心苷中毒

（1）给药前　若静脉注射，配药时须用1ml注射器准确抽取药液，以10%或25%

的葡萄糖液稀释；每次注射前须先测患儿脉搏（必要时测心率），须测1min，若发现脉率缓慢（年长儿＜60次/分；婴幼儿＜80次/分）或脉律不齐，应及时与医生联系决定是否继续用药；若心电图监护记录显示P－R间期较用药前延长50%或出现室性期前收缩等，须立即停止用药。

（2）给药时　静脉注射速度要慢（不少于5min），密切观察患儿脉搏变化；不能与其他药液混合注射。

（3）给药后　用药后1～2h要监测患儿心率和心律，并注意心力衰竭表现是否改善。

（4）用药期间　因低钾血症是导致强心苷中毒反应较常见的诱因，须给患儿进食富含钾的食物，或按医嘱给氯化钾溶液；暂停进食钙含量高的食物，因钙对强心苷有协同作用，易引起洋地黄中毒反应；密切观察患儿有无中毒表现，若发现应及时报告医生，并备好钾盐、阿托品等药物，按医嘱应用。

【健康指导】

向患儿及家长介绍有关心衰的知识、诱发因素及治疗措施；根据患儿的病情制定适宜的休息、饮食及生活制度；多安慰患儿及家长，减轻焦虑。教会年长患儿及家长自我监测脉搏的方法；介绍所用药物的名称、作用、剂量、给药的方法、常见副作用，尤其是洋地黄中毒的表现及预防措施。

目标检测

一、填空题

1. 左向右分流型先天性心脏病包括：（　　）、（　　）、（　　）。
2. 左向右分流型先天性心脏病常见的并发症有：（　　）、（　　）、（　　）。
3. 法洛四联症的4种畸形是：（　　）、（　　）、（　　）、（　　）。
4. 法洛四联症常见的并发症有：（　　）、（　　）、（　　）。

二、选择题

1. 形成先天性心脏畸形的时间主要在（　　）
   A. 胚胎发育的2～8周　　　B. 胚胎发育的4～10周　　　C. 胚胎发育的6～12周
   D. 胚胎发育的8～12周　　　E. 胚胎发育的16～20周
2. 正常5岁小儿血压为（　　）
   A. 60/40mmHg　　　　　　B. 70/50mmHg　　　　　　C. 80/60mmHg
   D. 90/60mmHg　　　　　　E. 90/80mmHg
3. 先天性心脏病患儿仅出现下半身青紫，首先应考虑是（　　）
   A. 肺动脉狭窄　　　　　　B. 室间隔缺损　　　　　　C. 大动脉错位
   D. 动脉导管未闭　　　　　E. 法洛四联症
4. 常见的青紫型先天性心脏病是（　　）
   A. 肺动脉狭窄　　　　　　B. 房间隔缺损　　　　　　C. 法洛四联症
   D. 动脉导管未闭　　　　　E. 室间隔缺损
5. 无分流型先天性心脏病是（　　）

A. 肺动脉狭窄   B. 大动脉错位   C. 房间隔缺损

D. 法洛四联症   E. 动脉导管未闭

6. 法洛四联症患儿青紫的严重程度取决于（   ）

     A. 室间隔缺损大   B. 肺动脉狭窄程度   C. 卵圆孔是否关闭

     D. 右心室是否肥大   E. 主动脉骑跨程度

7. 先天性心脏病手术前最重要的确诊方法为（   ）

     A. 心脏三位相 X 线片   B. 心电图检查   C. 超声心动图检查

     D. 多普勒彩色血液显像   E. 心导管检查和心血管造影

8. 患儿，女，2 岁，消瘦，哭闹时口唇及面部青紫，平静后消失，多次上呼吸道感染。查体：胸骨左缘 2 ~ 3 肋间可闻及收缩期杂音，肺动脉瓣区第二心音亢进，并固定分裂。该患儿最可能的诊断是（   ）

     A. 室间隔缺损   B. 房间隔缺损   C. 动脉导管未闭

     D. 法洛四联症   E. 主动脉狭窄

9. 患儿，男，4 岁。从小体弱、活动后易疲劳伴气促、多汗，易患上呼吸道感染，多次因肺炎住院。查体：胸骨左缘第 2 肋间可闻及连续性机器样杂音，并有毛细血管搏动及股动脉枪击音。应考虑该患儿为（   ）

     A. 室间隔缺损   B. 房间隔缺损   C. 动脉导管未闭

     D. 法洛四联症   E. 肺动脉狭窄

10. 患儿，男，1 岁，诊断室间隔缺损 6 个月。3 天前出现发热、咳嗽，近 1 天来，咳嗽明显、呼吸急促，三凹症明显，尿少，急诊入院。查体：T 38℃、P 180 次/分，R 45 次/分，胸骨左缘 3 ~ 4 肋间闻及Ⅲ～Ⅳ级全收缩期杂音，肝肋下 3cm。该患儿可能出现（   ）

     A. 亚急性细菌性心内膜炎   B. 支气管肺炎   C. 呼吸衰竭

     D. 充血性心力衰竭   E. 脑缺氧发作

11. 患儿，2 岁，生后 5 个月出现青紫，哭闹、活动后明显加重，该患儿生长发育落后，喜蹲踞，有杵状指，心前区有明显杂音，患儿可能为（   ）

     A. 房间隔缺损   B. 室间隔缺损   C. 动脉导管未闭

     D. 肺动脉狭窄   E. 法洛四联症

12. 患儿，5 岁，自幼口唇发绀，生长发育落后，活动后喜蹲踞。今晨突然发生意识障碍，惊厥。可能发生了（   ）

     A. 颅内出血   B. 化脓性脑膜炎   C. 高血压脑病

     D. 脑缺氧发作   E. 低血糖

（13 ~ 15 题共用题干）

李某，女，5 月，咳嗽、气急伴发热 3 天。自幼反复呼吸道感染。查体：呼吸急促，口周青紫，双肺闻及细湿啰音，胸骨左缘第 2 肋间听到连续性机器样杂音，肺动脉瓣区第二心音增强。

13. 该患儿的诊断是（   ）

     A. 充血性心力衰竭、室间隔缺损   B. 支气管肺炎、动脉导管未闭

    C. 缺氧发作、法洛四联症   D. 支气管肺炎、房间隔缺损

    E. 亚急性细菌性心内膜炎、肺动脉狭窄

14. 该类型先天性心脏病有显著性肺动脉高压时可出现（　　）

    A. 头面部青紫   B. 上半身青紫   C. 全身青紫

    D. 下半身青紫   E. 口唇、指甲（趾）青紫

15. 患儿入院后2天出现气急明显、极度烦躁、面色青紫，心率186次/分，肝肋下3cm，双足背轻度水肿。考虑最可能合并（　　）

    A. 脑栓塞   B. 亚急性心内膜炎   C. 心力衰竭

    D. 脑缺氧发作   E. 脓气胸

（16~18题共用题干）

    患儿，男，出生3天，吃奶易呛咳，哭闹后口周青紫，无抽搐。查体：胸骨左缘第1~2肋间闻及Ⅲ级机器样杂音，P_2亢进，胸片示肺血管增多。

16. 最可能的诊断是（　　）

    A. 房间隔缺损   B. 室间隔缺损   C. 动脉导管未闭

    D. 肺动脉瓣狭窄   E. 法洛四联症

17. 首选治疗药物是（　　）

    A. 抗生素   B. 利尿剂   C. 氧气吸入

    D. 吲哚美辛（消炎痛）   E. 血管扩张剂

18. 重要的护理措施是（　　）

    A. 避免哭闹   B. 拍背、吸痰   C. 雾化吸入

    D. 增减衣服   E. 新鲜空气，安静环境

（19~21题共用题干）

    患儿，男，3岁，从生后6个月开始出现口唇青紫，并逐渐加重，活动后喜蹲踞。查体：胸骨左缘第3肋间有Ⅲ级粗糙的收缩期喷射性杂音，肺动脉瓣区第二心音明显减弱。

19. 最有可能诊断是（　　）

    A. 室间隔缺损   B. 房间隔缺损   C. 动脉导管未闭

    D. 大动脉转位   E. 法洛四联症

20. 患儿哭闹后出现面色青紫，呼之不应，可能是（　　）

    A. 肺动脉高压   B. 缺氧发作   C. 脑出血

    D. 脑栓塞   E. 心力衰竭

21. 治疗首选药物是（　　）

    A. 吗啡   B. 抗生素   C. 利尿剂

    D. 碳酸氢钠   E. 洋地黄类

三、简答题

1. 无青紫型先天性心脏病患儿常见并发症有哪些？预防措施有哪些？

2. 法洛四联症患儿常见并发症有哪些？预防措施有哪些？

四、**案例分析**

患儿，女，2岁，生后4个月体检时听到心脏有杂音，半岁时诊断为房间隔缺损。3天前出现间断发热、咳嗽、咳痰，近1天来，咳嗽明显、呼吸急促，尿少，急诊入院。查体：体温38.6℃，脉搏170次/分，呼吸43次/分，体重11kg，身高80cm。患儿消瘦，面色及口唇紫绀，呼吸急促，三凹症明显，心前区隆起，双肺闻及细湿啰音，胸骨左缘第2～3肋间闻及Ⅱ～Ⅲ级收缩期喷射性杂音，肺动脉瓣区第二音增强，肝肋下3cm。请提出2～3个主要的护理问题，并制定护理措施。

（王冬黎 王萍）

血液系统疾病患儿的护理

知识目标

　　掌握小儿贫血及生理性贫血的定义、营养性缺铁性贫血的常见病因、临床表现及护理措施、缺铁性贫血患儿应用铁剂时的注意事项。

　　熟悉正常小儿造血及血液特点、各年龄期贫血的诊断标准、出血性疾病的临床表现与护理。

　　了解小儿贫血的常见病因、急性白血病病因、临床表现及护理。

能力目标

　　熟练掌握血液系统疾病患儿如何通过护理程序的工作方法进行整体护理。

　　学会应用小儿血液系统有关知识对个体、家庭和社区提供保健指导与卫生宣教。

　　本章介绍了营养性缺铁性贫血、营养性巨幼红细胞性贫血、特发性血小板减少性紫癜、急性白血病、血友病的护理；并对小儿造血和血液特点及小儿贫血概述做了简单介绍；其中贫血分度、营养性缺铁性贫血患儿使用铁剂的要求、营养性巨幼红细胞性贫血的主要临床表现及治疗是护士执业资格考试常考内容。

第一节　小儿造血及血液特点

一、造血特点

小儿造血分胚胎期造血及生后造血。

（一）胚胎期造血

根据造血组织发育和造血部位发生的先后，将此期分为3个不同的阶段。

1. 中胚叶造血期

约自胚胎第 3 周开始出现卵黄囊造血，之后在中胚叶组织中出现广泛的原始造血成分，主要为原始有核红细胞。在胚胎第 6 周后，中胚叶造血功能开始减退，初级原始红细胞逐渐减少，至第 12 ~ 15 周后消失。

2. 肝、脾造血期

胎儿中期以肝脏造血为主。肝脏造血约自胚胎第 6 ~ 8 周开始，4 ~ 5 个月达高峰，6 个月后逐渐减退，约于出生时停止。肝造血主要造红细胞，也可产生少量的粒细胞和巨核细胞。

约于胚胎第 8 周脾脏开始造血，主要产生粒细胞、红细胞和少量淋巴细胞。胎儿 5 个月后，脾脏造红细胞和粒细胞的功能逐渐减退，至出生时成为终生造淋巴细胞的器官。

约于胚胎第 8 ~ 11 周开始，胸腺和淋巴结参与造淋巴细胞，从此淋巴结成为终生造淋巴细胞和浆细胞的器官。

3. 骨髓造血期

胚胎第 6 周时骨髓腔发育已初具规模，但其造血功能在第 6 个月后才渐趋稳定，成为胎儿后期造血的主要场所，出生 2 ~ 5 周后骨髓成为唯一的造血场所。

（二）出生后造血

生后造血为胚胎期造血的延续。

1. 骨髓造血

出生后主要是骨髓造血。婴幼儿期所有骨髓均为红髓，全部参与造血，以满足生长发育的需要。5 ~ 7 岁开始，长骨中的红髓逐渐被脂肪组织（黄髓）所代替，至成年时红髓仅限于颅骨、胸骨、肋骨、肩胛骨、脊柱、盆骨等短骨或不规则骨及长骨近端。黄髓虽造血功能不活跃，但具有造血潜能，当需要增加造血时，黄髓可转变为红髓而造血。小儿在出生后头几年，由于缺少黄髓，造血的代偿能力低。当需要增加造血时，就容易出现髓外造血。

2. 髓外造血

在正常情况下，髓外造血极少。当严重感染或溶血性贫血等需要增加造血时，肝、脾、淋巴结又恢复到胎儿时期的造血状态，表现为肝、脾、淋巴结肿大，外周血中可见幼红细胞或（和）幼稚粒细胞。当病因消除、贫血纠正后髓外造血亦随之停止。

二、血液特点

各年龄期小儿的血常规均有其特点。

（一）红细胞数与血红蛋白量

由于胎儿时期处于相对缺氧状态，红细胞数及血红蛋白量较高，出生时红细胞约为 $(5.0 ~ 7.0) \times 10^{12}$/L，血红蛋白量约为 150 ~ 220g/L。出生后随着自主呼吸的建立，血氧含量增加，红细胞生成素减少，骨髓造血功能暂时性降低；胎儿红细胞寿命较短，且破坏增加（生理性溶血）；加之婴儿期生长发育迅速，血循环量增加等因素，红细胞数和血红蛋白量逐渐降低，至生后 10 天左右较出生时约减少 20%；至生后 2 ~ 3 个月时，红细胞降至 $3.0 \times 10^{12}/L$，血红蛋白降至 110g/L 左右，出现轻度贫血，称为"生理性贫血"。此种贫血在早产儿发生更早，程度更重。"生理性贫血"呈自限性经过，3个月后，红细胞生成素的增加，红细胞和血红蛋白量又逐渐上升，约至 12 岁时达成人水平。小儿生理性贫血是生后 2～3 月内小儿普遍发生的一种贫血，此种贫血不是因为造血物质不足，也不是因为骨髓造血功能异常，而是小儿一种正常的生理现象。

（二）白细胞数与分类

初生时白细胞总数为 $(15～20) \times 10^9/L$，生后 6～12h 达 $(21～28) \times 10^9/L$，以后逐渐下降，至生后 10 天左右降至 $12 \times 10^9/L$；婴儿期白细胞数维持在 $10 \times 10^9/L$ 左右，8 岁后接近成人 $[(4～10) \times 10^9/L]$ 水平。

出生时中性粒细胞约占 65%，淋巴细胞占 30%。随着白细胞总数的下降，中性粒细胞比例也相应下降，生后 4～6 天时两者比例约相等；以后随着淋巴细胞比例的上升，婴幼儿期淋巴细胞约占 60%，中性粒细胞约占 35%，至 4～6 岁时两者又相等；以后中性粒细胞比例增多，分类逐渐达成人值。嗜酸性粒细胞、嗜碱性粒细胞及单核细胞各年龄期相差不大。

（三）血小板数

与成人差别不大，约为 $(150～250) \times 10^9/L$。

（四）血红蛋白种类

出生时，血红蛋白以胎儿血红蛋白（HbF）为主，平均占 70%，出生后 HbF 迅速被成人型血红蛋白（HbA）代替，至 4 月龄时 HbF <20%，1 岁时 HbF <5%，2 岁后达成人水平，HbF <2%。了解人类血红蛋白的演变过程，对某些遗传性溶血性贫血的诊断有一定的意义，如 β 型地中海贫血，HbF 升高是诊断的主要依据。

（五）血容量

小儿血容量相对比成人多，新生儿血容量约占体重的 10%，平均为 300ml，儿童约占体重的 8%～10%，成人约占体重的 6%～8%。

第二节　小儿贫血概述

贫血是小儿时期常见的一种症状，由于小儿时期特殊的生理特点，分为生理性贫血和病理性贫血。引起病理性贫血的原因非常复杂，其中，因造血物质缺乏所引起的营养性缺铁性贫血是小儿时期最多见的类型，主要包括营养性缺铁性贫血和营养性巨幼红细胞性贫血。

一、贫血的定义

贫血是指末梢血中单位容积内红细胞数或血红蛋白量低于正常。小儿贫血的国内诊断标准是：新生儿期血红蛋白（Hb）<145g/L，1～4 个月时 Hb <90g/L，4～6 个月时 Hb <100g/L，6 个月以上则按世界卫生组织标准：6 个月～6 岁者 Hb <110g/L，6～14 岁 Hb <120g/L 为贫血。海拔每升高 1000m，血红蛋白上升 4%。

二、贫血的分度

根据外周血中血红蛋白含量或红细胞数可将贫血分为轻、中、重、极重四度（表10－1）。

表 10－1　贫血的分度

	轻度	中度	重度	极重度
血红蛋白量（g/L）	90~120	60~90	30~60	<30
红细胞数（×10^{12}/L）	3~4	2~3	1~2	<1

三、贫血的分类

一般采用病因和形态学分类。

（一）病因学分类

根据引起贫血的原因和发病机制分类如下。

1. 红细胞及血红蛋白生成不足

（1）造血物质缺乏　如缺铁性贫血（铁缺乏），营养性巨幼红细胞性贫血（维生素 B_{12}、叶酸缺乏），维生素 B_6 缺乏性贫血、维生素 C 缺乏等。

（2）骨髓造血功能障碍　如再生障碍性贫血，各种原因如放射线、化学物质、药物等。

（3）各种疾病抑制骨髓造血功能　如感染性疾病、慢性肾脏疾病和恶性肿瘤（以白血病为主）等。

2. 溶血性贫血

可由红细胞内在异常因素或外在因素引起红细胞破坏过多。如 G－6－PD 缺陷症（蚕豆病）、海洋性贫血、遗传性球形细胞增多症等。

3. 失血性贫血

包括急性和慢性失血性贫血。

（二）形态学分类

根据红细胞平均容积（MCV）、红细胞平均血红蛋白量（MCH）和红细胞平均血红蛋白浓度（MCHC）的值将贫血分为四类，见表10－2。

表 10－2　贫血的细胞形态分类

	MCV（fl）	MCH（pg）	MCHC（%）	常见疾病
正常值	80~94	28~32	32~38	——
大细胞性贫血	>94	>32	32~38	巨幼红细胞性贫血
正细胞性	80~94	28~32	32~38	再障，失血性贫血
单纯小细胞性	<80	<28	32~38	慢性感染，肾脏疾病
小细胞低色素性	<80	<28	<32	缺铁性贫血，地中海贫血

第三节 营养性缺铁性贫血

【引导案例】

病历摘要：患儿，男，8个月。生后人工喂养，未加辅食。近1个月以来，面色逐渐苍白，精神食欲差，不爱活动。

体格检查：营养中等，皮肤、睑结膜、口唇、甲床苍白。肝肋下3cm，脾肋下1cm，质软。

实验室检查：血红蛋白70g/L，红细胞3.0×10^{12}/L。血涂片显示红细胞大小不等，以小者为多，中央淡染区扩大。入院后诊断为营养性缺铁性贫血。

作为护士该从哪几方面对该患儿进行护理评估？患儿目前存在以及可能出现哪些护理问题？根据患儿现存的、潜在的护理问题制定护理措施？

缺铁性贫血是由体内铁缺乏致血红蛋白合成减少而引起的一种小细胞低色素性贫血。是小儿贫血中最常见者，遍及全球，以6个月~2岁的婴幼儿发病率最高，对小儿健康危害较大，是我国重点防治的小儿四大疾病之一。

【病因】

1. 先天储铁不足

胎儿期后3个月从母体获得的铁最多，平均每日可获得4mg铁，故足月新生儿从母体获得铁量足以满足其生后4~5个月之造血所需。如因早产、双胎、多胎、胎儿失血及孕母患严重缺铁性贫血可致胎儿储存铁减少。为了增加储铁，出生后将脐带结扎时间延迟，可使新生儿多获得约75ml血液（含铁40mg）。

2. 铁摄入不足

是小儿缺铁性贫血的主要原因。单纯的母乳、牛奶或谷物等低铁食品喂养而未及时添加辅食，年长儿偏食、挑食等致铁摄入量不足。

3. 生长发育快

婴儿期和青春期的小儿生长发育迅速，血容量增加也快；早产儿生长发育更快，其铁的需要量相对增加。成熟儿自生后4个月至3岁每日约需铁1mg/kg，早产儿约为2mg/kg，若不及时添加含铁丰富的辅食，易发生缺铁。

4. 吸收障碍

饮食搭配不合理影响铁的吸收，胃肠炎或消化道畸形、慢性腹泻可减少铁吸收，增加铁消耗，影响铁利用。

5. 丢失过多

正常婴儿每日排铁量相对较成人多。生后2个月的婴儿大便排出的铁比由食物中摄入的铁多。长期慢性失血可致铁缺乏，每失血1ml即损失0.5mg铁。用未经加热的鲜牛奶喂养婴儿，可因对蛋白过敏而发生慢性小肠出血；息肉、消化性溃疡、钩虫病等可致肠道慢性小量出血；鼻出血、初潮后少女月经量过多等均可致铁丢失过多。

【发病机制】

铁缺乏对机体各系统均有影响。

1. 对造血系统的影响

经小肠吸收的食物铁或衰老红细胞破坏释放的铁经运铁蛋白转运至幼红细胞及储铁组织。幼红细胞摄取的铁在线粒体内与原卟啉结合，形成血红素。后者再与珠蛋白结合成血红蛋白。缺铁时血红蛋白合成减少，新生的红细胞内血红蛋白含量不足，细胞浆较少；而缺铁对细胞的分裂、增殖影响小，故红细胞数量减少不如血红蛋白减少明显，从而形成小细胞低色素性贫血。

人体总铁的60%～70%存在于血红蛋白和肌红蛋白中，约30%以铁蛋白和含铁血黄素形式储存于肝、脾和骨髓称为储存铁，极少量存于含铁酶及血中。当铁供应不足时，储存铁可供造血所需，故缺铁早期无贫血表现。如缺铁进一步加重，使储存铁耗竭时，既有贫血表现。因此，缺铁性贫血是缺铁的晚期表现。

2. 对非造血系统的影响

铁缺乏使体内许多含铁酶和铁依赖酶活性下降，如单胺氧化酶、过氧化氢酶、过氧化物酶、细胞色素C等。这些酶活性与生物氧化、组织呼吸、神经介质合成与分解等密切相关。因此，铁缺乏使酶活性下降，细胞功能紊乱而出现一系列非造血系统表现。如上皮细胞退变、萎缩，出现口腔炎、舌炎、胃酸缺乏、小肠黏膜变薄致消化功能减退，反甲；神经功能紊乱出现精神神经行为；缺铁还可以引起细胞免疫功能及中性粒细胞功能下降致抗感染能力减低。

【临床表现】

任何年龄均可发病，以6个月～2岁多见。起病缓慢。

1. 一般表现

皮肤黏膜逐渐苍白，以唇、口腔黏膜及甲床最明显。易疲乏、无力，食欲减退，不爱活动，常有烦躁不安或精神不振。体重不增或增加缓慢。年长儿可诉头晕、耳鸣、眼前发黑等。

2. 髓外造血表现

肝、脾可轻度肿大。年龄愈小、病程愈长、贫血愈重，则肝脾肿大愈明显。淋巴结肿大较轻，质韧不硬。

3. 非造血系统表现

（1）消化系统 可出现食欲减退，呕吐，腹泻，少数有异食癖（如喜欢吃泥土，煤渣等），还可出现口腔炎、舌炎或舌乳头萎缩，重者可出现萎缩性胃炎或吸收不良综合征等。

（2）神经系统 可出现注意力不集中，易激惹，烦躁不安或萎靡不振，记忆力减退，学习成绩下降，智能多较同龄儿低以致影响心理的正常发育。

（3）心血管系统 明显贫血时心率加快，心脏扩大，重者心力衰竭。

（4）其他表现：如皮肤干燥、毛发枯黄易脱落、反甲（图10-1）、常合并感染等。

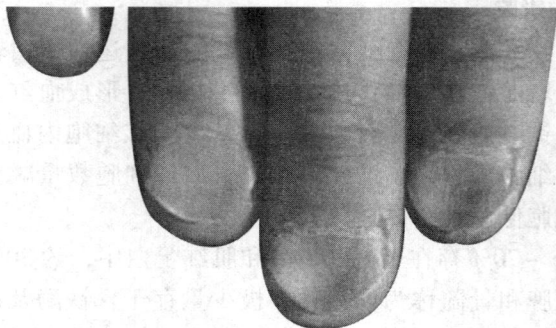

图 10－1　缺铁性贫血致反甲

【辅助检查】

1. 血常规

Hb 降低较 RBC 减少明显，呈小细胞低色素性贫血；网织红细胞数正常或轻度减少；红细胞大小不等，以小细胞为多，中央淡染区扩大（图 10－2，见书后彩图）。白细胞和血小板一般正常。

2. 骨髓常规

幼红细胞增生活跃，以中、晚幼红细胞增生为主；胞浆量少，细胞内外可染铁明显减少或消失；粒细胞系和巨核细胞系一般无明显改变。

3. 有关铁代谢检查

血清铁（SI）＜10.7μmol/L，血清铁蛋白（SF）＜12μg/L，总铁结合力（TIBC）＞62.7μmol/L，红细胞内游离原卟啉（FEP）＞0.9μmol/L，转铁蛋白和度（TS）＜15%。

【治疗原则】

关键是去除病因和补充铁剂。

1. 去除病因

喂养不当者应合理安排饮食，纠正不良的饮食习惯，增加含铁丰富及富含维生素 C 的食物，积极治疗原发病如驱除钩虫、手术治疗消化道畸形、控制慢性失血等。

2. 铁剂治疗

铁剂是治疗缺铁性贫血的特效药。多采用口服，剂量以元素铁计算，一般为 2～6mg/kg，每日 2～3 次。疗程至血红蛋白恢复正常后 2～3 个月左右停药。常用口服制剂有硫酸亚铁（含铁20%），富马酸铁（含铁30%）、葡萄糖酸亚铁（含铁11%）等。口服铁剂不能耐受或因长期腹泻、呕吐、胃肠手术等致吸收不良者可采用注射铁剂如右旋糖酐铁（注肌内注射铁剂局部可产生疼痛及荨麻疹，还可见发热、关节痛、头痛或局部淋巴结肿大等。注射铁剂的治疗效应并不比口服快，故须慎用）。

3. 输血治疗

一般不需要输血。严重贫血并发心功能不全或明显感染者可少量多次输注浓缩红细胞或压积红细胞，以尽快改善贫血症状。注意输注的量和速度。

【护理评估】

1. 健康史

询问有无先天储铁不足的病史，如孕期母亲有无严重贫血，是否早产、双胎、多胎及有无胎儿失血等；喂养史，了解患儿的喂养方法和饮食习惯；小儿的生长发育史，婴幼儿生长发育过快，对铁的需要量增多，如未及时补充铁而造成相对不足；有无铁丢失过多的情况等病因。

2. 身体状况

了解患儿贫血程度，观察皮肤黏膜及毛发、指甲情况，了解有无乏力、烦躁或萎靡、记忆力减退等，年长儿有无头晕、耳鸣、眼前发黑，贫血严重者要注意有无心血管系统改变，还应了解患儿有无异食癖、口腔炎、舌炎及生长发育情况。了解血液、骨髓检查及有关铁代谢检查结果。

3. 心理－社会情况

评估患儿及家长的心理状态，患儿有无因记忆力减退、成绩下降或智力低于同龄儿而自卑、焦虑或恐惧等心理，患儿及家长对本病的病因及防护知识的了解程度，对健康的需求及家庭背景等。

【护理问题】

（1）活动无耐力　与贫血致组织器官缺氧有关。

（2）营养失调——低于机体的需要量　与铁的供应不足，吸收不良，丢失过多或消耗增加有关。

（3）有感染的危险　与机体的免疫功能下降有关。

（4）潜在并发症——心力衰竭　与贫血、心率增快、心脏扩大有关。

（5）知识缺乏　家长及年长儿缺乏营养知识及本病的防护知识。

【护理措施】

1. 注意休息，适量活动

评估患儿活动能力，应根据其活动耐力下降情况制定活动强度、持续时间及休息方式，以不感到疲乏为度。

（1）对轻、中度贫血的患儿，一般不需卧床休息，但应避免剧烈运动。生活要有规律，做适合自身的运动，活动间歇使患儿充分休息，保证足够的睡眠。

（2）对重度贫血的患儿应注意休息，特别是活动后出现心悸、气短的患儿应卧床休息，减少氧耗。协助患儿的日常生活，各项治疗、护理操作集中进行，以免影响休息。

2. 合理安排饮食

（1）向家长或年长儿解释不良饮食习惯（如偏食、挑食、吃零食）会导致本病，帮助纠正不良饮食习惯。

（2）指导合理搭配患儿的膳食。告知家长含铁丰富且易吸收的食物如动物血、肉类、鱼类、肝脏及豆制品；维生素 C、稀盐酸、氨基酸、果糖等有利于铁的吸收，可与铁剂或含铁食品同时进食；茶、咖啡、牛奶、蛋类、麦麸、植物纤维、抗酸药物可抑制铁的吸收，应避免与含铁食品同食。鲜牛奶必须加热处理后喂养婴儿，以减少因过敏而致肠道出血。

（3）婴儿提倡母乳喂养，人乳含铁虽少，但吸收率高达 50%，而牛奶中铁的吸收率仅为 10%～25%。婴儿 6 个月后应逐渐减少奶类的每日摄入量，以便增加含铁丰富的固体食物。按时添加含铁丰富的辅食或补充铁强化食品如铁强化奶、铁强化食盐。

（4）指导家长对早产儿和低体重儿自生后 2 个月左右给予铁剂（元素铁每日 0.8～1.5mg/kg）预防，但每日不能超过 15mg。

3. 指导正确应用铁剂，观察疗效与副作用

（1）告知家长小儿每日需铁量，掌握服用铁剂的正确剂量和疗程；药物应放在患儿不能触及之处且不能存放过多，以免误服。如服用铁剂过量或服用时间过长会产生中毒症状，如面色潮红、头痛、发热、关节痛、荨麻疹等。

（2）口服铁剂对胃肠道有刺激，可致恶心、呕吐、腹泻或便秘、厌食、胃部不适或疼痛等，宜从小剂量开始，在两餐之间服用，既可减少对胃肠道的刺激，又有利于吸收。液体铁剂可使牙齿染黑，可用吸管或滴管服用。服用铁剂后，大便变黑或呈柏油样，停药后恢复，应向家长说明原因，消除紧张心理。

（3）铁剂可与稀盐酸、维生素 C、果汁等同服，以利吸收；忌与抑制铁吸收的食物同服。

（4）注射铁剂应精确计算剂量，分次深部肌内注射，每次更换注射部位，注射后勿按揉，以防药液漏入皮下组织使皮肤染色或刺激，并观察有无不良反应。偶见注射右旋糖酐铁引起过敏性休克，故首次注射应观察 1h。

（5）观察疗效　铁剂治疗有效者，一般 3～4 天网织红细胞上升，5～7 天达高峰，2～3 周后下降至正常；血红蛋白 1～2 周后逐渐上升，患儿乏力、易激惹症状减轻，食欲增加。一般 3～4 周达正常。如服药 3～4 周无效，应查找原因。如治疗满意，血红蛋白恢复正常后再继续服用铁剂 6～8 周，以增加铁储备。

4. 预防感染

（1）做好口腔护理　一般每日 2 次，鼓励患儿多饮水，以清洁口腔，如发生口炎，则按口腔炎进行护理。

（2）应注意保护患儿，避免感染　减少去公共场所人群集中的地方，避免感染。在住院期间应与感染患儿分室居住，保持空气新鲜，每日空气消毒一次，注意保护性隔离，以免交叉感染。

5. 减轻心脏负担，预防心力衰竭发生

重度贫血患儿应卧床休息，取半卧位，必要时吸氧，并密切观察心率、呼吸、尿量，若出现心悸、气促、紫绀、肝脏增大等心力衰竭的症状和体征时，应及时通知医生。如需输血治疗的患儿，注意输血速度要慢。一旦发生心力衰竭要及时报告医生，给氧并减慢输液速度，遵医嘱给予强心、利尿药物。

【健康指导】

（1）向患儿及家长讲解疾病的有关知识和护理要点。

（2）指导合理营养，提倡母乳喂养，及时添加辅食；强调贫血纠正后，仍要坚持合理安排小儿饮食，培养良好的饮食习惯，是防止复发及保证正常生长发育的关键。

（3）坚持正确用药，详细告诉家长口服铁剂的注意事项。

（4）因缺铁性贫血致智力减低、成绩下降者，应加强教育与训练，减轻自卑心理。

第四节　营养性巨幼红细胞性贫血

【引导案例】

病历摘要：患儿，男，9个月，单纯母乳喂养，未添加辅食，4～5个月时会笑、能认识母亲。近2个月来面色蜡黄，反应迟钝，少哭不笑，平时食欲差，经常腹泻。

体格检查：精神状态差，伸舌时舌微颤抖，舌面光滑，心肺正常。肝肋下4cm，脾未及。

实验室检查：血红蛋白70g/L，红细胞2.0×10^{12}/L。血涂片显示红细胞大小不一，以大者为多。考虑为营养性巨幼红细胞性贫血。

作为护士该从哪几方面对其进行护理评估？该患儿目前存在及可能出现哪些护理问题并制定护理措施？您应该给患儿家长提供哪些健康指导？

营养性巨幼红细胞性贫血是由于缺乏维生素B_{12}或（和）叶酸所引起的一种大细胞性贫血，主要临床特点为贫血、神经精神症状、红细胞数较血红蛋白减少更明显，红细胞胞体变大，骨髓中出现巨幼红细胞，用维生素B_{12}或（和）叶酸治疗有效。

【病因】

维生素B_{12}主要来源于动物性食物，如肝、肾、肉类、蛋类等，乳类中含量少，羊乳几乎不含维生素B_{12}和叶酸，植物性食物中含量甚少。食物中维生素B_{12}进入胃内后，与内因子结合成复合物在回肠吸收入血，主要储存于肝脏。体内储量可供数年之需。

体内叶酸来源于食物，部分由肠道细菌合成，但吸收甚微。绿色新鲜蔬菜、水果、酵母、谷类和动物肝、肾等含丰富叶酸，但经加热易被分解破坏。食物中叶酸主要在十二指肠及空肠中吸收，吸收后随血流分布于各组织中，其中主要储存于肝脏。小儿体内储存的叶酸可供1～3个月生理之需。引起维生素B_{12}和叶酸缺乏的常见原因如下。

1. 摄入不足

胎儿可从母体获取维生素B_{12}和叶酸，并储存于肝内。如孕母缺乏维生素B_{12}，出生后单纯母乳喂养或奶粉、羊乳喂养而未及时添加辅食的婴儿易致维生素B_{12}或（和）叶酸缺乏。年长儿偏食、挑食、素食者易缺乏。

2. 吸收代谢障碍

严重营养不良、慢性腹泻或吸收不良综合征可使维生素B_{12}、叶酸吸收减少。

3. 需要量增加

生长发育迅速使需要量增加。严重感染使维生素B_{12}和叶酸消耗增加。

4. 其他

肝脏疾病患者和长期服用某些药物如新霉素等可致维生素B_{12}代谢障碍。长期或大量应用某些药物，如广谱抗生素抑制肠道细菌合成叶酸；抗叶酸制剂（甲氨蝶呤）及某些抗癫痫药物（苯妥英钠、扑米酮、苯巴比妥）等可致叶酸缺乏。先天性叶酸代谢障碍可致叶酸缺乏。

【发病机制】

吸收进入体内的叶酸被二氢叶酸还原酶还原成四氢叶酸，后者是合成 DNA 必需的辅酶，而维生素 B_{12} 在叶酸转变成四氢叶酸过程中具有催化作用，促进 DNA 合成。维生素 B_{12} 和叶酸缺乏时，DNA 合成受到障碍，造血细胞内 DNA 减少使红细胞的分裂延迟，胞浆成熟而核发育落后，红细胞胞体变大，骨髓中巨幼红细胞增生而出现巨幼红细胞性贫血。粒细胞核也因 DNA 不足而致成熟障碍，胞体增大，出现巨大幼稚粒细胞和中性粒细胞分叶过多现象。骨髓中巨核细胞核分叶过多。

维生素 B_{12} 还参与神经髓鞘脂蛋白的形成，它能保持有髓鞘神经纤维的完整功能。缺乏时可致周围神经变性、脊髓亚急性联合变性和大脑损害，出现神经精神症状；还可使中性粒细胞和巨噬细胞作用减退而易感染。叶酸缺乏症主要引起情感改变，偶见深感觉障碍，其机制不清。

【临床表现】

本病多见于 6 个月～2 岁的婴幼儿，起病缓慢。轻中度贫血，面色苍黄，睑结膜、口唇、指甲等处苍白，乏力。毛发稀黄，颜面轻度浮肿或虚胖。常有厌食、恶心、呕吐、腹泻、舌炎、口腔及舌下溃疡等消化道症状，常伴有肝、脾肿大，重症者心脏扩大或心力衰竭。患儿烦躁、易怒。维生素 B_{12} 缺乏者智力及动作发育落后，常有倒退现象；表情呆滞、目光发直、少哭不笑、反应迟钝、嗜睡，重者可见肢体、躯干、头部或全身震颤，甚至抽搐、共济失调、踝阵挛及感觉异常。易发生感染和出血。

【辅助检查】

1. 血常规

呈大细胞性贫血，红细胞胞体变大，中心淡染区不明显（图 10 - 3，见书后彩图）。还可见巨大幼稚粒细胞和中性粒细胞分叶过多现象。红细胞数减少较血红蛋白量降低更明显。血小板一般均减低。

2. 骨髓常规

增生明显活跃，以红细胞系统增生为主，粒、红比例倒置，各期幼红细胞呈"巨幼变"，核浆发育不一，巨核细胞分叶过多。

3. 血清维生素 B_{12} 和叶酸测定

血清维生素 B_{12} < 100ng/L（正常值 200～800 ng/L），叶酸 < 3μg/L（正常值 5～6μg/L）。

【治疗要点】

去除诱因，加强营养，防治感染。维生素 B_{12} 肌内注射，每次 100μg，每周 2～3 次和（或）叶酸口服，每次 5mg，每日 3 次。连用数周，至临床症状明显好转，血常规恢复正常为止。单纯维生素 B_{12} 缺乏者，不宜加用叶酸，以免加重精神神经症状。因使用抗叶酸制剂致病者给甲酰四氢叶酸钙治疗。重度贫血者可输注红细胞制剂。肌肉震颤者可给镇静剂。

【护理评估】

1. 健康史

询问喂养方式及辅食添加的时间、种类；有无小儿生长发育过快，维生素 B_{12} 需要量增加而未及时给予补充造成的相对不足；有无胃肠道疾病，感染和长期使用广谱抗生素等。

2. 身体状况

评估患儿的面色，有无疲乏无力、烦躁不安和易怒。有无表情呆滞、嗜睡、反应迟钝，智力发育落后，甚至倒退的现象，如原来会坐、会爬、会站，现在什么都不会。有无肢体、躯干、全身震颤，有无呕吐、腹泻、舌炎等表现。护理体检有无皮肤、面色蜡黄，智力发育情况，肝、脾是否肿大，肌张力有无增强，腱反射是否亢进等。实验室检查红细胞、血红蛋白数量及红细胞形态等。

3. 心理 – 社会状况

评估患儿是否表现出孤僻、抑郁和自卑的情绪，家长产生不安、自责和消极的心理。

【护理问题】

（1）营养失调——低于机体需要量　与维生素 B_{12} 和/（或）叶酸缺乏有关。

（2）活动无耐力　与贫血致组织缺氧有关。

（3）生长发育改变　与营养不足、维生素 B_{12} 和/（或）叶酸缺乏有关。

【护理措施】

1. 注意休息与活动

根据患儿的活动耐受情况安排其休息方式与活动强度。一般不需卧床休息。严重贫血者适当限制活动，协助其满足日常生活需要。烦躁、震颤、抽搐者遵医嘱用镇静剂，防止外伤。

2. 指导喂养，加强营养

改善乳母营养，及时添加含维生素 B_{12} 丰富的食物，如瘦肉、肝、肾、海产品、蛋类等。注意饮食均衡，合理搭配患儿食物，年长儿防止偏食、挑食，养成良好的饮食习惯，以保证能量和营养素的摄入。

3. 指导正确用药，观察疗效和副作用

给予维生素 B_{12} 和叶酸治疗，维生素 B_{12} 采用肌内注射，叶酸口服。维生素 C 能促进叶酸利用，同时口服提高疗效。在恢复期应加用铁剂，防止红细胞生成增加时铁的缺乏。单纯维生素 B_{12} 缺乏时不宜加用叶酸治疗，以免加重神经、精神症状。维生素 B_{12} 本身无毒性，但有可能引起过敏反应，包括过敏性休克，所以在使用时应密切观察有无过敏反应的发生，并做好相应抢救准备。

4. 监测生长发育

评估患儿的体格、智力、运动发育情况，对发育落后者加强训练和教育。

【健康指导】

（1）介绍本病的表现和预防措施，强调预防的重要性，提供营养指导。

（2）积极治疗和去除影响维生素 B_{12} 和叶酸吸收的因素，合理用药。

（3）对于智力落后甚至出现倒退现象的患儿，应告诉家长耐心教育和训练，不能责备患儿。

【附】

其他常见小儿贫血性疾病，见表 10 – 3。

表 10 – 3　其他常见小儿贫血性疾病

疾病	病因	临床表现	实验室检查	治疗	护理
再生障碍性贫血	原发性或因物理、化学、生物等因素使骨髓造血功能受抑制	进行性贫血、出血、反复感染，肝、脾、淋巴结一般不肿大	全血细胞、Hb减少，骨髓增生低下	激素、中药、输血、抗生素、造血干细胞移植	加强营养，防治感染，贫血和出血的护理，去除病因，忌用抑制骨髓的药物
红细胞葡萄糖 – 6 – 磷酸脱氢酶（G – 6 – PD）缺陷症	G – 6 – PD 缺乏，与遗传有关	常见于吃蚕豆或服药后出现黄疸、血红蛋白尿、贫血	Hb、RBC 减少，网织红细胞计数增高，血清间接胆红素增高，G – 6 – PD 活性下降	除治诱因，碱化尿液，输 G – 6 – PD 正常的红细胞制剂	避免使用蚕豆及其制品，忌服氧化型药物，观察溶血症状，防治感染，高发区进行普查
海洋性贫血	遗传因素（常染色体不完全显性遗传）致珠蛋白生成障碍	发病早，慢性进行性贫血、肝脾肿大、生长发育不良、轻度黄疸，特殊面容	Hb、RBC 减少，网织红细胞计数增高，骨髓红细胞系增生明显活跃，HbF 或 HbH 增加	输血，脾切除，造血干细胞移植	注意休息与营养，防治感染，开展人群普查与遗传咨询
遗传性球形细胞增多症	常染色体显性遗传，红细胞膜缺陷	贫血、黄疸、脾肿大	Hb、RBC 减少，网织红细胞计数增高，球形红细胞增多，红细胞通透性增加	脾切除	防治感染，注意溶血危象的发生

第五节　特发性血小板减少性紫癜

【引导案例】

病历摘要：患儿，男，4 个月，约 3 周前患过上呼吸道感染，近日出现双下肢针尖大小的出血点，且相互融合为淤斑。

体格检查：面色苍白，皮肤紫癜，分布不均，以双下肢为多。

实验室检查：血常规显示血小板计数为 $36 \times 10^9/L$，白细胞数正常。骨髓常规见巨核细胞数增多，以小型巨核细胞为主；幼稚巨核细胞数增多。诊断为特发性血小板减少性紫癜。

根据目前所获得的病史资料，还需进一步从哪几个方面对患儿进行护理评估？该患儿现存或潜在的护理问题有哪些，如何护理？

特发性血小板减少性紫癜（ITP）又称自身免疫性血小板减少性紫癜，是小儿最常见的一种出血性疾病。临床上以自发性皮肤、黏膜及内脏出血，血小板计数减少、出血时间延长，血块收缩不良，束臂试验阳性，骨髓巨核细胞发育、成熟障碍等为特征。

【病因】

约 80% 患儿在发病前 3 周左右有病毒感染史，多为上呼吸道感染，还有约 20% 患儿的先驱病是风疹、麻疹、水痘、腮腺炎、传染性单核细胞增多症、肝炎、巨细胞包涵体病等疾病。约1%病例因注射活疫苗后发病。所以，认为病毒感染引起ITP不是由于病毒的直接作用而是有免疫机制参与；因为常在病毒感染后2～3周发病，且患儿血清中大多数存在血小板相关抗体G（PAIgG）增加，引起血小板被吞噬细胞所破坏。急性型比慢性型抗体量更高，血小板破坏更多。有的患儿同时发生血小板减少性紫癜和自身免疫性溶血；约半数新生患儿母亲患有同样疾病；这些现象都支持ITP是免疫性疾病。

【发病机制】

目前认为血小板相关抗体或抗血小板抗体等自身抗体的形成在ITP的发病中非常重要。患儿因自身免疫过程缺陷或外来抗原（如病毒抗原和其他因素）的作用，使机体产生血小板相关抗体。这种血小板相关抗体主要为PAIgG（95%），少数为PAIgA和PAIgM。PAIgG与血小板结合，或抗原－抗体复合物附着于血小板表面，使血小板受到损伤而被单核－巨噬细胞系统破坏，使血小板寿命缩短，而引起血小板减少。血小板数量减少是导致出血的主要原因。附着有PAIgG的血小板不同程度功能异常及抗体损伤血管壁致毛细血管脆性和通透性增加，是出血的促进因素。感染可加重血小板减少或使疾病复发。

【临床表现】

本病分为急性型和慢性型。

1. 急性型

小儿以急性型多见，约占70%～90%。多见于婴幼儿，7岁以后较少发病。大多数患儿起病前1～3周有呼吸道感染史，特别是病毒感染史。起病急，常有畏寒、发热，以自发性皮肤、黏膜出血为突出表现，多为针尖大小出血点，或淤斑、紫癜，遍布全身，常先出现于四肢，以下肢为多。当血小板低于20×10^9/L时可发生内脏出血，如便血、呕血、咯血、血尿等。颅内出血是本病致死的主要原因，多表现为突发剧烈头痛、意识障碍、抽搐，双侧瞳孔不等大、对光反射迟钝或消失等。若出血量过大或范围过广可出现不同程度的贫血、血压降低或失血性休克。急性型病程多为自限性，85%～90%患儿于发病后1～6个月内能自然痊愈。约有10%～20%患儿转为慢性型。

2. 慢性型

病程超过6个月，多见于学龄期儿童，男女发病数约1:3。起病缓慢，出血症状相对较轻，主要为皮肤、黏膜出血，可持续或反复发作出血，出血持续期和间歇期长短不一。约1/3患儿发病数年后自然缓解。反复发作者脾脏常轻度肿大。

【辅助检查】

1. 外周血常规

血小板常$<50 \times 10^9$/L，甚至$<20 \times 10^9$/L；反复出血或短期内失血过多者，红细胞和血红蛋白可出现不同程度的下降；出血时间延长，血块收缩不良；血清凝血酶原消耗不良；凝血时间正常；白细胞多正常。

2. 骨髓常规

骨髓巨核细胞数增加或正常。胞体大小不一，以小型巨核细胞多见；幼稚巨核细胞增多，核分叶减少，常有空泡形成，颗粒减少和胞浆少等现象。

3. PAIgG 测定

含量明显增高。

【治疗要点】

1. 预防创伤出血

急性期出血明显者应卧床休息，忌用抑制血小板功能的药物如阿司匹林等。

2. 肾上腺皮质激素治疗

为首选药物，常用泼尼松，1.5～2mg/（kg·d），分3次口服。严重出血者可用冲击疗法：地塞米松1.5～2mg（kg·d）或甲泼尼松20～40mg/（kg·d）静脉滴注，连用3天，症状缓解后改用泼尼松口服。2～3周后逐渐减量停药，一般不超过4周。停药后如复发，可再用肾上腺皮质激素治疗。

3. 大剂量丙种球蛋白

可以竞争抑制血小板与相关抗体的结合，减少单核–吞噬细胞系统对血小板的吞噬与破坏，是目前ITP紧急救治的最有效方法之一。剂量为0.4g/（kg·d），静脉滴注，连用5天。或丙种球蛋白1g/（kg·d），静脉滴注1～2天，3～4周后再给药一次。为减少不良反应，如头痛、局部静脉炎等，除注意保护血管外，一般应同时应用糖皮质激素。

4. 输注血小板和红细胞

严重出血，危及生命时可输注血小板。但尽量少输，因为ITP患儿血液中含有大量PAIgG，可使输入的血小板很快被破坏；反复输注还可产生抗血小板抗体。贫血者可输浓缩红细胞。

另外，激素和丙种球蛋白治疗无效及慢性难治性病例可给免疫抑制剂治疗或行脾切除术。

【护理评估】

1. 健康史

重点评估患儿发病前3周有无病毒感染史，如呼吸道感染、风疹、麻疹、水痘或疫苗接种史。注意了解父母及家族有无出血性疾病史。

2. 身体状况

（1）一般状态　询问患儿有无畏寒、发热、满月脸、脱发等。重者应观察有无突发剧烈头痛、意识障碍、抽搐及失血性休克等现象。

（2）皮肤黏膜　有无皮肤、鼻、牙龈及口腔黏膜出血，皮肤有无大片淤斑、血肿。有无内脏出血，如呕血、血尿、便血等。

（3）辅助检查　有无血小板计数下降、出血与凝血时间延长、束臂试验阳性等改变。此外，注意观察骨髓常规检查的结果。

3. 心理–社会状况

评估患儿和家长的心理状态，患儿患病后对家庭的影响，家长对疾病的了解程度，有无焦虑不安、沮丧等；评估家庭环境及经济状况。

【护理问题】

（1）潜在并发症，出血　与血小板减少有关。

（2）有感染的危险　与糖皮质激素治疗、免疫功能下降有关。

（3）恐惧　与血小板过低、随时有出血的危险有关。

【护理措施】

1. 密切观察病情变化

（1）观察皮肤淤点、淤斑变化，监测血小板数量变化。当外周血小板 $< 20 \times 10^9/L$ 时，常有自发性出血。故对血小板极低者应严密观察有无其他出血情况发生。

（2）监测生命体征，观察神志、面色，记录出血量。如面色苍白加重，呼吸、脉搏增快，出汗，血压下降提示可能有失血性休克；若患儿烦躁、嗜睡、头痛、呕吐，甚至发生惊厥、昏迷、颈阻力等提示可能有颅内出血；若呼吸变慢或不规则，双侧瞳孔不等大，光反射迟钝或消失提示可能合并脑疝。如有消化道出血常伴腹痛、便血；肾出血伴血尿、腰痛等。

2. 控制出血

口、鼻黏膜出血可用浸有 1% 麻黄素或 0.1% 肾上腺素的棉球、纱条或明胶海绵局部压迫止血。无效者，可请耳鼻喉医生会诊，以油纱条填塞，2 ~ 3 天后更换。严重出血者遵医嘱给止血药、输同型血小板。

3. 避免损伤

（1）急性期应减少活动，避免创伤，尤其是头部外伤，明显出血时应卧床休息。

（2）提供安全的环境　提供一个安全的家庭环境，忌玩锐利玩具，限制剧烈运动，以免碰伤、刺伤或摔伤出血。

（3）尽量减少肌内注射或深静脉穿刺抽血，必要时应延长压迫时间，以免形成深部血肿。

（4）禁食坚硬、多刺的食物，防止损伤口腔黏膜及牙龈出血。

（5）保持排便通畅，排便时不可过于用力，以免腹压骤增而诱发内脏出血，尤其是颅内出血。便秘者可使用开塞露或缓泻剂促进排便。

4. 预防感染

应与感染患儿分室居住；保持出血部位清洁；注意个人卫生。

5. 消除恐惧心理

出血及止血技术操作均可使患儿产生恐惧心理，表现为不合作、烦躁、哭闹等，而使出血加重。所以应关心、安慰患儿，向其讲明道理，以取得合作。

【健康指导】

（1）指导预防损伤，不玩尖利的玩具和使用锐利工具，不做剧烈运动，常剪指甲，选用软毛刷等。

（2）指导如何进行保护，如忌服阿司匹林类或含阿司匹林的药物；服药期间不与感染患儿接触，去公共场所时戴口罩，衣着适度，尽量避免感冒，以防病情加重或复发。

（3）教会家长识别出血征象和学会压迫止血的方法，一旦发现出血，立即到医院复查或治疗。

（4）脾切除的患儿易患呼吸道和皮肤化脓性感染，且易发展为败血症。在术后 2 年内，患儿应定期随诊，并遵医嘱应用长效青霉素每月 1 次或丙种球蛋白，以增强抗感染能力。

第六节　急性白血病

【引导案例】

病历摘要：患儿，男，6 个月，在某年的 2 月份，由于父母带其逛商场，次日出现发热，体温在 38.5℃上下。两年前曾装修房屋。

体格检查：体温 38.7℃，皮肤少量出血点，肝肋下 3cm，脾肋下未触及。

实验室检查：血常规显示白细胞 6.9×10^9/L，以原始和幼稚细胞为主。骨髓常规见骨髓增生活跃，以原始和幼稚细胞极度增生，总数可达 50%；幼红细胞及巨核细胞减少。诊断为急性淋巴系统白血病。

根据目前所获得的病史资料，护士应从哪几方面对该患儿进行护理评估？患儿现存或潜在的护理问题有哪些，如何护理？根据你所学到的知识将如何对其家长进行健康指导？

白血病是造血干细胞增殖分化异常而引起的恶性增生性疾病。其特点为造血组织中某一血细胞系统过度增生、进入血流并浸润到各组织和器官，引起一系列临床表现。临床以进行性贫血、持续发热或反复感染、出血和组织器官浸润等为表现，外周血中出现幼稚细胞为特征。在我国小儿的恶性肿瘤中，白血病发病率最高，约为 3/10 万 ~ 4/10 万，男性发病率略高于女性，各年龄组均可发病，但以学龄前期和学龄期多见。急性白血病占儿童白血病的 90% 以上。

【病因】

白血病的病因迄今尚未明了，可能与下列因素有关。

1. 病毒感染

属于 RNA 病毒的逆转录病毒与人类 T 淋巴细胞白血病有关。病毒感染宿主后，存在于病毒 RNA 中的病毒癌基因通过转导截断宿主癌基因或使其畸变，激活了癌基因的癌变潜力，从而导致白血病的发生。

2. 化学因素

一些化学物质有致白血病的作用。如接触苯及其衍生物的人群白血病发病率高于一般人群。某些抗肿瘤的细胞毒药物如氮芥、环磷酰胺、依托泊苷等，都有致白血病的作用。亚硝胺类物质、保泰松及其衍生物、氯霉素等诱发白血病的报道也可见到，但还缺乏统计资料，近年来发现亚乙胺类的衍生物乙双吗啉具有显著的染色体致畸作用，与白血病的发生关系密切。

3. 放射因素

X 射线、γ 射线及电离辐射等可能激活隐藏体内的白血病病毒，使癌基因畸变或因抑制机体的免疫功能而致白血病。

4. 遗传或体质因素

本病不属于遗传性疾病，但与遗传有关。如家族中可有多发性恶性肿瘤情况；患有其他遗传性疾病或严重联合免疫缺陷病的患儿，其白血病的发病率较普通小儿明显增高；单卵孪生儿中一个患白血病，另一个患病率为20%。

【发病机制】

白血病的发病机制比较复杂。上述各种因素均可促发遗传基因突变或染色体畸变，形成白血病细胞株，加上人体免疫功能的缺陷，使已经形成的肿瘤细胞不断增殖，最终导致白血病的发生。

【临床表现】

各种类型的急性白血病的临床表现大致相同。主要表现为贫血、发热、出血、器官和组织浸润的表现。

1. 起病

大多起病较急。早期症状有精神不振、乏力、食欲低下、面色苍白、鼻出血或齿龈出血等；少数以发热和类似风湿热的骨关节疼痛为首发症状。

2. 发热

发热是急性白血病最常见的症状。多数患儿起病时即有发热，热型不定，一般不伴寒战，抗生素治疗无效；合并感染时，常伴持续高热，多为呼吸道炎症、牙龈炎、皮肤疖肿、肾盂肾炎和败血症等。

3. 贫血

常为首发症状，呈进行性加重。早期症状有精神不振、乏力、食欲低下、面色苍白、鼻出血和（或）牙龈出血等。半数患儿就诊时已有重度贫血。贫血主要是由于骨髓造血干细胞受抑制所致。

4. 出血

几乎所有的急性白血病患儿在病程中都有不同程度的出血，主要原因是血小板减少、血小板功能异常、凝血因子减少、白血病细胞浸润、感染及细菌毒素对血管的损伤。任何部位均可发生出血，以皮肤淤点、淤斑、鼻出血、牙龈出血、消化道出血和血尿较为常见。眼底出血可致视力障碍，严重者发生颅内出血可致死亡。

5. 白血病细胞浸润引起的症状和体征

（1）肝、脾和淋巴结 白血病细胞多浸润肝、脾而造成肿大，肿大的肝、脾质软，表面光滑，可有压痛；全身浅表淋巴结轻度肿大。

（2）关节和骨骼 关节和骨骼疼痛是白血病常见的症状，胸骨下段局部压痛对白血病的诊断有一定价值。急性粒细胞白血病还可在眼眶、肋骨及其他扁平骨的骨面形成肿瘤，称为粒细胞肉瘤（绿色瘤）。主要原因与骨髓腔内白血病细胞大量增生、压迫和破坏临近骨质及浸润骨膜有关。骨关节疼痛为常见表现，胸骨压痛对白血病诊断有一定价值。

（3）中枢神经系统白血病 近年来，化学治疗使白血病的缓解率提高，生存期明显延长，但是由于化学药物难以通过血脑屏障，隐藏在中枢神经系统的白血病细胞不能被有效杀灭，因而形成中枢神经系统白血病。表现为头痛、呕吐、嗜睡、视神经乳头水肿、惊厥甚至昏迷，脑膜刺激征等颅内压增高的表现，脑脊液中可发现白血病细胞。

（4）睾丸　睾丸出现无痛性肿大，多为一侧。多见于化疗缓解后的幼儿和青年。

【辅助检查】

1. 外周血常规

红细胞及血红蛋白均减少，呈正细胞正色素性贫血，网织红细胞数目减少。血小板减少。白细胞计数多在（10~50）×10^9^/L，少数 $<5×10^9/L$ 或 $>100×10^9/L$，白细胞过高或过低者预后较差。

2. 骨髓常规

骨髓穿刺检查是急性白血病的必查项目和确诊的主要依据。白血病原始和幼稚细胞极度增生，占白细胞系的30%以上，幼红细胞及巨核细胞减少。

3. 组织化学染色和溶菌酶检查

有助于鉴别白血病细胞类型。

【治疗要点】

采用以化疗为主的综合治疗措施。其原则是早诊断、早治疗、严格分型、按型选方案、争取尽快完全缓解；化疗药的应用要采用联合、足量、间歇、交替及长期的治疗方针；同时要早期预防中枢神经系统白血病和睾丸白血病；重视支持疗法；造血干细胞移植等。

化学药物治疗目的是杀灭白血病细胞，解除白血病细胞浸润引起的症状，使病情缓解，以致治愈。化疗程序如下。①诱导缓解治疗：联合数种化疗药物，最大程度地杀灭白血病细胞，恢复骨髓的正常造血功能，控制白血病的发展；②巩固、强化治疗：在缓解状态下，最大程度地杀灭体内微小残留的白血病细胞，防止早期复发；③防治髓外白血病：由于大多数化疗药物不能通过血脑屏障、血睾屏障，中枢神经系统和睾丸中的白血病细胞不能被杀灭而继续繁殖，成为日后复发的根源。因此，有效防治髓外白血病是白血病患儿得以长期生存的关键。④维持治疗和强化治疗：在上述疗程后进行维持治疗和强化治疗，以巩固疗效，达到长期缓解和治愈的目的。

【护理评估】

1. 健康史

注意收集患儿有无遗传病家族史、病毒感染史、射线接触史及一些特殊化学物质接触史等。

2. 身体状况

注意患儿的意识状态，观察患儿的生命体征，有无发热，心率和呼吸有无增快及合并感染的体征；皮肤有无出血点、淤点、紫癜；胸骨、肋骨、躯干骨及四肢关节有无压痛；睾丸有无疼痛性肿大；全身浅表淋巴结及肝脾有无肿大及肿大的程度；分析外周血常规及骨髓常规的变化。

3. 心理-社会状况

评估家长及患儿对白血病的了解程度，确诊后其心理承受能力，是震惊、恐惧、焦虑还是否认。注意评估家庭经济的承受能力和护理能力。

【护理问题】

（1）体温过高　与大量白血病细胞浸润、坏死和（或）感染有关。

（2）有感染的危险　与中性粒细胞减少、服用激素类药物有关。

（3）营养失调——低于机体需要量　与疾病过程中消耗增加，抗肿瘤治疗致恶心、呕吐、食欲下降，摄入不足有关。

（4）活动无耐力　与贫血致组织、器官缺氧及肿瘤对机体的消耗有关。

（5）疼痛　与白血病细胞浸润有关。

（6）潜在并发症　出血、药物副作用。

（7）预感性悲哀　与白血病久病不愈有关。

【护理措施】

1. 维持正常体温

（1）休息　卧床休息，采取舒适的体位，减少机体的消耗，必要时可吸氧。维持室温在20～24℃、湿度在55%～60%，经常通风换气。患儿宜穿透气、棉质衣服，若有寒颤应给予保暖。

（2）补充营养及水分　鼓励患儿进食高热量、高维生素、营养丰富的半流质或软食，以补充机体基本需要和因发热所造成的额外消耗。指导患儿摄取足够的水分以防止脱水，必要时可遵医嘱静脉补液，维持水和电解质平衡。

（3）降温　高热患儿可先给予物理降温，如冰敷前额及大血管经过的部位，如颈部、腋窝和腹股沟；伴出血者禁用酒精擦浴，以防局部血管扩张而进一步加重出血。必要时，遵医嘱给予药物降温。降温过程中，要密切观察患儿体温与脉搏的变化，及时更换衣物，保持皮肤清洁、干燥。

（4）病情观察与诊治配合　定期监测体温并记录；同时还应注意观察主要感染灶的症状、体征及其变化情况。

2. 防治感染

白血病患儿的免疫功能下降，化疗常致骨髓抑制，使机体免疫功能进一步下降，极易发生感染。感染又是导致白血病患儿死亡的重要原因之一。因此，防治感染尤为重要。预防感染可采用以下措施。

（1）保护性隔离　为避免交叉感染，白血病患儿应与其他病种患儿分室居住。粒细胞数极低和免疫功能明显低下者应住单间，有条件者住空气层流室或无菌单人层流床。病房每日消毒，通风2次，每次15～30min。限制探视人数和次数，感染者禁止探视。接触患儿前认真洗手，必要时用消毒液洗手。在整个护理操作过程中，严格执行无菌技术，遵守操作规程。

（2）观察感染早期现象　监测生命体征，观察有无牙龈肿痛，咽红、咽痛，皮肤有无破损、红肿、肛周有无异常。及时发现并处理感染先兆，遵医嘱应用抗生素。监测血象结果，中性粒细胞较低者，遵医嘱皮下注射集落刺激因子，使中性粒细胞合成增加，增强机体抵抗力。

（3）注意个人卫生　教会家长及年长儿正确的洗手方法，防止感染传播。保持口腔清洁，进食前后用温开水或漱口液漱口；应用软毛牙刷或海绵，以免损伤牙龈及口腔黏膜，导致出血和继发感染；有黏膜真菌感染者，可用氟康唑或伊曲康唑涂擦患处。勤换衣裤，每日沐浴，利于汗液排泄，减少皮肤感染。保持大便通畅，便后用温开水或盐水清洁肛周，以防肛周脓肿；肛周溃烂者，每日坐浴。

（4）避免有关接种　免疫功能低下者，避免风疹、麻疹、水痘、流行性腮腺炎等减毒活疫苗和脊髓灰质炎糖丸预防接种，以防发病。

3. 加强营养，注意饮食卫生

给高蛋白、高维生素、高热量的饮食。鼓励进食，不能进食者，可静脉补充。食物应清洁、卫生，食具应消毒。

4. 休息

合理安排生活作息，既不要过多卧床，也要防止患儿活动过度。有发热、出血时需卧床休息，协助其日常生活，满足其生理需要。长期卧床者，应更换体位，预防褥疮。

5. 减轻疼痛

提高诊疗技术，尽量减少因治疗、护理而带来的痛苦。运用适当的非药物性止痛技术或遵医嘱用止痛药，以减轻疼痛。监测患儿生命体征，注意有无烦躁、易激惹等症状，及时发现镇痛需要及评价止痛效果。

6. 观察治疗效果和药物副作用

化疗药物多为静脉给药，且有较强的刺激性，药液渗漏可致局部红肿、疼痛、甚至坏死。注射前应确认静脉通畅方可注入；某些药物可出现过敏反应，用药前应询问用药史及过敏史，用药过程中要观察有无过敏反应。光照可使某些药分解，静脉滴注时应避光。鞘内注射时，浓度不宜过大，药量不宜过多，缓慢推入，术后平卧 4～6h，在操作中护士要注意自我保护。

7. 正确输血

白血病患儿常有贫血、出血，出血是白血病患儿死亡的又一主要原因。在治疗过程中，常需输血（成分血），输注时应严格执行输血制度，观察疗效及有无输血反应。

8. 提供情感支持和心理疏导

热情帮助、关心患儿，让年长儿和家长认识本病及了解国内外的治疗进展，树立战胜疾病的信心；进行各项诊疗、护理操作前，告知年长儿及家长其意义、操作过程、如何配合及可能出现的不适，以减轻或消除其恐惧心理；让家长了解所用的化疗方案、药物剂量及可能出现的不良反应；明确定期化验（血常规、骨髓、肝、肾功能、脑脊液）的必要性；详细记录每次治疗情况，使治疗方案具有连续性；为患儿家长们提供相互交流的机会，如定期召开家长座谈会或病友联谊会，让患儿及家长相互交流成功护理经验和教训，如何采取积极的应对措施以度过难关等，从而提高自护和应对能力，增强治愈的信心。

【健康指导】

（1）向患儿家长讲解白血病的有关知识，化疗药的作用和毒副作用。

（2）教会家长如何预防感染和观察感染及出血征象，出现异常表现如发热、心率及呼吸加快、鼻衄或其他出血征象，应及时就诊。

（3）向家长及年长儿阐明本病完全缓解后，患儿体内仍有残存的白血病细胞，是复发的根源，让其明确坚持定期化疗的重要性。

（4）化疗间歇期可出院，酌情参加学校学习，鼓励患儿参加体格锻炼，增强抗病能力。

（5）定期随访，监测治疗方案执行情况。

（6）重视患儿心理状况，正确引导，使患儿在治疗疾病的同时，心理社会及智力也得以正常发展。

第七节　血友病

【引导案例】

病历摘要：患儿，男，8个月，已经学会爬行，由于不小心从床上摔下来，头上出现了血肿，且10余天不见消退。其舅舅是血友病患者。

体格检查：右眼向外微凸，目光无神；膝关节血肿，活动受限。

实验室检查：血小板计数正常，血红蛋白减少；凝血时间延长，部分凝血活酶时间延长，出血时间、凝血酶原时间正常。诊断为血友病。

根据本病例提供的资料，请你为该患儿提出现存或潜在的护理问题并制定护理措施？对患儿家长进行健康指导？

血友病是一组遗传性凝血因子缺乏引起的出血性疾病。凝血因子是人体内一组具有引起血液凝固、具有止血功能的生物活性蛋白，主要的凝血因子有十三种，常用罗马数字表示为：Ⅰ、Ⅱ…ⅩⅢ（即凝血因子一、二…至十三）。如果血液中缺乏某一种凝血因子，血液就不容易凝固，从而引起出血性疾病。主要特点为终身性自发性或轻微创伤后出血不止，以及凝血活酶生成障碍而出现凝血时间延长等实验室检查异常。

血友病依其缺乏凝血因子种类的不同可分为以几种。①血友病甲：即因子Ⅷ（抗血友病因子，AHG）缺乏症，亦称作血友病A，是临床上最常见的血友病，约占遗传性出血性疾病的85%；②血友病乙，即因子Ⅸ（血浆凝血活酶成分，PTC）缺乏症，亦称作血友病B，临床较甲型血友病少见；③血友病丙，即因子ⅩⅠ（血浆凝血活酶前质，PTA）缺乏症，在我国极为少见。血友病的发病率为5/10万～10/10万，婴儿发病率约为1/5000。

【病因与发病机制】

不同类型血友病的发病基础与其所缺乏的凝血因子种类有关，血友病甲、乙均为性连锁隐性遗传性疾病，而血友病丙则为常染色体隐性遗传性疾病。在我国多数为甲型血友病，致病基因位于女性X染色体上，也就是女性携带基因，导致下一代男性发病，而下一代女性均为正常人。所以，血友病患儿常有家族史，常见的遗传模式是：女性从上一代获得发病基因（携带者，不发病），然后遗传给下一代男性，也称"隔代遗传"。

【临床表现】

血友病的临床表现取决于其类型及相关凝血因子的缺乏严重程度，主要表现为出血和局部血肿形成所致的压迫症状与体征。

1. 出血

为血友病患儿的最主要的临床表现。终生有轻微损伤或小手术后长时间出血的倾向。血友病甲、乙出血程度重，且与血浆因子Ⅷ、Ⅸ的活性水平相关；血友病丙症状一般较轻，与因子Ⅺ活性高低不相关，可无出血症状（杂合子患儿）。

患儿大多数在2岁时发病，重型者，新生儿期即发病。发病后即终生易出血。常有皮肤瘀斑，黏膜出血，皮下血肿，关节内出血或深部组织（肌肉、内脏）出血。颅内出血少见，是患儿死亡的主要原因。

关节出血以膝、踝和肘关节最常受累，且同一部位反复发生。表现为关节红肿、疼痛、活动受限。初发血肿可于数日或数周内完全吸收，疼痛消失，功能恢复。反复出血可致慢性关节炎，滑膜增厚、骨质破坏、关节纤维化，而致关节强直畸形、功能丧失。

2. 血肿压迫的表现

血肿形成可造成周围神经受压，出现局部肿痛、麻木及肌肉萎缩；颈部、咽喉部软组织出血及血肿形成，压迫或阻塞气道，可引起呼吸困难甚至窒息；压迫血管、输尿管引起相应症状；压迫胸膜腹膜腔等脏器，影响内脏功能。

【辅助检查】

1. 血常规检查

血小板计数正常，严重出血者血红蛋白减少。

2. 凝血功能检测

凝血时间延长，部分凝血活酶时间延长，凝血酶原消耗不良，凝血活酶生成试验异常；出血时间、凝血酶原时间正常。

3. 其他检测

临床确诊常需要检测Ⅷ凝血活性。对任何程度的血友病患者，完全确诊可以进一步通过基因检查等手段，如常用PCR及基因芯片技术等。

【治疗要点】

尚无根治疗法。治疗的关键是预防出血，局部止血和尽快补充凝血因子。

1. 止血

（1）尽快输注凝血因子　血友病甲应用Ⅷ因子浓缩制剂。无该制剂时可酌情选用冷沉淀物、新鲜血浆或新鲜冰冻血浆。血友病乙应用因子Ⅸ制剂、凝血酶原复合物，或酌情选用新鲜冰冻血浆。一般按1ml正常人血浆中含1U凝血因子计算，每输入1U/kg的因子Ⅷ、Ⅸ可分别提高其活性2%和1%。血友病甲、乙分别每12h和24h输注一次，次数、剂量依出血程度而定。

（2）止血药物应用　①1-脱氧-8-精氨酸加压素缓慢静注，可提高血浆Ⅷ因子活性，并有抗利尿和动员机体内贮存因子Ⅷ释放的作用；因能激活纤溶系统，需与6-氨基乙酸或止血环酸联用。②达拉唑和复方炔诺酮有减少血友病甲患儿的出血作用。

（3）局部止血　压迫止血、加压包扎。

2. 基因治疗

血友病乙基因治疗已获成功。

3. 预防出血。

【护理评估】

1. 健康史

注意询问出血发生的急缓、主要部位与范围；有无明确的原因或诱因；了解患儿有无出血性疾病家族史；有无自发性出血或轻微损伤后长时间出血的倾向。

2. 身体状况

重点评估有无与出血相关的体征及特点。包括有无皮肤黏膜淤点、淤斑，其数目、大小及分布情况；经常评估关节外形、局部有无压痛、关节活动能力有无异常等，辅助检查结果等。

3. 心理－社会状况

评估患儿和家长的心理状态，患儿患病后对家庭的影响，家长对疾病的了解程度，有无焦虑不安、沮丧等；评估家庭环境及经济状况，有无社会支持。

【护理问题】

（1）潜在并发症，出血　与血液中缺乏凝血因子有关。

（2）疼痛　与关节腔出血及皮下、肌肉血肿有关。

（3）躯体移动障碍　与关节腔积血，肿痛、活动受限及关节畸形、功能丧失有关。

（4）有受伤的危险　与凝血因子缺乏，患儿年龄小，识别危险能力不足有关。

（5）组织完整性受损　与凝血因子缺乏致皮肤、黏膜、关节或深部组织出血有关。

【护理措施】

1. 防治出血

（1）预防出血　①避免外伤；②避免肌内注射、深部组织穿刺，必须穿刺时，须选用小针头、拔针后延长按压时间，以防止出血和形成深部血肿；③尽量避免手术，必须手术时，应在术前、术中和术后补充所缺乏的凝血因子；④禁用阿司匹林，防出血加重；⑤避免暴饮暴食，少吃刺激性和坚硬食物，以防引起口腔或消化道出血。

（2）遵医嘱尽快输注凝血因子　认真阅读说明书，按要求稀释后输注，以患儿能耐受的速度输入；输注时严密观察有无发热、寒战、头痛等不良反应，需密切观察并及时处理，如酌情减慢速度，严重者停止输注。

（3）局部止血　皮肤、口腔黏膜出血者可局部压迫止血。口鼻出血者可用浸有0.1%肾上腺素的棉球、明胶海绵压迫，必要时可请耳鼻喉科医生会诊，以油纱条填塞，保持口鼻黏膜湿润，2～3天后拔出油纱条。肌肉、关节出血早期可用弹力绷带加压包扎、冷敷，抬高患肢，制动并保持功能位置。

2. 病情观察

观察患儿的生命体征、神志、皮肤黏膜淤点或淤斑增减及血肿消退情况，详细记录出入量，及时发现内脏出血及颅内出血征象，并及时给予抢救。

3. 减轻疼痛

疼痛主要发生在出血的关节和肌肉部位。可用冰袋冷敷出血部位，抬高患肢并制动。疼痛时，可指导患儿适当娱乐，如听音乐、冥想等，使情绪放松以减轻疼痛，必要时可用药物镇痛。

4. 预防致残

关节出血停止，肿痛消失后，应逐渐增加活动。反复关节出血致慢性关节损害者，应进行康复指导与训练。严重关节畸形可行手术矫正。

5. 提供心理支持，维护患儿自尊

鼓励年长儿参与自身的护理，如可通过日常生活自理训练，增强患儿自信心。鼓励其表达想法，倾听患儿的诉说，减轻焦虑和挫折感。病情许可时，提供适龄的游戏活动，安排同学、同伴探望，减轻其孤独感。

【健康指导】

（1）指导家长采取以下预防性措施，减少或避免损伤出血　让患儿养成安静的生活习惯，为患儿提供安全的家庭环境；告知学校老师和卫生员患儿的病情及应限制的活动。

（2）教会家长及年长儿必要的应急护理措施如局部止血法，以便能得到尽快处理。

（3）鼓励患儿规律、适度的体格锻炼和运动，增强关节周围肌肉的力量和强度，延缓出血或使出血局限化。

（4）对家族中的孕妇采用基因分析进行产前诊断，如确定胎儿为血友病患者，可及时终止妊娠。

目标检测

一、填空题

1. 胚胎期造血分为（　　）、（　　）、（　　）三个阶段。

2. 小儿血容量相对成人多，新生儿血容量约占体重的（　　）%，而成人血容量约占体重的（　　）%。

3. 营养性巨幼红细胞性贫血是由于缺乏（　　）和（或）（　　）引起的一种（　　）性贫血。

4. 营养性缺铁性贫血铁剂治疗有效，（　　）2～3天后升高；血红蛋白（　　）周后逐渐上升，待血红蛋白恢复正常后再继续服用铁剂（　　）周，以增加铁储备。

二、选择题

1. 生理性贫血一般发生在生后（　　）

    A. 2～3个月　　　　　　B. 4～6个月　　　　　　C. 2～3岁

    D. 4～6岁　　　　　　　E. 11～13岁

2. 1岁小儿红细胞 2.6×10^{12}/L，血红蛋白75g/L，该小儿可能是（　　）

    A. 正常血常规　　　　　B. 轻度贫血　　　　　　C. 中度贫血

    D. 重度贫血　　　　　　E. 极重度贫血

3. 小儿白细胞分类中，粒细胞与淋巴细胞的两次交叉发生在（　　）

    A. 1～3天，1～3岁　　B. 4～6天，4～6岁　　C. 7～8天，7～8岁

    D. 4～6月，4～6岁　　E. 4～6周，4～6月

4. 小儿营养性缺铁性贫血最主要的病因是（　　）

    A. 生长发育快　　　　　B. 铁吸收障碍　　　　　C. 先天储铁不足

D．铁丢失过多　　　　　E．铁摄入量不足

5．在预防小儿缺铁性贫血的措施中，错误的是（　　　）

　　A．母乳喂养　　　　　B．及时添加辅食　　　　C．婴幼儿食品适量铁强化

　　D．牛乳喂养者，应加热处理

　　E．早产儿、低出生体重儿从生后4个月开始给予铁剂预防

6．关于营养性缺铁性贫血铁剂治疗，正确的是（　　　）

　　A．铁剂宜空腹服用　　　　　　　B．优先使用注射铁剂

　　C．口服铁剂宜选用三价铁　　　　D．口服铁剂不宜与维生素C同时口服

　　E．铁剂用到血红蛋白正常后2～3个月左右再停药

7．有明显神经精神症状的营养性巨幼红细胞性贫血，首选的治疗是（　　　）

　　A．叶酸　　　　　　　B．铁　剂　　　　　　C．维生素B$_{12}$

　　D．铁剂加维生素C　　E．叶酸加维生素B$_{12}$

8．营养性巨幼红细胞性贫血患儿血常规特点为（　　　）

　　A．血红蛋白降低较红细胞减少明显，红细胞大小不等，以小细胞为多

　　B．血红蛋白降低较红细胞减少明显，红细胞大小不等，以大细胞为多

　　C．红细胞减少较血红蛋白降低明显，红细胞大小不等，以小细胞为多

　　D．红细胞减少较血红蛋白降低明显，红细胞大小不等，以大细胞为多

　　E．血红蛋白降低较红细胞减少明显，红细胞大小正常

9．特发性血小板减少性紫癜急性型的表现不包括（　　　）

　　A．病前1～3周有病毒感染史　　　　B．常见于2～6岁儿童

　　C．起病急骤　　　　　　　　　　　　D．血小板＜20×10^9

　　E．病情反复发作迁延不愈

10．患儿，9个月，因面色苍白、精神萎靡2个月入院。诊断为营养性缺铁性贫血。
　　健康评估其发病与下列因素有关，但除外（　　　）

　　A．早产　　　　　　　B．单纯牛乳喂养　　　　C．以米糊为主

　　D．单纯母乳喂养　　　E．母乳喂养并按时添加辅食

11．特发性血小板减少性紫癜患儿血清中的免疫球蛋白增高，为下列哪项（　　　）

　　A．PAIgM　　　　　　B．PAIgG　　　　　　C．PAIgD

　　D．PAIgA　　　　　　E．PASIgA

12．10个月患儿，人工喂养，未添加辅食，因面色苍白、食欲减退来诊，体检发现
　　肝、脾轻度肿大。血红蛋白80g/L，红细胞3.0×10^{12}/L，红细胞体积小，中央淡
　　染区扩大，诊断为营养性缺铁性贫血，治疗的首选药是（　　　）

　　A．维生素B$_{12}$　　　B．硫酸亚铁　　　　　C．叶酸

　　D．右旋糖酐铁　　　　E．维生素C

三、简答题

1．试述小儿贫血的诊断标准。

2．简述生理性贫血发生的原因。

3．营养性缺铁性贫血的病因及预防。

4．哪些食物中含铁比较丰富？

5．如何预防白血病患儿感染？

四、案例分析

1．患儿，女，11个月，牛乳喂养，因经常腹泻，未按时添加辅食。现以稀饭为主，偶尔食蒸蛋羹，平时食欲较差，有异食癖。检查：精神萎靡、皮肤黏膜苍白，肝肋下3cm，脾肋下1.5cm，红细胞数$3.5 \times 10^{12}/L$，血红蛋白70g/L。初步诊断：营养性缺铁性贫血。问题：该患儿现存的护理问题有哪些？采取哪些措施进行护理？

2．患儿，男，10个月，纯母乳喂养。生后4~5个月会笑，能认母，6个月会独坐，近1个月来，面色苍白、轻度浮肿、表情呆滞、反应迟钝，少哭不笑，智力和体格发育落后于同龄儿，独坐不稳，时有不自主颤抖，肝脾轻度肿大，红细胞数$1.5 \times 10^{12}/L$，血红蛋白75g/L。问题：该患儿的医疗诊断是什么？对患儿的家长如何进行健康指导？

（杨菊花）

实训六　血液系统疾病患儿的护理

【目的】

根据患儿的病史资料，能对其进行正确的护理评估；根据临床表现，判断疾病，提出常见的护理问题并制定护理措施；能开展预防和健康指导。

【准备】

（1）环境准备　设计模拟儿科病房，环境整洁、宽敞、明亮。

（2）物品准备　护理记录单，记录本、笔。

（3）护士准备　仪表端庄，着装整齐。

【方法与过程】

1. 方法

（1）在实训室创造护患情境，教师给出病例分析，采取角色扮演法，利用模型进行分组询问病史和体格检查，对营养性缺铁性贫血患儿做出疾病判断。

（2）根据病例分析，要求学生对患儿做出护理评估，提出护理问题并制定护理措施，对患儿家长讲解疾病的预防措施和健康指导。

2. 过程

教师给出案例，学生分组分析。

患儿，女，15个月，以"皮肤黏膜进行性苍白、食欲减退、活动减少2个月"为主诉就诊入院。患儿为第1产，足月顺产，母亲在妊娠后期患有贫血。生后母乳喂养，8个月开始添加少量蛋黄及米汤，由于患儿食欲差，至今仍主要以母乳喂养。近3个月以来，患儿频繁患"上呼吸道感染"。平常精神差，2个月来，患儿活动量明显减少，进食少，并逐渐皮肤黏膜苍白。

体格检查：中度贫血貌，神志清，精神状态稍差。全身皮肤黏膜苍白，颌下及颈部淋巴结可扪及多个黄豆大小的淋巴结，活动好，无粘连。发略黄、无光泽。呼吸平稳，双肺呼吸音清，未闻及干湿啰音。腹部平软，肝肋下3.5cm，脾肋下1cm，质稍韧。

实验室检查：血常规显示 Hb 70g/L，红细胞 3.5×10^{12}/L，MCV 78fl，MCH 27pg，MCHC 0.28；血涂片示：红细胞变小，中间淡染区变大，网织红细胞轻度减少，白细胞和血小板正常。

（1）选择一组同学采取角色扮演法　一名同学扮演母亲，抱着患儿入院，另一名同学扮演儿科护士接待患儿并向其母亲进行病史询问、体格检查。

（2）同学分组讨论、解决问题　①对该患儿做出护理评估？②提出主要的护理问题并制定护理措施？③对患儿家长讲解本病的预防措施和健康指导？

【小结与作业】

1. 小结

（1）护理评估　①健康史：母亲妊娠后期患有贫血说明该患儿存在先天的储铁不足；生后 8 个月开始添加辅食，而且食欲不好，还主要以母乳喂养，说明其存在摄入不足，这也是该患儿患有缺铁性贫血的主要原因。②身体状况：皮肤黏膜苍白、不爱活动都属于一般贫血表现；肝、脾、淋巴结肿大，出现髓外造血表现；食欲减退属于非血液系统表现中的消化系统症状。③实验室检查：都符合缺铁性贫血（小细胞低色素性贫血）的诊断。

（2）护理问题　①活动无耐力：与贫血致组织器官缺氧有关。②营养失调：与先天储铁不足及摄入量不足有关。③有感染的危险：与机体免疫功能低下有关。

（3）护理措施　①根据患儿活动的耐力制定活动计划，以不感到疲乏为度。②饮食指导：该病例中小儿已经 15 个月了，应指导断奶，多食含铁丰富的食物；注意指导，哪些食物可促进铁的吸收，可与之同服，哪些食物抑制铁的吸收，忌与之同服；如小儿食用鲜牛奶必须加热后方可喂养，防过敏而致肠道出血。③指导正确应用铁剂。④预防感染。

（4）预防措施　①加强孕期保健，预防早产，妊娠后期适当补充铁剂；②提倡母乳喂养，按时添加含铁丰富的辅食，注意饮食搭配合理，纠正不良饮食习惯；早产儿、低出生体重儿在生后 2 个月开始给予铁及预防。

（5）健康指导　参照护理措施。

2. 作业

请你为本病例中的患儿制定一份饮食计划，并给予指导，同时为患儿家长进行铁剂应用的指导。

第十一章

泌尿系统疾病患儿的护理

学习目标

知识目标

掌握小儿泌尿系统生理特点，掌握急性肾小球肾炎、肾病综合征的临床表现、辅助检查及护理措施，掌握尿路感染、急性肾功能不全的护理措施。

熟悉急性肾小球肾炎、肾病综合征、尿路感染、急性肾功能不全的病因、治疗要点、护理问题及健康指导。

了解小儿泌尿系统解剖特点。

能力目标

应用所得相关知识，掌握泌尿系统疾病的护理措施。

本章重点介绍了急性肾小球肾炎、肾病综合征、泌尿道感染患儿的护理，并对小儿泌尿系统解剖、生理特点做了简要说明，其中急性肾小球肾炎和肾病综合征的临床特点、并发症、护理措施是护士执业资格考试的常考内容。

第一节　小儿泌尿系统解剖、生理特点

一、解剖特点

1. 肾脏

小儿年龄愈小肾脏相对愈重，新生儿肾脏约占体重的1/125，约为成人的一倍；新生儿肾脏表面呈分叶状，2～4岁时分叶消失。婴儿肾脏位置较低（尤其是右肾），其下极在髂嵴以下第4腰椎水平，2岁后才达髂嵴以上，且腹壁肌肉薄而松弛，故2岁以内小儿查体时常可扪及肾脏。

2. 输尿管

婴幼儿输尿管长而弯曲，管壁肌肉和弹力纤维发育不良，容易受压、扭曲引起梗阻，因此易发生尿潴留而诱发尿路感染。

3. 膀胱

婴儿膀胱位置比年长儿高，尿液充盈时，易升至耻骨联合之上，触诊时易被触及，故轻度尿潴留时，在耻骨联合上轻轻按摩膀胱顶，可促进排尿，以后随年龄增长膀胱逐渐下降至盆腔内。

4. 尿道

新生女婴尿道较短，仅长1cm（性成熟期3~5cm），且外口暴露又邻近肛门，易被粪便污染而发生上行性泌尿道感染；男婴尿道虽较长（5~6cm），但常有包茎，污垢积聚时也可引起上行性尿路感染，故应注意局部清洁，尤其是女婴排便后。

二、生理特点

（一）肾功能

肾脏的排泄、调节和分泌功能主要通过肾小球滤过、肾小管重吸收、分泌及排泄完成，出生时肾单位的数量已达成人水平，但其生理功能尚未成熟。新生儿肾小球滤过率（GFR）较低（平均约20ml/1.73m^2，早产儿更低），仅为成人的1/4，1岁时为成人的3/4，2岁时接近成人水平，故不能有效排出过多的水分和溶质，并且新生儿和婴儿肾小管的重吸收及排泄功能不够成熟，对水、钠的调节能力较差，易发生水肿和钠潴留；新生儿及婴幼儿肾脏保留HCO_3^-的能力差、泌NH_3和H^+的能力低下及尿中排磷酸盐量少，易发生酸中毒；小儿肾脏对药物排泄能力差，故用药种类与剂量较为慎重，以防损害肾功能。

（二）排尿及尿液特点

1. 排尿特点

93%新生儿一般在出生后24h内开始排尿，99%于48h内排尿，正常尿量为每小时1~3ml/kg。出生最初几天由于摄入少，每日仅排尿4~5次，1周后因小儿进水量增多，新陈代谢旺盛，而膀胱容量小，故排尿次数增多，每日可达20~25次，1岁时每日15~16次，学龄前和学龄期每日减至6~7次。正常婴儿每日排尿量400~500ml，幼儿500~600ml，学龄前儿童600~800ml，学龄儿童为800~1400ml。婴儿期排尿由脊髓反射完成，以后逐渐建立脑干-大脑皮层控制，正常小儿经训练，1.5岁可以控制排尿，3岁左右已能主动控制排尿。新生儿每小时尿量少于1.0ml/kg为少尿，每小时尿量少于0.5ml/kg为无尿，若婴幼儿每日排尿<200ml、学龄前儿童<300ml、学龄儿童<400ml即为少尿，每日尿量<50ml为无尿。

2. 尿液特点

（1）尿色 出生2~3天内尿色较深，稍浑浊，放置后因尿酸盐结晶有红褐色沉淀。正常小儿尿液呈淡黄色、透明，在寒冷季节放置后可出现乳白色混浊，为尿中盐类结晶析出，是正常生理现象。

（2）尿蛋白 正常小儿尿中不应出现蛋白，即尿蛋白定性阴性。

（3）尿细胞和管型 正常新鲜尿液离心后沉渣镜检，红细胞<3个/HP，白细胞<5个/HP，一般无管型；12h尿细胞计数（addis count）正常为红细胞<50万，白细胞<100万，管型<5000个，蛋白含量<50mg。

第二节　急性肾小球肾炎

【引导案例】

病历摘要：患儿，男，7岁，半月前因咽痛、发热用药治疗后好转。近3天，双眼睑出现水肿、食欲下降，继而出现头晕、尿液发红，即来院就诊。

体格检查：体温36.5 ℃，脉搏86次/分，呼吸22次/分，血压125/85 mmHg。发育正常，双眼睑明显水肿，双下肢轻度水肿，指压凹陷不明显，心肺未见异常。

实验室检查：尿蛋白（＋＋），红细胞（＋＋）/HP，抗链球菌溶血素"O"增高，血清补体C_3降低。

看着手里的几张化验单，妈妈很着急，孩子得了什么病？能治好吗？上学怎么办？

急性肾小球肾炎是一种儿科常见的、与链球菌感染有关的免疫反应性疾病，占小儿泌尿系统疾病的首位，由多种病因引起，多发生于急性溶血型链球菌感染后。主要临床特征是起病急，血尿（伴蛋白尿）、水肿和高血压。多见于5~12岁小儿，男孩多于女孩，约2∶1，本病为自限性疾病，多数预后良好。

【病因】

1. 细菌

最常见的是A组乙型溶血性链球菌，其他如金黄色葡萄球菌、肺炎链球菌等。

2. 病毒

如流行性感冒病毒、腮腺炎病毒、埃可病毒及柯萨奇病毒等。

3. 其他

如真菌、立克次体、钩端螺旋体及疟原虫等。

【发病机制】

溶血性链球菌引起上呼吸道感染或皮肤感染，产生抗原刺激机体产生相应抗体，形成抗原抗体复合物，随血液循环沉积于肾小球基底膜上，免疫复合物在局部激活补体，引起一系列免疫损伤和炎症反应。免疫损伤使肾小球基底膜破裂、通透性增加，血液中的血浆蛋白、红细胞、白细胞等漏出到肾小管内，出现血尿、蛋白尿及管型尿；炎症反应使肾小球毛细血管管腔变窄，甚至闭塞，导致肾小球血流量减少，肾小球滤过率降低，引起体内钠、水潴留，临床上出现不同程度的水肿、少尿和高血压。肾组织缺血一方面引起肾素分泌增加，产生血管紧张素使全身小动脉痉挛，另一方面又可促进肾上腺皮质分泌醛固酮，加重水钠潴留而增加血容量，血管紧张素和醛固酮的作用是引起肾炎高血压的重要原因。重症患儿可发生急性循环充血、高血压脑病和急性肾功能不全。

【临床表现】

急性肾小球肾炎临床表现差异较大，轻者仅有镜下血尿而无任何临床表现，重者可在发病2周内出现循环充血、高血压脑病、急性肾功能不全而危及生命。

1. 发病前

1~3周多有呼吸道或皮肤感染病史。如秋冬季节的急性咽炎、扁桃体炎、猩红热，夏秋季节的皮肤感染等，部分患儿可无前驱症状。

2. 典型表现

起病时常有低热、乏力、食欲下降、头晕、腰痛等一般症状，主要表现如下。

（1）水肿、少尿 水肿是最常见、最早出现的症状，由于肾小球率过滤降低导致水钠潴留而引起。70%的患儿有水肿，多为眼睑和颜面部水肿，并且晨起明显，以后发展到躯干、下肢；水肿多为轻、中度，为非凹陷性，同时尿量明显减少。一般1~2周内尿量逐渐增多，水肿也随尿量增多而逐渐消退。

（2）血尿 多为镜下血尿，约50%患儿有肉眼血尿，呈浓茶色（酸性血尿）或洗肉水样（中性或弱碱性血尿），多在1~2周消失，镜下血尿一般持续数月或更久，多在6个月内消失，但运动后或感染时血尿可暂时加重。

（3）高血压 约30%~80%的患儿有高血压，因水钠潴留、血容量增多所致。多为轻度至中度增高，血压值在（120~150）／（80~110）mmHg之间，一般无剧烈头痛、恶心、呕吐等，1~2周后血压随尿量增多、水肿消退而降至正常。

3. 严重表现

少数患儿在起病1~2周内出现严重循环充血、高血压脑病、急性肾功能不全等严重症状，应注意观察。

（1）严重循环充血 表现为气急明显、频繁咳嗽、呼吸困难或端坐呼吸、咳粉红色泡沫痰、心率增快、两肺满布细湿啰音、肝脏肿大、颈静脉充盈或怒张等。循环充血多因水、钠潴留，血容量增加而引起，危重患儿可因急性肺水肿，在数小时内死亡。

（2）高血压脑病 表现为剧烈头痛、烦躁不安、呕吐、复视或一过性失明，严重者出现惊厥、昏迷。因血压突然升高，脑组织血流量急剧增多而引发急性脑水肿，这是急性肾炎的危重表现，若能及早发现，及时控制血压，可使脑部症状迅速消失。

（3）急性肾功能不全 患儿在尿量减少的同时出现短暂氮质血症，严重患儿可因少尿或无尿引起电解质紊乱、代谢性酸中毒及尿毒症表现，一般持续3~5日，随尿量增多后病情好转。若持续数周仍不恢复，预后不佳。

【辅助检查】

1. 尿液检查

尿蛋白+~++++，镜下除见大量红细胞外，还有透明管型、颗粒管型或红细胞管型。

2. 血液检查

红细胞计数及血红蛋白轻度下降，血沉加快，明显少尿时血尿素氮和肌酐暂时升高。

3. 免疫学检查

血清抗链球菌抗体（如抗链球菌溶血素"O"、抗透明质酸酶、抗脱氧核糖核酸酶）升高，80%~90%的患儿血清补体C_3在早期降低，一般6~8周恢复正常。血清抗链球菌抗体升高、血清补体C_3降低是诊断急性肾小球肾炎的重要依据。

【治疗要点】

本病为自限性疾病，无特异疗法，主要是休息和对症治疗，应注意观察和处理并发症。

1. 一般治疗

急性期须卧床休息，限制水分及钠盐的摄入，用青霉素或敏感抗生素 10～14 天清除体内感染灶。

2. 对症治疗

（1）利尿　限制水钠摄入后仍有水肿、少尿、高血压及全身循环充血的患儿应使用利尿剂，多选用氢氯噻嗪（双氢克尿噻）口服，重症患儿注射呋塞米。

（2）降压　在休息、控制水钠摄入、应用利尿剂后，血压仍持续升高时，常选用硝苯地平（心痛定）和卡托普利交替使用，降压效果较好。

（3）严重循环充血　严格限制水钠摄入量，并使用强利尿剂促进液体排出，以减轻心脏负担；有肺水肿者加用硝普钠扩管降压，必要时应用镇静剂、小剂量快速强心药。

（4）高血压脑病　先用地西泮或苯巴比妥镇静止惊，降压首选硝普钠缓慢静滴，注意同时监测血压，酌情应用呋塞米及 20% 甘露醇利尿脱水。

（5）急性肾功能不全的治疗　限制水、钠摄入量，维持水电解质平衡，及时处理危及生命的水电解质平衡紊乱，必要时给予透析治疗。

【护理评估】

1. 健康史

询问患儿发病前 1～3 周有无呼吸道或皮肤感染史，重点询问水肿出现的时间与部位、尿液颜色及量，有无头晕、血压升高史。

2. 身体状况

检查水肿部位及程度，按压皮肤有无凹陷痕迹，测量血压、脉搏、体重、腹围，分析尿液、血液、免疫学检查结果。注意患儿尿量变化，是否有头晕、眼花、复视，有无心率增快、呼吸困难、颈静脉怒张，肺部啰音等。

3. 心理 - 社会状况

评估患儿和家长的心理状态，患儿的配合程度，患病后对家庭的影响，家长对疾病的了解程度及对患儿休学、长期休息有无焦虑、抑郁、悲观等情绪；评估家庭环境及经济状况，有无社会支持。

【护理问题】

（1）体液过多　与少尿及水钠潴留有关。

（2）活动无耐力　不能进行正常活动，与水肿、血压升高有关。

（3）潜在并发症　严重循环充血、高血压脑病、急性肾功能不全。

（4）焦虑　与活动/饮食受限及高血压头晕等不适有关。

（5）知识缺乏　患儿及家长缺乏与本病有关的护理知识。

【护理措施】

1. 生活护理

（1）休息　①2 周内绝对卧床休息，可减轻心脏负担，改善心功能，还可增加心排血量，使肾血流量增加，提高肾小球滤过率，以减少水钠潴留，并减少潜在并发症的发生；②待水肿消退、血压降至正常、肉眼血尿消失，便可下床轻度活动；③血沉正常可继续上学，但要避免剧烈体育活动；④尿 Addis 计数正常后才能恢复正常活动。

（2）饮食限制 为减轻水钠潴留，少尿水肿期应限制钠盐的摄入量，一般每日钠盐 1～2g，重症患儿每日钠盐限制为 60～120mg/kg；严重水肿、少尿时还要限制饮水量，每日入水量为前一天尿量加 500ml，需准确记录 24h 液体出入量；少尿期还应少吃含钾多的食物及水果（如香蕉），以防发生高钾血症；有氮质血症者应限制蛋白质入量（每日 0.5g/kg）；在尿量增加、水肿消退、氮质血症消除、血压正常后，应尽早恢复正常饮食，以保证小儿生长发育需要。

2. 病情观察

（1）观察尿量及水肿变化 观察尿量、尿色变化及水肿的消退情况，每日测体重 1 次，遵医嘱采集尿液、血液标本送检。若患儿尿量增加、肉眼血尿消失提示病情好转，而持续少尿提示可能发生急性肾功能不全。

（2）观察血压变化 每日定时测量血压或进行血压监测，若出现突然血压升高、剧烈头痛、呕吐、一过性失明、惊厥等表现，提示发生高血压脑病，应立即报告医生，并遵医嘱静脉滴注硝普钠等迅速降低血压。

（3）观察严重循环充血表现 如患儿出现烦躁不安、呼吸困难、颈静脉怒张、心率增快、肺部闻及湿啰音、肝肿大等表现，应立即安置患儿取半卧位、吸氧，并遵医嘱使用强心剂、利尿剂等，以减轻心脏负担。

3. 心理护理

关心体贴患儿，帮助患儿解决困难和问题，耐心向患儿及家长讲解病情、治疗护理要点及预后，消除其焦虑情绪，同时，可根据患儿病情，提供床上娱乐，如看书、下棋、文化课补习等，丰富患儿的生活，减轻患儿孤独感，使患儿精神愉快地休养治疗。

【健康指导】

（1）向患儿及家长讲解卧床休息、低盐饮食的重要性，指导患儿及家长掌握休息及活动的具体要求，为患儿提供高热量、高维生素、清淡、易消化的食物，强调低盐饮食常影响患儿进食，要充分利用糖、食醋等调味品增加患儿食欲，注意食物搭配，少量多餐，以满足患儿营养需求。

（2）教会患儿及家长配合医护人员记录尿量、24h 出入液体量、测体重等方法。

（3）指导家长协助患儿日常生活及娱乐，如讲故事、看动画片、拼图、玩魔方、补习文化课等，以丰富患儿住院生活。

第三节 肾病综合征

【引导案例】

病历摘要：患儿，男，5 岁，2 天前早晨起床后，妈妈发现患儿双眼睑稍肿，并未注意。今晨患儿眼睑水肿加重，面部也出现水肿，即来院就诊。

体格检查：体温 36.7℃，脉搏 102 次/分，呼吸 25 次/分，血压 90/60mmHg，患儿发育正常，营养中等，眼睑、面部及阴囊水肿明显，呈凹陷性，双肺听诊正常。

实验室检查：尿蛋白（＋＋＋＋），尿中未见红细胞、白细胞及管型，血清白蛋白 25g/L，胆固醇 8.2mmol/L。

看着孩子"胖胖"的面孔，妈妈心里忐忑不安，孩子得了什么病？能消肿吗？对孩子将来有影响吗？

肾病综合征简称肾病，是由多种病因引起的肾小球毛细血管滤过膜通透性增加，造成大量血浆蛋白从尿中丢失而引发的临床综合征。是儿科常见病之一，居泌尿系统疾病第 2 位。典型临床表现有四大特点：①大量蛋白尿；②低蛋白血症；③高脂血症；④不同程度水肿，其中大量蛋白尿和低蛋白血症为必备条件。根据病因分为原发性、继发性和先天性 3 种类型，小儿时期最常见的是原发性肾病，分为单纯性肾病和肾炎性肾病 2 型，临床上以单纯性肾病多见。

【病因】

原发性肾病综合征的病因尚不明确。单纯性肾病可能与 T 细胞免疫功能紊乱有关；肾炎性肾病患儿的病变中可沉积免疫球蛋白及补体成分，提示与免疫病理损伤有关；先天性肾病与遗传有关。

【发病机制】

1. 大量蛋白尿

是本病最根本的病理生理特点，也是导致本病另外三大临床特点的基本原因。由于肾小球毛细血管通透性增高，大量血浆蛋白（如白蛋白）可经肾小球滤出而引起大量蛋白尿，造成大量蛋白从尿中丢失；长时间大量持续的蛋白尿可促进肾小球系膜硬化及间质病变，逐渐导致肾功能不全。

2. 低蛋白血症

是病理生理改变的关键环节。大量血浆蛋白从尿液中丢失和肾小管对重吸收蛋白的分解，是造成低蛋白血症的主要原因；同时蛋白丢失超过肝脏合成蛋白的速度及蛋白分解代谢率的改变也可降低浆蛋白。

3. 高脂血症

低蛋白血症促使肝脏合成蛋白增加，但其中大分子的脂蛋白难以从肾脏排出而蓄积于体内，导致高脂血症，主要是患儿血清总胆固醇、低密度和极低密度脂蛋白增高。

4. 水肿

低蛋白血症使血液胶体渗透压降低，血浆水分、电解质可由血管内渗出到组织间隙，当血浆蛋白低于 25g/L 时引起水肿，低于 15g/L 时可形成腹水、胸水；同时也减少有效循环血量，进而激活肾素－血管紧张素－醛固酮系统引起水、钠潴留，更加重水肿。

【临床表现】

1. 单纯性肾病

主要表现是全身凹陷性水肿，开始于眼睑、面部，以后逐渐波及全身，男孩多有阴囊显著水肿，重症患儿可伴腹水、胸水，水肿严重时尿量减少，一般无明显血尿与高血压。发病年龄多在 2～7 岁，男孩多于女孩，30% 患儿起病前有病毒或细菌感染史，患儿病初一般情况尚可，继之出现疲倦、食欲减退、苍白和精神萎靡等。

2. 肾炎性肾病

发病年龄多在学龄期，除有肾病的四大特征（三高一低）外，常伴有明显高血压、肉眼血尿、血清补体下降和不同程度的氮质血症。

3. 并发症

（1）感染　是本病最常见的并发症，最常见的是呼吸道感染，其次为皮肤、泌尿道感染及原发性腹膜炎等。由于患儿免疫功能降低、蛋白质营养低下、应用糖皮质激素和免疫抑制剂治疗等，患儿易合并各种感染，而感染又可促使病情加重，70% 肾病患儿的复发与病毒感染有关。

（2）电解质紊乱　由于长期低盐饮食、应用利尿剂、肾上腺皮质激素及感染、呕吐、腹泻等原因，易引起电解质紊乱，如低钾、低钠等。此外由于钙在血液中与白蛋白结合可随白蛋白从尿中排出、维生素 D 结合蛋白由尿中丢失使维生素 D 降低、应用激素使肠道钙吸收不良等因素导致低钙血症，可发生低钙惊厥和骨质疏松。

（3）低血容量休克　多见于应用利尿剂大量利尿后或呕吐、腹泻时，表现为烦躁不安、四肢湿冷、脉搏细速、血压下降等。由于低蛋白血症，血浆胶体渗透压下降，使液体外渗到组织间隙，导致血容量不足而引发休克，严重时出现急性肾功能衰竭。

（4）高凝状态及血栓形成　低蛋白血症患儿的血液多处于高凝状态，常发生肾静脉血栓，表现为腰痛或腹痛，肉眼血尿或肾衰竭。主要因为：①肝脏合成凝血因子增加，呈现高纤维蛋白原血症；②尿中丢失抗凝血酶Ⅲ，使血浆抗凝物质减少；③高脂血症时血液粘稠度增加，引起血流缓慢，血小板聚集增加；④血液的高凝状态和胶体渗透压降低及血液浓缩等更加促进凝血而发生栓塞。

（5）生长延迟　多见于频繁复发和长期使用大剂量糖皮质激素的患儿。

【辅助检查】

1. 尿液检查

尿蛋白定性为 + + + ~ + + + + ，24h 尿蛋白量 > 0.1g/kg，有透明和颗粒管型，肾炎性肾病患儿尿红细胞增多。

2. 血液检查

血清总蛋白和白蛋白明显下降，总蛋白 < 50g/L，白蛋白 < 25g/L，白/球比（ A/G）倒置，血清胆固醇升高（ > 5.7mmol/L），血沉明显增快（达 100mm/h 以上）；肾炎性肾病有血清补体 C₃ 降低，有不同程度氮质血症。

【治疗要点】

1. 一般治疗

（1）休息与饮食　适当休息，限制钠盐摄入。

（2）防治感染　一旦发生感染应积极选用抗生素进行控制。

（3）利尿　有腹水或水肿较重伴少尿的患儿可使用利尿剂，如氢氯噻嗪或螺内酯（如安体舒通）口服等，严重水肿的患儿可静滴低分子右旋糖酐。

2. 激素治疗

糖皮质激素是治疗肾病的首选药物，国内儿科多用中长程疗法。

（1）泼尼松中长疗法　先用泼尼松 2mg/（kg·d），最大剂量不超过 60mg/d，分 3 次口服，若 4~8 周内尿蛋白转阴，自转阴后再继续巩固 2 周；查尿蛋白仍为阴性，改为 2mg/kg，隔日早餐后顿服，用 4 周；以后每 2~4 周减总量 5~10mg，直至停药。总疗程 6 个月为中程疗法，9 个月为长程疗法。

（2）疗效判断　①激素敏感：泼尼松足量治疗 8 周内尿蛋白转为阴性，水肿消退；②激素部分敏感：治疗 8 周内水肿消退，但尿蛋白为 + ~ + +；③激素耐药：治疗 8 周无效，即尿蛋白仍在 + +以上；④激素依赖：对激素敏感，但停用激素或减量 2 周内复发或反复（再次用药或恢复用量后尿蛋白又转阴，并重复 2 次以上者）；⑤复发或反复：尿蛋白已转阴，停用激素 4 周以上，尿蛋白又在 + +以上为复发，如在用药过程中出现上述变化为反复；⑥频繁复发或反复：治疗 6 个月内反复 2 次以上或 1 年内复发 3 次以上。

（3）药物副作用　长期应用糖皮质激素可引起向心性肥胖、高血压、骨质疏松等代谢紊乱，还可因免疫功能受抑制易发生感染，突然停药易发生急性肾上腺皮质功能不全等。

3. 免疫抑制剂治疗

用于难治性肾病，如激素治疗耐药、依赖及频繁复发的患儿，可在小剂量隔日口服激素的同时联合使用环磷酰胺（CTX）等免疫抑制剂。

【护理评估】

1. 健康史

重点评估是首发还是复发（如病程长短、激素治疗情况及效果），起病前是否有病毒或细菌感染史，询问水肿发生部位、发展顺序、24h 排尿次数及尿量。

2. 身体状况

测量体温、脉搏、呼吸、血压、体重、腹围，检查水肿部位、程度、凹陷痕迹，观察患儿水肿及尿量变化，注意患儿有无血尿、高血压，分析尿液、血液检查的结果。

3. 心理－社会状况

评估患儿和家长的心理状态，患儿患病后对家庭的影响，家长对疾病的了解程度，有无担心患儿因病休学、长期服用糖皮质激素发生形象改变而有焦虑、抑郁等心理；评估家庭环境及经济状况，有无社会支持。

【护理问题】

（1）体液过多　与低蛋白血症致水肿、尿少有关。

（2）有感染的危险　与使用激素导致机体免疫力下降有关。

（3）潜在并发症　药物副作用、电解质紊乱、血栓形成等。

（4）营养失调——低于机体需要量　与大量蛋白由尿中丢失有关。

（5）焦虑　与病程长、学习中断、形象改变及知识缺乏有关。

（6）自我形象紊乱　与对长期应用糖皮质激素引起向心性肥胖有关。

【护理措施】

1. 适当休息

一般患儿不必严格限制活动，但严重水肿和高血压患儿需卧床休息（要常变换体位，预防静脉血栓形成），并遵医嘱用利尿剂和降压药，以减轻心脏和肾脏负担；腹水严重时应取半坐卧位，可缓解呼吸困难；病情缓解后可逐渐增加活动量，但不能过于劳累，以免引起复发。

2. 调整饮食

①一般患儿不需特别限制饮食，给予易消化的适量优质蛋白、少量脂肪、高热量及丰富的维生素饮食；②重度水肿、高血压的患儿应短期限盐（本病的水肿是大量蛋白丢失造成血浆胶体渗透压降低而引起），症状消失后应恢复正常，以免影响患儿食欲和引起低钠血症；③大量蛋白尿期间应适当控制蛋白质的摄入量，以每日 2g/kg 左右为宜，蛋白尿消失后长期服用激素期间应适当多补充优质蛋白；④为减轻高脂血症，应多摄入植物性脂肪，少吃动物脂肪；⑤注意增加富含钾、钙和维生素 D 食物的摄入，多食用新鲜蔬菜、水果。

3. 预防感染

（1）做好保护性隔离　避免与感染性疾病患儿同住一室，减少探视，病室定时通风，每日进行空气消毒。

（2）加强皮肤护理　由于高度水肿、使用激素使皮肤容易受损而继发感染，应注意每日清洗皮肤（尤其是会阴部），经常翻身，勤换内衣，保持床铺清洁、平整，臀部和四肢水肿严重时可垫软垫或用气垫床，阴囊水肿可用棉垫或吊带托起，皮肤破损处可涂碘附预防感染。

（3）预防呼吸道感染　注意监测体温、血白细胞计数等变化。

4. 观察药物疗效及副作用

（1）指导餐后服用泼尼松，激素治疗期间关注每日尿量、尿蛋白变化及血浆蛋白恢复情况，注意观察激素的副作用。并遵医嘱补充维生素 D 及钙剂，防止发生骨质疏松和低钙血症。

（2）应用利尿剂时注意监测尿量、血钾、血钠、血钙等情况，尿量过多时应及时联系医生，以防发生低血容量休克或静脉血栓的危险。

（3）环磷酰胺宜饭后服用（可减少胃肠道反应），并嘱患儿多饮水，注意观察药物副作用，如胃肠道反应、白细胞减少、脱发、出血性膀胱炎和远期男性性腺损害等；使用肝素抗凝和溶栓治疗的患儿，注意监测凝血时间及凝血酶原时间。

（4）观察是否有血栓形成，临床上以肾静脉血栓最常见，应注意观察患儿是否有腰疼、腹疼、肉眼血尿等表现。

5. 心理护理

关心体贴患儿及家长，鼓励患儿说出自己的想法和感受，并进行疏导和劝慰，以缓解焦虑、抑郁情绪，增强信心，积极配合治疗。

【健康指导】

（1）向患儿及家长讲解激素对治疗本病的重要性，由药物引起的体态改变可在停药后自行恢复。指导患儿及家长坚持按计划用药，遵医嘱逐渐减量，强调不能擅自减药量或停药，出院后应定期复查。

（2）强调感染和疲劳是造成复发的主要诱因，指导患儿及家长学会预防呼吸道、皮肤、泌尿道等感染的措施，预防接种应在病情完全缓解且停用糖皮质激素 3 个月后才能进行，否则易引起复发。

（3）指导家长学会用试纸监测尿蛋白的变化。

第四节　尿路感染

【引导案例】

病历摘要：患儿，男，3 岁，3 天前无明显诱因出现排尿疼痛，每天排尿 10 余次，无肉眼血尿，无腰痛和腹痛。

体格检查：体温 37.2℃，脉搏 110 次/分，呼吸 28 次，血压 90/60mmHg，患儿神智清楚，精神差，心肺无异常，双肾区无叩击痛，眼睑及双下肢无水肿，尿道口稍红肿，无分泌物。

实验室检查：尿常规，白细胞 10 个/HP，红细胞 1 个，尿蛋白阴性。

请问：（1）患儿出现了什么问题？有哪些方法减轻痛苦？

（2）如何对家长进行健康指导？

尿路感染（也称泌尿道感染）是指病原体直接侵入泌尿道引起尿道黏膜或组织的炎症。感染可累及尿道、膀胱甚至肾盂，按感染部位分为下尿路感染（尿道炎、膀胱炎）和上尿路感染（肾盂肾炎）。本病是小儿泌尿系统常见疾病之一，发病率因性别、年龄不同而有差异，一般女孩高于男孩。

【病因】

多数致病菌可引起尿路感染，以革兰阴性杆菌感染为主，最常见的是大肠埃希菌（占 60%～80%），其次为变形杆菌、克雷伯杆菌等，革兰阳性菌较为少见。

【发病机制】

1. 感染途径

（1）血源性感染　致病菌通过血液循环经血源途径侵袭泌尿道，主要是金黄色葡萄球菌，多见于新生儿和婴儿。

（2）上行感染　是泌尿道感染最主要的途径。致病菌沿尿道口上行进入尿道、膀胱引起尿道炎、膀胱炎，膀胱内的致病菌再通过输尿管上移到肾脏，引起肾盂肾炎，其致病菌主要是大肠埃希菌。

（3）直接蔓延　泌尿道邻近器官和组织感染、盆腔炎症等可直接蔓延引起尿路感染。

2. 易感因素

（1）与小儿解剖特点有关。小儿输尿管长而弯曲，管壁弹力纤维发育不全，易扭曲、压扁引起尿潴留而发生感染；女婴尿道短，尿道口接近肛门，易被粪便污染，男孩包皮较长，易积垢利于细菌进入尿道。

（2）泌尿道畸形，如后尿道瓣膜、肾盂－输尿管连接部狭窄、肾盂积水、肾囊肿等常导致尿潴留利于细菌生长，增加感染的危险性。

（3）新生儿和婴儿抗感染能力差，尿布、尿道口常被细菌污染，易发生上行感染。

（4）泌尿道抵抗感染功能缺陷，如 SIgA 产生不足，使尿中 SIgA 浓度减低，增加发生尿路感染的机会。

【临床表现】

1. 急性尿路感染

（1）新生儿　多由血行感染引起，以全身症状为主，患儿多有发热或体温不升、拒乳、呕吐、腹泻、体重不增等表现。

（2）婴幼儿　以全身症状为主，主要表现为发热、呕吐、腹痛、腹泻等，部分婴儿可有排尿时哭闹、尿线中断、尿布有臭味等尿路刺激症状，由于尿频使尿布经常浸湿可引发顽固性尿布皮炎。

（3）年长儿　表现与成人相似，下尿路感染以膀胱刺激症状为主，如尿频、尿急、尿痛；上尿路感染以全身症状为主，有发热、寒战、腹痛，伴腰痛、肾区叩击痛等，也可有尿频、尿急、尿痛。

2. 慢性泌尿道感染

病程多在 6 个月以上，有间断发热、脓尿或菌尿；反复发作的患儿常有贫血、消瘦、生长迟缓，重症可出现高血压及肾功能不全。

【辅助检查】

1. 尿常规

如中段尿离心沉渣中白细胞 >5 个/HP，可怀疑为尿路感染。

2. 尿细菌培养

是诊断尿路感染的主要依据。中段尿培养菌落数 $>10^5/ml$ 可确诊，$10^4 \sim 10^5/ml$ 为可疑，$<10^4$ 为污染。

3. 尿液直接涂片找细菌

油镜每视野找到 1 个细菌，表明尿内细菌数 $>10^5$ 以上，有诊断意义。

4. 影像学检查

可显示有无尿路畸形、膀胱输尿管反流、慢性肾损害或瘢痕形成情况等。常用的有 B 超、静脉肾盂造影加断层摄片、排泄性膀胱尿路造影、肾核素造影、CT 扫描等。

【治疗要点】

1. 一般治疗

急性期需卧床休息，鼓励患儿多饮水以增加尿量，便后及早清洁外阴。

2. 抗菌治疗

要及早应用抗菌药物，选用的主要原则是：①根据感染部位：一般上尿路感染选择血药浓度高的抗生素，下尿路感染选择尿浓度高的抗生素；②根据感染途径：上行性感染首选磺胺类药物，有明显全身症状或血行性感染的患儿，多选用青霉素类、氨基糖苷类或头孢菌素类抗生素单独或联合用药；③根据尿培养及药敏试验结果、并结合临床疗效选用抗生素；④选择杀菌效果好、不易耐药、对肾功能损害小的药物。

3. 再发性感染（包括复发和再感染）

根据尿培养和药敏结果，选用 2 种较敏感的抗菌药，疗程 10 ~ 14 天，之后以小剂量维持，总疗程 6 ~ 8 周；对多次复发的尿路感染，可在控制急性感染后，改用小剂量长期抑菌，疗程 6~12 个月。

【护理评估】

1. 健康史

评估患儿有无发热、排尿哭闹、尿频、外阴清洁情况等。

2. 身体状况

监测体温有无发热，查体男孩包皮有无过长，有无肾区叩击痛，分析尿培养结果。

3. 心理－社会状况

评估患儿和家长的心理状态，患儿患病后对家庭的影响，家长对疾病的了解程度，有无焦虑不安、沮丧等；评估家庭环境及经济状况，有无社会支持。

【护理问题】

（1）体温过高　与细菌感染有关。

（2）排尿异常　与膀胱、尿道炎症有关。

【护理措施】

1. 维持正常体温

（1）休息与饮食　发热患儿应卧床休息，进食营养丰富、易消化的流质或半流质饮食。

（2）降低体温　体温超过 38.5℃ 时，选用温水浴、头部冷湿敷等物理降温方法，必要时遵医嘱用药物降温。

2. 减轻排尿异常

（1）鼓励患儿饮水，增加尿量，促进细菌及毒素的排出，以减轻尿路刺激症状。

（2）保持外阴清洁，每次排便后清洗外阴，勤换内裤或尿布。

（3）遵医嘱早期应用敏感抗菌药物，并坚持足够疗程，防止复发。

3. 病情观察与监测

（1）定时测量体温，观察患儿尿频、尿急、尿痛等症状发展。

（2）定期采集尿标本查尿常规和细菌培养，观察治疗效果和病情发展。

【健康指导】

（1）指导家长做好患儿清洁外阴的护理，如婴儿要勤换尿布（尿布用开水烫洗晒干），大便后应清洗臀部，女婴大便后及清洗外阴时应从前向后擦洗，防止肠道细菌污染尿道引起上行感染；幼儿要穿满裆裤，养成每天清洗外阴的好习惯。

（2）指导患儿及家长按时用药，多饮水，定期复查，防止复发与再感染。

第五节　急性肾功能不全

急性肾功能不全也称急性肾衰竭，是由多种原因引起的肾生理功能在短期内急剧下降或丧失而出现的临床综合征。患儿体内代谢产物堆积，主要临床表现为少尿或无尿、氮质血症、水电解质紊乱和代谢性酸中毒等症状。

【病因与发病机制】

急性肾功能不全的发病机制由于病因和病期的不同而不同。新生儿时期多因围产期缺氧、败血症、严重溶血或出血引起；婴儿期主要由严重腹泻脱水、重症感染及先天畸形所致；年长儿多与肾炎、休克有关。

1. 肾前性

任何原因（如呕吐、腹泻、手术大出血、大面积烧伤、休克、低蛋白血症等）引起的有效循环血量减少都可导致肾血流量不足、肾小球率过滤显著降低而出现少尿或无尿，此型肾实质无器质性病变。

2. 肾性

是儿科最常见的肾衰原因，由肾实质损害引起。由于未能及时去除肾前性肾功能不全的病因，病情进一步发展导致肾脏发生器质性病变。常见原因为：急性肾小球肾炎、急性肾小管坏死、急性肾间质性肾炎等。

3. 肾后性

各种原因引起的泌尿道梗阻（如输尿管肾盂连接处狭窄、肾结石、肿瘤压迫等）导致肾盂积水引发肾实质损伤。

【临床表现】

根据尿量多少将急性肾功能不全分为少尿型和非少尿型，临床上以前者多见。

1. 少尿型

急性肾功能不全伴少尿或无尿表现，临床过程分为以下三期。

（1）少尿期 尿量急剧减少，甚至无尿。一般持续1~2周，部分可达4~6周（持续时间越长，肾脏损害越重），持续少尿大于15天，或无尿超过10天者预后不良。此期主要表现如下。①水钠潴留：表现为全身水肿、高血压，严重患儿可发生心力衰竭、肺水肿和脑水肿，多为死亡的重要原因。心力衰竭、肺水肿时患儿出现呼吸困难、心率增快、不能平卧、肺部湿啰音、下肢水肿等；高血压脑病时患儿出现剧烈头痛、恶心、呕吐、复视或一过性失明，重者出现昏迷、惊厥；②电解质紊乱：常表现为"三高三低"，即高钾、高磷、高镁，低钠、低钙、低氯血症，其中高钾血症多见；③代谢性酸中毒：表现为恶心、呕吐、嗜睡、乏力、食欲减退、呼吸深长、口唇樱桃红，血pH降低；④氮质血症（尿毒症）：因肾排泄功能障碍，使多种毒性物质在体内积聚，导致全身各系统中毒症状，其严重程度与血中尿素氮及肌酐的增高浓度成正比。消化系统表现为食欲减退、呕吐、腹泻等；心血管系统多见高血压和心力衰竭，因水钠潴留所致；神经系统有意识障碍、躁动、抽搐、昏迷等；血液系统主要是贫血和出血倾向，贫血为红细胞生成减少、血管外渗血、消化道出血等原因所致，并随肾功能恶化而加重，出血倾向多因血小板减少和DIC引起；⑤感染：70%患儿合并严重感染，是急性肾衰最常见的并发症，多为呼吸道和泌尿道感染，最多见的致病菌是金黄色葡萄球菌和革兰阴性杆菌，约1/3患儿死于感染。

（2）多尿期 当患儿尿量逐渐增多、全身水肿减轻时即为多尿期。此期肾小管功能有一定程度好转，但重吸收功能未完全恢复，且肾小球滤过功能也有一定改善，故出现尿量进行性增多。表现为尿量逐渐增多，一般持续1~2周，部分患儿长达1~2月，此期因大量排尿，可出现脱水、低钠和低钾血症，此期血尿素氮和肌酐仍较高。还可发生感染、心血管并发症和上消化道出血等。

（3）恢复期 多尿期后肾功能好转，尿量、血尿素氮及肌酐逐渐恢复正常，而肾浓缩功能需数月才能恢复正常，少数患儿留有不可逆的肾功能损害。此期患儿表现为体质虚弱、消瘦、营养不良、贫血和免疫力低下等。

2. 非少尿型肾衰

无少尿、无尿表现。肾功能受损引起尿内溶质排出受限，形成进行性氮质血症，出现血尿素氮、血肌酐迅速升高，肌酐清除率迅速降低。此型比少尿型症状轻、并发症少、病死率低。

【辅助检查】

（1）尿液检查 有助于鉴别肾前性急性肾功能不全和肾实质性急性肾衰。

（2）血生化检查 监测电解质浓度变化及血肌酐和尿素氮。

（3）肾影像学检查 采用腹平片、超声波、CT、核磁共振等检查可见肾脏形态、大小、血管及尿道有无梗阻，了解肾血流量、肾小球和肾小管功能，因造影剂可加重肾损害，应慎用。

【治疗要点】

治疗原则是祛除病因、治疗原发病、减轻症状、改善肾功能、防止并发症发生。

（一）少尿期治疗

重点是治疗原发病，调节水、电解质和酸碱平衡失调，控制氮质血症，同时注意提供足够营养。

1. 治疗原发病

去除病因和治疗原发病。

2. 控制水钠摄入

严格控制水钠摄入，尽可能提供足够能量。

3. 纠正电解质紊乱及代谢性酸中毒

（1）高血钾 血钾 >6.5mmol/L 时，应积极处理，可用：①5% 碳酸氢钠每次 2ml/kg 静滴；②10% 葡萄糖酸钙 10ml 稀释后静脉注射；③胰岛素加入葡萄糖中静滴；④以上方法无效时，可进行透析疗法。

（2）低钠血症 当血钠 <120mmol/L 且出现低钠表现时，静滴 3% NaCl 溶液。

（3）代谢性酸中毒 当血浆 HCO_3^- <12mmol/L 时，可补充 5% 碳酸氢钠。

4. 高血压、心力衰竭及肺水肿的治疗

应严格限制液体入量、限制钠盐摄入、利尿及采取降压措施，必要时进行透析。

5. 控制感染

约 1/3 患儿死于感染，应选择敏感抗菌药物积极控制继发感染，注意避免使用肾毒性药物。

6. 透析治疗

早期透析可降低病死率。

（二）多尿期治疗

多尿期初期，肾小管功能和肾小球滤过率（GFR）尚未恢复，血尿素氮和肌酐仍较高，随着尿量增加，还可出现低钾、低钠等电解质紊乱，应注意监测患儿尿量、电解质和血压变化，及时纠正水、电解质紊乱。

（三）恢复期治疗

肾功能逐渐恢复正常，注意防治感染，加强营养。

【护理评估】

1. 健康史

重点评估新生儿有无缺氧、败血症、严重溶血或出血史；婴儿有无严重腹泻脱水、重症感染史；年长儿有无肾炎、休克病史，有无造成机体免疫功能下降的因素等。

2. 身体状况

测量体温、脉搏、呼吸，检查患儿有无尿量急剧减少、全身水肿、高血压等表现，分析血液、尿液检查结果。

3. 心理－社会状况

评估患儿和家长的心理状态，患儿患病后对家庭的影响，家长对疾病的了解程度，有无焦虑不安、恐惧等；评估家庭环境及经济状况，有无社会支持。

【护理问题】

（1）体液过多　与肾小球滤过率降低有关。

（2）营养失调——低于机体需要量　与摄入不足及丢失过多有关。

（3）有感染的危险　与患儿免疫力低下有关。

（4）恐惧　与肾功能急剧恶化、病情危重有关。

【护理措施】

1. 维持体液平衡

（1）严格控制水钠入量　每日液体入量 = 尿量 + 异常丢失 + 不显性失水 - 内生水，所用液体均为非电解质溶液，有透析支持可适当放宽液体入量。无发热患儿每日不显性失水为 $300ml/m^2$，体温每升高 $1℃$，不显性失水增加 $75ml/m^2$，内生水在非高分解代谢状态为 $250 \sim 350ml/m^2$。

（2）准确记录 24h 出入量包括口服和静脉输入的液量、尿量、异常丢失量。

（3）每日定时测体重。

（4）遵医嘱使用利尿剂及实施透析治疗，并做好相应护理。

2. 保证营养均衡

少尿期限制水、盐、钾、磷、蛋白质的入量，供给足够的热量，早期只给糖以减少组织蛋白的分解和酮体产生，蛋白质控制在每日 $0.5 \sim 1.0g/kg$，以优质蛋白为佳，如肉类、蛋类、奶类等；供给富含维生素的食物。不能进食者可静脉营养，补充葡萄糖、氨基酸、脂肪乳等。透析治疗时因丢失大量蛋白，故不需限制蛋白入量，长期透析时可输血浆、水解蛋白、氨基酸等。

3. 密切观察病情

注意观察生命体征、尿常规、血生化、肾功能等的变化，及时发现心衰、电解质紊乱及尿毒症等的早期表现，及时与医生联系。

4. 预防感染

感染是少尿期患儿死亡的主要原因，多为呼吸道、泌尿道、皮肤感染，应加强皮肤及黏膜的护理，保持皮肤清洁、干燥；定时翻身、拍背，保持呼吸道通畅；注意空气消毒，防止感染发生。

5. 心理支持

急性肾功能不全是小儿时期的危重症之一，患儿及家长均有恐惧心理，应做好心理护理，给予患儿及家长精神支持。

【健康指导】

指导患儿及家长积极配合治疗，强调早期透析和预防感染的重要性，指导家长为患儿在恢复期加强营养、增强体质，预防感染。

目标检测

一、填空题

1. 小儿少尿的标准为：婴幼儿每日尿量少于（　　　）ml，学龄前儿童每日尿量少于（　　　）ml，学龄儿童每日尿量少于（　　　）ml。

2. 急性肾小球肾炎的典型表现为：（　　　）、（　　　）、（　　　）。

3. 急性肾小球肾炎的严重表现为：（　　　）、（　　　）、（　　　）。

4. 肾病综合征的典型表现为：（　　　）、（　　　）、（　　　）、（　　　）。

5. 肾病综合征常见的并发症有：（　　　）、（　　　）、（　　　）、（　　　）。

6. 小儿尿路感染最常见的细菌是（　　　），最常见的感染途径是（　　　）。

二、选择题

1. 关于急性肾炎的临床表现，下列错误的是（　　　）
   A. 起病后第1周常有高血压　　　　　　B. 多数患者都有血尿
   C. 水肿为首发症状，常为上行性　　　　D. 起病1~2周内可发生严重循环充血
   E. 血压突然升高，应注意高血压脑病

2. 急性肾小球肾炎持续较久的临床表现是（　　　）
   A. 肉眼血尿　　　　　　　B. 水肿　　　　　　　　C. 高血压
   D. 镜下血尿　　　　　　　E. 氮质血症

3. 急性肾小球肾炎患儿应用低盐饮食应持续到（　　　）
   A. 水肿消退、血压正常　　B. 全部症状消失　　　　C. 镜下血尿消失
   D. 血沉恢复正常　　　　　E. 尿量恢复正常

4. 下列对急性肾小球肾炎患儿休息与活动的指导，错误的是（　　　）
   A. 起病2周内应卧床休息
   B. 肉眼血尿消失、水肿消退、血压正常可下床活动
   C. 血沉正常时可恢复上学，避免剧烈运动
   D. 血压正常、肉眼血尿消失后可恢复正常活动
   E. 尿 Addis 计数正常方可恢复正常活动

5. 急性肾小球肾炎出现以下哪种症状时，可能发生急性肾功能衰竭（　　　）
   A. 头晕、剧烈头痛　　　　　　B. 水肿加重伴呼吸困难
   C. 持续少尿或无尿　　　　　　D. 肉眼血尿加重伴恶心、呕吐

E. 嗜睡、乏力、呼吸深长

6. 肾病综合征出现水肿的主要原因是（　　　）
   A. 蛋白质合成障碍　　　　B. 低蛋白血症　　　　C. 高脂血症
   D. 循环血容量不足　　　　E. 肾小管重吸收蛋白障碍

7. 肾病综合征患儿最常见并发症是（　　　）
   A. 低血容量性休克　　　　B. 高血压脑病　　　　C. 感染
   D. 高钾血症　　　　E. 急性肾功能不全

8. 肾病综合征患儿易出现低钙惊厥，主要因为（　　　）
   A. 摄入不足　　　　　　　　B. 使用利尿剂使钙丢失
   C. 血浆胶体渗透压下降　　　D. 高脂血症使钙合成减少
   E. 与蛋白结合的钙从尿中排出

9. 糖皮质激素治疗肾病综合征患儿，出院指导中错误的是（　　　）
   A. 给予营养丰富的饮食　　　B. 避免到公共场所　　　C. 避免过度活动
   D. 可进行预防接种　　　　　E. 不能随意停用激素

10. 不属于泌尿道感染的临床表现是（　　　）
    A. 新生儿以全身表现为主　　　　　B. 婴幼儿全身症状重
    C. 婴幼儿尿痛表现为排尿时哭闹　　D. 年长儿上尿路感染时全身症状较突出
    E. 年长儿下尿路感染时可有腰痛、肾区叩击痛

11. 患儿，女，6岁，诊断急性肾小球肾炎。入院后，患儿眼睑、面部等水肿，尿为洗肉水样，一昼夜尿量为260ml，血压120/90mmHg。对患儿护理不正确的是（　　　）
    A. 卧床休息　　　　　　B. 定期测体重　　　　C. 密切监测血压
    D. 记录24h出入水量　　E. 严格限制蛋白质摄入

12. 李某，男，7岁。因急性肾小球肾炎住院，2天后患儿尿少、水肿加重，伴呼吸困难。查体：两肺闻及湿啰音，肝脏增大。患儿可能发生（　　　）
    A. 急性肾功能衰竭　　　B. 高血压脑病　　　　C. 急性支气管肺炎
    D. 严重感染　　　　　　E. 严重循环充血

13. 患儿，男，8岁。诊断为急性肾小球肾炎，住院第4天患儿突然出现剧烈头痛、视物不清、呕吐等表现，该患儿可能为（　　　）
    A. 低钙惊厥　　　　　　B. 严重循环充血　　　　C. 高血压脑病
    D. 严重感染　　　　　　E. 急性肾功能衰竭

14. 患儿，7个月，间断高热3天，巨乳，呕吐，常排尿时哭闹，外阴有轻度红肿，该患儿可能是（　　　）
    A. 急性上呼吸道感染　　B. 维生素缺乏性佝偻病　　C. 尿路感染
    D. 小儿腹泻　　　　　　E. 化脓性脑膜炎

（15～16题共用题干）

患儿，9岁，因眼睑水肿，尿少3天入院。精神差，眼睑及面部水肿，指压凹陷不明显。T 37.5℃，血压120/90mmHg，24h尿量＜400ml，心肺未闻及异常，肝、脾不大。检查：ASO增高，血清总补体、补体C_3降低，尿蛋白＋＋，红细胞满视野诊断为急性肾小

球肾炎。

15. 该患儿饮食中钠的摄入量应为每天（　　）

A. 1～2g　　B. 3～5g　　C. 6～7g　　D. 7～8g　　E. 9～10g

16. 经治疗2周后，患儿水肿消退，血压正常，肉眼血尿消失，其活动的强度和范围是（　　）

A. 应当绝对卧床休息　　　　B. 可恢复正常活动　　　　C. 可在室内做轻微活动

D. 可在室内做剧烈活动　　　E. 可恢复正常上学

（17～19题共用题干）

李某，男，6岁。因全身水肿入院。查体：面部、腹壁及双下肢水肿，阴囊水肿明显。检查：尿常规示尿蛋白＋＋＋＋，血清胆固醇高，蛋白降低。诊断为肾病综合征。

17. 该病儿目前最主要的护理问题为（　　）

A. 体液过多　　　　　　　B. 皮肤完整性受损　　　　C. 活动无耐力

D. 有感染的危险　　　　　E. 营养失调——低于机体需要量

18. 对该病儿目前最主要的护理措施为（　　）

A. 严格控制水的入量　　　B. 低盐饮食　　　　　　　C. 高蛋白饮食

D. 肌内注射药物　　　　　E. 定时翻身，保持床铺清洁、平整

19. 病情好转后，病儿要出院，以下健康指导内容最重要的是（　　）

A. 介绍本病的病因　　　　　　　　B. 讲解预防复发的注意事项

C. 按医嘱服用糖皮质激素，不能随意减量、增量或停药

D. 讲解对患儿活动及饮食的要求　　E. 说明不能剧烈活动的重要性

三、简答题

1. 小儿不同年龄正常尿量及少尿标准有哪些？

2. 急性肾炎患儿休息与活动的要求有哪些？

3. 肾病综合征患儿长期服用激素应注意哪些？

四、案例分析

1. 患儿，女，7岁，因发热、水肿、血尿、少尿3天，食欲减退、头晕1天来院就诊。患儿半月前曾患急性咽炎，在社区医院静点青霉素5天好转，平时体键，无肾炎史。查体：体温36.2℃，脉搏88次/分，呼吸23次/分，血压125/85mmHg，眼睑、面部水肿，两下肢轻度水肿，呈非凹陷性，双肺听诊正常。尿常规：蛋白（＋＋＋），镜下大量红细胞，血清补体C_3降低，诊断为急性肾小球肾炎。请提出2～3个首优的护理问题，并制定护理措施。

2. 患儿，男，5岁。因全身水肿3天入院。无少尿、血尿及头晕、头痛。查体：发育正常，营养稍差，面色苍白，心肺无异常，腹部移动性浊音（＋），面部水肿严重，两下肢凹陷性水肿，阴囊水肿、皮肤发亮。查尿蛋白（＋＋＋＋），血浆总蛋白44g/L（正常值60～80g/L），白蛋白9g/L（正常值19g/L），总胆固醇6.2mmol/L（正常值2.86～5.98mmol/L）。该患儿最可能的诊断是什么？请提出2～3个首优的护理问题，并制定护理措施。

（王冬黎）

第十二章

神经系统疾病患儿的护理

学习目标

知识目标

掌握化脓性脑膜炎、小儿惊厥的病因、临床表现、护理问题及护理措施。掌握急性颅内压增高的临床表现、护理措施。

熟悉病毒性脑膜炎、脑炎的病因、临床表现。熟悉化脓性脑膜炎、病毒性脑膜炎、脑炎、小儿惊厥、急性颅内压增高的发病机制、治疗原则及不同病原体引起的脑膜炎脑脊液的鉴别。

了解小儿神经系统解剖生理特点。

能力目标

熟练掌握化脓性脑膜炎、小儿惊厥的护理措施。

学会观察化脓性脑膜炎、小儿惊厥的临床表现及化脓性脑膜炎的并发症。

【引导案例】

病历摘要：患儿，男，6个月。3天前开始发热，体温波动在 $39\sim39.9℃$，患儿常烦躁哭闹，用手抓耳。今起出现惊厥3次，伴有呕吐，呕吐物为胃内容物。

体格检查：精神萎靡，易激惹，外耳道有脓性分泌物。脑膜刺激征（＋）。

实验室检查：WBC18×10^9/L，N85%，L15%。

以"化脓性脑膜炎"收入院。入院后进行脑脊液检查：脑脊液压力增高，外观浑浊，WBC 1250×10^6/L，中性粒细胞为主，蛋白 1300mg/L，糖 1mmol/L，脑脊液细菌培养：肺炎链球菌生长。

如果您作为其责任护士，应从哪些方面对其进行护理评估？您认为该患儿当前的护理问题有哪些？应采取哪些护理措施？

本章对小儿神经系统解剖生理特点做了简要说明，并介绍了化脓性脑膜炎、病毒性脑膜炎、脑炎、小儿惊厥、急性颅内压增高症患儿的护理。其中不同年龄小儿化脓性脑膜炎的常见病原菌、主要临床表现、脑脊液检查特点以及小儿惊厥的特点、急救护理措施是护士执业资格考试的常考内容。

第一节　小儿神经系统解剖生理特点

1. 脑

小儿出生时脑的重量约370g，占体重的1/9～1/8，而成人的脑重约1500g，仅占体重的1/40，随小儿年龄的增长，脑的重量逐渐增加，至7岁时已接近成人脑重。小儿出生时脑在大体形态上与成人已无显著差别，已有主要的沟和回，但较浅，发育不完善，大脑皮质较成人薄，灰质与白质区分不明显，神经细胞分化不全。小儿出生后大脑皮质细胞数已与成人大致相同，以后随着年龄的增长，主要是细胞体积增大和分化，功能逐渐成熟与复杂化，3岁时脑细胞的分化基本完成，8岁时已与成人无明显差别。小儿脑神经髓鞘生后3个月形成，周围神经髓鞘3岁后形成，神经髓鞘的形成和发育约在4岁左右完成。故小儿年龄越小，尤其在婴儿期，由于大脑皮质发育较差，神经细胞功能分化不全，加之神经髓鞘尚未完全形成，各种刺激引起的神经冲动传导缓慢，神经活动很不稳定，兴奋可传入邻近的神经纤维，导致兴奋易于扩散并产生泛化现象，不易在大脑皮层内形成一个明确的兴奋灶，每遇刺激时易疲劳而进入睡眠状态，甚至发生昏睡或惊厥等。小儿脑组织耗氧较大，在基础代谢状态下耗氧占总耗氧量的50%，而成人则为20%，故小儿对缺氧的耐受性较成人差。

2. 脊髓

出生时脊髓的发育已较完善，2岁时结构已接近成人。脊髓的发育与脊柱的发育是不平衡的，胎龄3个月时两者等长，出生时脊髓的末端位于第3～4腰椎水平，4岁时上移到第1～2腰椎间隙，故给婴幼儿做腰椎穿刺时位置要低，以第4～5腰椎间隙为宜，4岁以后可与成人相同。

3. 脑脊液

脑脊液随着年龄的增长及脑室的发育逐渐增加。脑脊液的量：新生儿约为50ml，婴儿为40～60ml，幼儿为60～100ml，学龄儿童为80～120ml。脑脊液的压力：侧卧位婴儿为30～80mmH$_2$O（290～780Pa），儿童为50～200 mmH$_2$O（490～1960Pa）。脑脊液的外观：无色透明，在生理性黄疸期可呈微黄色。脑脊液的细胞数：新生儿时可高达20×10^6/L，以后一般不超过10×10^6/L。脑脊液的生化检查：糖2.8～4.4mmol/L（新生儿3～5mmol/L），氯化物118～128mmol/L（新生儿110～122mmol/L），蛋白总量200～400mg/L（新生儿200～1200mg/L）。

4. 神经反射

神经反射与神经系统的成熟程度和髓鞘的形成有关。

（1）出生时已存在以后终身不消失的反射　如角膜反射、瞳孔对光反射、吞咽反射、结膜反射、咽反射等，若这些反射减弱或消失则为异常。

（2）出生时已存在以后逐渐消失的反射　如觅食反射、吸吮反射、拥抱反射、握持反射、颈肢反射等，觅食反射、拥抱反射、握持反射一般于生后3～4个月消失，颈肢反射一般于生后5～6个月消失，吸吮反射一般于生后1岁左右完全消失，若这些反射出生后缺乏或短期存在后又消失或到消失时间仍存在则为异常。

（3）出生时不存在以后逐渐出现的永久反射　如腹壁反射、提睾反射及各种腱反射等，婴儿期腹壁反射不明显，1岁后可引出，男孩提睾反射在生后4~6个月才比较明显，若这些反射到出现时间引不出或存在后又减弱或消失则为异常。

（4）病理反射　2岁以内引出踝阵挛、巴宾斯基征（Babinski）阳性可为生理现象，若单侧阳性或2岁以后出现为病理现象。

（5）脑膜刺激征　颅内压增高时可出现脑膜刺激征即颈强直、凯尔尼格征（Kerning）、布鲁津斯基征（Brudzinski）呈阳性反应。而一般生后3~4个月前的小儿，因屈肌张力较高，颈强直、布鲁津斯基征、凯尔尼格征呈阳性时一般无临床意义。即使在病理状态下，由于婴幼儿期颅缝和囟门未完全闭合可对颅内压力有缓解作用，所以脑膜刺激征可能不明显或出现较晚。

第二节　化脓性脑膜炎

化脓性脑膜炎是由各种化脓性细菌感染引起的急性脑膜炎症，是小儿、尤其婴幼儿时期常见的中枢神经系统感染性疾病。临床以急性发热、惊厥、意识障碍、颅内压增高、脑膜刺激征和脑脊液脓性改变为特征。随着流感嗜血杆菌及脑膜炎球菌疫苗的接种和诊断、治疗水平的不断发展，该病发病率和病死率已明显下降，但如不及时诊治，往往遗留各种神经系统后遗症。

【病因】

1. 病原菌

多种细菌均可引起化脓性脑膜炎，但2/3以上的患儿是由脑膜炎双球菌、肺炎链球菌和流感嗜血杆菌3种细菌引起，其中由脑膜炎双球菌引起的脑膜炎呈流行性。病原菌的种类与患儿的年龄有关，新生儿和2个月以下的婴儿，致病菌多为革兰阴性杆菌和金黄色葡萄球菌，而革兰阴性杆菌中最常见的是大肠埃希菌，其次是变形杆菌、铜绿假单胞菌等；3个月~3岁的婴幼儿，致病菌以流感嗜血杆菌多见；年长儿以脑膜炎双球菌、肺炎链球菌为多见。

2. 机体免疫低下

在新生儿和婴幼儿时期，由于机体免疫能力较低，血脑屏障功能较差，故细菌易侵入中枢神经系统而致病。当有先天性或获得性免疫低下时，如营养不良、原发性免疫缺陷病，长期使用肾上腺皮质激素或免疫抑制剂等均可使机体免疫能力低下而致病。

3. 先天畸形

如有脑脊膜膨出，枕部或腰部皮肤窦道与蛛网膜下腔相通等先天畸形时，各种细菌易侵入脑膜而致病。

【发病机制】

致病菌可通过多种途径侵入，大多数由呼吸道侵入，其次也可经皮肤黏膜或新生儿脐部侵入，一般经血行传播透过血脑屏障后到达脑膜而致病。少数也可由邻近组织器官感染如副鼻窦炎、中耳炎、乳突炎、脑脊膜膨出感染等细菌扩散至脑膜或头颅骨外伤、骨折等细菌直接侵入蛛网膜下腔而致病。在细菌毒素和多种炎症相关因子作用下，形成以蛛网膜、软脑膜和表层脑组织为主的炎症反应，表现为广泛性血管充血、大量中性粒细胞浸润和纤维蛋白渗出，伴有弥漫性血管源性和细胞毒性脑水肿。在早期或轻型病例，炎性渗出物主要在大脑顶部表面，逐渐蔓延至大脑基底部和脊髓表面，造成广泛的炎性粘连及脓液积聚，可逐渐波及脑室内膜导致脑室管膜炎；软脑膜下及脑室周围的脑实质可因细胞浸润、出血、坏死、变性而致脑实质损害；广泛的炎性粘连、脓液黏稠使脑脊液循环受阻及再吸收障碍可导致脑积水，而脑水肿、脑积水则逐渐引起颅内压增高；炎症还可累及周围颅神经，引起失明、面瘫、耳聋等相应的症状和体征。

【临床表现】

一年四季均可发生化脓性脑膜炎，但肺炎链球菌冬春季多见，而脑膜炎双球菌和流感嗜血杆菌分别以春、秋季发病。患儿多为急性起病，部分病前数日有上呼吸道或胃肠道感染病史。

典型临床表现可概括为感染中毒症状、颅内压增高及脑膜刺激征。

1. 感染中毒症状

表现为发热、烦躁不安、易激惹、食欲减退或喂食困难等非特异性感染中毒症状和进行性加重的意识障碍，患儿意识逐渐从精神萎靡、嗜睡、昏睡、昏迷到深度昏迷。30%以上的患儿有反复的全身性或局限性惊厥发作。脑膜炎双球菌感染者皮肤常有淤点、淤斑和休克。

2. 颅内压增高

表现为剧烈头痛，喷射性呕吐，但婴幼儿可不明显。婴儿可出现前囟饱满而紧张、颅骨缝增宽，头围增大。当患儿意识障碍突然加重，双侧瞳孔不等大，对光反应迟钝，呼吸不规则，甚至呼吸衰竭时为合并脑疝的征兆。

3. 脑膜刺激征

颈强直、凯尔尼格征（Kering）和布鲁津斯基征（Brudzninski）阳性，以颈强直最常见。

新生儿和3个月以下的婴儿临床表现常不典型。表现为体温不稳定、可高可低或不发热，甚至体温不升；颅内压增高表现不明显，可仅表现为少动、哭声弱或呈高调、拒食、吐奶、面色青灰、前囟饱满及张力增高，头围增大或颅骨缝裂开；惊厥表现多不典型；脑膜刺激征不明显或出现较晚。

4. 并发症

凡经化脑有效治疗后症状无好转甚至进行性加重或治疗有延误的患儿，尤其是婴儿，应进行颅骨透照试验、CT扫描等检查以协助诊断是否合并硬脑膜下积液（图12－1）、脑室管膜炎、脑积水（图12－2），其中以合并硬脑膜下积液最常见；合并脑性低钠血症时也可致患儿反复惊厥发作和意识障碍加重；其他的并发症可有脑实质损害所致的继发性癫痫、肢体瘫痪、智力发育障碍等和周围颅神经损害所致的耳聋、失明、面瘫（图12－3）等。

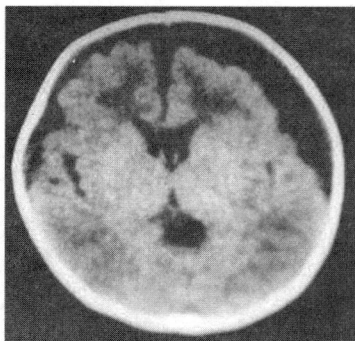

图 12 - 1　硬脑膜下积液

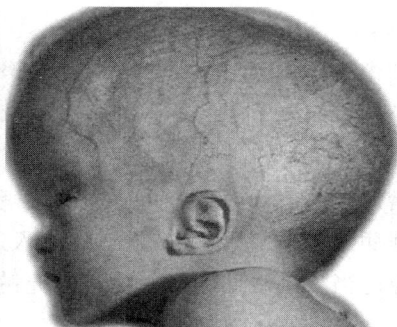

图 12 - 2　脑积水

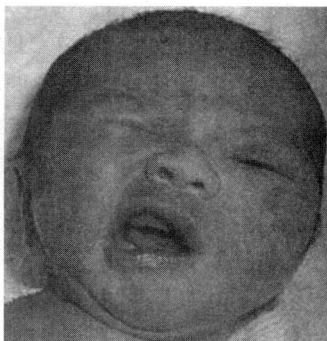

图 12 - 3　面瘫

【辅助检查】

1. 脑脊液检查

是确诊本病的重要依据。典型病例表现为压力增高，外观混浊似米汤样或呈脓性，白细胞数增多可达 1×10^9/L 以上，分类以中性粒细胞为主，糖含量显著降低或测不出，蛋白质含量增多。脑脊液涂片检查和培养可进一步明确致病菌，脑脊液中病原的特异性免疫学检查对涂片和培养呈阴性的患者诊断有参考价值。

2. 血常规

外周血白细胞数明显增高，以中性粒细胞为主，但在感染严重或不规则治疗时，可出现白细胞总数的减少。

3. 血培养

对所有疑似化脓性脑膜炎的患儿均应做血培养，有助于早期诊断及寻找致病菌。

4. 其他

皮肤淤点、淤斑找菌是发现脑膜炎双球菌重要而简便的方法。

【治疗要点】

1. 抗生素治疗

抗生素应选择对病原菌敏感、能较高浓度透过血脑屏障的药物，早期、足量、足疗程、静脉用药。病原菌未明确时可选用对三种常见致病菌皆有效的抗生素，目前主要选择第三代头孢菌素如头孢噻肟钠、头孢曲松钠等，疗效不理想时可联合应用万古霉素。病原菌明确后，根据不同的病原菌选用敏感的抗生素（表 12 - 1），抗生素疗程依病原菌而定，肺炎链球菌和流感嗜血杆菌脑膜炎者一般 10 ~ 14 天，脑膜炎双球菌者 7 天，金黄色葡萄球菌和革兰阴性杆菌脑膜炎应 21 天以上，有并发症者适当延长。

表 12 - 1　不同病原菌化脑的抗生素选择

病原菌	抗生素
流感嗜血杆菌	氨苄西林、头孢曲松钠、头孢呋辛钠、氯霉素
肺炎链球菌	青霉素 G、头孢噻肟钠、头孢曲松钠
脑膜炎球菌	青霉素 G、头孢噻肟钠、头孢曲松钠
金黄色葡萄球菌	乙氧萘青霉素、头孢噻肟钠、头孢呋辛钠、万古霉素、利福平
革兰阴性杆菌	头孢噻肟钠、丁胺卡那霉素

2. 肾上腺皮质激素的应用

肾上腺皮质激素可抑制多种炎症因子的产生，有利于退热，减轻脑水肿和颅内高压。急性期常给予地塞米松 0.6 mg/（kg·d），分 4 次静脉注射，一般连用 2~3 天。

3. 并发症治疗

可行硬膜下穿刺放液治疗硬脑膜下积液，每次每侧不超过 15ml；行侧脑室穿刺引流治疗脑室管膜炎，并根据病原菌硬脑膜下或侧脑室注入适宜抗生素，必要时行外科手术治疗。脑室低钠血症应适当限制液体入量，酌情补充钠盐。

4. 对症及支持治疗

退热、及时控制惊厥和降低颅内压等；保证充足的热量和维持水、电解质、酸碱平衡。

【护理评估】

1. 健康史

评估患儿有无呼吸道、消化道及中耳炎、乳突炎等化脓性细菌感染的病史；新生儿有无皮肤、脐部感染；有无头颅外伤及先天性的神经系统或皮肤缺陷；有无造成机体免疫功能下降的因素等。

2. 身体状况

主要评估患儿有无发热、惊厥、意识障碍、颅内压增高等症状；测量体温、脉搏、呼吸及血压，观察面色及皮肤有无淤点或淤斑，检查有无前囟隆起或紧张、颅缝增宽或裂开、脑膜刺激征阳性等体征。同时注意检查双侧瞳孔是否等大、对光反应是否灵敏等脑疝发生的征兆。分析血液、脑脊液检查的结果。

3. 心理 – 社会状况

评估家长对疾病的了解程度，对治疗、护理措施和预后的认知程度，患儿和家长是否有焦虑不安、沮丧或恐惧等心理状态；评估家庭环境及经济状况，患病后对家庭的影响，有无社会支持等。

【护理问题】

（1）体温过高　与颅内细菌感染有关。

（2）营养失调，低于机体需要量　与摄入不足、机体消耗增多有关。

（3）有受伤的危险　与惊厥有关。

（4）颅内适应能力下降　与颅内感染致颅内压增高有关。

（5）潜在并发症　脑疝。

（6）焦虑　与疾病预后不良和家长缺乏疾病知识有关。

【护理措施】

1. 维持体温正常

患儿绝对卧床休息，保持病室安静、空气新鲜，维持一定的温度、湿度，每 4h 测体温 1 次，并观察热型。鼓励患儿多饮水或静脉补液保证液体摄入，记录液体出入量。当体温超过 38.5℃时，及时给予物理降温或药物降温，以减少大脑氧的消耗，防止发生高热惊厥。退热出汗时应避免着凉，勤换汗湿的衣裤，保持患儿皮肤的干燥清洁，并记录降温效果。体温不升者注意保暖。遵医嘱应用抗生素控制感染，并应注意有计划地选择和保护静脉。

2. 保证足够营养供给

应给予高热量、高蛋白、高维生素、清淡、易消化的流质或半流质饮食，少量多餐、耐心的喂养，以减少呕吐发生。频繁呕吐或意识障碍不能进食者，可给予鼻饲或静脉补液或静脉高营养。同时注意口腔护理及定期测量体重以了解患儿营养状态。

3. 加强安全防护

惊厥发生时应将患儿头偏向一侧，放置牙垫防止舌咬伤，拉起床栏防止坠床或受伤，遵医嘱应用镇静止惊药物。呕吐频繁者应将头偏向一侧，呕吐后要及时清除呕吐物，避免吸入窒息。昏迷卧床者应注意预防压疮发生。此外，还应做好患儿洗漱、进食、大小便及个人卫生等生活护理。

4. 协助降低颅内压

给予患儿舒适体位，侧卧位并将床头轻轻抬高 15°~30°，以减轻头部疼痛。治疗和护理以及微小声音、光线刺激均可加重颅内压增高，故最好集中进行各种治疗、护理操作和尽量保持病室安静和避免光线刺激。遵医嘱应用甘露醇、速尿等降低颅内压。

5. 观察病情变化，预防并发症

密切监测生命体征、惊厥及意识障碍程度等症状、检查瞳孔大小及对光反应，详细记录以便及早发现，给予急救处理。若患儿出现体温不退或退而复升、躁动不安、四肢肌张力增高或反复惊厥、频繁呕吐、囟门张力增高、膨隆等症状体征的加重，提示颅内压增高加剧的可能，需加强降颅压治疗及警惕并发症如硬脑膜下腔积液的发生。若呼吸节律不规则、瞳孔忽大忽小或两侧不等大、对光反应消失、血压升高及呼吸衰竭，应注意出现脑疝。出现以上情况变化时，均应立即报告医生，并做好各种急救药品和器械准备，协助医生进行救治。

6. 心理护理

与家长及患儿沟通时注意态度和蔼可亲，给予安慰、关心和爱护，及时解除患儿不适，取得患儿及家长的信任，使其主动配合，树立战胜疾病的信心。从事各项护理操作时要求技术娴熟，尽可能减轻患儿痛苦和对治疗的恐惧感。

【健康指导】

（1）教会家长协助患儿洗漱、进食、大小便及个人卫生等生活护理；讲解并示范如何清除呼吸道分泌物、呕吐物，避免吸入窒息；讲解并示范保持皮肤清洁干燥及翻身的方法，预防压疮的发生。

（2）讲解疾病知识、介绍病情并指导家长观察生命体征和神志等情况。对行腰椎穿刺的患儿，在穿刺前说明检查脑脊液的目的，穿刺后嘱家长让患儿去枕平卧 4~6h 以防止头痛。

（3）对恢复期和有神经系统后遗症的患儿，应与家属一起根据患儿具体情况制定系统且行之有效的功能训练方法，促进康复。定期随访。

第三节 病毒性脑膜炎、脑炎

病毒性脑膜炎是病毒感染引起的脑膜炎症。若病毒感染主要引起脑实质炎症则称为病毒性脑炎。由于解剖上两者邻近，若同时受累，则称为病毒性脑膜脑炎。本病夏秋季发病率较高，病情轻重不一，大多数患者病程呈自限性，危重者亦可导致后遗症及死亡。

【病因】

目前临床上仅 1/3～1/4 的中枢神经病毒感染的病例能确定其致病病毒，其中 80% 以上是肠道病毒（柯萨奇病毒、埃可病毒），其次为虫媒病毒（乙型脑炎病毒）、腺病毒、单纯疱疹病毒、腮腺炎病毒和其他病毒等。

【发病机制】

病毒自消化道、呼吸道或经昆虫叮咬侵入人体，在淋巴系统内繁殖后经血行感染颅外某些脏器，此时在入侵中枢神经系统前即可有发热等全身症状；在脏器中进一步繁殖后的病毒即可能入侵脑或脑膜。另一种途径为病毒直接侵犯中枢神经系统，如单纯疱疹病毒经嗅神经直接入侵脑部。病毒感染可致脑膜、脑组织发生炎性病变以及神经细胞变性、坏死和髓鞘崩解的病理改变，从而出现中枢神经系统症状。而有的脑炎患者，则为脱髓鞘病理改变但相关的神经元和轴突却相对完好，即提示为"感染后"或"过敏性"脑炎的病理学特征。

【临床表现】

发病前 1～3 周多有上呼吸道及胃肠道感染史、接触动物或被昆虫叮咬史。病情轻重差异取决于病变部位，一般病毒性脑炎的临床经过较脑膜炎严重。

1. 病毒性脑膜炎

起病急，主要表现为发热、呕吐、烦躁易激惹（婴儿）或诉头痛（年长儿）、嗜睡，很少发生惊厥和严重意识障碍。可有颈强直等脑膜刺激征，但无局限性神经系统体征。病程多为 1～2 周内。

2. 病毒性脑炎

起病急，其临床表现因脑实质的病变部位、范围大小而严重程度有不同。

（1）大多数患儿大脑实质呈弥漫性病变 主要表现为发热、头痛、呕吐、反复惊厥、不同程度意识障碍和颅内压增高。惊厥多表现为全身发作；可有精神萎靡、嗜睡、昏睡、昏迷到深度昏迷等不同程度意识障碍；若出现呼吸节律不规则或瞳孔不等大，要考虑颅内压增高并发脑疝的可能性。部分患儿伴偏瘫或肢体瘫痪表现。

（2）若主要为额叶皮层运动区病变 主要表现为反复惊厥，伴或不伴发热。惊厥多数为全身性或局限性强直－阵挛或阵挛性发作，少数为肌阵挛或强直性发作，均可出现痫性发作持续状态。

（3）若主要为额叶底部、颞叶边缘系统病变 主要表现为精神情绪异常，如躁狂、幻觉、失语和定向力、计算力及记忆力障碍等。此类表现以单纯疱疹病毒引起者最严重，病死率高。

（4）其他 若锥体束病变时出现阳性病理征；也可有以偏瘫、单瘫、四肢瘫或各种不自主运动为主要表现者；甚至不少患儿同时兼有上述多种类型表现。

病程多为 2～3 周，多数患儿可完全康复，但少数可遗留不同程度后遗症，如癫痫、听力障碍、肢体瘫痪、智力低下等。

【辅助检查】

1. 脑脊液检查

外观清亮，压力正常或增高，白细胞数大多在（10～500）×10⁶/L，后期以淋巴细胞为主，蛋白质正常或轻度增高，糖和氯化物正常。脑脊液涂片和培养无细菌生长。

2. 病毒学检查

疾病早期可收集大小便、咽分泌物和脑脊液做病毒学检测，仅有 1/3～1/4 病例能确定致病病毒。分别于病初和病程 2～3 周取血，如恢复期血清特异性抗体滴度较急性期增高 4 倍以上有诊断价值。

3. 脑电图检查

以弥漫性或局限性异常慢波背景活动为特征，提示脑功能异常，不能证实为病毒感染性质。某些患儿脑电图可正常。

【治疗要点】

无特异性治疗，主要为急性期正确的对症及支持治疗。

1. 对症及支持治疗

降温、止惊、降低颅内压、改善脑微循环、抢救呼吸和循环衰竭。保证营养供给，维持水、电解质和酸碱平衡，也可给胞二磷胆碱、维生素 B₆、维生素 E、吡拉西坦、泛酸等促进脑代谢的药物。

2. 抗病毒治疗

给予阿昔洛韦或其衍生物丙氧鸟苷静脉滴注。

【护理评估】

1. 健康史

评估患儿近 1～3 周有无上呼吸道及胃肠道感染史，有无接触动物或被昆虫叮咬史，有无预防接种史。

2. 身体状况

主要评估患儿有无发热、惊厥、意识障碍、颅内压增高等症状；测量体温、脉搏、呼吸及血压，检查有无前囟隆起或紧张、颅缝增宽或裂开、脑膜刺激征阳性、有无局限性神经系统体征等。同时注意检查双侧瞳孔是否等大、对光反应是否灵敏等脑疝发生的征兆。分析血液、脑脊液检查的结果。

3. 心理－社会状况

评估家长及患儿对本病相关知识的了解程度，护理知识的掌握程度，有无焦虑或恐惧心理。

【护理问题】

（1）体温过高 与颅内细菌感染有关。

（2）营养失调，低于机体需要量与摄入不足 机体消耗增多有关。

（3）有受伤的危险　与惊厥、精神情绪异常等有关。

（4）躯体活动障碍　与偏瘫、肢体瘫痪、昏迷等有关。

（5）颅内适应能力下降　与颅内感染致颅内压增高有关。

（6）潜在并发症　脑疝。

（7）焦虑　与疾病预后不良和家长缺乏疾病知识有关。

【护理措施】

1. 维持体温正常

患儿绝对卧床休息，保持病室安静、空气新鲜，维持一定的温度、湿度，每4h测体温1次，并观察热型。鼓励患儿多饮水或静脉补液保证液体摄入，记录液体出入量。当体温超过38.5℃时，及时给予物理降温或药物降温，以减少大脑氧的消耗，防止发生高热惊厥。退热出汗时应避免着凉，勤换汗湿的衣裤，保持患儿皮肤的干燥清洁，并记录降温效果。体温不升者注意保暖。遵医嘱应用抗病毒药物。

2. 保证足够营养供给

应给予高热量、高蛋白、高维生素、清淡、易消化的流质或半流质饮食，少量多餐、耐心的喂养，以减少呕吐发生。频繁呕吐或意识障碍不能进食者，可给予鼻饲或静脉补液或静脉高营养。同时注意口腔护理及定期测量体重以了解患儿营养状态。

3. 加强安全防护

惊厥发生时应将患儿头偏向一侧，放置牙垫防止舌咬伤，拉起床栏防止坠床或受伤，遵医嘱应用镇静止惊药物。呕吐频繁者也应将头偏向一侧，呕吐后要及时清除呕吐物，避免吸入窒息。昏迷卧床者应注意预防压疮发生。此外，还应做好患儿洗漱、进食、大小便及个人卫生等生活护理，并且给出现幻觉、定向力错误等精神情绪异常的患儿提供保护性照顾。

4. 促进肢体功能的恢复

保持瘫痪肢体于功能位。病情稳定后，及早督促患儿进行肢体的被动或主动功能锻炼，并循序渐进，加强保护，防止受伤。在每次改变锻炼方式时给予指导、帮助和正面鼓励。

5. 协助降低颅内压

给予患儿舒适体位，侧卧位并将床头轻轻抬高15°～30°，以减轻头部疼痛。治疗和护理以及微小声音、光线刺激均可加重颅内压增高，故最好集中进行各种治疗、护理操作和尽量保持病室安静和避免光线刺激。遵医嘱应用甘露醇等降低颅内压。

6. 观察病情变化，预防并发症

密切监测生命体征、惊厥及意识障碍程度等症状、检查瞳孔大小及对光反应，详细记录以便及早发现，给予急救处理。若患儿出现体温不退或退而复升、躁动不安、四肢肌张力增高或反复惊厥、频繁呕吐、囟门张力增高、膨隆等症状体征的加重，提示颅内压增高加剧的可能，需加强降颅压治疗。若呼吸节律不规则、瞳孔忽大忽小或两侧不等大、对光反应消失、血压升高及呼吸衰竭，应注意出现脑疝。出现以上情况变化时，均应立即报告医生，并做好各种急救药品和器械准备，协助医生进行救治。

7. 心理护理

与家长及患儿沟通时注意态度和蔼可亲，给予安慰、关心和爱护，及时解除患儿不适，取得患儿及家长的信任，使其主动配合，树立战胜疾病的信心。从事各项护理操作时要求技术娴熟，尽可能减轻患儿痛苦和对治疗的恐惧感。

【健康指导】

（1）教会家长协助患儿洗漱、进食、大小便及个人卫生等生活护理；讲解并示范如何清除呼吸道分泌物、呕吐物，避免吸入窒息；讲解并示范保持皮肤清洁干燥及翻身的方法，预防压疮的发生。

（2）讲解疾病知识、介绍病情并指导家长观察生命体征和神志等情况。对行腰椎穿刺的患儿，在穿刺前说明检查脑脊液的目的，穿刺后嘱家长让患儿去枕平卧 4～6h 以防止头痛。

（3）指导家长如何观察患儿是否发生后遗症，与家属一起根据患儿具体情况制定系统且行之有效的功能训练方法，如指导瘫痪患儿肢体功能锻炼的方法，促进康复。定期随访。

第四节　小儿惊厥

惊厥是指多病因导致的脑神经元功能紊乱而引起全身或局部骨骼肌群突然发生不自主的强直性或阵挛性收缩，常伴意识障碍。是儿科临床常见的急症，儿童期发生率约 4%～6%，较成人高 10～15 倍，年龄愈小发生率愈高，以婴幼儿多见。

【病因】

1. 感染性疾病

（1）颅内感染　如细菌、病毒、真菌、寄生虫等引起的脑膜炎、脑炎及脑脓肿等。

（2）颅外感染　如高热惊厥以及败血症、重症肺炎、细菌性痢疾、百日咳等疾病所引起的高热惊厥和中毒性脑病。其中以高热惊厥最常见。

2. 非感染性疾病

（1）颅内疾病　如癫痫；产伤、颅脑外伤或脑血管畸形等各种原因引起的颅内出血；颅脑发育异常如小头畸形、脑积水等；颅内占位性病变如肿瘤、囊肿、血肿等。

（2）颅外疾病　缺氧缺血性脑病、代谢性疾病（高钠血症、低血糖、低血钙、低血镁、遗传代谢缺陷病等）、高血压脑病、中毒（食物、药物）及尿毒症等。

【发病机制】

惊厥是一种神经系统功能暂时紊乱，由于小儿大脑皮层和神经髓鞘发育不完善，各种较弱刺激也能在大脑皮层形成强烈的兴奋灶并迅速泛化，导致神经细胞突然大量、异常、反复放电所致。

【临床表现】

1. 惊厥

（1）全身性发作　最常见表现为发作时突然意识丧失，头向后仰，眼球上翻、固定或斜视，口吐白沫，牙关紧闭，面色青紫，面部及四肢肌肉呈强直－阵挛性收缩或抽动，持续数秒或数分钟，发作停止后多入睡，部分患儿可伴有喉痉挛、呼吸暂停、大小便失禁。惊厥可反复发作，若惊厥发作持续 30min 以上或两次发作间歇期意识不能恢复者称惊厥持续状态，为惊厥的危重型，多见于癫痫大发作、破伤风、严重颅内感染、肿瘤等，由于惊厥时间延长，可引起缺氧性脑损害、脑水肿甚至死亡。

（2）局限性发作 表现为面、颈或四肢某部分的强直性或阵挛性抽动，不伴意识丧失。而新生儿及小婴儿惊厥发作常不典型，多为微小发作类型，如表现为呼吸暂停、两眼凝视、反复眨眼、咀嚼动作、四肢呈游泳、踏车样运动等。

2. 高热惊厥

高热惊厥是小儿惊厥最常见的原因，可有家族史。临床上常见为单纯性高热惊厥，首次发作年龄在生后 6 个月 ~ 3 岁，多发生于上呼吸道感染发热初期（24h 内），患儿体温骤然升高至 38.5 ~ 40℃ 或更高时，常呈全身性发作伴意识丧失，持续数秒至数分钟，一次热程中大多仅有一次发作，发作后患儿意识恢复快，无神经系统异常体征并且 2 周后检查脑电图正常。约有 50% 的患儿在以后的热性疾病中再次或多次发作。

【辅助检查】

根据病情需要做血常规、尿常规、便常规、血糖、血电解质（如血钙、血磷、血镁等）、脑脊液等检查，必要时可做眼底检查、脑电图、心电图、B 超、CT、核磁共振等。

【治疗要点】

治疗原则为控制惊厥发作，寻找和治疗病因，预防惊厥复发。

1. 控制惊厥

（1）地西泮 为惊厥的首选药，0.1 ~ 0.3mg/kg（最大剂量不超过 10mg）缓慢静脉注射，大多在 1 ~ 2min 内生效，但作用短暂，必要时 30min 后可重复一次。地西泮过量可抑制呼吸、降低血压，故需密切观察病儿的呼吸及血压变化。

（2）苯巴比妥钠 为新生儿惊厥首选药物（新生儿破伤风除外），负荷量为 10mg/kg 静脉注射，维持量为 5mg/（kg·d）。苯巴比妥钠抗惊厥作用时间较长，但也有呼吸抑制和血压降低等副作用。

（3）10% 水合氯醛 每次 0.5mg/kg，一次最大剂量不超 10ml，可口服或经胃管给药或加等量生理盐水保留灌肠。

（4）苯妥英钠 适用于惊厥持续状态或其他药物无效时。每次 15 ~ 20mg/kg 静脉注射，速度为每分钟 0.5 ~ 1.0mg/kg，应在心电监护下应用。维持量为 5mg/（kg·d），静脉注射，共 3 天。

（5）针刺法 针刺人中、合谷、百会、涌泉等。

2. 对症治疗

高热者给予降温处理，脑水肿者用甘露醇、呋塞米或肾上腺皮质激素。

3. 病因治疗

尽快找出病因采取相应治疗。

【护理评估】

1. 健康史

惊厥发作时应紧急处理后再评估。评估患儿发作前有无先兆及诱因，有无高热惊厥家族史以及出生史、喂养史、感染史、传染病史、既往发作史。

2. 身体状况

评估惊厥的临床表现、发作的次数、持续的时间及伴随症状。同时评估患儿生命体征、意识状态，有无颅内压增高的表现；有无脑膜刺激征，有无神经系统阳性体征等协助找出引起惊厥的病因。

3. 心理－社会状况

评估患儿及家长有无焦虑、恐惧等心理，患儿家庭环境及经济状况，患病后对家庭的影响，家长对治疗和护理的需求，对疾病和护理知识的了解程度。

【护理问题】

（1）有窒息的危险　与惊厥发作、意识障碍、喉痉挛、误吸有关。

（2）有受伤的危险　与抽搐、意识障碍有关。

（3）体温过高　与感染或惊厥持续状态有关。

（4）潜在的并发症　脑水肿、颅内压增高。

（5）知识缺乏　与家长缺乏有关急救、护理、预防知识有关。

【护理措施】

1. 保持呼吸道通畅，预防窒息

惊厥发作时就地抢救，勿强行搬运患儿。应立即将患儿平卧，头偏向一侧，松解衣领，清除患儿口、鼻腔分泌物及呕吐物，将舌体轻轻向外牵拉以免舌后坠阻塞呼吸道。备好抢救用品，如开口器、吸痰器、气管插管用具等。遵医嘱应用止惊药，如地西泮、苯妥英钠等，观察并记录用药后的效果及副作用。

2. 预防受伤

惊厥发作时，将纱布放在患儿手中和腋下，防止皮肤摩擦受损；可在上、下齿之间垫牙垫以防舌被咬伤；牙关紧闭者，不可强行撬开，以免损伤牙齿；勿强行牵拉或按压肢体，防止骨折或脱臼；床应加床档，在床栏杆处放置棉垫并移开床上一切硬物，防碰伤；对反复惊厥患儿应专人守护，防发作时受伤或坠床。

3. 维持体温正常

监测体温变化，高热及时给以物理或药物降温。退热出汗时应避免着凉，勤换汗湿的衣裤，保持患儿皮肤的干燥清洁，并记录降温效果。

4. 密切观察病情变化

观察并记录惊厥发作的次数、频率、持续和间歇时间及伴随症状，同时观察患儿的生命体征、意识状态、瞳孔大小和对光反应等症状，如惊厥时间过长或较重应给予吸氧以避免脑水肿和脑损伤的发生，如发现脑水肿及颅内压增高早期症状应及时通知医生，并按医嘱用脱水剂。

【健康指导】

（1）指导家长惊厥发作就地急救时如何保持呼吸道通畅、如何预防受伤、演示按压人中、合谷穴等穴位达到镇静止惊的目的，保持镇静，发作缓解时再迅速将患儿送往医院。

（2）向患儿及家长解释病情，根据惊厥的病因指导家长治疗、护理及预后、预防等有关知识。如指导高热惊厥患儿今后发生热性疾病时及时控制体温是预防惊厥发作的关键措施，对有复发倾向者，发热开始时即使用地西泮 1mg/（kg·d），分 3 次口服，连用 2~3 天或直到本次病体温恢复正常为止。指导癫痫患儿按时正确服药，并应定期随访及时调整药物剂量，经常与患儿及家长交流，解除其焦虑、恐惧心理。指导家长对惊厥发作时间较长者或反复发作者观察神经系统后遗症的发生，及时就医和康复治疗。

第五节　急性颅内压增高

急性颅内压增高简称颅内高压，是由多种疾病引起脑实质及其颅内液体量增加，以头痛、呕吐、意识障碍、肌张力增高或惊厥、呼吸循环障碍等为主要表现的一种临床综合征，重者可迅速发展成脑疝而危及生命。

【病因】

最常见的原因为感染、脑缺氧缺血、颅内占位性病变、脑脊液的循环异常等。

1. 感染

颅内感染如脑膜炎、脑炎、脑脓肿等；颅外感染如重症肺炎、败血症、中毒性菌痢等所致中毒性脑病。

2. 脑缺氧缺血

各种原因所造成的窒息、呼吸衰竭、心跳骤停、休克、溺水、CO 中毒、癫痫持续状态等。

3. 颅内占位性病变

各种疾病引起的颅内出血和血肿、脑血管畸形、脑肿瘤、脑囊虫等。

4. 脑脊液动力学障碍

颅脑外伤、脑积水和先天性颅脑畸形所致脑脊液产生过多或循环受阻。

5. 其他

高血压脑病、Reye 综合征等。

【发病机制】

在正常情况下，密闭的颅腔内脑实质、脑脊液及脑血管系统所产生的压力保持相对恒定。如脑组织、脑脊液或脑血管系统中任何一种内容物体积增大时，其余内容物的容积则相应地缩小或减少以缓冲颅内压。当代偿功能超过其所能代偿的限度时即发生颅内压增高，缺氧、感染、中毒等可使脑血管通透性增加或脑细胞内能量代谢障碍、钠泵失活而致脑细胞内、外液体量增多，使脑组织增大从而引起颅内压增高；颅内占位及脑脊液循环障碍所致脑积水均为颅腔内容物体积增加从而引起颅内压增高。颅内压增高严重时可迫使部分脑组织嵌入孔隙，形成脑疝，导致中枢性呼吸衰竭，甚至呼吸骤停，危及生命。

【临床表现】

1. 头痛

晨起显著，呈广泛性或局限性疼痛，当咳嗽、大便用力或头部位置改变时头痛加重，持续时间不定。年长儿可诉剧烈头痛，婴幼儿表现为烦躁不安、尖叫或拍打头部，新生儿表现为凝视和尖叫。

2. 呕吐

常为喷射性呕吐，与进食无关，多不伴恶心。常在剧烈头痛时发生，呕吐后头痛减轻。

3. 意识障碍

早期表情淡漠、迟钝、嗜睡或烦躁不安，进一步发生昏睡和昏迷。

4. 四肢肌张力增高和惊厥

四肢肌张力增高或表现为全身性及局限性惊厥发作。

5. 头、眼部体征

婴儿可见前囟紧张隆起，失去正常搏动，前囟迟闭，可有颅骨骨缝裂开。眼睛可出现复视、落日眼、视觉模糊、甚至失明等，眼底可见视网膜及视乳头水肿等，但婴儿前囟未闭者不一定发生。

6. 生命体征改变

一般呼吸节律慢而不规则，若不能及时治疗，颅内压将继续上升发生脑疝。下丘脑体温调节中枢受累可致高热。

7. 脑疝

双侧瞳孔大小不等，对光反射消失，呼吸节律不整甚至骤停，昏迷加重。另外，可出现四肢肌张力增高或强直性抽搐、频发惊厥。

【辅助检查】

1. 实验室检查

血常规、尿常规、大便常规检查及肝、肾功能等血液生化检查。

2. 腰椎穿刺

疑有颅内压增高者腰穿应慎重。必须穿刺时，术前应给与甘露醇等脱水剂，以细针缓慢放液，控制脑脊液滴速及量，脑脊液除常规检查外应作细胞学检查以除外肿瘤。

3. 颅骨透照

适用于前囟未闭的婴儿，可初步发现有无硬脑膜下腔积液。

4. 影像学检查

头部B超、CT、MRI，脑血管造影等，有助于脑积水、颅内占位性病变、脑血管畸形等诊断。

5. 眼底检查

可见视神经乳头水肿、视网膜水肿、视神经萎缩等改变。

【治疗要点】

早期消除病因。积极降低颅内压，对部分疾病所致的颅内高压者，需穿刺放液或手术处理。

1. 降低颅内压

（1）首选20%甘露醇，每次0.5~1g/kg快速静脉注入，6~8h重复一次。可合并使用利尿剂如呋塞米0.5~1mg/kg静脉注射。也可给予肾上腺皮质激素如地塞米松0.2~0.4mg/kg，每日2~3次，连用2~3天。

（2）严重昏迷者，疑有脑疝时做气管插管保持气道通畅，快速静脉注入20%甘露醇，每次 1g/kg，有脑疝表现时可 2h 给药一次。有脑干受压体征和症状者，应行颅骨钻孔减压术。也可作脑室内或脑膜下穿刺以降低和监测颅内压。

2. 对症治疗

如镇静止惊，采用亚冬眠疗法或头置冰帽控制体温，应用甘露醇同时使用白蛋白、血浆等保持体液胶体渗透压，维持水、电解质酸碱平衡等。

3. 病因治疗

去除病因，防止病变发展，如抗感染、纠正休克与缺氧、改善通气、消除颅内占位病变等。

【护理评估】

1. 健康史

仔细询问患儿原发病史及表现，寻找颅内高压的原因。

2. 身体状况

评估患儿的头痛、呕吐、意识障碍、肌张力增高或惊厥、呼吸循环障碍等症状，检查生命体征、头及眼部体征、瞳孔、肌张力变化等体征，尽早发现脑疝的早期征兆。

3. 心理－社会状况

评估患儿及家长有无紧张、焦虑、恐惧、沮丧等心理状态，对疾病的病因和防护知识的了解程度，家庭环境和经济状况，疾病对家庭的影响。

【护理问题】

（1）疼痛　头痛与颅内压增高有关。

（2）有窒息的危险　与意识障碍及呕吐、惊厥有关。

（3）颅内适应能力下降　与颅内压增高有关。

（4）潜在并发症　脑疝、呼吸骤停。

（5）焦虑　与疾病知识缺乏有关。

【护理措施】

1. 降低颅内压

（1）让患儿采取舒适体位，侧卧位并将床头轻轻抬高 15°～30°，以减轻头部疼痛，保持患儿安静，避免躁动、剧烈咳嗽。治疗和护理以及微小声音、光线刺激均可加重颅内压增高，故最好集中进行各种治疗、护理操作，尽量保持病室安静和避免光线刺激。有脑疝前驱症状时，以平卧为宜，检查或治疗时不可猛力转头、翻身、按压腹部及肝。

（2）遵医嘱应用甘露醇、速尿等降低颅内压。应用甘露醇需注意：①20% 甘露醇应在 15～30min 内静脉推注或快速滴入才能达到利尿的目的，注射过快，可产生一时性头痛加重、视力模糊、眩晕及注射部位疼痛；注射过慢，将影响脱水效果。②避免药物外漏，以防组织坏死，一旦发生药物漏出血管，需尽快用京万红软膏外敷，或用 25%～50% 硫酸镁局部湿敷和抬高患肢。③甘露醇在室温较低时易产生结晶，冬季使用时需略加温溶解后静脉注射，静脉滴入时最好应用带过滤网的输液器，以防甘露醇结晶进入血管内。

2. 保持呼吸道通畅

应给严重意识障碍患儿及时清除口鼻分泌物、呕吐物，患儿侧卧可防窒息或误吸，可避免呼吸道梗阻；备好呼吸器，必要时人工辅助通气。

3. 观察病情变化，预防并发症的护理

密切监测生命体征、惊厥及意识障碍程度等症状、检查瞳孔大小及对光反应，详细记录以便及早发现，给予急救处理。若患儿出现躁动不安、四肢肌张力增高或反复惊厥、频繁呕吐、囟门张力增高、膨隆等症状体征的加重，提示颅内压增高加剧的可能，需加强降颅压治疗。若呼吸节律不规则、瞳孔忽大忽小或两侧不等大、对光反应消失、血压升高及呼吸衰竭，应注意出现脑疝。出现以上情况变化时，均应立即报告医生，并做好各种急救药品和器械准备，协助医生进行救治。记录出入水量，预防水、电解质、酸碱紊乱。

4. 对症护理

如做好惊厥患儿的护理，防止窒息、受伤的发生，遵医嘱按时给止惊药，并观察有无呼吸抑制发生。遵医嘱采用亚冬眠疗法降温时，注意大剂量氯丙嗪注射可促进气道分泌物增多，需注意吸痰，以防呼吸道阻塞。严重意识障碍患儿做好生活护理，预防吸入性肺炎及压疮等发生。

【健康指导】

根据家长的文化程度和接受能力选择适当的方式介绍患儿的病情及预后，安慰和鼓励他们树立信心，与医护人员配合。解释保持安静的重要性及保证患儿头肩部抬高位的意义，以取得家长的合作。根据原发病做好相应的健康指导。

目标检测

一、填空题

1. 小儿出生时脊髓末端位于（   ）腰椎水平，4 岁时脊髓末端位于（   ）腰椎水平，婴幼儿腰椎穿刺时以第（   ）腰椎间隙为宜。

2. 脑膜刺激征包括（   ）、（   ）和（   ）。

3. 我国的小儿化脓性脑膜炎的病原菌以（   ）、（   ）和（   ）多见。

4. 化脓性脑膜炎的临床表现可概括为（   ）、（   ）和（   ）。

5. 高热惊厥是（   ）最常见的惊厥，多见于（   ）小儿。

6. 小儿惊厥的首选药物是（   ），新生儿惊厥时首选药物是（   ），惊厥持续状态时首选药物是（   ）。

7. 降低颅内压首选（   ）。

8. 急性颅内压增高时，一般血压（   ），脉率（   ），呼吸（   ）。

二、选择题

A₁ 型题

1. 化脓性脑膜炎其病原菌传播的主要途径是（   ）

    A. 呼吸道分泌物或飞沫传播　　　　B. 接触性传播

    C. 昆虫传播　　　　　　　　　　　D. 血液传播

    E. 邻近组织感染直接蔓延

2. 婴幼儿化脓性脑膜炎最常见的病原菌是（   ）

    A. 流感嗜血杆菌   B. 大肠埃希菌   C. 葡萄球菌

    D. 溶血性链球菌   E. 铜绿假单胞菌

3. 新生儿化脓性脑膜炎的临床表现特征为（   ）

    A. 症状和体征不典型   B. 脑膜刺激征明显   C. 持续高热

    D. 颈强直   E. 易激惹

4. 80% 小儿病毒性脑膜炎最主要的病原体是（   ）

    A. 乙脑病毒   B. 风疹病毒   C. 肠道病毒

    D. 腮腺炎病毒   E. 疱疹病毒

5. 小儿发热伴惊厥，最常见的疾病为（   ）

    A. 高热惊厥   B. 中枢神经系统和感染   C. 中毒性菌痢

    D. 重型肺炎   E. 破伤风

6. 小儿惊厥发作时，应首先做哪项护理工作（   ）

    A. 立即送入抢救室   B. 立即松解衣领，平卧头侧位

    C. 将舌轻轻向外牵拉   D. 手心和腋下放入纱布

    E. 置牙垫于上下磨牙之间

7. 应用地西泮及苯巴比妥后，最应注意的是（   ）

    A. 呼吸抑制   B. 心率增快   C. 血压增高

    D. 休克   E. 皮疹

8. 急性颅内压增高时，生命体征最先发生变化的是（   ）

    A. 体温   B. 脉搏   C. 呼吸

    D. 血压   E. 瞳孔

A_2 型题

9. 某新生儿，表现嗜睡，前囟紧张膨隆，哭声高尖，查体：体温不升，面色青灰，易激惹，诊断为新生儿化脓性脑膜炎。其常见致病菌为（   ）

    A. 脑膜炎双球菌   B. 大肠埃希菌   C. 副大肠埃希菌

    D. 肺炎双球菌   E. 流感嗜血杆菌

10. 新生儿，20 天。因体温 35℃，面色青灰、拒乳、嗜睡就诊。检查前囟紧张膨隆，疑似化脓性脑膜炎，为进一步明确诊断，应进一步检查（   ）

    A. 周围血细胞数及分类   B. 头颅 CT   C. 骨髓常规

    D. 脑脊液涂片   E. 血清总补体

11. 患儿，1 岁，因化脓性脑膜炎入院 3 天，深度昏迷，双侧瞳孔不等大，对光反射迟钝，呼吸不规则。此患儿最有可能发生了（   ）

    A. 脑出血   B. 脑血肿   C. 脑脓肿

    D. 脑疝   E. 脑积水

12. 患儿，男，10 个月，因发热、咳嗽、惊厥来院就诊，查体：体温 39.8℃，咽充血，前囟平。请问该患儿惊厥的原因可能是（   ）

    A. 癫痫发作   B. 高热惊厥   C. 低钙惊厥

    D. 中毒性脑病   E. 化脓性脑膜炎

13. 小儿，3 岁，患有癫痫病。因惊厥持续时间较长而紧急就医，诊为惊厥持续状态。

其依据是惊厥持续的时间超过了（　　）

A. 20min　　　　　　B. 30min　　　　　　C. 40min

D. 50min　　　　　　E. 60min

14. 患儿，1岁。因惊厥需用地西泮（安定）2mg（1ml含10mg地西泮），应抽药液（　　）

A. 0.2ml　　B. 0.6ml　　C. 0.8ml　　D. 1ml　　E. 1.2ml

A₃型题（15～22题共用题干）

4个月患儿，发热、抽搐2天，神志不清1天住院。查体：体温38.7℃，脉搏132次/分，呼吸42次/分，表情呆滞，两眼凝视，时有上翻，口角抽动，前囟隆起，颈抵抗不明显，布氏征可疑，心、肺未见异常。血常规白细胞$13×10^9$/L，中性粒细胞61%，淋巴细胞39%。

15. 经过评估该患儿的初步诊断为（　　）

A. 婴儿手足搐搦征　　B. 病毒性脑炎和脑膜炎　　C. 结核性脑膜炎

D. 化脓性脑膜炎　　E. 败血症

16. 本病最可靠的诊断依据是（　　）

A. 发热　　　　　　B. 惊厥　　　　　　C. 前囟隆起

D. 脑脊液压力增高　　E. 脑脊液中检出化脓菌

17. 患儿感染化脓性脑膜炎的途径最多见于（　　）

A. 皮肤　　　　　　B. 黏膜　　　　　　C. 消化道

D. 脐部伤口　　　　E. 上呼吸道

18. 对于惊厥发作患儿下列哪项护理不妥（　　）

A. 立即送抢救室　　　　B. 解开衣领，头侧位平卧

C. 轻轻将舌向外牵拉　　D. 手心和腋下放纱布

E. 将用手绢包裹筷子或压舌板置于上下牙间

19. 对高热患儿护理中下列护理措施不妥的是（　　）

A. 卧床休息　　　　B. 测体温每4h一次　　　　C. 鼓励多饮水

D. 冰袋放置头顶、足底处　　E. 每日口腔护理2～3次

20. 患儿如仰卧时间过久，最易发生褥疮的部位是（　　）

A. 足跟部　　B. 肩胛部　　C. 髋部　　D. 骶尾部　　E. 膝部

21. 为预防褥疮发生，其错误的护理方法是（　　）

A. 鼓励常翻身　　　　B. 受压处多按摩　　　　C. 骨隆突处可用气圈

D. 调节夹板松紧度　　E. 保持皮肤清洁干燥

22. 患儿出现颅内压增高的表现，遵医嘱静脉给予20%甘露醇，下列操作哪项是错误的（　　）

A. 用药前要检查药液是否有结晶　　B. 不能与其他药液混合静脉滴注

C. 若药液有结晶可加碱性液使其消失再用　　D. 静脉推注时不能漏到血管外

E. 应在30min内快速静脉滴注

三、简答题

1. 简述化脓性脑膜炎的脑脊液变化特点。

2．简述化脓性脑膜炎的临床表现。

3．小儿惊厥发作时如何采取急救措施？

4．对颅内压增高患儿应用脱水剂降低颅内压时应注意哪些问题？

四、案例分析

患儿，男，6个月。3天前开始发热，体温波动在39～39.9℃，患儿常烦躁哭闹，用手抓耳。今起出现惊厥3次，伴有呕吐，呕吐物为胃内容物。查体：精神萎靡，易激惹，外耳道有脓性分泌物。脑膜刺激征（＋）。WBC 18×10^9/L，N 85％，L 15％。医生以"化脓性脑膜炎"收入院。入院后进行脑脊液检查：脑脊液压力增高，外观浑浊，WBC 1250×10^6/L，中性粒细胞为主，蛋白1300mg/L，糖1mmol/L，脑脊液细菌培养：肺炎链球菌生长。

（1）请做出最可能的临床诊断。

（2）请列出该患儿当前主要的护理问题有哪些？

（3）该患儿主要采取的护理措施有哪些？

（黄文洁）

实训七　神经系统疾病患儿的护理

【目的】

掌握化脓性脑膜炎患儿的护理及小儿惊厥的急救护理。

【准备】

（1）见习医院如果有神经系统疾病患儿，则采取见习方式完成此实训，需指导教师与临床带教老师共同选定化脓性脑膜炎患儿、小儿惊厥患儿。

（2）见习医院如果没有神经系统疾病患儿，则采取电教/病例讨论方式完成此实训，需准备电脑1台、投影仪1台、化脓性脑膜炎病例讨论课件1套、小儿惊厥视听教材1套。

【方法与过程】

1. 见习方法与过程

（1）集中介绍见习的目的、方法及注意事项。

（2）分为每15～20人一组，由带教老师带领观察化脓性脑膜炎患儿、小儿惊厥患儿，运用护理程序评估化脓性脑膜炎患儿、小儿惊厥患儿（包括健康史，身体状况，心理社会状况，辅助检查）、提出护理问题，拟定护理计划，解释所采取的护理措施。

（3）护生向带教老师或医院护士提问。

（4）小结。

2. 电教/病例讨论方法与过程

（1）观看小儿惊厥视听教材，指导教师随堂提示小儿惊厥的临床表现，向护生提问小儿惊厥常见护理问题及应采取哪些急救护理措施。

（2）病例讨论

1）个案资料1　患儿，男，7个月，因发热咳嗽5天、近2天出现呕吐3次/日，并发生惊厥2次入院。要求护生先根据个案资料1的主诉，讨论应进一步询问收集的病史资料有哪些？（包括健康史、身体状况、实验室检查等）。指导教师根据护生讨论结果，强调要点，并给出完整个案资料2。（20min）。

2）个案资料2　患儿，男，7个月，因发热咳嗽5天、近2天出现呕吐3次/日，并发生惊厥2次入院。患儿5天前开始发热，体温波动在38.5～39.5℃，咳嗽有黄痰，伴流涕；近2天出现呕吐，3次/日，不剧烈，呕吐胃内容物，期间精神烦躁，发生惊厥2次，发作时两眼上翻、凝视，口吐白沫，四肢抖动，呼之不应，持续约3min后呈嗜睡状态。护理体检：患儿嗜睡，体温39℃，呼吸急促，咽充血，两肺可闻及少许水泡音，前囟饱满，颈有明显抵抗感，克氏征可疑。余（－）。入院后X线示两肺少许斑片状阴影，脑脊液：外观浑浊，白细胞 1000×10^6/L，中性粒细胞80%，蛋白2g/L，糖1.2 mmol/L，氯化物100 mmol/L，涂片找菌（－）。PPD直径5mm。根据个案资料2，要求护生讨论以下问题：判定该患儿的医疗诊断并归纳该患儿发病的相关因素。提出该患儿现存的主要护理问题。解释你应采取的应急护理措施？

3）指导教师小结。

4）分两组，每15～20人一组，一组观看小儿惊厥视听教材，另一组病例讨论，40min后两组交换。

3. 小结与作业

（1）见习后书写完整化脓性脑膜炎护理病例一份。

（2）电教/病例讨论后书写作业：化脓性脑膜炎患儿的常见护理问题及护理措施、小儿惊厥的急救护理措施。

第十三章

结缔组织及免疫系统疾病患儿的护理

学习目标

知识目标

熟悉过敏性紫癜、皮肤黏膜淋巴结综合征、风湿热的临床表现、治疗要点、护理问题、护理措施。

了解过敏性紫癜、皮肤黏膜淋巴结综合征、风湿热的病因及发病机制、辅助检查。

能力目标

熟练掌握对发热、皮肤、疼痛的护理方法。

学会运用所学知识对过敏性紫癜、皮肤黏膜淋巴结综合征、风湿热患儿进行护理。

本章主要介绍过敏性紫癜、皮肤黏膜淋巴结综合征、风湿热的病因及发病机制、临床表现、治疗方法和护理要点。

【引导案例】

病历摘要：患儿，女，7岁，以"发热伴关节肿痛2周"入院。患儿先出现左膝关节肿痛，后右肘关节肿痛，活动受限。

体格检查：体温38.5℃，面色苍白、多汗，左膝、右肘关节红、肿、热、痛，心率126次/分，第一心音低钝，心尖部可闻及Ⅲ级收缩期杂音，双肺（－），腹软，肝脾未及。

实验室检查：白细胞$15 \times 10^9/L$，中性粒细胞80%，淋巴细胞20%，血沉80mm/h，抗"O"阳性，心电图示Ⅰ度房室传导阻滞和ST段下移。

请问：（1）该患儿可能的诊断是什么？

（2）请提出该患儿的护理问题并制定相应的护理措施。

第一节 过敏性紫癜

过敏性紫癜又称亨-舒综合征是以小血管炎为主要病变的血管炎综合征。临床特点表现为皮肤紫癜，同时伴有关节肿痛、腹痛、便血和血尿等。2～8岁小儿多见，男孩多于女孩，四季均有发病，冬春季节多见。预后大多良好，少数患儿病程迁延反复。

【病因与发病机制】

病因不明，目前认为与某种致敏因素引起的自身免疫反应有关。致敏因素作用于具有遗传背景的个体，激发B细胞克隆而导致IgA介导的系统性血管炎。致敏因素可能是病原体（细菌、病毒、寄生虫等）、食物（蛋、牛奶、鱼虾）、药物（抗生素、磺胺药、解热镇痛药等）、花粉、虫咬、疫苗注射等。

【临床表现】

多为急性起病，病前1～3周常有上呼吸道感染史。可伴有低热、纳差、乏力等全身症状。

1. 皮肤紫癜

常为首发症状，多见于下肢和臀部，伸侧较多，分批出现，对称分布，严重者累及上肢和躯干。初起呈紫红色斑丘疹，大小不等，高出皮肤，压之褪色。数日后颜色加深转为暗紫色，最终呈棕褐色而消退。

2. 消化道症状

约2/3患儿出现，表现为脐周或下腹部疼痛，伴恶心、呕吐或便血，偶可发生肠套叠、肠梗阻、肠穿孔及出血坏死性肠炎。

3. 关节症状

约1/3患儿出现关节肿胀、疼痛和活动受限，可累及膝、踝、肘、腕等关节，多在数日内消失而不遗留关节畸形。

4. 肾脏症状

30%～60%患儿出现。常在病程1～8周内出现，症状轻重不一。多数患儿出现血尿、蛋白尿及管型，伴血压增高和浮肿。大多能完全恢复，少数发展为慢性肾炎，极少数死于慢性肾功能衰竭。

5. 其他

偶因颅内出血导致惊厥、失语、昏迷、瘫痪，部分患儿出现鼻衄、牙龈出血、咳血等。

【辅助检查】

1. 血液检查

白细胞计数正常或增高，中性和嗜酸性粒细胞可增高。血小板计数、出凝血时间、血块退缩试验均可正常，部分患儿毛细血管脆性试验阳性。

2. 尿液检查

由肾脏症状者可有蛋白、红细胞、白细胞和管型。

3. 大便潜血试验

有消化道出血者可呈阳性。

【治疗要点】

本病无特效治疗方法，主要采取对症支持疗法。给予大剂量维生素C可改善血管通透性；给予阿司匹林可抗凝；有荨麻疹或血管神经性水肿时，用抗组胺药和钙剂；

腹痛时应用解痉剂；消化道出血时禁食，静脉滴注西咪替丁，必要时输血；肾上腺皮质激素可缓解腹痛和关节疼痛，重症者可加用免疫抑制剂。

【护理评估】

1. 健康史

注意询问患儿是否过敏体质，既往过敏原是否明确，近期是否有感染史和过敏原接触史，首发症状和伴发症状。

2. 身体状况

紫癜发生的部位、性状、出现规律，与腹痛、关节痛、尿液的改变有无联系，腹痛、关节痛的性质，有无呕吐、便血等症状。

3. 心理－社会状况

评估患儿及家属对本病的认识程度，是否认可和接受，是否掌握对一般症状的处理方法。

【护理问题】

（1）皮肤完整性受损　与变态反应性血管炎有关。

（2）疼痛　与关节和肠道变态反应性炎症有关。

（3）潜在并发症　消化道出血、紫癜性肾炎、关节功能障碍。

【护理措施】

1. 一般护理

急性发病期卧床休息，病室内保持适宜的温度和湿度，注意病室内空气流通，保持空气新鲜，注意保护性隔离。有消化道出血时，应卧床休息，限制饮食，给予无渣流食，出血量多时考虑输血并禁食。

2. 皮肤护理

注意观察皮疹变化情况，衣着宽松、柔软，保持皮肤清洁和干燥，避免擦伤和抓伤，如有破溃及时处理，防止出血和感染，紫癜处宜用温凉水清洗；避免接触过敏原和其他诱发因素，遵医嘱使用抗过敏等药物。

3. 疼痛护理

对腹痛和关节疼痛的患儿，注意观察疼痛部位及性质，腹痛时应卧床休息，关节疼痛患儿应保持关节的功能位置。教会患儿利用放松、娱乐等方法减轻疼痛，根据医嘱使用药物，并选择合适的方法以解除疼痛。

4. 病情观察

应注意观察是否出现并发症，观察有无腹痛、便血，观察关节活动情况，观察尿色、尿量，并定时检查尿常规，注意腹部体征并及时报告和处理。

【健康指导】

过敏性紫癜可反复发作或并发肾损害，应针对患儿具体情况，及时向患儿及家长讲解疾病相关知识，教会家长观察病情，合理调配饮食，避免进食过辣、过咸、油煎食物，并发消化道症状者，宜在症状消失后1~3个月复学，并发肾炎患儿宜在尿常规正常后3个月复学。指导患儿和家长寻找过敏原，并尽量避免接触，指导患儿定期复查。

第二节 皮肤黏膜淋巴结综合征

皮肤黏膜淋巴结综合征也称川崎病，是一种以变态反应性全身中、小动脉炎为主要病变的结缔组织病。其特征性表现为急性发热、皮肤黏膜病损和非化脓性淋巴结肿大。病程为自限性，5 岁以内儿童多见，男孩多于女孩。

【病因与发病机制】

病因不明，可能与感染、免疫反应、环境污染、药物、化学制剂的不良刺激等有关，目前认为本病是一种易患宿主对多种感染病原触发的一种免疫介导的全身性血管炎。

【临床表现】

（一）主要表现

1. 发热

体温多在 39℃ 以上，呈稽留热或弛张热，可持续 1～2 周，抗生素治疗无效。

2. 皮疹

发热同时或发热后出现，呈向心性、多形性，常见为斑丘疹、多形性荨麻疹或猩红热样皮疹，无水疱或结痂，手足硬性水肿，掌跖红斑，伴疼痛和僵直，恢复期指、趾端膜状脱皮，肛周皮肤发红、脱皮。

3. 黏膜表现

双眼球结膜充血，无脓性分泌物，口唇干燥潮红、皲裂、杨梅舌，口腔及咽部黏膜弥漫性发红，无溃疡及假膜形成。

4. 非化脓性淋巴结炎

一般在发热 3 天后出现，多为颈部一过性淋巴结肿大，单侧多见，质硬有触痛，表面不红，无化脓，热退后逐渐消散。

（二）心脏表现

较少见。病后 1～6 周可出现心肌炎、心包炎、心内膜炎和心律失常，表现为心脏杂音、心律不齐、心脏扩大、心力衰竭。冠状动脉瘤常在疾病的 2～4 周发生，可导致心源性休克甚至猝死。

（三）其他表现

可有消化系统症状、间质性肺炎、无菌性脑膜炎、关节疼痛、脓尿、血尿等。

【辅助检查】

1. 血液检查

轻度贫血，外周血白细胞数增高，以中性粒细胞增加为主，有核左移现象；血小板早期正常，2～3 周显著增高；血沉增快，C 反应蛋白增高，免疫球蛋白增高，为炎症活动指标。

2. 免疫学检测

血清 IgG、IgA、IgE 和血循环免疫复合物均增高，但补体正常。

3. 心血管系统检查

有心脏受损者可见心电图和超声心动图改变，心电图主要为 ST 段和 T 波改变、P－R 间期和 Q－T 间期延长、低电压、心律失常等。二维超声心动图是诊断及随防冠状动脉病的最佳方法。

【治疗要点】

治疗主要是减轻血管炎症和对抗血小板凝集，并预防冠状动脉瘤及动脉梗塞。宜尽早采用阿司匹林和丙种球蛋白，病情严重者可使用糖皮质激素，同时根据病情给予对症和支持治疗。

【护理评估】

1. 健康史

询问患儿发病前有无感染症状、发热开始时间、持续时间、应用抗生素是否有效。

2. 身体状况

注意监测生命体征，尤其是体温变化规律，注意检查皮肤、双眼球结膜、口唇、口腔、手足掌及四肢端、淋巴结，了解血常规、血黏度、免疫功能、心电图及心脏 B 超检查结果。

3. 心理－社会状况

评估患儿及家属对本病的认识程度，对疾病症状、治疗及护理方法是否能接受，了解患儿家庭环境及家庭经济状况。

【护理问题】

（1）体温过高　与感染、免疫反应等因素有关。

（2）皮肤、黏膜完整性受损　与小血管炎有关。

（3）潜在并发症——心脏受损　与冠状动脉炎等有关。

【护理措施】

1. 发热的护理

密切监测体温变化，观察热型及伴随症状，在进行正规药物治疗前应使用物理降温方法降低体温（有皮疹者忌用酒精擦浴）；保持皮肤清洁，及时擦干汗液，更换衣服，防止受凉；保证患儿水分及能量摄入，给予高热量、高蛋白、高维生素的流质或半流质饮食；遵医嘱使用抗炎药物进行病因治疗。

2. 皮肤黏膜的护理

保持皮肤清洁和干燥，衣被质地应柔软清洁，以减少对皮肤的刺激；勤剪指甲，以免抓伤、擦伤，小婴儿可用手帕式手套；对半脱皮的痂皮应用干净剪刀剪除，切忌强行撕脱，防止出血和继发感染；每日用生理盐水洗眼 1～2 次，可涂眼膏预防感染；每日口腔护理 2～3 次，保持口腔清洁，防止继发感染；对口唇干燥、皲裂者可涂护唇膏，口腔溃疡时涂碘甘油以消炎止痛。

3. 病情观察

密切监测患儿生命体征及面色、精神状态等，注意有无心动过速、心律不齐、心音低钝、心脏杂音，做好心电图和 B 超监测，必要时行心电监护，发现异常及时报告医生处理。

4. 用药护理

严格遵医嘱用药，正常治疗时，总量输入不超过 12h，保持静脉通畅，防止漏出血管外；用药期间注意观察药物疗效及副作用，出现异常及时报告医生处理。

【健康指导】

及时向家长交待病情和预后，并给予心理支持，树立战胜疾病的信心；指导家长观察病情；定期复查，无冠状动脉病变患儿，于出院后 1 个月、3 个月、6 个月及 1 年全面检查 1 次，有冠状动脉损害者每 3~6 个月做一次超声心动图检查；多发或较大冠状动脉瘤尚未闭塞者不宜参加体育活动。

第三节　风湿热

风湿热是一种具有反复发作倾向的全身结缔组织病，其发病与 A 组乙型溶血性链球菌感染密切相关。临床表现多见心脏炎、关节炎，较少出现舞蹈病、环形红斑和皮下结节，慢性反复发作可形成慢性风湿性心瓣膜病。首发年龄多为 6~15 岁，无性别差异。一年四季均可发病，以冬春季节多见。寒冷、潮湿地区发病率高。

【病因与发病机制】

病因不明，多认为与 A 组 β 型溶血性链球菌感染有关。细菌感染后引起两种免疫反应：

1. 变态反应

链球菌菌体成分及其产物与相应抗体作用形成免疫复合物，沉积于关节、心肌、心脏瓣膜，导致变态反应性组织损伤。

2. 自身免疫

风湿性心脏病患儿可出现抗心肌抗体，损伤心肌组织发生心脏炎。

此外，以遗传特征为基础的人体易感性或免疫应答的个体差异性，在风湿热发病机制中可能起一定作用。

【临床表现】

约半数病例在发病前 1~3 周有上呼吸道感染史，多呈急性起病，病情轻重不一，取决于疾病侵犯部位和程度，可反复周期性发作。

（一）一般表现

表现为发热、面色苍白、多汗、纳差、腹痛等。

（二）主要表现

1. 心脏炎

是本病最严重的表现，小儿风湿热以心脏炎起病占 40%~50%，年龄愈小，心脏受累愈多，以心肌炎和心内膜炎多见，亦可发生全心炎。

（1）心肌炎　轻者可无症状，一般可出现心动过速、心音减弱，心率增快与体温升高不成比例，可出现早搏、心脏扩大，严重病例出现心力衰竭。心尖部可闻及吹风样收缩期杂音，心电图提示 I 度房室传导阻滞、ST 段下移及 T 波低平或倒置。

（2）心内膜炎 主要累及二尖瓣，其次为主动脉瓣，二尖瓣关闭不全引起吹风样收缩期杂音，向腋下传导；有时可闻及二尖瓣相对狭窄所致的舒张期杂音；约20%发生主动脉瓣关闭不全，在胸骨左缘第3肋间可闻及舒张期叹气样杂音。

（3）心包炎 有心包炎表现者，多存在全心炎。患儿有心前区疼痛、呼吸困难或端坐呼吸，心脏浊音界扩大，心包积液时可闻及心包摩擦音，积液多时出现心包堵塞，表现为心音遥远、颈静脉怒张、肝大，X线检查心影向两侧扩大呈烧瓶状，心电图提示低电压，ST段改变。

2. 关节炎

年长儿多见，以游走性、多发性为特点，主要累及膝、踝、肘、腕等大关节，局部表现红、肿、热、痛活动受限，经治疗关节功能可恢复，愈后不留畸形。

3. 舞蹈病

5～15岁女童多见，可单独存在或与其它症状同时并存。主要累及锥体外系，表现为四肢和面部肌肉不自主、不协调、无目的的快速运动，如伸舌、皱眉、挤眼、耸肩、歪嘴、语言障碍、细微动作不协调、书写困难，在兴奋或注意力集中时加剧，入睡后消失。病程呈自限性，轻症者可在3周内消失，重症者须治疗3～4个月才逐步消失。

4. 皮肤表现

（1）皮下结节 常见于复发病例，在起病数周出现，经2～4周自然消失。好发于肘、腕、膝、踝等关节伸侧的骨质隆起或肌腱附着处皮下，从粟米至豌豆大小，质硬、无压痛、可活动。

（2）环形红斑、结节性或多形性红斑 以环形红斑最常见，呈环形或半环形，如钱币大小，色淡红或暗红，边缘轻微隆起，环内肤色正常。多分布于躯干及四肢屈侧，数小时或1～2天内消失，不留痕迹，可反复出现。

【辅助检查】

1. 血常规

常见轻度贫血，白细胞总数和中性粒细胞增多，伴核左移，血小板正常。

2. 抗链球菌抗体测定

抗链球菌溶血素"O"（ASO）增高、抗链球菌激酶（ASK）、抗透明质酸酶（AH）增高，提示近期链球菌感染，风湿热可能，但不反映风湿活动性。

3. 风湿活动性指标

血沉增快，C反应蛋白和粘蛋白增高，为风湿活动的重要标志。

【治疗要点】

视病情决定卧床休息时间，加强营养；抗链球菌感染，使用大剂量青霉素静脉滴注，至少2～3周，青霉素过敏者改用红霉素；抗风湿治疗，无心脏炎患儿首选阿司匹林，总疗程6～12周；激素控制症状迅速，尤其严重病例伴心脏炎者，常用泼尼松或地塞米松，总疗程8～12周。

【护理评估】

1. 健康史

询问病前 1 ~ 3 周有无上呼吸道感染史，有无发热、关节疼痛、皮疹，有无精神异常或不自主的动作表现，既往有无心脏病或关节炎病史。

2. 身体状况

测量生命体征，观察心率增快与体温升高是否成比例，了解心音强弱和杂音性质，检查四肢关节有无红、肿、热、痛及活动受限，皮肤有无皮疹，了解心电图、X 线胸片和实验室检查结果。

3. 心理－社会状况

评估患儿及家长对本病表现、治疗、护理及预后的认识程度，是否接受治疗和护理，有无焦虑，了解患儿家庭环境和经济状况和对疾病治疗的信心。

【护理问题】

（1）心输出量减少　与心脏受损有关。

（2）疼痛　与关节受累有关。

（3）体温过高　与感染有关。

（4）焦虑　与疾病的威胁有关。

（5）潜在并发症　药物副作用。

【护理措施】

（一）一般护理

保持室内空气新鲜和正常的温湿度；给予易消化、富于营养的食物，少量多餐，有心力衰竭者适当限制盐和水的入量并详细记录出入量；保持大便通畅；保持衣被、尿布清洁与干燥。

（二）心脏炎的护理

1. 限制活动

根据病情限制活动量。急性期卧床休息 2 周，有心脏炎时，轻者绝对卧床 4 周，重者 6 ~ 12 周，至急性症状完全消失、血沉正常方可下床活动，伴心力衰竭者等心功能恢复后再卧床休息 3 ~ 4 周。

2. 观察病情

密切注意患儿面色、呼吸、心率、心律及心音的变化，一旦出现心力衰竭表现，应及时报告医生处理。

3. 药物治疗

根据医嘱给予抗风湿药物治疗，注意观察药物毒、副作用。

（三）关节疼痛的护理

让患儿保持舒适的功能体位，适当减少肢体活动，避免痛肢受压，移动肢体时动作应轻柔；急性期过后可局部热敷以减轻关节疼痛；多与患儿及家长交流，给患儿提供喜爱的图书、玩具及适当的娱乐用品等，分散注意力，减轻疼痛；活动受限时，予以适当保护和固定；舞蹈症者应做好安全防护，防止受伤，必要时适当约束；作好皮肤护理。

（四）用药护理

严格遵医嘱使用药物，用药期间注意观察药物治疗作用和副作用，出现胃肠道出血、肝功能损害、心律失常、电解质紊乱等情况，应及时报告医生处理。

（五）心理护理

主动关爱患儿，耐心解释各项检查、治疗、护理操作的意义，争取家长及患儿的合作；及时解除患儿的各种不适感，如发热、出汗、疼痛等，增强其战胜疾病的信心。

【健康指导】

向家长及患儿讲解疾病的有关知识和护理方法；教会家长及年长儿学会观察病情，合理安排日常生活及安全防护措施；教会家长及年长儿学会观察风湿热复发的表现，预防复发的重要性和具体措施；适时添加衣服，防止受寒和感冒；改善居住环境，避免潮湿、寒冷；加强体育锻炼，增强抵抗力，但应避免剧烈运动，适当限制活动量；指导家长带患儿定期到门诊复查。

目标检测

一、选择题

1. 引起风湿热的常见菌为（　　）
   A. 葡萄球菌　　　　　B. 白色念珠菌　　　　C. 肺炎双球菌
   D. A组乙型溶血性链球菌　　E. 流感嗜血杆菌
2. 小儿风湿热主要表现中哪项是错误的（　　）
   A. 环形红斑　　　　　B. 舞蹈病　　　　　C. 心脏炎
   D. 关节畸形　　　　　E. 皮下结节
3. 风湿热最常见的皮肤表现是（　　）
   A. 猩红热样皮疹　　　B. 荨麻疹　　　　　C. 结节性红斑
   D. 多形红斑　　　　　E. 皮下小结
4. 不符合风湿热诊断标准的主要表现是（　　）
   A. 发热　　　　　　　B. 游走性多发性关节炎　　C. 舞蹈病
   D. 皮下结节　　　　　E. 环形红斑
5. 皮肤结节性红斑，疱疹性结膜炎，多发性一过性关节炎，颈淋巴结肿大，常见于（　　）
   A. 风湿热　　　　　　B. 传染性单核细胞增多症　　C. 类风湿关节炎
   D. 原发性肺结核　　　E. 川崎病
6. 14岁男孩，因腹痛来院就诊。查体：双下肢出现对称性成片状小出血点，尿常规发现血尿＋＋＋，该患者最可能的诊断是（　　）
   A. 肾血管畸形　　　　B. 过敏性紫癜肾炎　　C. 肾绞痛
   D. 急性肾盂肾炎　　　E. 肾下垂
7. 10岁男孩，因发热，关节肿痛，皮肤出现环形红斑，心率增快出现奔马律，血沉增快，经治疗上述症状、体征消失后，需继发性预防的方法是（　　）

A. 避免关节损伤　　　　B. 忌海鲜　　　　　　C. 减少体育运动

D. 长效青霉素肌注　　　E. 激素吸入维持

二、简答题

1. 试述小儿过敏性紫癜的临床表现。

2. 试述对川崎病患儿皮肤的护理措施。

（王莉）

遗传代谢内分泌疾病患儿的护理

本章主要介绍先天性甲状腺功能减退症、21 – 三体综合征及苯丙酮尿症的病因、临床表现、筛查方法、治疗及护理要点。

【引导案例】

病历摘要：2岁半女孩，因"吃奶差、腹胀、便秘两年余"来诊，该患儿出生后不久即表现喂养困难、吃奶差、少哭、少动、腹胀、便秘、哭声嘶哑，近2~3个月出现面部眼睑浮肿。至今不会说话、走路。

体格检查：体温35.7℃，心率65次/分，呼吸22次/分，皮肤粗糙、毛发干枯、表情呆滞、声音嘶哑，眼距宽，舌伸出口外，面部眼睑水肿，双肺听诊无啰音，心音低钝，腹膨隆，有脐疝，四肢肌张力低。

思考：（1）最可能的诊断是什么？

（2）患儿存在的主要护理问题和护理措施有哪些？

第一节 先天性甲状腺功能减退症

先天性甲状腺功能减退症，简称甲低，又称克汀病、呆小病，是小儿最常见的内分泌疾病。本病分为两大类：散发性及先天性。散发性因先天缺陷引起，各国发生率不一，我国发病率为 1/5000 ~ 1/7000。地方性多见于甲状腺肿流行的山区，随着我国碘化食盐预防措施的推行，发病率已明显下降。

【病因】

1. 散发性先天性甲低

（1）甲状腺不发育、发育不全或异位 亦称原发性甲低，是造成先天性甲状腺功能低下的最主要原因，约占 90%，多见于女孩，女：男 = 2：1。这种甲状腺发育不全的发生原因迄今尚未阐明，可能与遗传因素和免疫介导机制有关。

（2）甲状腺素合成障碍 亦称家族性甲状腺激素合成障碍，多见于甲状腺激素合成和分泌过程中酶的缺陷，造成甲状腺素不足，多为常染色体隐性遗传病。

（3）促甲状腺激素（TSH）缺乏 亦称下丘脑 - 垂体性甲低或中枢性甲低，因垂体分泌 TSH 障碍所致。

（4）母亲因素 亦称暂时性甲低，母亲服用抗甲状腺药物或患自身免疫性疾病，存在抗甲状腺抗体，均可透过胎盘影响胎儿，造成甲低，通常 3 个月内消失。

（5）甲状腺及靶器官反应低下 均为罕见病。

2. 地方性先天性甲低

多见于甲状腺肿流行地区，主要是由于该地区水、土和饮食中缺乏碘致使胎儿在胚胎期因碘缺乏而导致甲状腺功能低下。

【发病机制】

甲状腺的主要功能是合成甲状腺素（T_4）和三碘甲腺原氨酸（T_3）。甲状腺激素的主要作用是加速细胞内的氧化过程，促进新陈代谢；促进蛋白质合成；促进糖吸收、糖原分解和组织对糖的利用；促进脂肪分解和利用；促进组织细胞的生长和成熟；促进中枢神经系统发育，尤其在胎儿期至婴儿期。

若甲状腺激素合成、释放、转运中任何一个环节发生障碍都可以引起甲状腺激素合成不足及其生物效应低下，影响小儿生长发育及神经系统的发育和功能，出现甲状腺功能减退症。

【临床表现】

症状出现的早晚和病情轻重与甲状腺功能低下的程度有关。先天性无甲状腺或酶缺陷患儿在婴儿早期即可出现症状，甲状腺发育不良者常在生后 3 ~ 6 个月出现症状，有少量腺体者多在 6 个月后，偶在 4 ~ 5 岁才出现症状，酶缺陷患者在出生后数年出现症状。主要特征为智能落后、生长发育落后、基础代谢率降低。

1. 新生儿期症状

多为过期产儿，出生体重常大于第 90 百分位数。表现为生理性黄疸时间延长达 2 周以上，前囟大，后囟未闭，体温低，四肢冷，皮肤发花，喂养困难，吞咽困难，常有脐疝，胎粪排泄迟缓，腹胀、便秘，常处于睡眠状态，反应迟钝，哭声嘶哑。

2. 典型症状

多数先天性甲低患儿常在出生半年后出现典型症状。

（1）特殊面容和体态　表现为头大颈短，身材矮小，四肢短小，上部量：下部量 >
1.5。皮肤粗糙、面色苍黄、头发稀少而干枯，眼距宽、鼻梁宽平，舌大而宽厚，常伸
出口外，形成特殊面容。

（2）神经系统发育迟缓　大运动、精细运动、语言、个人与社会四个能区发育均
明显落后于同龄儿童，表情淡漠，反应迟钝，软弱无力，智能发育低下。

（3）生理功能低下　多睡少哭，少动，食欲差，对周围事物反应差，体温低，怕
冷少汗，脉搏慢而弱，血压低，心音低钝，心电图低电压、T 波低平，全身肌张力较
低，肠蠕动减慢，腹胀和便秘多见。

3. 地方性甲状腺功能减退症

临床表现为两种不同的综合征。

（1）神经型　以共济失调、痉挛性瘫痪、聋哑和智力低下为特征，可出现病理反
射，而甲状腺功能减低的其他表现不明显。

（2）黏液性水肿型　以黏液性水肿为特征，临床上有显著的生长发育和性发育落
后，智力低下等，神经系统检查正常，25% 伴有甲状腺肿大。

以上两者症状可有重叠称为混合型。

【辅助检查】

1. 新生儿筛查

目前多采用出生后 2～3 天的新生儿干血滴纸片检测 TSH 浓度作为初筛，结果 >
20mU/L 时，进一步检测血清 T_4、TSH 以确诊。是早期确诊、避免神经精神发育严重缺
陷的极佳防治措施。

2. 血清 T_3、T_4、TSH 测定

任何新生儿筛查结果可疑或临床有可疑症状的小儿都应检测血清 T_4 和 TSH 浓度，
如血清 T_4 降低、TSH 明显增高即可确诊。血清 T_3 在甲状腺功能减低时可降低或正常。

3. 骨龄测定

患儿手和腕部 X 线拍片骨龄常明显落后于实际年龄。

4. 其他

如基础代谢率测定、放射性核素检查、TSH 刺激试验等。

5. 核素检查

可检查甲状腺发育情况和甲状腺的大小、形状和位置。

【治疗要点】

应早期治疗，终生替代用药，常用 L-甲状腺素钠（优甲乐）、甲状腺干粉片。
药物应从小剂量开始逐渐加至足量，并根据临床症状、生长发育、骨龄、血清 T_4 和
TSH 水平，随时调整剂量。定期复查，维持甲状腺正常功能，保证智能和体格发育
正常。

【护理评估】

1. 健康史

了解家族中是否有类似疾病；询问母孕期饮食习惯、是否服用过抗甲状腺药物；患儿是否有智力低下及体格发育较同龄儿落后；患儿精神、食欲、活动情况，是否有喂养困难。

2. 身体状况

观察患儿是否有特殊面容，测量身高、体重、头围、上部量与下部量，检查智力水平；分析手和腕部 X 线片，血清 T_3、T_4、TSH 水平，甲状腺扫描，基础代谢率等检查结果。

3. 心理－社会状况

注意了解家长是否掌握与本病有关的知识，特别是服药方法和副作用观察，以及对患儿进行智力、体力训练的方法等；家庭经济及环境状况；父母角色是否称职；了解父母心理状况，是否有焦虑存在。

【护理问题】

（1）体温过低　与新陈代谢低、活动量减少有关。

（2）营养失调——低于机体需要量　与喂养困难、食欲差有关。

（3）便秘　与活动量减少、肌张力降低、肠蠕动减慢有关。

（4）成长发展改变　与甲状腺素合成不足有关。

（5）知识缺乏　患儿父母缺乏疾病相关知识。

【护理措施】

1. 体温过低的护理

注意室内温度，适时增减衣服，避免受凉。勤洗澡，防止皮肤感染，避免与感染性或传染性疾病患儿接触。

2. 保证营养供给

向家长介绍病情，指导喂养方法；供给高蛋白、高维生素、富含钙及铁剂的易消化食物；对吸吮困难、吞咽缓慢者要耐心喂养，提供充足的进餐时间；必要时用滴管喂奶或鼻饲。

3. 保持大便通畅

提供充足的液体入量；早餐前半小时喝 1 杯热开水，刺激排便；每日顺肠蠕动按摩腹部数次，适当引导患儿增加活动量，增加肠蠕动；养成定时排便的习惯；必要时使用大便软化药、缓泻剂或灌肠。

4. 加强训练，促进智力发育

向患儿及家长介绍本病知识，以取得合作，并增强战胜疾病的信心；对患儿多鼓励，不应歧视；加强患儿日常生活护理，防止意外伤害发生；加强智力、体力训练以促进生长发育，使其掌握基本生活技能。

5. 用药护理

对家长及患儿进行指导，了解终生服药的必要性。严格掌握药物的剂量，避免用量不足或过量；用药后应密切观察患儿的食欲、活动量及排便情况，密切观察患儿体温、脉搏、生长曲线、智商、骨龄，以及血 T_3、T_4 和 TSH 的变化等，根据临床表现和实验室检查结果确定药物剂量的增减；注意定期随访复查，治疗开始时每 2 周随访 1 次，血清 TSH 和 T_4 正常者每 3 个月 1 次，服药 1～2 年后，每 6 个月 1 次。

【健康指导】

1. 围生期保健

重视新生儿期筛查，本病在遗传、代谢疾病中发病率最高，早期诊断尤为重要。

2. 强调尽早开始替代治疗

由于本病严重影响患儿的生长发育和智力发育，疗效取决于治疗开始的早晚。如在生后 3 个月内治疗，预后较佳，智能绝大多数可达到正常；如未能及早诊断而在 6 个月后才开始治疗，虽然给予甲状腺激素可以改善生长状况，但智能仍会受到严重损害。

3. 坚持终生服药

向其解释终生服药的重要性和必要性，以坚持长期服药治疗，不可随意停药或变更剂量，并掌握药物服用方法，自我监测甲状腺激素服用过量所致烦躁、多汗、腹痛、腹泻、发热等医源性甲亢症状。

4. 其他

指导家长掌握患儿体温、脉搏、血压、体重的测量方法。与家长共同制定患儿合理饮食方案、行为及智力训练方案，并增强其战胜疾病的信心，对患儿多鼓励，帮助其正确地看待自我形象的改变。

第二节　21－三体综合征

21－三体综合征又称先天愚型或 Down 综合征，属于常染色体畸变疾病，是小儿染色体病中最常见的一种，在活产婴儿中的发病率约为 0.5‰～0.6‰，发病率随孕妇年龄增高而增加。临床主要特征是智能落后、特殊面容和生长发育迟缓，并可伴有多种畸形。

【病因与发病机制】

本病的发生与孕母高龄、孕期接受放射线、化学因素（如抗代谢药物、抗癫痫药物、苯、农药等）、病毒感染（如 EB 病毒、流行性腮腺炎病毒、风疹病毒及肝炎病毒等）和遗传因素有关。女性年龄在 35 岁以上时妊娠，发生本病的频率明显增高，可能与母体卵细胞老化有关。

【临床表现】

1. 特殊面容

出生时即有明显的特殊面容，表现为脸圆而扁、眼距宽、眼裂小、外眦上斜、内眦赘皮、鼻梁低平、耳小异形、张口伸舌、流涎不停、前囟大且闭合延迟、颈短而宽。

2. 生长发育迟缓

身材矮小，骨龄落后，出牙迟且顺序错误；四肢短，关节柔软，可过度弯曲；肌张力低下，腹膨隆；手指粗短，小指向内弯曲。

3. 智能落后

绝大多数患儿都有不同程度的智能发育障碍，随年龄的增长日益明显。

4. 皮纹特征

表现为通贯手，atd 角增大 >58°（我国正常人为 40°），手掌三叉点 T 点移向掌心，脚拇趾球胫侧弓形纹和第 5 趾只有一条指褶纹等。

5. 免疫功能低下

易并发各种感染，尤以呼吸道感染多见。

6. 其他

50% 患儿可伴发先天性心脏病，其次是消化道畸形。白血病的发病率增高 10 ~ 30 倍。存活至成人则常在 30 岁左右出现老年性痴呆症状。

【辅助检查】

1. 染色体核型分析

外周血淋巴细胞或羊水细胞染色体核型检查可以发现本病患者第 21 号染色体比正常人多一条，即第 21 号染色体三体，细胞染色体总数为 47 条。常见核型如下。①标准型；47，XX（或 XY），＋21；②嵌合型：46，XX（或 XY）/47，XX（XY），＋21；③易位型：46，XX（或 XY）－14，＋t（14q21q）。

2. 分子细胞遗传学检查

用荧光素标记的 21 号染色体的相应片段序列作探针，与外周血中的淋巴或羊水细胞进行荧光原位杂交（FISH 技术），在本病患者的细胞中呈现三个 21 号染色体的荧光信号。

3. 酶的改变

红细胞中的超氧化物歧化酶（SOD－1）活性及白细胞中的碱性磷酸酶活性均明显增高。

【治疗要点】

注意对患儿的训练和教育；提高患儿的生活自理能力；预防感染；如合并其他畸形，可考虑手术矫治。

【护理评估】

1. 健康史

注意询问家族史，了解母亲怀孕时的年龄，怀孕期间是否接触放射线照射、化疗药物，是否患过感染性疾病等。观察患儿的生活表现，评估患儿智力及自理能力。

2. 身体状况

观察是否有特殊面容、通贯手，测量体重、身高、头围大小，心脏是否有杂音等。

3. 心理－社会状况

评估患儿及家长对本病的认识程度，家长对患儿的生存观念，自身有无自卑、内疚等心理。

【护理问题】

（1）自理缺陷 与智能低下有关。

（2）有感染的危险 与免疫功能低下有关。

（3）焦虑（家长）　与患儿智能低下有关。

（4）知识缺乏　家长缺乏本病的护理和训练知识。

【护理措施】

1. 加强生活照顾，培养自理能力

细心照顾患儿，协助吃饭、穿衣，定期洗澡，并防止意外事故。细心喂养患儿，喂养时依据患儿实际吞咽能力而定，少量多餐，保证均衡营养；保持皮肤清洁干燥，患儿长期流涎，应及时擦干，并保持下颌及颜面部清洁，用面油保持皮肤的润滑，以免皮肤溃烂；帮助母亲制订教育计划及训练方案，并进行示范，使患儿通过训练逐步自理生活，从事简单劳动，提高生活质量。

2. 预防感染

保持空气新鲜，注意室内通风；呼吸道感染者接触患儿应戴口罩，尽量避免与感染者接触，避免直接受冷空气刺激；注意个人卫生，保持口腔、鼻腔清洁，勤洗手，加强皮肤护理。

3. 心理护理

当家长得知孩子患有先天愚型时，常会难以接受并表现出忧伤、自责，护士应理解他们的心情，并予以耐心开导，帮助他们面对现实，增强心理承受力，树立信心，并提供有关孩子养育、家庭照顾的知识，使他们尽快适应疾病的影响。

【健康指导】

35 岁以上妇女，妊娠后应做羊水穿刺检查；凡 30 岁以下的母亲，子代有先天愚型者，或姨表姐妹中有此病患儿，应及早检查子亲代的染色体核型；母亲妊娠期间，尤其早期应避免用化学药物流产或服用磺胺类药物；避免接触放射线，预防病毒感染的发生；患儿常合并先天性心脏病，如出现哭声低下、多汗、活动量减少、青紫等应及时就诊，有条件者可行手术；鼓励家长定期随访和遗传咨询。

第三节　苯丙酮尿症

苯丙酮尿症（PKU）是由于苯丙氨酸代谢途径中酶缺陷所致的遗传性代谢缺陷病，属常染色体隐性遗传病。其发病率随种族而异，我国约为 1:11000，临床以智能发育落后和皮肤毛发颜色变浅为主要特征，是目前少数可治疗的遗传代谢病之一。

【病因与发病机制】

本病按酶缺陷不同可分为典型（约占 90%）和非典型两类。典型患者是由于患儿肝细胞缺乏苯丙氨酸 - 4 - 羟化酶（PAH），不能将苯丙氨酸转化为酪氨酸，引起苯丙氨酸在体内蓄积，并经旁路代谢产生大量的苯丙酮酸、苯乙酸等代谢产物并自尿中排出。高浓度的苯丙氨酸及其代谢产物可导致脑细胞受损，导致患儿出现神经系统症状；尿中排出大量苯丙酮酸而出现苯丙酮尿，尿中排出苯乙酸而出现鼠尿臭味；同时由于酪氨酸生成减少，使酪氨酸转变为黑色素的过程受阻，故患儿毛发及皮肤色素减少。非典型者是由于四氢生物蝶呤（BH_4）的缺乏，使苯丙氨酸不能氧化成酪氨酸，造成多巴胺、5 - 羟色胺等重要神经递质的合成受阻，加重神经系统的功能损害。

【临床表现】

患儿出生时正常，3～6个月时始出现症状，1岁时症状明显。患儿在生后数月毛发、皮肤和虹膜色泽变浅，由于高浓度的苯丙酮尿和汗液刺激，患儿常伴皮肤湿疹；神经系统症状以智能发育落后为主，可有行为异常和惊厥发作等，严重者可出现脑性瘫痪；尿和汗液有鼠尿样臭味。

【辅助检查】

1. 新生儿筛查

采用 Guthrie 细菌生长抑制试验可半定量测定，因苯丙氨酸能促进已被抑制的枯草杆菌重新生长，当血苯丙氨酸含量 $>0.24mmol/L$（$4mg/dl$）时，能使被抑制的枯草杆菌生长，出现菌环。正常人血苯丙氨酸浓度为 $0.06～0.08mmol/L$（$1～3mg/dl$），而患儿血苯丙氨酸浓度可高达 $1.2mmol/L$（$20mg/dl$）以上。

2. 尿三氯化铁试验和 2，4 - 二硝基苯肼试验

两者都是检测尿中苯丙氨酸的化学呈色法，一般用作对较大小儿的初筛。

3. 血浆氨基酸分析和尿液有机酸分析

可为本病提供生化诊断依据。

4. 尿蝶呤分析

可以鉴别各型苯丙酮尿症。

【治疗要点】

诊断一旦明确，应尽早给予积极治疗，主要是饮食疗法。开始治疗的年龄愈小，效果愈好。

1. 低苯丙氨酸饮食

主要适用于典型 PKU 以及血苯丙氨酸持续高于 $1.22mmol/L$（$20mg/dl$）的患者。由于苯丙氨酸是合成蛋白质的必需氨基酸，完全缺乏时亦可导致神经系统损害，因此对婴儿可喂给特制的低苯丙氨酸奶粉，到幼儿期添加辅食时应以淀粉类、蔬菜、水果等低蛋白食物为主。苯丙氨酸需要量，2个月以内约需 $50～70mg/$（$kg·d$）3～6个月约 $40mg/$（$kg·d$），2岁约为 $25～30mg/$（$kg·d$），4岁以上约 $10～30mg/$（$kg·d$），以能维持血中苯丙氨酸浓度在 $0.12～0.6mmol/L$（$2～10mg/dl$）为宜。

2. 药物治疗

BH_4、5 - 羟色胺和 L - DOPA，主要用于 BH_4 缺乏型 PKU，除饮食控制外，需给予此类药物。

【护理评估】

1. 健康史

应详细评估患儿家族史，了解父母是否近亲结婚，患儿是否有智力及体格发育落后，了解喂养情况、饮食结构及小便气味等。

2. 身体状况

观察皮肤、毛发颜色；注意毛发、尿液、汗液气味；测量身高、体重、头围大小，检查有无肌张力改变等。

3. 心理－社会状况

应注意评估家长对本病的认识程度以及饮食治疗的方法，父母角色是否称职，家庭经济状况和环境状况，家长是否有焦虑等心理。

【护理问题】

（1）生长发育改变　与高浓度的苯丙氨酸致脑细胞受损有关。

（2）有皮肤完整性受损的危险　与皮肤受异常分泌物刺激有关。

（3）知识缺乏　家长缺乏饮食控制的知识。

【护理措施】

1. 控制饮食，促进生长

供给低苯丙氨酸饮食，并至少持续到青春期以后。原则是使苯丙氨酸的摄入量既能保证生长和代谢的最低需要，又能使血中苯丙氨酸浓度维持在 $0.12 \sim 0.61 \text{mmol/L}$（$2 \sim 10 \text{mg/dl}$）。对婴儿可喂给特制的低苯丙氨酸奶粉；为幼儿添加辅食时应以淀粉类、蔬菜和水果等低蛋白食物为主，忌用肉、蛋、豆类等含蛋白质高的食物。饮食控制期间应定期监测血中苯丙氨酸浓度，同时注意患儿生长发育情况。对乳儿母乳仍是最好的饮食，给予适量的母乳，对患儿的发育十分有利，因此不宜停喂母乳。

2. 皮肤护理

勤换尿布，保持皮肤干燥，尤其应注意腋下、腹股沟、臀部等处皮肤的清洁。

【健康指导】

向家长讲述本病的有关知识，指导家长辨别尿的特殊气味（鼠尿味）。强调饮食控制与患儿智力、体格发育的关系，协助制定饮食治疗方案，提供遗传咨询，对本病有家族史的夫妻需采用 DNA 分析或羊水检查，以对胎儿进行产前诊断。

目标检测

一、选择题

1．早期诊断先天性甲状腺功能减低症，下列新生儿期筛查项目是（　　）

　　A. T_3　　　　　　　　B. T_4　　　　　　　　C. TSH

　　D. 碱性磷酸酶　　　　　E. 胆固醇

2．早期确诊甲状腺功能减低症的实验室检查是（　　）

　　A. 甲状腺抗体的测定　　B. TRH 兴奋实验　　C. 血清 T_3、T_4、TSH 测定

　　D. 甲状腺扫描　　　　　E. 骨龄测定

3．为诊断 21－三体综合征最重要的检查是（　　）

　　A. 骨穿　　　　　　　　B. 腰穿　　　　　　　　C. 血常规

　　D. 甲状腺功能　　　　　E. 染色体核型分析

4．21－三体综合征标准型的核型是（　　）

　　A. 47，XY（或XX），+21

　　B. 47，XY（或XX），+22

　　C. 46，XY（或XX），－14，+t（14q21q）

　　D. 46，XY（或XX），－15，+t（15q21q）

E.46，XY（或XX），-21，+t（21q21q）

5. 典型苯丙酮尿症的病因是缺乏（　　）

A. 多巴胺　　　　　　　　B.5-羟色胺　　　　　　　C. 四氢生物蝶呤

D. 酪氨酸羟化酶　　　　　E. 苯丙氨酸羟化酶

6. 典型苯丙酮尿症最主要的治疗方法是给予（　　）

A. 酪氨酸　　　　　　　　B.5-羟色胺　　　　　　　C. 左旋多巴

D. 四氢生物蝶呤　　　　　E. 低苯丙氨酸饮食

7. 苯丙酮尿症新生儿筛查应采用的试验是（　　）

A. 尿三氯化铁试验　　　　B. 苯丙氨酸耐量试验　　C. 血清苯丙氨酸浓度测定

D. 尿2，4-二硝基苯肼试验　　E.Guthrie 细菌生长抑制试验

8. 苯丙酮尿症患儿的尿液特点是（　　）

A. 血尿　　　　　　　　　B. 甜味尿　　　　　　　　C. 蛋白尿

D. 管型尿　　　　　　　　E. 鼠尿臭味

二、案例分析

1. 男孩，4 岁。精神运动发育均明显落后，只会说简单话，两眼内眦距离宽，外眦上斜，鼻梁低平，经常伸舌，通贯手，临床诊断为 21-三体综合征。问题：①若要确诊，应做何种检查？②根据患儿目前的身心状况，列出其主要护理问题。③如何培养患儿的自理能力？

2. 男婴，9 个月，反复抽搐并表情呆滞 4 个月，抽搐每日 2～3 次。查体：体格发育正常，反应差，毛发浅褐色，皮肤白，面部有湿疹，尿有鼠臭味。问题：①最可能的医疗诊断？②如何做好该患儿的饮食管理？

（王莉）

第十五章

急性传染病患儿的护理

学习目标

知识目标

　　掌握麻疹、水痘、流行性腮腺炎、乙型脑炎、手足口病、流行性脑脊髓膜炎、细菌性痢疾、猩红热的临床表现、护理措施及健康教育。

　　熟悉麻疹、水痘、流行性腮腺炎、乙型脑炎、手足口病、流行性脑脊髓膜炎、细菌性痢疾、猩红热的病因、发病机制、辅助检查、治疗要点、护理评估及护理问题。

能力目标

　　熟练掌握各种传染病的表现，能够正确区分常见的传染病。

　　熟练掌握各种传染病的正确护理措施。

　　学会对不同传染病会进行正确的健康指导。

　　本章介绍了几种儿科常见传染病的一般知识及护理，儿科传染病既有和成人相同的地方也有不同的地方，希望同学们认真学习，提高鉴别能力和全面照顾患儿的能力。

第一节　传染病总论

　　传染病是由各种病原体引起的能在人与人、动物与动物或人与动物之间相互传播的一类疾病。其中病原体包括微生物和寄生虫。传染病是对人类健康危害很大的一组疾病，虽然我国目前许多传染病被消灭、基本消灭、控制或减少，但也还有一些传染病仍广泛存在；已经被消灭的传染病有些还有死灰复燃的可能；另外还有一些新发现的传染病正不断传入我国，所以对传染病的防治工作一刻都不能放松。对儿童而言，身体免疫系统发育不健全，传染病发病率高于成人，且起病急、症状重、病情复杂、变化快，容易发生并发症，因而认识小儿传染病，做好小儿传染病的护理管理工作极为重要。

一、基本特征

1. 有病原体

每一种传染病都是由特异的病原体引起的，特定病原体的检出在确定传染病的发生和流行中有着重大意义。

2. 有传染性

传染性是传染病与其他感染性疾病的主要区别，意味着病原体能排出体外，并能通过某种途径感染他人。排出病原体的时期称为传染期，每种疾病的传染期长短不一样，传染性大小也不一样。了解各种传染病的传染期，是决定患儿隔离期的重要依据。

3. 有流行病学特征

流行病学的特征为流行性、地方性和季节性。根据流行的特点可分为，散发、流行、大流行及暴发流行。地方性是指由于自然因素与社会因素的不同，使某些传染病仅局限于一定的地区内发生。季节性是指有的传染病的发生与流行受季节的影响。

4. 有免疫性

人体感染病原体后，无论是显性感染还是隐性感染，都有针对病原体及其产物的特异性免疫。感染后免疫属于主动免疫，由于病种不一样，其持续的时间长短不一，免疫的强弱也不同。

二、临床特征

（一）病程发展具有阶段性

1. 潜伏期

从病原体侵入人体起，至开始出现临床症状的时期，称为潜伏期。通常是病原体在体内繁殖、转移、定位、引起组织损伤和功能改变导致临床症状出现之前的整个过程。各种传染病的潜伏期时间长短不一，由病原体的种类、数量、毒力与人体免疫力的强弱而定，短的仅数小时，大多数在数日内，有的可延至数月，甚至数年。

2. 前驱期

从起病至出现明显症状的时期称为前驱期。该期症状无特异性，多种传染病都会出现发热、乏力、头痛、食欲减退及肌肉酸痛等，一般持续为 1～3 天。此期已经具有传染性。起病急骤者则无前驱期。

3. 症状明显期

前驱期之后，某些传染病往往转入症状明显期。此期传染病特有的症状和体征常获得充分表现。此期病情由轻转重，易产生并发症。

4. 恢复期

机体免疫力增长至一定程度，体内病理生理过程基本终止，患儿症状及体征基本消失，临床上称为恢复期。此期体内可能仍有残余病理改变或生化改变，病原体还未完全消除，许多患儿还有一定的传染性。此期病情不稳定，可出现复发或再燃。有些传染病在恢复期结束后，机体功能仍长期未能恢复，留下后遗症，如脊髓灰质炎、流行性乙型脑炎。有些传染病则由于变态反应，出现免疫性疾病，如猩红热后的急性肾小球肾炎。

（二）常见的症状和体征

1. 发热

热型是传染病重要特征之一，具有鉴别诊断意义。常见热型有：①稽留热，常见于伤寒、肺炎球菌性肺炎；②弛张热，常见于伤寒缓解期；③间歇热，常见于疟疾；④回归热，常见于回归热疾病、布鲁菌病；⑤马鞍热，常见于登革热；⑥不规则热，常见于流行性感冒。

2. 皮疹

许多传染病在发热的同时，常伴有皮疹，称发疹性传染病。皮疹的形态、出现时间、分布部位和先后次序对鉴别和诊断有重要的参考价值。

3. 毒血症状

病原体的各种代谢产物如细菌毒素，可引起除发热以外的多种症状，如疲乏，全身不适，厌食，头痛，肌肉、关节、骨骼疼痛等。严重者可有意识障碍、谵妄、脑膜刺激征、中毒性脑病、呼吸及循环衰竭等表现，有时还可引起肝、肾损害，表现为肝、肾功能的改变。

4. 单核吞噬细胞系统反应

在病原体及其代谢产物的作用下，单核吞噬细胞系统可出现充血、增生反应，临床上表现为肝、脾和淋巴结肿大。

三、护理管理

（一）传染源的管理

1. 对传染病患儿的管理

传染病患儿是大多数传染病重要的传染源，对其应尽量做到早发现、早诊断、早隔离、早治疗，并应注意彻底治疗患儿，做好消毒隔离工作。

2. 对传染病密切接触者的管理

可根据情况采取检疫措施，预防接种或药物预防。

3. 对病原携带者的管理

有些传染病的病原携带者是重要的传染源。在人群中，尤其是对饮食服务行业及托幼机构工作人员应定期检查，发现病原携带者应予以治疗、管理及观察，并应调整工作岗位。

4. 对动物传染源的管理

以啮齿动物最为重要，其次是家禽、家畜。有经济价值的应尽可能加以隔离、治疗，无经济价值的则应予以杀灭。

（二）传播途径的管理

根据不同传染病的传播途径不同，采取不同措施。

1. 呼吸道传染病

做到勤通风、勤打扫、戴口罩，必要的时候进行空气消毒等。

2. 消化道传染病

做到对患儿的食具、饮具以及剩饭、排泄物应按规定消毒或焚烧处理后再排放等。

3. 接触性传染病

做到对患儿接触过的玩具、餐具及其他用品进行严格消毒灭菌等。

4. 血液性传染病

做到无菌穿刺，管理好血液制品，对患儿血液、体液污染的物品进行严格消毒灭菌处理等。

5. 虫媒传染病

做到根据昆虫或动物的种类不同，可采取不同的预防及消灭措施。

（三）易感人群的管理

提高人群的非特异性免疫力，养成良好的卫生习惯，改善营养，规律作息及加强体育锻炼等。提高人群的特异性免疫力，按时接种疫苗，可使人体产生主动特异性免疫。

第二节　麻　疹

麻疹是麻疹病毒所致的小儿常见的急性呼吸道传染病。以发热、咳嗽、流涕、结膜炎、口腔麻疹黏膜斑（又称柯氏斑）及皮肤特殊斑丘疹为主要临床表现。任何季节均可发病，以冬春季节多见，好发于6个月至5岁的小儿。本病传染性强，易造成流行，病后有持久免疫力。自麻疹疫苗普遍接种以来，发病的周期性消失，发病年龄后移，青少年及成人发病率相对上升，育龄妇女患麻疹增多，可导致先天麻疹和新生儿麻疹发生率上升。

【病因】

1. 病原

麻疹病毒属副黏液病毒，无亚型，在电镜下病毒呈球形或丝状，中心为核糖核酸，外有脂蛋白包膜。经组织细胞培养连续传代后，病毒逐渐失去致病性，但仍保持抗原性，故常用鸡胚细胞培养传代而制备减毒活疫苗。病毒不耐热，对日光和消毒剂均敏感，在空气飞沫中保持传染性不超过2h，在流通空气中或日光下半小时即失去活力，但耐寒及耐干燥，在 −15℃ 至 −70℃ 可保存数月至数年。

2. 传播途径

主要是经空气飞沫直接传播，儿童可经污染病毒的手传播，由衣物、玩具等间接传播者极少。

【发病机制】

麻疹病毒侵入人上呼吸道和眼结合膜上皮细胞内复制繁殖，通过局部淋巴组织进入血液（初次病毒血症），病毒被单核 − 巨噬细胞系统吞噬，在该处广泛繁殖，大量病毒再次进入血液，造成第二次病毒血症，出现高热和出疹。

目前认为麻疹发病机制为麻疹病毒侵入细胞直接引起细胞病变；全身性迟发型超敏性细胞免疫反应。

【临床表现】

潜伏期一般为 6~8 天，平均为 10 天左右，曾接受主动或被动免疫者可延长至 3~4 周。在潜伏期末可有轻度发热、精神差、全身不适。

（一）典型麻疹

1. 前驱期

从发病至出疹前一般 3~4 天，起病急，主要表现如下。

（1）发热　一般体温逐渐升高，婴幼儿可骤起高热伴惊厥。

（2）上呼吸道和眼部卡他症状　咳嗽、喷嚏、流涕；眼结膜充血、畏光、流泪等。

（3）麻疹黏膜斑（图 15-1，见书后彩图）　90% 以上的患儿，在口腔黏膜臼齿处，可见 0.5~1mm 大小细砂样灰白色小点，绕以红晕。此为麻疹前驱期特征，具有早期诊断价值。

2. 出疹期

发病 3~4 日开始出现皮疹，顺序为耳后、发际，渐及额、面、颈，自上而下蔓延至躯干、四肢，最后达手掌足心，2~5 日布及全身。皮疹初为淡红色斑丘疹，直径 2~5mm，高出皮肤，呈充血性，压之褪色，稀疏分明，疹间皮肤正常。初发时稀疏，以后部分融合成暗红色。少数重症病例可呈出血性皮疹，部分始终不出现皮疹。皮疹高峰时全身毒血症状加重，体温高，嗜睡或烦躁不安，全身淋巴结肿大，肝脾肿大，肺部可有啰音，咳嗽加重，结膜红肿，畏光。

3. 恢复期

3~5 日后体温开始下降，多于 12~24h 内降至正常。全身症状减轻，皮疹按出疹的先后顺序消退，留褐色色素斑，1~2 周消失，留有碎屑样脱皮。

表 15-1　几种常见皮疹的鉴别

疾病	病原	临床特征	皮疹特点	发热与皮疹关系
麻疹	麻疹病毒	全身症状重，呼吸道症状明显，有结膜炎，发疹前 24~48h 口腔出现麻疹黏膜斑	红色斑丘疹，自耳后发际→面部→颈→躯干→四肢退疹后有色素沉着及米糠样脱屑	发热 3~4 天出疹，出疹期热更高，热退疹渐退
风疹	风疹病毒	全身症状轻，耳后、枕部淋巴结肿大并触痛	淡红色斑丘疹 2~3 天消退，无色素沉着及脱屑	发热后半天至 1 天出疹
幼儿急疹	人疱疹病毒 6 型	全身症状轻，耳后、枕部淋巴结亦可肿大	红色斑丘疹，颈、躯干部多见，1 天出齐，次日消退	高热 3~5 天，热退疹出
猩红热	乙型溶液性链球菌	全身症状明显，高热，有明显咽痛，杨梅舌，口周苍白圈	皮肤弥漫出血，上有密集针尖大小丘疹，持续 3~5 天退疹，一周后全身大片脱皮	发热 1~2 天出疹，出疹时高热
水痘	水痘带状疱疹病毒	典型水痘全身症状轻表现为发热、全身不适、食欲减退等。重症水痘可出现高热及全身中毒症状	皮疹分批出现，暗红色斑疹、丘疹、疱疹、结痂的顺序演变。上述几种皮疹常同时存在	发热第一天可出疹

（二）非典型麻疹

1. 轻型麻疹

潜伏期 3~4 周，发病缓、体温低、皮疹少、咳嗽轻、疹色淡、并发症少。

2. 重型麻疹

多见于全身情况差，免疫力低下，或继发严重感染者。可分为中毒性麻疹、休克性麻疹、出血性麻疹、疱疹性麻疹不同类型。

3. 新生儿麻疹

初生的新生儿由于生前几日母亲患麻疹而发生，常无发热及卡他症状，而皮疹较多。

【辅助检查】

1. 血常规

白细胞总数正常或减少，中性粒细胞减低，淋巴细胞相对增多。

2. 病原学检查

取前驱期或出疹期初期患儿眼、鼻咽分泌物分离出麻疹病毒，或检测到麻疹病毒均可作出特异性诊断，以出疹前后 3 天内分离率较高。

3. 血清学检查

酶联免疫吸附试验检测血清中麻疹 IgM 抗体，有早期诊断价值。

【治疗要点】

1. 一般治疗

注意补充维生素，尤其是维生素 A 和 D。保持水、电解质及酸碱平衡，必要时静脉补液。

2. 对症治疗

体温超过 40℃者酌情给予小剂量退热剂；伴有烦躁不安或惊厥者给予镇静剂；咳嗽剧烈时可用镇咳祛痰药；继发细菌感染可给予抗生素治疗。

3. 中药治疗

前驱期以辛凉透表为主，出疹期以清热解毒透疹为主，恢复期则以养阴清余热、调理脾胃为主。

【护理评估】

1. 健康史

评估患儿本次发病前有无麻疹患者接触史、麻疹疫苗接种史、既往有无麻疹或其他慢性疾病史。

2. 身体状况

观察患儿生命体征、上呼吸道卡他症状、口腔有无麻疹黏膜斑、皮疹的形态和出疹时间及顺序、皮疹退后有无色素沉着等，评估发热与出疹的关系。

3. 心理－社会状况

评估患儿和家长的心理状态以及对本病的认识程度，评估家长的护理能力。

【护理问题】

（1）有传播感染的危险　与呼吸道排出病毒有关。

（2）体温过高　与病毒感染有关。

（3）有皮肤完整性受损的危险　与皮肤受损并有瘙痒有关。

（4）潜在并发症　肺炎、喉炎、脑炎等。

【护理措施】

（一）预防感染的传播

1. 隔离

对患儿宜采取呼吸道隔离至出疹后 5 天，有并发症者延至出疹后 10 天，接触过患儿的易感儿隔离观察 3 周，若接触后接受过免疫者则延至 4 周。

2. 消灭病原，防止病原传播

病室要注意通风换气、进行空气消毒，患儿衣被及玩具暴晒 2h。医护人员接触患儿后，必须在日光下或流动空气中停留 30min 以上，才能再接触其他患儿。减少不必要的探视预防继发感染。

3. 加强易感儿童的保护

易感儿接触麻疹后 5 天内注射血清免疫球蛋白可预防发病。

（二）维持正常体温

1. 卧床休息

绝对卧床休息至皮疹消退、体温正常。保持室内空气新鲜，避免对流风。穿衣盖被适宜，忌捂汗，出汗后及时擦干并更换衣被。

2. 降温

处理麻疹高热时，不宜用药物及物理方法强行降温，尤其禁用冷敷及乙醇擦浴，因体温骤降可引起末梢循环障碍而使皮疹突然隐退。如体温升至 40℃ 以上，可给予物理降温，慎用退热剂。

3. 饮食

发热期间给予清淡、易消化的流质饮食，鼓励患儿多饮水。恢复期应给予高蛋白、高维生素的食物。

（三）加强皮肤黏膜的护理

1. 加强皮肤的护理

每日用温水擦浴更衣 1 次（忌用肥皂），腹泻患儿注意臀部清洁，勤剪指甲防抓伤皮肤继发感染。

2. 口、眼、鼻部的护理

加强口腔护理，多喂白开水，可用生理盐水或 2% 硼酸溶液洗漱，保持口腔清洁、舒适。常用生理盐水清洗双眼，再滴入抗生素滴眼液或眼膏，可服用维生素 A 预防干眼。及时清除鼻痂，保持气道通畅。

（四）注意病情的观察

（1）出疹期如透疹不畅、疹色暗紫、持续高热、咳嗽加剧、发绀、肺部湿啰音增多，可能并发肺炎，重症肺炎可致心力衰竭。

（2）患儿如出现频咳、声嘶、吸气性呼吸困难、三凹征，可能并发喉炎。

（3）患儿如出现嗜睡、惊厥、昏迷为脑炎表现，如出现上述并发症及时报告医生并予以相应护理。

【健康指导】

（1）向家长介绍麻疹的流行特点、病程、隔离时间、早期症状、并发症和预后，使其有充分的心理准备，积极配合治疗和护理。

（2）指导家长使患儿居室保持清洁，空气新鲜，阳光充足。用过的餐具煮沸处理。玩具、用物定期拿到户外阳光下暴晒。

（3）对哭闹、不合作的患儿，指导家长耐心劝导、为患儿安排游戏活动，鼓励患儿适量活动，保持良好情绪，促进疾病康复。

（4）向家长及社区群众介绍预防麻疹的措施，如保持室内空气流通，阳光充足，麻疹流行期间易感儿应尽量避免去公共场所，托幼机构应加强晨间检查，8个月以上未患过麻疹者均应接种麻疹减毒活疫苗等。

第三节　水　痘

水痘是由水痘－带状疱疹病毒引起的传染性极强的出疹性疾病。是小儿常见的呼吸道传染病。一年四季均可发病，以冬春季高发。90%患儿年龄小于10岁，高峰为6~9岁，但人类对水痘病毒普遍易感，故任何年龄均可发病。其临床特征为全身症状轻微和分批出现的皮肤黏膜斑疹、丘疹、疱疹和结痂并存，皮疹呈向心性分布。水痘为自限性疾病，大多10天左右自愈，病后可获得持久性免疫。

【病因】

1. 病原

水痘－带状疱疹病毒即人类疱疹病毒3型。仅有一种血清型。水痘－带状疱疹病毒存在于患儿的血液、疱疹液、口腔分泌物中。在外界生存力弱，对温度和酸碱度比较敏感。在室温下1h，pH小于6.2或大于7.8条件下即可被灭活；在-40℃环境中不能长久生存；对乙醚敏感；乙醇亦可杀灭该病毒。

2. 传播途径

水痘患儿是唯一的传染源，其传染性极强。主要通过飞沫、空气传播，因疱液中含有病毒，故亦可直接接触传播。若孕妇在临产期发生水痘，则可通过胎盘，将病毒传染给胎儿，致使新生儿患先天性水痘。

【发病机制】

水痘病毒经上呼吸道侵入机体，在呼吸道黏膜细胞中复制，而后进入血流，到达单核－巨噬细胞系统内再次增殖后释放入血液，引起病毒血症而发病。水痘的皮疹分批出现与病毒间歇性播散有关。水痘的皮损为表皮棘细胞气球样变性、肿胀，胞核内嗜酸性包涵体形成，临近细胞相互融合形成多核巨细胞，继而有组织液渗出形成单房性水泡。

【临床表现】

潜伏期 10～21 日，一般 2 周左右，有时达 3 周。

（一）典型水痘

1. 前驱期

年长儿可有低热、头痛、乏力、食欲减退、咽痛等上呼吸道感染症状，持续 1～2 天。婴幼儿常无症状或症状轻微。

2. 出疹期

发热第一天就可发疹，皮疹性状按红斑疹、丘疹、疱疹、脓疱、结痂的顺序演变。其皮疹特点：皮疹分批出现开始为红色斑疹或斑丘疹，迅速发展为清亮、椭圆形、泪滴状小水疱，3～5mm 大小，周围有红晕，无脐眼（图 15－2，见书后彩图）。疱液内含大量病毒，1～2 天后疱液由透明变为混浊，疱壁薄易破，瘙痒感重，2～3 天开始干枯结痂，愈后多不留疤痕。疾病高峰期可见斑丘疹、水疱及结痂同时存在，是水痘的重要特征。

皮疹呈向心性分布，头面、躯干皮疹密集，四肢皮疹散在稀疏，这是水痘皮疹的又一特征。黏膜疱疹可出现在口腔、咽、眼结膜、生殖器等处，破溃后形成浅溃疡，疼痛明显。新的皮疹出现是病毒血症持续的标志，一般在病后第 2 周，随着患儿病后免疫力的建立，血中病毒消失，不再有新的皮疹出现。

（二）严重水痘

少数体质很弱或正在应用肾上腺皮质激素的小儿。由于细胞免疫功能极度低下，引起全身播散性感染，表现为高热及全身中毒症状。出疹 1 周后体温仍可高达 40～41℃。全身皮疹多而密集，可有脐眼，新皮疹不断出现，疱疹较大，并可融合成大泡或成出血性疱疹。在第一周末可发生爆发性紫癜，伴有坏疽。也可发生出血性和播散性皮疹，可继发感染甚至引起败血症，病死率达 7%。

（三）先天水痘

妊娠早期发生水痘，偶可引起胎儿畸形，致新生儿患先天性水痘综合征。接近产期感染水痘，新生儿病情多严重，病死率高达 30%。

【辅助检查】

1. 血常规检查

白细胞大部分正常，淋巴细胞增高。

2. 疱疹刮片检查

刮取疱疹基底细胞涂片，用瑞氏染色可查到多核细胞及核内嗜酸性包涵体。

3. 病毒分离

水痘疱疹液接种人胎羊膜组织培养可分离出病毒。

4. 病毒 DNA 检测

用 PCR 检测患者呼吸道上皮细胞和外周血白细胞中 VZV－DNA。

5. 血清学检测

做血清特异性抗体检查，滴度升高 4 倍以上可确诊为近期感染。

【治疗要点】

1. 一般治疗和护理

水痘为自限性疾病，一般可在 2 周内痊愈。主要是对症处理，患者应隔离至全部疱疹干燥结痂为止，一般不少于病后 2 周。发热期应卧床休息，体温高者可予退热剂。皮肤瘙痒较显著者，可口服抗组胺药物。疱疹破裂者，涂以 1% 甲紫，有继发感染者可局部应用消炎药。除病情危重者，一般忌用肾上腺皮质激素。

2. 抗病毒治疗

阿昔洛韦是治疗水痘最常用的药物，疗程 7 日或直至 48h 无新的皮损出现，也可加用干扰素。每日肌注维生素 B_{12}，也有一定的疗效。

3. 免疫制剂

麻疹减毒活疫苗治疗水痘效果明显，肌内注射，可加速疱疹形成干痂，防止新疱疹出现。

4. 并发症治疗

水痘继发细菌感染时可选用适当的抗生素。并发脑炎者应给予对症处理，包括吸氧、降低颅内压、保护脑细胞、止惊等措施。

【护理评估】

1. 健康史

2~3 周内有无水痘患者或带状疱疹患者接触史。有无糖皮质激素和免疫抑制剂等药物服用史。有无水痘 – 带状疱疹病毒减毒活疫苗接种史。

2. 身体状况

观察患儿出疹情况，评估出疹时间、部位、形态和是否同时出现各期皮疹。

3. 心理 – 社会状况

水痘疱疹痒感极重，影响患儿睡眠，患儿产生烦躁、焦虑心理，表现为哭闹。评估家长、保育人员在水痘预防、护理和隔离消毒方面的知识水平。

【护理问题】

（1）有传播感染的危险　与排出病毒有关。

（2）皮肤完整性受损　与皮疹及继发感染有关。

（3）体温过高　与病毒血症、感染有关。

（4）潜在并发症　肺炎、脑炎等。

【护理措施】

（一）预防感染的传播

1. 隔离患儿

大多数无并发症的水痘患儿多在家隔离治疗，隔离至疱疹全部结痂和出疹后 7 天。易感儿接触后应隔离观察 3 周。

2. 消灭病原，防止病原传播

避免易感者与患儿接触，尤其是体弱、孕妇或免疫缺陷者。保持室内空气新鲜，托幼机构宜采用紫外线消毒。

3. 加强易感儿童的保护

对于已接触水痘者，应在接触后 72h 内给予水痘－带状疱疹免疫球蛋白或恢复期血清肌内注射，可起到预防或减轻症状的作用。

（二）加强皮肤的护理

（1）室温适宜，衣被不宜过厚，以免造成患儿不适，增加痒感。勤换内衣，剪短指甲，婴幼儿可戴并指手套，以免抓伤皮肤，继发感染或留下瘢痕。

（2）皮肤瘙痒时，设法分散患儿注意力，或用温水洗浴。疱疹无破溃者，可涂炉甘石洗剂或 5% 碳酸氢钠溶液，也可遵医嘱口服抗组织胺药物；疱疹已破溃、继发感染者局部涂抗生素软膏，或遵医嘱给抗生素口服控制感染。

（三）降低体温

患儿多有中低度发热，不必用药物降温。如有高热，可用物理降温或适量退热剂，忌用阿司匹林。卧床休息到退热、症状减轻。给与富含营养的清淡饮食，多饮水，保证机体足够的营养。

（四）观察病情

注意观察精神、体温、食欲及有无呕吐等。如患儿出现发热、咳嗽、肺部湿啰音，提示可能并发肺炎。如患儿出现剧烈呕吐、嗜睡、昏迷、惊厥等症状，提示有可能发生脑炎。

【健康指导】

护理人员应指导家长隔离水痘患儿至疱疹全部结痂为止。注意观察患儿体温、精神、食欲及有无呕吐等，如异常及时到医院就诊。

指导家长做好皮肤护理，皮肤痒感较重，可涂炉甘石洗剂或 5% 碳酸氢钠溶液。剪短指甲，婴幼儿可戴并指手套，避免抓伤皮肤，防止继发感染。

向家长、保育人员及社区群众介绍水痘的预防知识。水痘流行期间避免易感儿去公共场所。近年来国外试用水痘－带状疱疹病毒减毒活疫苗效果满意，国内已开始使用，适用于 12 个月以上的健康个体，1～12 岁接种 1 次，大于 13 岁接种 2 次，间隔6～10周。接种疫苗后可获得持久免疫。

第四节　流行性腮腺炎

流行性腮腺炎是由腮腺炎病毒引起的急性呼吸道传染病。主要表现为腮腺的非化脓性肿胀、疼痛、发热等。除此以外，常可累及其他腺体组织或脏器及神经系统，引起脑膜炎、脑膜脑炎、睾丸炎、卵巢炎等。本病为自限性疾病，大多预后良好，极少死亡。人群普遍易感，感染后一般可获得持久免疫力。患儿主要为儿童，1 岁以下婴儿从母体获得特异性抗体而少发病。无免疫力的成人亦可发病。本病为世界性疾病，全年均可发病，以冬、春季为高峰。呈散发性或流行性，在集体儿童机构可形成暴发性流行。

【病因】

1. 病原

腮腺炎病毒属副黏液病毒，为单股 RNA 病毒。此病毒含有 V 抗原和 S 抗原，感染后可出现相应的抗体。V 抗体有保护作用，一般在感染后 2~3 周出现。S 抗体无保护性，但出现较早，可用于诊断。此病毒抵抗能力弱，不耐热，对乙醚、三氧甲烷、福尔马林和紫外线均敏感。一般室温下，经 2~3 天其传染性即可消失。

2. 传播途径

为患儿和隐性感染者。患儿腮腺肿大前 7 天至肿大后 9 天，可从唾液中分离病毒。无腮腺炎，仅有其他器官受累者，亦可从唾液和尿中排出病毒。本病毒存在于唾液、鼻、咽分泌物中，主要通过空气飞沫传播。

【发病机制】

腮腺炎病毒通过飞沫浸入上呼吸道后，在局部黏膜上皮细胞中大量繁殖，然后浸入血循环，形成第 1 次病毒血症。病毒经血流浸入腮腺等腺体和中枢神经系统，引起腮腺炎和脑膜炎等。病毒在受累部位进一步繁殖，并再次进入血液，形成第 2 次病毒血症，可侵犯第 1 次病毒血症未受累的腺体和器官。

【临床表现】

1. 潜伏期

平均 18 天。多数无前驱症状，少数病例可发热、肌肉酸痛、周身不适、食欲减退等前驱症状。

2. 初期

可有发热、乏力、肌肉酸痛、食欲减退、头痛、呕吐、咽痛等症状，但多数患儿症状不重或不明显。

3. 腮腺肿胀

起病 1~2 天腮腺肿胀，一般先见于一侧，1~2 天后对侧肿胀。腮腺肿胀以耳垂为中心向周围蔓延，边缘不清楚，局部皮肤不红，表面灼热，有弹性感及触痛。局部皮肤发亮但不红，皮温增高。腮腺管口可见红肿，按压无脓性分泌物。患儿感到局部疼痛和感觉过敏，张口、咀嚼时更明显。部分患儿有颌下腺、舌下腺肿胀。同时伴中等度发热，少数高热。腮腺肿胀大多于 1~3 天到达高峰，持续 4~5 天逐渐消退而回复正常，整个病程约 10~14 天。

4. 不典型病例

可无腮腺肿胀而以单纯睾丸炎或脑膜脑炎的症状出现，也有仅见颌下腺或舌下腺肿胀者。

【辅助检查】

1. 血常规

白细胞计数大多正常或稍减少，淋巴细胞相对增多。

2. 血清和尿淀粉酶测定

约 90% 患儿发病早期有血清和尿淀粉酶增高，其增高的程度与腮腺炎肿大的程度大致成正比。此项检查可作为早期诊断的依据。

3. 血清学检查

特异性 IgM 抗体监测的敏感性高、特异性强，可作为早期诊断的依据。

4. 病毒分离

从早期患儿的唾液、血液、尿液及脑膜炎患儿的脑脊液中可分离出腮腺炎病毒。

【治疗要点】

本病尚无特效治疗，除对症治疗外，应加强并发症的防治。

1. 抗病毒治疗

发病早期可试用利巴韦林，儿童 15mg／（kg·d）静脉滴注，疗程 5～7 天。

2. 对症治疗

减轻腮腺肿痛，局部可选用如意黄金散等，以适量食醋调和后外敷，肿痛较重时可给予镇痛剂。体温过高时给予药物或物理降温。

3. 并发症的治疗

（1）睾丸炎　用丁字带将肿大的睾丸托起，局部冷敷，以减轻疼痛。疼痛较剧时可用2%普鲁卡因做精索封闭。

（2）脑膜脑炎　除对高热、头痛、呕吐等进行对症治疗外，可静脉滴注 20% 甘露醇进行脱水治疗。重症患儿可短期应用肾上腺皮质激素治疗。

【护理评估】

1. 健康史

发病前 2～3 周内有无腮腺炎接触史。

2. 身体状况

评估患儿是否具有起病较急，发热，腮腺肿大，呈非化脓性炎症等特点。

3. 心理－社会状况

由于疼痛明显、进食困难、外表形象的改变及担心学习成绩落后等，可能导致患儿烦躁、焦虑、抑郁等心理变化。评估家长对疾病的认识程度。评估老师及同学对本病的认识程度。

【护理问题】

（1）体温过高　与腮腺炎病毒感染有关。

（2）疼痛　与腮腺肿胀有关。

（3）营养失调——低于机体需要量　与高热及进食困难有关。

【护理措施】

1. 呼吸道隔离

避免与患儿近距离交谈，注意戴口罩。对患儿进行隔离至腮腺肿大完全消退。对其呼吸道分泌物及其污染的物品应进行消毒。

2. 生活护理

急性期卧床休息。保证营养及液体的摄入。给予清淡、易消化的流质饮食，勿进食酸性食物，以避免加剧腮腺疼痛。

3. 病情观察

（1）生命体征方面主要是体温、脉搏的监测。

（2）腮腺肿痛的表现及程度。

（3）评估口腔黏膜是否清洁卫生，腮腺导管开口有无红肿及脓性分泌物。

（4）其他腺体、器官受累的表现，特别是当体温恢复过程中又复升高时更应注意。

4. 对症护理

（1）高热　及时给与物理降温或药物降温，注意补液，预防虚脱。

（2）局部疼痛　可选用中药制剂局部外敷以减轻受累组织的胀痛。

（3）口腔卫生　嘱患儿常刷牙、经常用盐水漱口，以保持口腔黏膜的清洁卫生，防止继发细菌感染。

（4）并发症的护理　有睾丸炎者用棉花垫和丁字带将肿胀的睾丸托起，注意避免束缚过紧影响血液循环。

【健康指导】

1. 宣传流行性腮腺炎的预防措施

积极宣传预防接种的重要性，特别是要做好儿童的预防接种工作。在流行期间，幼儿园、托儿所等儿童较集中地机构应加强空气消毒。

2. 做好疾病有关的知识教育

本病除可引起腮腺病变外，亦可致睾丸及其他腺体、器官受累，应注意观察。本病为自限性疾病，大多预后良好。

第五节　手足口病

手足口病是由多种肠道病毒引起的常见传染病，以婴幼儿发病为主，多发生在5岁以下的儿童。大多数患者症状轻微，以发热和手、足、口腔等部位的皮疹或疱疹为主要特征。少数患者可有多种并发症，如心肌炎、无菌性脑膜炎、脑炎、急性驰缓性麻痹、呼吸道感染、肺水肿等。个别重症患儿病情进展快，易发生死亡。少年儿童和成年人感染后多不发病，但能够传播病毒。肠道病毒传染性强，已引起暴发和流行。

【病因】

1. 病原

手足口病是由肠道病毒引起的，这种肠道病毒包括20多种。柯萨奇病毒（Cox），埃可病毒（ECHO）及肠道病毒71（EV71）型均为手足口病的病原体。柯萨奇病毒中包括A组的16，4，5，7，9，10型，B组的2，5，13型。引起手足口最常见的病毒是CoxA16和EV71型。肠道病毒适合在湿、热的环境下生存与传播，75%乙醇和5%来苏水不能将其灭活。其对紫外线、干燥环境敏感，各种氧化剂能够将其灭活。病毒在4℃可存活1年，在-20℃可长期保存，在外环境中病毒可长期存活。

2. 传播途径

患儿粪便、疱疹液和呼吸道分泌物及其污染的手、毛巾、手绢、牙杯、玩具、食具、奶具、床上用品、内衣以及医疗器具等均可造成本病传播。

【发病机制】

1. EV71 的嗜神经性

一些研究者发现神经元 EV71 阳性，提示 EV71 有嗜神经性，并直接损伤神经元引起相应病变。

2. 手足口病毒

可引起肺水肿及心脏受损。

【临床表现】

（一）疑似病例

急性起病。

1. 发热

多发生在出疹前 1~2 日，一般在 38℃左右，也可有高热。

2. 皮疹

口腔黏膜出现散在疱疹，手掌、脚掌和/（或）臀部出现斑丘疹、疱疹（图 15-3，见书后彩图）。疱疹周围有炎性红晕，疱内液体较少。部分病例仅表现为皮疹或疱疹性咽峡炎。

3. 全身其他表现

可伴有咳嗽、流涕、食欲减退、恶心、呕吐、头痛等症状。

（二）重症病例

一般病例伴有下列表现之一。

（1）持续高热不退。

（2）肌无力、肢体抖动、抽搐等加重，意识障碍、腱反射减弱或消失、脑膜刺激征阳性。

（3）面色苍白、心率增快、末梢循环不良、血压异常。

（4）呼吸困难或节律不整、紫绀，肺部湿啰音增多或出现肺实变体征。

（5）外周血白细胞计数明显增高（$>15 \times 10^9$/L）或显著降低（$<2 \times 10^9$/L）。

（6）血糖明显升高（>9mmol/L）。

（7）胸片异常在短期内明显加重。

【实验室检查】

1. 病毒分离

自咽拭子或咽喉洗液、粪便或肛拭子、脑脊液或疱疹液以及脑、肺、脾、淋巴结等组织标本中分离到引起手足口病的肠道病毒。

2. 血清学检验

患儿血清中特异性 IgM 抗体阳性，或急性期与恢复期血清 IgG 抗体有 4 倍以上的升高。以补体试验结合最为敏感，起病后 10~20 天可获得阳性结果。

3. 核酸检验

自患儿血清、脑脊液、咽拭子或咽喉洗液、粪便或肛拭子、脑脊液或疱疹液以及脑、肺、脾、淋巴等组织标本等标本中检测到病原核酸。

【治疗要点】

本病目前无特效治疗药物，主要是对症及支持治疗，抗病毒治疗可应用干扰素、利巴韦林等。当出现神经系统症状或体征时，应积极控制颅内高压，限制入量及输液速度，每次给予甘露醇，必要时加用速尿。应注意维持电解质平衡，尤其注意防治低钾血症。有尿潴留时应导尿，禁止压迫膀胱排尿以防诱发脑疝。

如果病情继续加重，出现肺水肿和肺出血表现时应及时干预，但治疗常很困难。可采用以下措施：清除气管内分泌物，保持呼吸道通畅，吸氧，及时气管插管使用正压机械通气。

【护理评估】

1. 健康史

应仔细询问患儿的饮食及卫生情况，近期有无与患者的接触史等。

2. 身体状况

患儿是否为5岁以下儿童，身体皮疹部位等。

3. 心理－社会状况

由于家长对本病知识缺乏，易造成紧张焦虑和恐惧心理。

【护理问题】

（1）体温过高　与病毒血症和继发感染有关。

（2）皮肤完整性受损　与肠道病毒感染有关。

（3）营养失调——低于机体需要量　与病毒感染引起高热消耗增多和口腔皮疹引起饮食减少有关。

（4）潜在并发症　病毒性脑炎、脑膜炎和迟缓性瘫痪等。

【护理措施】

1. 预防感染的传播

患病后一般需要隔离2周，患儿使用过的物品要彻底消毒。患儿粪便及其他排泄物可用3%漂白粉澄清液浸泡，衣物置阳光下暴晒。室内保持通风换气，保持空气新鲜、流通，温度适宜。医疗废物双层黄袋分层扎带口，外标传染性废物，并写上日期及科室。

2. 维持正常体温

小儿手足口病一般为低热或中度发热，无须特殊处理可嘱患儿多喝温水，必要时可用温水浴等物理降温的方法。监测体温变化，每4h测量一次，嘱患儿多饮水；遵医嘱用抗生素，抗病毒药抗感染。

3. 口腔护理

患儿会因口腔黏膜损害导致疼痛而拒食、流涎、哭闹不安等，因此要注意保持其口腔清洁。可用生理盐水漱口，对不会漱口的患儿，可以用棉签蘸生理盐水轻轻的清洁口腔。可口服维生素 B_{12}、维生素 C。注意预防细菌继发感染。观察口腔疱疹情况，如疱疹出现破溃、溃疡，及时通知医生给予相应治疗及护理。

4. 皮疹护理

患儿衣服、被褥要清洁，衣着要舒适、柔软，经常更换。勤剪指甲，防止抓破皮疹。臀部有皮疹的患儿，应随时清理大小便，保持臀部清洁干燥。并于每次大便后清洗臀部，涂以消毒的植物油。手足部皮疹初期可涂炉甘石洗剂，如有疱疹形成或疱疹破溃时可涂 0.5% 碘酊。

5. 饮食营养

因口腔疱疹疼痛，会导致患儿进食困难。所以要注意食物的色、香、味，并要给以营养丰富、清淡、可口、易消化、柔软的流质或半流质饮食，禁食辛辣、咸等刺激性食物，注意鼓励患儿多饮水。予高热量，高蛋白，高维生素，清淡，易消化饮食；必要时静脉补液，维持水电解质平衡；准确记录出入量，评估患儿机体需要量是否补足。

6. 疾病知识宣教

（1）讲解疾病的病因、传播途径、表现等相关知识；

（2）告知饮食、活动、用药等相关注意事项；

（3）解释各项操作、治疗的目的和意义，取得配合；

（4）指导观察患儿病情变化，如发现异常及时告知医生。

7. 通过有效沟通缓解焦虑

使家长熟悉环境，了解病情，信任医务人员，配合治疗，理解病情的危重，稳定情绪，协作诊疗护理工作。

【健康指导】

指导患儿和家长养成良好的饮食及卫生习惯，如饭前、便后洗手，不喝生水，不吃变质不洁食品等。并教给家长手足口病的相关预防和护理知识。流行期间易感儿童避免去拥挤的公共场所，减少被感染机会。要注意婴幼儿的营养、休息，防止过度疲劳，降低机体抵抗力。尽可能减少不必要的探视。

第六节　细菌性痢疾

细菌性痢疾是由痢疾杆菌引起的肠道传染病。夏秋季有利于苍蝇孳生及细菌繁殖，且人们喜食生冷食物，所以明显好发于夏秋季。以结肠黏膜的化脓性炎症和溃疡为主要病变。临床上以畏寒高热、腹痛、腹泻、里急后重、脓血便等为主要症状。轻者仅表现为腹痛、腹泻，重者迅速出现感染性休克、昏迷、呼吸衰竭，预后凶险。本病急性期一般数日即愈，少数患儿病情迁延不愈，发展成为慢性菌痢，可以反复发作。以儿童发病率最高，其次为中青年，此可能与活动范围大及接触病原菌机会较多有关。

【病因】

1. 病原

痢疾杆菌属肠杆菌科志贺菌属，痢疾杆菌为革兰染色阴性的无鞭毛杆菌，按其抗原结构和生化反应之不同，本菌可分为 4 群：痢疾志贺菌（A 群）、福氏志贺菌（B 群）、鲍氏志贺菌（C 群）、宋内志贺菌（D 群）。痢疾杆菌在外界环境中生存力较强，在瓜果、蔬菜及污染物上可生存 1~2 周，但对理化因素的抵抗力较其他肠杆菌科细菌弱，对各种化学消毒剂均很敏感。

2. 传播途径

病原菌随患儿及带菌者的粪便排出，直接或通过苍蝇污染食物、生活用品或手，经口使人感染；地震，战争，洪水等因素可致水源污染，而引起暴发流行。

【发病机制】

志贺菌进入人体后是否发病取决于细菌的数量、致病力和人体的抵抗力。当人体全身及局部抵抗力降低时，即使感染小量病菌也容易发病。痢疾杆菌侵入肠黏膜上皮细胞后，先在上皮细胞内繁殖，然后通过基底膜侵入黏膜固有层，并在该处进一步繁殖，在其产生的毒素作用下，迅速引起炎症反应，其强度与固有层中的细菌数量成正比，肠上皮细胞坏死，形成溃疡。菌体内毒素吸收入血，引起全身毒血症。

中毒性菌痢的发病机制可能是特异性体质对细菌内毒素的超敏反应，产生儿茶酚胺等多种血管活性物质引起急性微循环障碍、感染性休克、DIC 等，导致重要脏器功能衰竭，以脑组织受累较重。

【临床表现】

潜伏期为数小时至 7 日，平均 1～2 日。

（一）急性菌痢

1. 普通型（典型）

自然病程 1～2 周，多数自行缓解，少数演变为慢性。

（1）毒血症状　畏寒发热，可达 39℃，全身不适。

（2）肠道症状　腹痛、腹泻、肠鸣音亢进等。

2. 轻型

3～7 天自愈，可转为慢性。类似肠炎，症状轻，易漏诊、误诊。

3. 中毒型

2～7 岁儿童多见。全身症状重、肠道症状轻。按其临床表现之不同分 3 型：

（1）休克型（周围循环衰竭型）　主要表现为感染性休克。由于全身微血管痉挛，而有面色苍白、四肢肢端厥冷、皮肤花斑、紫绀，早期血压可正常，但亦可降低甚至测不出；脉搏细速甚至触不到。可伴有少尿或无尿及轻重不等之意识障碍，此型较常见。

（2）脑型（呼吸衰竭型）　此型较严重，病死率高，以严重脑症状为主，由于脑血管痉挛引起脑缺血、缺氧、脑水肿及颅内压升高，严重者可发生脑疝。表现为烦躁、嗜睡、呕吐频繁、昏迷及抽搐，瞳孔大小不等，对光反应迟钝或消失，可出现呼吸异常及呼吸衰竭。

（3）混合型　具有以上两型的表现，为最凶险类型，病死率很高。

（二）慢性菌痢

病程迁延超过 2 个月，可分为慢性迁延型，急性发作型，慢性隐匿型。

【辅助检查】

1. 粪便检查

（1）常规检查　粪便外观多为黏液脓血便。镜检有大量脓细胞或白细胞及分散的红细胞，如见巨噬细胞有助于诊断。

（2）病原学检查　确诊依赖于粪便培养出痢疾杆菌。

（3）志贺菌核酸的检测　用基因探针或 PCR 法检测。

2. 血常规

急性期血白细胞总数增高，多在（10～20）×10^9/L，中性粒细胞亦增高。慢性期患儿可有贫血。

【治疗要点】

（一）急性菌痢

1. 一般治疗

对毒血症状严重者，可酌情小剂量应用肾上腺皮质激素。严重吐泻引起脱水、酸中毒及电解质紊乱者，则静脉或口服补充液体给予纠正。腹痛剧烈者可给予解痉药如阿托品。

2. 病原治疗

常选用喹诺酮类，有较强的杀菌作用，口服完全吸收，是目前治疗菌痢的较理想的药物，首选环丙沙星。孕妇、儿童及哺乳期妇女不宜使用，需选用三代头孢菌素。

（二）慢性菌痢

1. 病原治疗

对慢性菌痢宜联合应用两种对病原菌有良好抗菌活性的抗菌药物治疗，7～10 日为一疗程。

2. 灌肠疗法

肠黏膜病变经久不愈者可采用药物保留灌肠。

3. 纠正菌群失调

对慢性腹泻尤其是抗菌药物治疗后，易出现肠道菌群失调，可给予如乳酸杆菌或双歧杆菌等制剂进行纠正。

（三）中毒型菌痢

1. 一般治疗

由于病情变化快，应密切观察意识状态、生命体征及瞳孔等变化。

2. 病原治疗

应用有效的抗菌药物静脉滴注，如环丙沙星静脉滴注。

3. 对症治疗

对病情中出现的危象及时抢救。

（1）降温止惊。

（2）扩容纠酸，维持水及电解质平衡。

（3）血管活性药物应用，疾病早期可用阿托品。

（4）防治脑水肿和 ARDS，应及时给予甘露醇脱水，降低颅内压以及采用吸氧和人工呼吸机治疗等。

【护理评估】

1. 健康史

患儿年龄、发病季节、平时健康状况、有无不洁饮食史、痢疾患儿接触史腹泻史。

询问大便的性质、次数、是否排黏液脓血便。有无高热、惊厥表现。

2. 身体状况

重点检查小儿神志、肤色、皮肤温度及弹性、瞳孔、呼吸节律、血压。分析实验室检查结果等。

3. 心理－社会状况

由于病情严重，家庭成员尤其是母亲可表现出自责、焦虑、恐惧等。了解患儿家庭居住条件、卫生习惯及经济状况。

【护理问题】

（1）体温升高　与痢疾杆菌毒素作用有关。

（2）腹泻　与肠内细菌感染有关。

（3）有体液不足的危险　与高热、腹泻、摄入减少有关。

【护理措施】

（1）绝对卧床休息，监测体温，综合使用物理降温、药物降温，争取在短时间内将体温维持在 36～37℃，防高热惊厥致脑缺氧、脑水肿加重。

（2）勤换尿布，便后及时清洗，防臀红发生。及时采集大便标本送检，常规检查标本应取脓血部分，细菌培养标本应取黏液微带血部分，必要时用取便器或肛门拭子采取标本。

（3）评估并记录大便次数、性状及量，正确估计水分丢失量作为补液参考。供给易消化流质饮食、多饮水，不能进食者静脉补充营养。

【健康指导】

（1）餐具单独使用，用后煮沸消毒，玩具及用物定期在阳光下曝晒直到隔离期结束。

（2）指导家长注意饮食卫生，如不喝生水，不吃变质、不洁食品等。养成饭前、便后洗手的良好习惯。

（3）夏秋季细菌性痢疾流行前（3～6月最佳），可给儿童口服疫苗，提高免疫力。

第七节　猩红热

猩红热是由 A 组乙型溶血性链球菌引起的急性传染病，临床特点主要是急性起病，发热、咽峡炎、杨梅舌、全身弥漫性鲜红色皮疹和疹后脱屑。少数患儿在出疹后出现心、肾变态反应性并发症。冬春季节多发，人群普遍易感，2～10 岁年龄组发病率高。

【病因】

1. 病原

病原体是 A 组乙型溶血性链球菌，呈链状排列，革兰染色阳性，该菌能产生侵袭力较强的外毒素——红疹毒素，是导致猩红热的主要原因。此菌对热及干燥的抵抗力较弱，56℃加热 30min 及一般消毒剂均可将其灭活。在痰液和渗出物中可生存数周。

2. 传播途径

猩红热患儿及带菌者是本病的主要传染源。自发病前 24h 至疾病高峰时传染性最强。主要经空气飞沫传播，亦可经皮肤伤口、产道等处传播。

【发病机制】

病原体侵入机体后主要产生三种病变。

1. 化脓性病变

病原体从咽部和扁桃体进入后，通过 M 蛋白和细菌荚膜保护细菌不被吞噬，粘附于咽部黏膜，使局部产生化脓性炎症，引起咽峡炎和扁桃体炎，在透明质酸酶、链激酶及溶血素作用下使炎症扩散和组织坏死。

2. 中毒性病变

病原菌产生的红疹毒素及其产物经咽部丰富的血管侵入血液，引起发热、头痛等全身中毒症状。红疹毒素使皮肤和黏膜充血、水肿、上皮细胞增生和白细胞浸润，以毛囊周围最明显，形成典型的猩红热皮疹。恢复期表皮细胞死亡，形成脱屑。肾脏可呈间质性炎症改变。

3. 变态反应性病变

在病程第 2 ~ 3 周，少数患儿可在心、肾、关节滑膜等组织出现变态反应性病变。

【临床表现】

潜伏期通常 2 ~ 3 天。典型病例起病急骤并具有发热、咽峡炎，第 2 天出现典型的皮疹等，此构成猩红热三大特征性表现。

1. 发热

起病急骤，多为持续性，可达 39℃左右，伴有头痛、全身不适、食欲减退等一般中毒症状。1 周左右体温恢复正常。发热的高低及热程均与皮疹的多少及其消长相一致。

2. 咽峡炎

表现有咽痛、吞咽痛，局部充血并可覆有脓性分泌物。腭部可见有充血或出血性黏膜疹，可先于皮疹出现。

3. 皮疹

发热后第 2 天开始出疹，始于耳后、颈部及上胸部，24h 内迅速波及全身。典型皮疹是在全身皮肤弥漫性充血的基础上，广泛散布着针头大小、稍微起的点状猩红色丘疹，压之褪色，扪触时有细砂纸感，疹间无正常皮肤，伴有痒感。严重者可有出血性皮疹，皮肤皱褶处如肘窝、腋窝、腹股沟等处皮疹密集，该处常因压迫、摩擦而引起皮下出血，形成紫红色线条，称为帕氏线。面部潮红而无皮疹，口鼻周围相对苍白，称"口周苍白圈"。皮疹出现后 48h 达高峰，然后依出疹先后次序消退，2 ~ 4 天褪尽。而后开始皮肤脱屑，皮疹越多越密则脱屑越明显，多呈片状脱皮，手掌、足底可见大片脱皮，甚至呈手套、袜状。面部虽无皮疹，但可有糠屑样脱皮。

与发疹同时出现舌乳头肿胀，舌被白苔，红肿的舌乳头突出之外，称为"草莓舌"。2 ~ 3 天后，舌苔脱落，舌面光滑呈绛红色，舌乳头突起，称为"杨梅舌"。

【辅助检查】

1. 血常规

白细胞总数增高，多为（10 ~ 20）× 10^9/L，中性粒细胞增加至 80% 以上，严重患者可出现中毒颗粒。

2. 细菌培养

咽拭子或病灶分泌物培养可有乙型溶血性链球菌生长。也可用免疫荧光法检测咽拭涂片以进行快速诊断。

3. 尿常规

若发生肾脏并发症，则尿蛋白增加，并出现红、白细胞及管型。

【治疗要点】

1. 病原治疗

早期病原治疗可缩短病程，减少并发症。首选青霉素 G，成人 80 万 U ~ 120 万 U/d，儿童 2 ~ 4 万 U/kg，分 2 ~ 4 次肌内注射，疗程 7 ~ 10 天。对青霉素过敏者可改用红霉素或头孢菌素类。

2. 对症治疗

中毒型或脓毒型猩红热，中毒症状明显者，除应用大剂量青霉素外，可给予肾上腺皮质激素，发生休克者，给予抗休克治疗。

3. 并发症治疗

发生急性肾小球肾炎、风湿热和关节炎的相应治疗。

【护理评估】

1. 健康史

评估患儿有无与猩红热患者接触史，居住环境是否阴暗潮湿、空气不流通、居住拥挤等。

2. 身体状况

评估患儿有无咽痛、咽峡炎和扁桃体炎、草莓舌、口周苍白圈、帕氏线；颈部淋巴结肿大、压痛；皮肤出疹的时间、部位、性状等；有无发热、咽痛等。分析实验室检查结果。

3. 心理 - 社会状况

猩红热好发年长儿，对发病能正确认识，也能积极配合治疗及护理。但在疾病恢复期由于患病部位的皮肤大片脱皮，担心外表形象，会引起患儿恐惧、焦虑。同时注意评估患儿家长的心理状况。

【护理问题】

（1）有传播感染的危险　与呼吸道排出病毒有关。

（2）体温过高　与乙型溶血性链球菌感染有关。

（3）皮肤完整性受损　与细菌产生红疹毒素引起皮肤损害有关。

（4）潜在并发症　化脓性感染、风湿热、急性肾炎等。

【护理措施】

1. 呼吸道隔离

患儿隔离至临床症状消失后 1 周，连续咽拭子培养 3 次阴性。对接触者进行医学观察 7 天，一旦有咽痛、扁桃体炎表现就应给予隔离治疗观察。

2. 发热的护理

病室应保持适宜的温度、湿度，通风良好。急性期应严格卧床休息，保持心情平静，患儿应绝对卧床 2~3 周。应给予高热量、高蛋白、高维生素、易消化的流质或半流质饮食。注意补充足够的液体，必要时静脉输液以保证入量。可采用物理降温，如温水擦浴、冰袋、冰水灌肠等，禁用乙醇擦浴，以避免对皮肤的刺激。对持续高热用物理降温效果不明显者可按医嘱采用药物降温。

3. 皮疹的护理

出疹期皮肤有瘙痒感，可涂炉甘石洗剂。忌穿绒布或化纤内衣裤，以免加重痒感。疹退后有皮肤脱屑，应任其自然脱落，嘱患儿不能用手剥皮屑。脱皮时可涂凡士林或液体石蜡。

4. 病情观察

应注意观察体温变化、咽痛症状及咽部分泌物变化、皮疹变化；应注意有无其他部位化脓性病灶；应注意尿液的颜色，定时检查尿常规，及时发现肾脏损害。

【健康指导】

（1）进行预防本病的健康指导，应采取综合性预防措施。

（2）近年来，猩红热以轻型多见，患儿可在家中治疗及护理，应讲述猩红热的临床表现、治疗药物及疗程，对发热及皮疹的护理方法给予具体指导。

（3）在病程第 2~3 周易出现并发症，其中以急性肾小球肾炎多见，应注意每周查一次尿常规，以便及时发现、早治疗。

目标检测

一、填空题

1. 猩红热三大临床特征是（　　）、（　　）、（　　）。

2. 流脑爆发型可分为根据临床表现，可分为（　　）、（　　）、（　　）。

3. 水痘是以（　　）为传播途径。

4. 引起手足口最常见的病毒是（　　）、（　　）。

二、选择题

1. 下列对麻疹早期诊断最有价值的是（　　）

  A. 咳嗽和声音嘶哑   B. 颈部淋巴结肿大   C. 明显的上呼吸道炎症状

  D. 结膜充血、怕光、流泪、眼睑浮肿

  E. 口腔颊部黏膜可见针尖大小的灰白色点状黏膜斑

2. 流行性腮腺炎的传染源是（　　）

  A. 患儿   B. 带毒者   C. 隐性感染者

  D. 患儿和带毒者   E. 患儿和隐性感染者

3. 流行性乙型脑炎最主要的 3 种凶险症状是（　　）

  A. 高热、昏迷、惊厥   B. 高热、惊厥、循环衰竭   C. 高热、惊厥、呼吸衰竭

  D. 昏迷、惊厥、呼吸衰竭   E. 高热、昏迷、循环衰竭

4. 中毒型细菌性痢疾常见的主要临床表现是（　　）

  A. 高热   B. 惊厥   C. 呕吐不止

  D. 感染性休克   E. 明显脓血便

5．治疗猩红热的首选用药是（　　　）

A．青霉素　　　　　　　B．红霉素　　　　　　　C．卡那霉素

D．阿奇霉素　　　　　　E．螺旋霉素

三、简答题

1．简述麻疹患儿的护理措施。

2．简述麻疹的护理措施。

3．水痘、麻疹、猩红热患儿皮疹的特点。

（杨欣欣）

第十六章

小儿结核病患儿的护理

本章主要介绍结核病的病因、发病机制，结核菌素试验方法、结果判断及临床意义，原发型肺结核、结核性脑膜炎的发病机制、临床表现、治疗原则和护理程序的病因、临床表现、辅助检查、治疗和护理要点。

【引导案例】

病历摘要：患儿，女，3岁。两周来低热、盗汗，食欲差，消瘦。

体格检查：双眼疱疹性结膜炎，听诊右下肺部呼吸音稍低，PPD试验（＋＋＋），胸片示"双极影"。

思考：（1）该患儿可能的诊断是什么？

（2）请提出该患儿的护理问题并制定相应的护理措施。

第一节　结核病总论

结核病是由结核杆菌引起的一种慢性感染性疾病，以原发性肺结核最常见，严重病例可引起血行播散，发生粟粒型结核或结核性脑膜炎，后者是小儿结核病致死的主要原因。1997年开始将每年的3月24日定为"世界结核病日"。我国政府已把结核病列为重点防治疾病。

【病因】

病原体为结核分枝杆菌，革兰染色阳性，抗酸染色呈红色。对人具有致病性的主要是人型和牛型结核杆菌。我国小儿结核病大多由人型结核杆菌引起。结核杆菌含有类脂质、蛋白质和多糖体等物质，结核蛋白质能使机体致敏，产生变态反应，引起疾病，结核类脂质对细菌有保护性。结核杆菌对酸、碱、消毒剂有较强的抵抗力，但对湿热敏感，65℃ 30min 可灭活，干热100℃ 20min 可灭活，痰液内结核杆菌用5%石炭酸或20%漂白粉经24h 处理才能杀灭。

【发病机制】

结核杆菌初次侵入人体后，在肺泡内和无活性的巨噬细胞中短暂的生长繁殖，4～8周后产生细胞免疫，同时出现组织超敏反应，通过细胞免疫应答使T淋巴细胞致敏。若再次接触结核杆菌或其代谢产物时，致敏的淋巴细胞释放一系列细胞因子，激活巨噬细胞，使之具有细胞免疫能力。当细菌量少而组织敏感性高时，就形成肉芽肿；细菌量多、组织敏感性高时，则形成干酪性坏死；细菌量多而组织敏感性低时，可引起感染播散和局部组织破坏。

【辅助检查】

（一）结核菌素试验

1. 试验方法

一般用PPD制品0.1ml（含结核菌素5单位）注入左前臂掌侧中下1/3交界处皮内，使之形成直径6～10mm的皮丘。对有明显结核接触史或结核过敏现象（结节性红斑、疱疹性结膜炎）的患儿，宜用1个结核菌素单位的PPD开始试验，以防止局部过度反应及可能的病灶反应。

2. 结果判断

48～72h 观测反应结果，如硬结直径不足5mm为阴性（－），5～9mm为阳性（＋），10～19mm为中度阳性（＋＋），20mm以上为强阳性（＋＋＋）；局部除硬结外还出现水疱、溃疡、淋巴管炎及双圈反应等为极强阳性反应（＋＋＋＋）。

3. 临床意义

（1）阳性反应 见于：①接种卡介苗后；②年长儿无明显临床症状仅呈一般阳性反应，表示曾感染过结核杆菌；③3岁以下，尤其是1岁以内未接种过卡介苗者，表示体内有新的结核病灶，年龄愈小，活动性结核可能性愈大；④强阳性反应，表示体内有活动性结核病；⑤由阴性转为阳性的，或反应强度从原<10mm增至>10mm，且增加的幅度为6mm以上者，表示新近有感染。

（2）阴性反应 见于：①未感染过结核；②初次感染后4～8周内；③机体免疫反应受抑制呈假阴性反应，如重症结核病、重度营养不良等；④技术误差或结核菌素效价不足。

（二）结核杆菌检查

从痰液、胃液、支气管洗涤液、脑脊液、病变局部穿刺液中找到结核菌即可确诊。采用厚涂片法或荧光染色法阳性率较高。

（三）免疫学诊断及生物学诊断

可用酶联免疫吸附试验、酶联免疫电泳技术、聚合酶链反应等方法对患者血清、脑脊液、浆膜腔液进行检测。

（四）血沉检查

血沉增快为结核病活动性指标之一，但无特异性。

（五）X 线检查

胸部 X 线检查是筛查小儿结核重要手段之一，能确定病变部位、范围、性质及发展情况，定期复查可观察治疗效果，必要时可作高分辨率 CT 扫描。

（六）其他辅助检查

纤维支气管镜检查，有助于支气管内膜结核及支气管淋巴结结核的诊断；周围淋巴结穿刺液涂片检查，可发现特异性结核改变；肺穿刺活检或胸腔镜取肺活检对特殊疑难病例确诊有帮助。

【预防措施】

1. 控制传染源

结核杆菌涂片阳性患者是小儿结核病的主要传染源，早期发现并合理治疗结核杆菌涂片阳性患者，是预防小儿结核病的根本措施。

2. 普及卡介苗接种

卡介苗接种是预防小儿结核病的有效措施，可降低发病率和死亡率。目前我国计划免疫接种对象为新生儿和结核菌素试验阴性的小儿。

3. 预防性化疗

目的为预防小儿活动性肺结核，预防发生肺外结核病及防止青春期结核病复发。常用异烟肼，疗程 6~9 个月。

【治疗原则】

（一）抗结核治疗

目的为杀灭病灶中的结核杆菌，防止血行播散。用药原则为早期、适量、联合、规律、全程、分段治疗。常用抗结核药物有：①全杀菌药，如异烟肼（INH，H）和利福平（RFP，R）；②半杀菌药，如链霉素（SM，S）和吡嗪酰胺（PZA，Z）；③抑菌药，如乙胺丁醇（EMB，E）；④针对耐药菌株的新型抗结核药，如老药的复合剂 Rifamate（内含 INH150mg 和 RFP300mg；Rifater（内含 INH、RFP、PZA）；以及老药的衍生物利福喷丁（Rifapentine）、力排肺疾（Dipasic）。

（二）化疗方案

1. 标准疗法

一般用于无明显自觉症状的原发性肺结核。每日服用异烟肼、利福平和（或）乙胺丁醇，疗程 9~12 个月。

2. 两阶段疗法

用于活动性原发型肺结核、急性粟粒型结核病及结核性脑膜炎。①强化治疗阶段：联用3～4种杀菌药物。疗程2～4个月。②巩固治疗阶段：联用2种抗结核药物，疗程4～18个月。

3. 短程疗法

为结核病现代疗法的重大进展。疗程6个月，可选用下列任何一种方案：①2HRZ/4HR（数字为月数，下同）；②2SHRZ/4HR；③2EHRZ/4HR；④2HRZ/4HR。若无吡嗪酰胺，则将疗程延长至9个月。

第二节　原发型肺结核

原发型肺结核包括原发综合征与支气管淋巴结结核。为结核杆菌初次侵入人体后发生的原发感染，是小儿肺结核的主要类型。多呈良性经过，但亦可进展，导致干酪性肺炎、血行播散或结核性脑膜炎。

【病因与发病机制】

结核杆菌吸入肺中，在肺部形成渗出性炎症病灶，原发灶多见于胸膜下，在肺上叶底部和下叶上部，以右侧多见，引起淋巴管炎和淋巴结炎，其基本病变是渗出、增殖与坏死。渗出性改变以炎症细胞、单核细胞与纤维蛋白为主要成分。增殖改变以结核结节及结核性肉芽肿为主。坏死则为干酪样改变，常出现在渗出性病变中。

【临床表现】

轻者可无症状，仅体检作胸部X线检查时发现。一般缓慢起病，可有低热、盗汗、食欲不佳、疲乏等结核中毒症状。婴幼儿及症状较重者可以急性高热起病，但一般情况好，与发热不相称，持续2～3周后转为低热，并有①结核中毒症状；②压迫症状如百日咳样痉咳、喘鸣、肺不张、声音嘶哑等；③结核过敏表现，如疱疹性结膜炎、结节性红斑等。

【辅助检查】

1. 胸部X线检查

是诊断小儿肺结核的重要方法之一，X线胸片呈典型哑铃"双极影"；因肺内原发灶小或被纵隔掩盖，X线无法查出，或原发病灶已吸收，仅遗留局部肿大淋巴结，故临床以支气管淋巴结结核多见，又分浸润型和肿瘤型。

2. 结核菌素试验

呈强阳性或由阴性转为阳性。

【治疗要点】

1. 无明显症状的原发型肺结核

治疗目的为：①杀灭病灶中结核菌；②防止血行播散。选用标准疗法每日服用异烟肼、利福平和（或）乙胺丁醇。

2. 活动性原发型肺结核

宜采用直接督导下短程（DOTS）化疗。强化治疗阶段联用3～4种杀菌药：INH、

RFP、PZA 或 SM，2～3 个月后以 INH、RFP 或 EMB 巩固维持治疗，常用方案为 2HRZ/4HR，疗程 9～12 个月。

【护理评估】

1. 健康史

注意询问患儿有无与开放性肺结核病人的密切接触史，是否接种过卡介苗，患儿的生活环境和居住条件如何，患儿既往健康状况如何，近期是否患过其他急性传染病，如麻疹、百日咳等。

2. 身体状况

观察患儿热型，检查有无盗汗、午后低热、食欲不佳、消瘦、疲劳等结核中毒症状；有无全身浅表淋巴结肿大，尤其是颈部淋巴结肿大；有无疱疹性结膜炎、结节性红斑等结核过敏表现；及时收集和评估 X 线胸片、血沉、结核菌素实验等结果。

3. 心理－社会状况

了解患儿及家长的心理状态，评估家长对病情、隔离方法、服药等知识的了解程度，家庭的经济能力及其社会支持系统。

【护理问题】

（1）营养失调——低于机体需要量　与食欲下降、疾病消耗过多有关。

（2）活动无耐力　与结核杆菌感染有关。

（3）有传播感染的可能　与排出结核菌有关。

（4）知识缺乏　家长及患儿缺乏隔离、服药的知识。

【护理措施】

1. 建立合理生活制度

保持居室空气流通，阳光充足。可作适当的室内、外活动，呼吸新鲜空气，增强抵抗力。保证患儿睡眠充足，减少体力消耗，促进体力恢复。除严重的结核病应绝对卧床休息外，一般不过分强调绝对卧床。应积极防治各种急性传染病，避免受凉引起上呼吸道感染。

2. 保证营养供给

肺结核是一种消耗性疾病，应给予高热量、高蛋白、高维生素、富含钙质的饮食，以增强抵抗力，促进机体修复能力和病灶愈合。

3. 用药护理

用药期间，应注意患儿食欲的变化，注意观察药物副作用，定期检查肝功能、尿常规。若发现异常应及时和医生联系，以决定是否停药。

4. 预防感染传播

结核病患儿活动期应实行呼吸道隔离措施，对患儿呼吸道分泌物、痰杯、餐具等进行消毒处理，避免与其他急性传染病，如麻疹、百日咳等接触，以免加重病情。

5. 心理护理

结核病病程长，治疗用药时间长。护士应多与患儿及家长沟通，了解其心理状态，介绍病情及用药情况，使他们消除顾虑，树立战胜疾病的信心。

【健康指导】

（1）指导家长做好患儿的日常生活护理和饮食护理，注意定期复查，以了解治疗效果和药物使用情况，便于根据病情调整治疗方案。

（2）指导家长对患儿居室定期紫外线消毒，每次 10～20min；患儿食具与家人分开，每次用完后煮沸消毒，痰液用5%苯酚或20%漂白粉处理24h；患儿玩具及用物紫外线消毒，也可直接在阳光下照射，每次2h。

（3）告诉家长应用抗结核药物是治愈结核的关键，治疗期间应坚持全程正规服药。指导家长密切注意观察药物的副作用，定期到医院检查尿常规、肝功能，复查X线胸片。如发现变化应及时就诊。

（4）向患儿家长介绍结核病的预防知识，如避免与开放性结核病患者接触，积极防治各种急性传染病、营养不良、佝偻病等，加强体格锻炼，按计划接种卡介苗。

第三节　结核性脑膜炎

结核性脑膜炎简称结脑，为结核杆菌侵犯脑膜所致，常为血行播散所致的全身性粟粒性结核病的一部分，是小儿结核病中最严重的类型。常在结核原发感染后1年内发病，尤其在初次感染结核3～6个月最易发生。多见于3岁以内的婴幼儿。是小儿结核病致死的主要原因。

【病因与发病机制】

由于婴幼儿中枢神经系统发育不成熟，血-脑脊液屏障功能不完善，免疫功能低下，入侵的结核杆菌容易经血行播散而引起结核性脑膜炎。少数由靠近脑表面的结核病灶或微小结核结节直接蔓延而来。极少数可经脊椎、中耳或乳突的结核灶直接蔓延而侵犯脑膜。

脑膜出现结核性炎症反应，大量炎性渗出物积聚于脑底部易包围挤压脑神经引起损害，临床上常见第Ⅶ、Ⅲ、Ⅳ、Ⅵ、Ⅱ对脑神经障碍的症状；脑底部渗出物若发生机化、粘连、堵塞使脑脊液循环受阻可导致脑积水；脑部血管病变早期为急性动脉炎，后期可见栓塞性动脉内膜炎，严重者可引起脑组织梗死、缺血、软化而致偏瘫；炎症亦可蔓延至脑实质、脊膜或脊髓等出现相应症状。

【临床表现】

典型结脑起病较缓慢，临床上大致可分为三期。

1. 早期（前驱期）

约1～2周。早期症状为性情改变，精神呆滞，对周围事物不感兴趣，易疲倦或烦躁不安、低热、厌食、盗汗、消瘦、便秘及不明原因的反复呕吐。年长儿可诉轻微头痛。

2. 中期（脑膜刺激期）

约1～2周。由于颅内压逐步增高，患儿出现持续性头痛、喷射性呕吐，感觉过敏，体温升高，两眼凝视，意识逐渐模糊，以后进入昏迷状态，并可有惊厥发作。患儿脑膜刺激征明显，婴幼儿则表现为前囟隆起、骨缝裂开。此期可出现脑神经障碍，最常见为面神经瘫痪，其次为动眼神经及外展神经瘫痪。部分患儿出现脑炎体征。

3. 晚期（昏迷期）

约 1~3 周。上述症状逐渐加重，由意识朦胧、半昏迷继而昏迷。痉挛性或强直性惊厥频繁发作。患儿极度消瘦，呈舟状腹。常出现水、电解质代谢紊乱。最终因颅内压急剧增高导致脑疝死亡。

【辅助检查】

1. 脑脊液检查

脑脊液压力增高，外观透明或微混浊，呈毛玻璃状，白细胞数增高，一般在 $(50~500)×10^6/L$，分类以淋巴细胞为主，蛋白定量增加，糖含量和氯化物减少，两者同时降低是结核性脑膜炎的典型改变。脑脊液静置 12~24h 后，取之表面薄膜涂片可查到抗酸杆菌。脑脊液结核菌培养阳性则可确诊。

2. 抗结核抗体测定

PPD - IgG、PPD - IgM 抗体测定有助于早期诊断。

3. 胸部 X 线检查

80%~90% 显示有活动性病变。

4. 结核菌素试验

阳性对诊断有帮助，但晚期可呈假阴性。

5. 眼底检查

可见脉络膜上有粟粒状结节病变。

【治疗要点】

治疗的两个重点环节为抗结核治疗和降低颅内高压。

（一）抗结核治疗

联合应用易透过血脑屏障的抗结核杀菌药物，分阶段治疗。

1. 强化治疗阶段

联合使用 INH、RFP、PZA 及 SM，疗程 3~4 个月。开始治疗的 1~2 周，将 INH 全日量的一半加入 10% 葡萄糖中静脉滴注，余量口服，待病情好转后改为全日量口服。

2. 巩固治疗阶段

继续用 INH、RFP 或 EMB。RFP 或 EMN 疗程 9~12 个月。抗结核药物总疗程不少于 12 个月，或待脑脊液恢复正常后继续治疗 6 个月。

（二）降低颅内压

1. 脱水剂

常用 20% 甘露醇，一般剂量每次 0.5~1g/kg，于 30min 快速静脉注入。4~6h 一次，脑疝时可加大剂量至每次 2g/kg。2~3 日后逐渐减量，7~10 日停用。

2. 利尿剂

一般于停用甘露醇前 1~2 天加用乙酰唑胺，每日 20~40mg/kg（< 0.75g/d），分 2~3 次口服，可减少脑脊液生成。

3. 其他

急性梗阻性脑积水药物治疗无效者可行侧脑室穿刺引流。若炎症基本控制而梗阻性脑积水无改善者可作脑室、脑池分流术。

（三）糖皮质激素

早期使用糖皮质激素以减轻炎症反应，降低颅内压，并可减少粘连，防止或减轻脑积水的发生。一般使用泼尼松，每日 1～2mg/kg（＜45mg/d），1 个月后减量，疗程 8～12 周。

【护理评估】

1. 健康史

询问患儿的预防接种史、结核病接触史、既往结核病史及近期急性传染病史；有无低热、盗汗、厌食等结核中毒症状；有无早期性格改变，头痛、呕吐、惊厥、脑膜刺激征、意识障碍及脑神经受压的表现。

2. 身体状况

评估患儿生命体征、热型、神志、囟门张力，有无脑膜刺激征及颅神经受损与瘫痪的表现，了解脑脊液检查、抗结核抗体测定、胸部 X 线检查、眼底检查等结果。

3. 心理－社会状况

评估家长对本病病情、预后及服药等知识的了解程度；家长有无对患儿生命安全、后遗症的担心；评估家庭经济承受能力；评估患儿有无对服药、打针的惧怕、担心，年长儿有无对学习受影响的担心；评估患儿有无担心遭到同伴冷遇产生的焦虑情绪。

【护理问题】

（1）营养失调——低于机体需要量 与摄入不足、消耗增多有关。

（2）有皮肤完整性受损的危险 与长期卧床、排泄物刺激有关。

（3）有传播感染的危险 与病原菌排出有关。

4. 焦虑

与病情危重、病程较长、疾病预后差有关。

【护理措施】

1. 密切观察病情变化

监测体温、脉搏、呼吸、血压、神志、瞳孔的变化，若发现患儿频繁惊厥、双侧瞳孔不等大或散大、昏迷、呼吸衰竭等应考虑脑疝，应及时报告医生，采取抢救措施。

2. 保证营养供给

评估患儿的进食及营养状况，为患儿提供足够热量、蛋白质及维生素食物，以增强机体抗病能力。进食宜少量多餐，耐心喂养。对昏迷不能吞咽者，可鼻饲和静脉输液，维持水、电解质平衡。鼻饲时速度不能过快，以免呕吐。病情好转，患儿能自行吞咽时，及时停止鼻饲。

3. 维持皮肤、黏膜完整性

保持床单干燥、整洁。每日清洁口腔 2～3 次，呕吐后及时清除颈部、耳部残留的物质。大小便后及时更换清洗，保持臀部、会阴部皮肤清洁、干燥。对昏迷及瘫痪患儿，每 2 小时翻身、拍背 1 次，避免拖、拉、按的动作，以防止擦伤皮肤。为促进血液循环，每日温水擦浴按摩受压部位，骨隆突处可垫气圈或海绵垫，以防止产生褥疮和继发感染。昏迷眼不能闭合者，可涂眼膏并用纱布覆盖，保护角膜。

4. 隔离消毒

大部分结脑患儿伴有肺部结核病灶，应采取呼吸道隔离措施，并对患儿呼吸道分泌物、餐具、痰杯等进行消毒处理。

5. 心理护理

结核性脑病病情重、病程长，疾病和治疗给患儿带来不少痛苦。医护人员对患儿应和蔼可亲，关怀体贴。护理治疗操作时动作轻柔，及时解除患儿不适，为其提供生活方面的周到服务。家长对患儿的预后尤为担心，护理人员应予以耐心解释和心理上的支持，克服焦虑心理，密切配合治疗护理。

【健康指导】

针对患儿及家长缺乏疾病相关知识及护理知识，主要作好以下方面的指导。

（1）为患儿制定良好的生活制度，保证休息时间，适当进行户外活动，注意饮食，供给充足的营养。

（2）避免继续与开放性结核患者接触，以防重复感染。积极预防和治疗各种急性传染病。

（3）要有长期治疗的思想准备，坚持全程、合理用药。

（4）做好病情及药物毒副作用的观察，定期门诊复查，防止复发。

（5）对留有后遗症的患儿，指导家长对瘫痪肢体进行理疗、针灸、按摩等功能锻炼，帮助肢体功能恢复，防止肌挛缩。

目标检测

一、选择题

1. 小儿肺结核最常见的类型是（　　）

　A. 原发型肺结核　　　　　B. 粟粒型肺结核　　　　　C. 浸润型肺结核

　D. 慢性纤维空洞型肺结核　　E. 结核性胸膜炎

2. 小儿原发型肺结核原发病灶最常见的转归是（　　）

　A. 钙化　　　　　　　　　B. 血行播散　　　　　　　C. 产生空洞

　D. 干酪样变　　　　　　　E. 支气管淋巴结周围炎

3. PPD 结果判断，以下正确的是（　　）

　A. 硬结直径 5～9mm 为（－）　　　　B. 硬结直径 10～19mm 为（＋）

　C. 硬结直径 >20mm 为（＋＋）　　　　D. 有水疱或局部坏死为（＋＋＋＋）

　E. 硬结直径 >10mm 为强阳性

4. 结核菌素试验阳性意义的判断错误的是（　　）

　A. 接种卡介苗后

　B. 婴幼儿尤其是未接种卡介苗者阳性反应多表示体内有新的结核病灶

　C. 强阳性反应表示体内有活动性结核病

　D. 由阴性反应转为阳性表示新近有感染

　E. 年长儿无明显的临床症状呈阳性反应时表示一定有结核感染

5. 抗结核病的首选药和必选药是（　　）

A. 异烟肼　　　　　　B. 利福平　　　　　　C. 乙胺丁醇

D. 吡嗪酰胺　　　　　E. 链霉素

6. 小儿结核性脑膜炎早期临床表现是（　　　　）

A. 前囟饱满　　　　　　B. 性格改变　　　　　　C. 惊厥

D. 意识模糊　　　　　　E. 脑膜刺激征

7. 诊断结核性脑膜炎最可靠的依据是（　　）

A. 脑脊液压力增高　　　　　　　B. 脑脊液外观呈毛玻璃样

C. 脑脊液放置24h有薄膜形成　　D. 脑脊液中找到结核杆菌

E. 脑脊液中糖和氯化物降低

8. 以下哪项不是结核性脑膜炎的脑脊液特点（　　　　）

A. 外观清或略混浊，呈毛玻璃样　　B. 细胞数约（50～500）×10^6/L

C. 单核细胞约为0.7～0.8　　　　　D. 糖含量常在3～4mmol/L

E. 蛋白多为1.0～3.0g/L

9. 结核性脑膜炎出现颅神经障碍最常见的为（　　　　）

A. 外展神经　　　　　　B. 面神经　　　　　　C. 听神经

D. 舌咽神经　　　　　　E. 迷走神经

10. 未经及时诊断和治疗的结核性脑膜炎，常见的死亡原因是（　　　　）

A. 循环衰竭　　　　　B. 水和电解质紊乱　　　　C. 颅内压急剧增高导致脑疝

D. 营养耗竭　　　　　E. 颅内出血

二、简答题

1. 如何预防小儿结核病？

2. 结核病化疗的原则是什么？

3. 试述典型结核性脑膜炎的临床表现。

三、案例分析

患儿男，5岁，因"不规则发热3周，间断抽搐，呕吐1周"入院。否认有结核接触史，卡介苗未接种。体检：体温38.8℃，体重16kg。神志清，精神萎靡，颈无抵抗，心肺正常，克氏征（＋），布氏征（＋），巴氏征（±），实验室检查：脑脊液外观清，蛋白定性（＋），白细胞0.2×10^9/L，淋巴0.68，糖2.2mmol/L，涂片薄膜找到结核杆菌。请回答：①该患儿的临床诊断考虑什么？②在护理评估中还应收集哪些资料？③该患儿存在哪些护理问题？④试述主要的护理措施。

（王　莉）

参考答案

第一章

二、选择题

1. C 2. B 3. C 4. D 5. E 6. E 7. B 8. D 9. B 10. C

第二章

二、选择题

1. B 2. D 3. A 4. C 5. B 6. A 7. D 8. C 9. A

第三章

二、选择题

1. B 2. B 3. E 4. D 5. A

第四章

二、选择题

1. E 2. A 3. A 4. D 5. D 6. C 7. C 8. B 9. B 10. C 11. E 12. A
13. B 14. E 15. A 16. E 17. A 18. B 19. E

第五章

二、选择题

1. A 2. B 3. A 4. C 5. B 6. D 7. D 8. B 9. B 10. D 11. E 12. A
13. B 14. B 15. C 16. C

第六章

二、选择题

1. C 2. D 3. B 4. B 5. B 6. C 7. E 8. A 9. A

第七章

二、选择题

1. D 2. B 3. A 4. C 5. B 6. C 7. D 8. C 9. C 10. B 11. B 12. B 13. B
14. D 15. A 16. A 17. D 18. A 19. E 20. A

第八章

二、选择题

1. E 2. D 3. E 4. D 5. D 6. E 7. E 8. B 9. A 10. E 11. D 12. D
13. B 14. E 15. D 16. D

第九章

二、选择题

1. A 2. D 3. D 4. C 5. A 6. B 7. E 8. B 9. C 10. D 11. E 12. D
13. B 14. D 15. C 16. C 17. D 18. A 19. E 20. B 21. A

第十章

二、选择题

1. A　2. C　3. B　4. E　5. E　6. E　7. C　8. D　9. E　10. E　11. B　12. B

第十一章

二、选择题

1. C　2. D　3. A　4. A　5. C　6. B　7. C　8. E　9. D　10. E　11. E　12. E

13. C　14. C　15. A　16. C　17. A　18. A　19. C

第十二章

二、选择题

1. A　2. A　3. A　4. C　5. A　6. B　7. A　8. D　9. B　10. D　11. D　12. B　13. B

14. A　15. D　16. E　17. E　18. A　19. D　20. D　21. D　22. C

第十三章

一、选择题

1. D　2. D　3. E　4. A　5. E　6. B　7. D

第十四章

一、选择题

1. C　2. C　3. E　4. A　5. E　6. E　7. E　8. E

第十五章

二、选择题

1. E　2. E　3. C　4. D　5. A

第十六章

一、选择题

1. A　2. A　3. D　4. E　5. A　6. B　7. D　8. D　9. B　10. C

参 考 书 目

[1] 崔焱．儿科护理学［M］.4版．北京：人民卫生出版社，2006.

[2] 范玲．儿科护理学［M］.2版．北京：人民卫生出版社，2006.

[3] 黄力毅．儿科护理学［M］．北京：人民卫生出版社，2004.

[4] 于海红．儿科护理［M］．北京：人民卫生出版社，2008.

[5] 叶春香．儿科护理学［M］.2版．北京：人民卫生出版社，2009.

[6] 刘奉，刘靖，等．儿科护理技术［M］．武汉：华中科技大学出版社，2010.

[7] 胡亚美，江载芳，诸福棠，等．实用儿科学［M］.7版．北京：人民卫生出版社，2002.

[8] 全国护士执业资格考试用书编写专家委员会.2012年全国护士执业资格考试指导．北京：人民卫生出版社，2012.

[9] 王晓红，王国标，邱平，等．儿科护理学［M］．武汉：华中科技大学出版社，2012.

[10] 王萍，李砚池，王晓红，等．儿科护理［M］．北京：人民军医出版社，2010.

[11] 马宁生．儿科护理学［M］．上海：同济大学出版社，2007.

[12] 沈晓明．儿科学［M］.7版．北京：人民卫生出版社，2008.

[13] 程国龙．儿科护理学［M］．北京：第二军医大学出版社，2010.

[14] 梁伍今．儿科护理学［M］．北京：人民卫生出版社，2009.

[15] 李兰娟．传染病学［M］．北京：高等教育出版社，2011.

[16] 吴光煜．传染病护理学［M］．北京：北京医科大学出版社，2009.

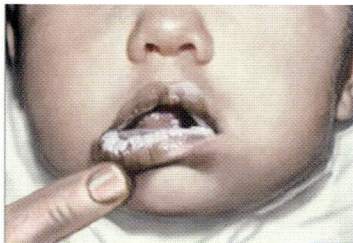

图 7 - 1 鹅口疮图

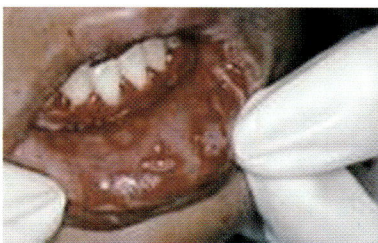

图 7 - 2 疱疹性口炎

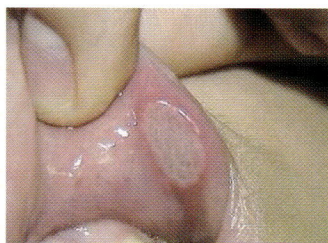

图 7 - 3 溃疡性口炎

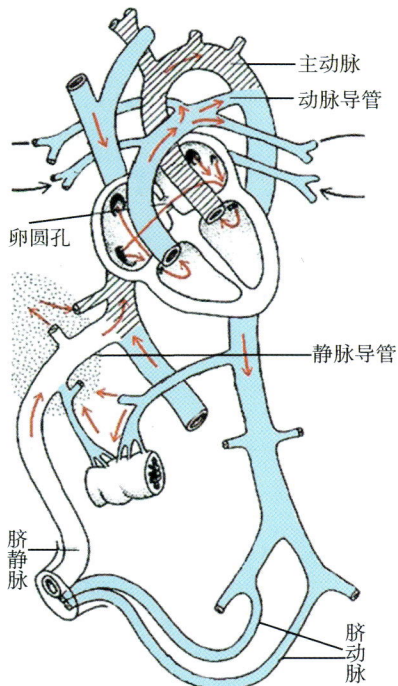

图 9 - 1 胎儿血液循环

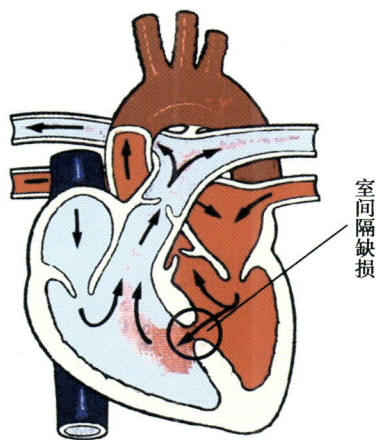

图 9 - 2 室间隔缺损血液循环

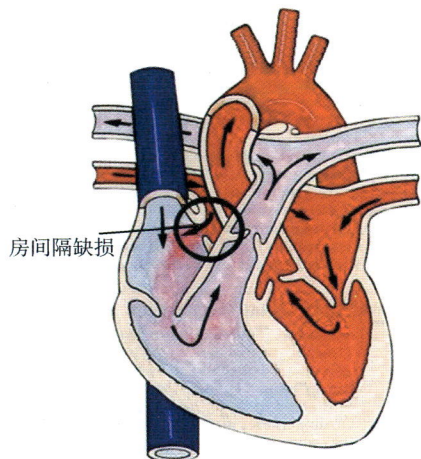

图 9 - 3 房间隔缺损血液循环

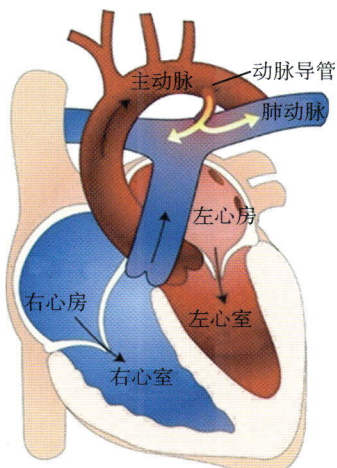

图 9 - 4 动脉导管未闭血液循环

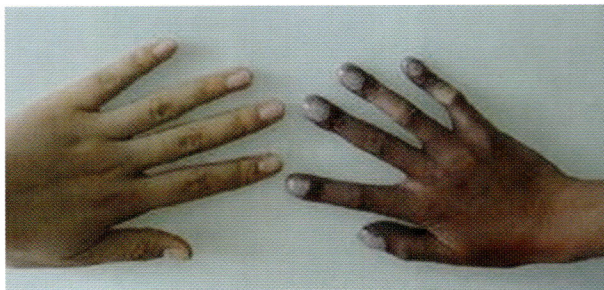

图 9 - 6　杵状指（趾）

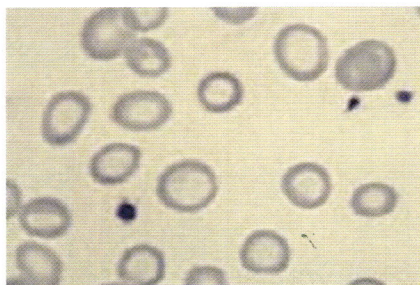

图 10 - 2　小细胞低色素性贫血

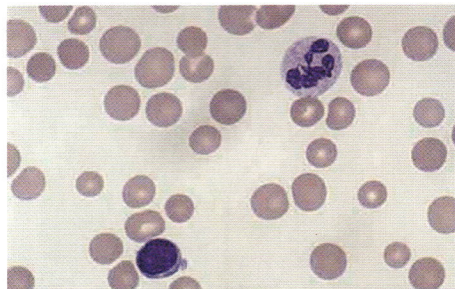

图 10 - 3　营养性巨幼红细胞性贫血

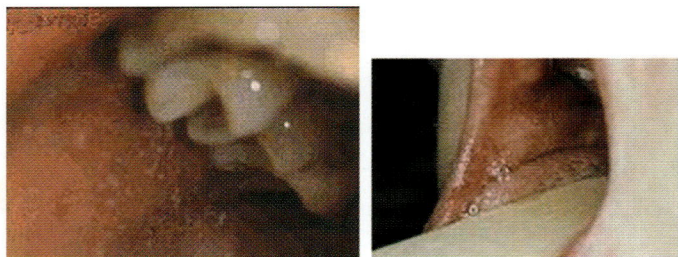

图 15 - 1　麻疹黏膜斑

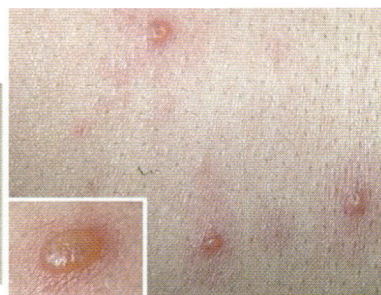

图 15 - 2　水痘皮疹

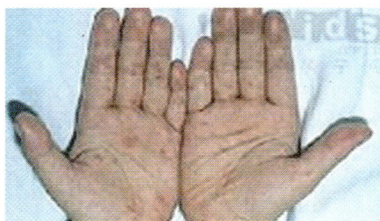

图 15 - 3　手足口皮疹

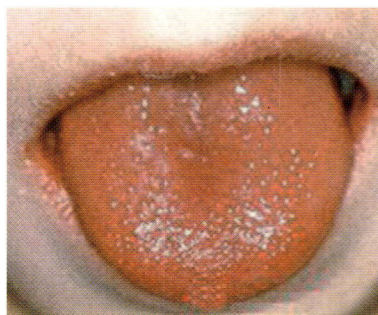

图 15 - 4　猩红热杨梅舌